사회약학

의약품 부문 성과와 형평성 개선을 위한 개혁 안내서

Pharmaceutical Reform : A Guide to Improving Performance and Equity
by Marc J. Roberts and Michael R. Reich

P M T
E R

사회약학

의약품 부문 성과와
형평성 개선을 위한 개혁 안내서

마크 로버츠·마이클 라이히 지음 | 신영전·김진이·김양희·김소희·박연진·이주하·정승연·정윤·홍지윤 옮김 | 박실비아 감수

G
V
E A C
E

한울
아카데미

약자 정리

A4R: Accountability for reasonableness, 합리성에 대한 책임

ACT: Artemisinin-based Combination therapy, 아르테미시닌 기반 병용요법

ADDO: Accredited Drug Dispensing Outlet, 공인 의약품 조제 판매소

AMFM: Affordable Medicine Facility for Malaria, 말라리아를 위한 저렴한 의료 시설

ART: Anti-Retroviral Therapy, 인간면역결핍바이러스(HIV)의 항-레트로바이러스 요법

ARV: Antiretrovirals, 항레트로바이러스제

CHF: Community Health Fund, 지역사회건강기금

DALY: Disability Adjusted Life Years, 장애보정생존년수

DFID: Department for International Development, 국제개발부

DHMT: District Health Management Team 지역 보건관리팀

DOT: Directly Observed Treatment, 직접 관찰 치료

EML: Essential Medicines Lists, 필수의약품목록

FDA: Food and Drug Administration, 식품의약국

FGM: Female Genital Mutilation/Cutting, 여성 성기 절제

GAVI: Global Alliance for Vaccines and Immunization, 백신 및 면역 국제 연합

HAI: Health Action International, 국제건강행동

HIV: Human Immunodeficiency Virus, 인간면역결핍바이러스

IMCI: Integrated Management of Childhood Illness, 아동 질병 통합 관리

IQWiG: Institute for Quality and Efficiency in Health Care, 보건의료 질과 효율기관

MeTA: Medicines Transparency Alliance, 의약품투명성연맹

NAFDAC: National Agency for Food and Drug Administration and Control, 식품의약품관리청

NHIF: National Health Insurance Fund, 국민의료보험기금

NHIS: National Health Insurance Scheme, 국민의료보험제도

NICE: National Institute for Health and Clinical Excellence, 국립보건임상연구소

PEPFAR: President's Emergency Plan for AIDS Relief, 대통령의 에이즈 구제를 위한 비상 계획

PHC: Primary Health Care, 1차보건의료

QALY: Quality Adjusted Life Years, 질보정생존년

RDT: Rapid Diagnostic Tests, 신속진단검사

RFID: Radio-Frequency Identification, 무선식별기술

SEAM: Strategies for Enhancing Access to Medicines, 의약품 접근성 향상을 위한 전략

TRIPS: Trade-Related Aspects of Intellectual Property Rights, 무역 관련 지적재산권에 관한 협정

WHA: World Health Assembly passed a resolution, 세계보건총회

추천의 글

안전하고 효과적이며 저렴한 의약품에 대한 신뢰할 수 있는 접근과 적절한 사용을 보장하는 것은 효과적인 보건의료체계의 핵심 기능 중 하나이다. 이는 의약품의 치료적 유용성(therapeutic utility)보다 중요하다. 구체적으로 의약품은 대중에게 의료서비스를 가장 잘 대변하는 것으로 여겨지며 의약품의 가용성(availability)은 (흔히 문제가 될 때도 있지만) 서비스의 질과 접근성의 지표로 간주된다.

그러나 보건의료체계에서 의약품이 가지는 필수적인 역할에도 불구하고, 개발도상국에서 필수의약품의 가용성과 적절한 사용은 여전히 도전 과제로 남아 있다. 매년 개발도상국에서 1천만 명 이상의 어린이들이 기존 백신이나 의약품으로 예방하거나 치료할 수 있음에도 불구하고 사망하고 있다. 마찬가지로, 매일 약 1,000명의 여성이 임신이나 출산 중 합병증으로 사망하는데, 그들 중 많은 여성은 의약품을 포함한 적절한 치료를 받을 수 있었다면 생명을 구할 수 있었다. 필수의약품을 필요로 하는 사람들에게 의약품을 적시에 공평하게 분배하지 못하는 열악한 의약품 체계(pharmaceutical systems)와 정책으로 인해 매일 많은 생명이 희생되고 있다.

의약품의 중요성은 정보 비대칭 문제와 결합하여 정책 개혁을 불가피하게 만든다. 이를 위해서는 의약품 수요와 공급에 영향을 미치는 기능, 규범, 정책에 대한 명확한 이해가 필요하다. 그러나 의약품과 보건의료체계가 작동하는 제도, 문화, 정치, 경제의 맥락을 이해하는 것도 필요하다. 실제로 의약품 부문은 재정 조달, 적절한 서비스에 대한 정의, 인력 교육 및 배치, 정보 생성 및 사용, 수요 관리 및 효과적인 거버넌스 등, 보건의료 부문이 전반적으로 직면하는 과제의 축소판이다. 의약품에는 치료 및 예방이라는 특성과 유통(logistic)[1] 이상의 것이 있다.

이 책은 보건의료체계 개혁과 지속 가능한 금융에 관한 세계은행 연구소/하버드 공중보건 플래그십 과정(Flagship course)[2]을 위해 개발된 고유한 방법론과 도구를 기반으로 만들어져 정책입안자들이 의약품 체계 개혁의 복잡한 과정을 잘 탐색할 수 있도록 강력한 정보와 지식을 제공한다. 여기서 사용하는 의약품 체계의 문제 해결 접근법은 의약품 부문의 개별 요소에서 사용할 수 있는 기술 자원과 교육 과정을 보완해 준다.

의약품 부문에 대한 플래그십 접근법의 적용은 유용하고 시의적절하다. 의약품의 가용성을 보장하고 조달 및 유통을 효과적으로 관리하는 것은 보편적이고 재정적으로 지속 가능한 기본 의료서비스를 보장하고 접근을 가능하게 하기 위해 핵심적인 조건이다. 이 책에 포함된 방법론과 사례 자료는 개발도상국의 정책입안자가 이런 과제를 해결하기 위한 노력을 안내할 수 있는 풍부한 자원을 제공할 것이다.

세계은행 보건의료체계 부문 책임자

마리아-루이사 에스코바르(Maria-Luisa Escobar)

영국 국제개발부보건의료 부문 시니어 자문관

솔 워커(Saul Walker)[3]

---

1) 물자가 전달되는 총체적인 과정 [옮긴이]

2) 플래그십(flagship)은 문자적으로는 (해군 함대의) 기함이란 의미이며, 플래그십 과정은 하버드 공중보건대학원과 세계은행이 중·저소득국가의 효과적인 보건의료 분야 개혁을 돕기 위해 만든 훈련 프로그램을 말한다. [옮긴이]

3) 워커(Walker)가 밝힌 견해는 그 자신의 것이고 영국 국제개발부의 정책을 반영하는 것은 아니다.

한국어판 서문

『사회약학: 의약품 부문 성과와 형평성 개선을 위한 개혁 안내서』의 한국어 번역판을 소개하는 서문에서 몇 마디 글을 쓰게 되어 영광스럽고 기쁘게 생각합니다.

이 책의 한국어 번역은 여러 가지 이유로 중요한 의미를 갖습니다. 첫째, 이 책은 한국 독자들에게 의약품 정책이 민간 기업과 국가의 경제적 이익을 충족시키기 위해 의약품의 이윤 창출과 마케팅을 발전시키는 것 그 이상의 역할을 한다는 중요한 메시지를 강조하고 있습니다. 의약품 정책은 소득 수준에 관계없이 모든 국가 국민의 안녕(well-being)을 향상시키는 것을 목표로 하며, 각 국가의 사회적 가치, 기술적 분석, 정치적 선택이 반영됩니다. 의약품 부문 개혁의 주요 목표는 의약품 정책에서 이루어지는 결정을 21세기 공공 정책의 보다 광범위한 윤리적, 정치적 맥락하에 두는 것입니다. 따라서 의약품 부문 개혁은 국내 의약품 관련 공공 정책을 개혁하고자 하는 한국의 정책 입안자, 업계 리더, 의약품 부문 과학자, 연구자 및 학생, 공중보건 전문가에게 중요한 교훈을 제공합니다. 이 복잡하지만 필수적인 과정에서 이 번역서가 도움이 되기를 바랍니다.

둘째, 한국이 세계 경제대국으로 성장하고 국제사회에서 적극적인 역할을 수행하고 있는 만큼 이번 이 책의 번역이 중요합니다. 이 국제적 역할의 핵심 요소는 중·저소득 국가의 협력을 통해 자국 국민의 안녕을 향상시키는 것입니다. 이들 국가에게 국가 정책의 핵심 과제 중 하나는 점점 더 연결되는 글로벌 환경에서 의약품 부문이 개인과 국가의 안녕에 효과적으로 기여할 수 있도록 관리하는 것입니다. 이 책이 출간된 지 10년이 넘었지만 이 책은 여전히 많은 국가의 의약품 정책 개선 노력에 지침이 될 수 있는 아이디어와 방법을 담고 있습니다. 따라서 이 책이 한국에서 국제개발협력에 종사하는 분들에게 도움이 되기를 바랍니다.

이 번역이 중요한 세 번째 이유는 이 책의 특별한 특징과 관련이 있습니다. 이 책은 의약품 부문에서 무엇을 해야 하는지 알려주는 것이 아니라 보건의료체계 틀 내에서 의약품 정책을 생각하는 방법에 대한 지침을 제공하여 기술적, 정치적, 윤리적 분석을 바탕으로 적절한 조치를 취할 수 있도록 도와줍니다. 의약품 정책에 대한 이러한 접근 방식은 보건의료체계에 관한 저서인 『보건의료 개혁의 정치학(Getting Health Reform Right)』(Roberts et al., 2004)이 취한 접근 방식에서 직접 파생된 것입니다. 요컨대, 우리는 의약품 정책을 개선하려면 보건의료 체계의 맥락을 포괄적으로 이해하고 성과와 형평성을 개선하기 위한 효과적인 보건의료 체계 분석에 의약품을 포함시켜야 한다고 주장합니다.

이 책의 또 다른 특이한 특징 중 하나는 책의 교육적 가치를 높이기 위해 특별히 작성된 10가지 교육 사례가 포함되어 있다는 것입니다. 이 사례들은 경영대학원에서 많이 사용하는 방식으로, 실무자 중심의 실제 상황과 문제 사례를 바탕으로 정책 문제를 해결하는 방법을 알려줍니다. 10가지 사례 중 하나는 많은 국가가 직면하고 있는 문제인 의약품 처방과 조제를 분리하는 한국의 (의약분업) 정책 사례입니다. 요컨대, 이 책은 의약품 정책을 개선하기 위해서는 실제 사례를 통해 학습해야 한다는 점을 명시적으로 인식하고 있습니다. 이런 의미에서 이 책은 학습을 돕기 위한 교육적 도구로 설계되었습니다. 이 한국어 번역본이 국내 연구 및 교육 기관에서 의약품 부문 개혁에 대한 학습 자료의 접근성과 유용성을 높이고, 이를 통해 국내외 정책 결정 과정을 개선하는 데 도움이 되기를 바랍니다.

글을 마무리하기 전, 한양대학교 의과대학 예방의학교실/보건대학원 신영전 교수가 이끄는 이 책의 번역팀에 개인적으로 감사의 말씀을 전하고 싶습니다. 신영전 교수는 이 번역 작업을 수행할 수 있는 독보적인 자격을 갖춘 분입니다. 저는 그가 2002년부터 2004년까지 제가 책임자로 있는 하버드 공중보건대학원의 다케미 국제보건 프로그램(Takemi Program in International Health) 연구원으로 보스턴에 머무를 때 만났습니다. 또한 그는 2004년에는 이 책에서 사용되는 분석적 틀을 제시하는 책, 『보건의료 개혁의 정치학(Getting Health Reform Right)』을 한국어로 번역한 적이 있습니다. 이 책에 관한 텍스트를 번역하는 데 필요한 경험이 풍부하고 다학제적이며 여러 분야를 넘나드는 신영전 교수와 그의 훌륭한 동료 연구자, 관련 업계 전문가, 정부 관계자들로 구성된 번역 팀의 노고에 진심으로 감사드립니다.

좀 더 개인적인 이야기로 마무리하겠습니다. 저는 이 번역서를 2014년 7월에 갑자기 세상을 떠난 이 책의 공저자이자 동료, 멘토이자 오랫동안 절친한 친구였던 마크 J. 로버츠(Marc J. Roberts) 교수에게 바치고 싶습니다(Reich, 2015). 저는 아직도 그를 깊이 그리워하며 보건의료 체계와 의약품 정책을 비롯한 여러 주제에 대해 그와 나눈 대화를 기억합니다. 그의 명석함, 재치, 지성, 명료한 글쓰기는 이 책의 모든 페이지에서 빛을 발합니다. 이 책이 한국어로 번역되어 한국의 전문가와 학생들이 이 책이 전하는 아이디어와 권장하는 행동의 내용들을 더 가까이에서 접함으로써 한국과 전 세계의 의약품 정책을 개선하는 데 도움이 된다면 그도 기뻐할 것이라고 확신합니다.

2023년 7월 27일
매사추세츠 자메이카 플레인에서
마이클 R. 라이히

참고문헌

Reich, M.R. In Memoriam: Professor Marc J. Roberts. Health Systems & Reform 1(1):2, 2015.
Roberts, M.J., Hsiao, W., Berman, P., Reich, M.R. Getting Health Reform Right: A Guide to Improving Performance and Equity. New York: Oxford University Press, 2004.

저자 서문

이 프로젝트의 시작은 2007년 가을 런던에서 열린 마이클 라이히(Michael R. Reich)와 마이클 보로위츠(Michael Borowitz) 간 만남으로 거슬러 올라간다. 두 사람은 당시 영국 국제개발부(U.K. Department for International Development, DFID) 소속이었다. 그 만남에서 2008년 3월 런던에서 전 세계 국제개발부 고위 관계자들을 대상으로 보건의료체계 개혁에 대한 단기 간부과정 프로그램을 개발 진행하기로 했다. 그것은 의약품투명성연맹(Medicines Transparency Alliance, MeTA)[1]으로 알려진 국제개발부의 새로운 의약품 이니셔티브와 관련하여 의약품 정책 개혁에 초점을 맞춘 더 큰 규모의 과정을 개발하기 위한 첫 번째 단계였다. 세계은행의 훈련 기관인 세계은행연구소가 제시한 3주간의 집중적인 보건의료 부문 개혁과 지속가능한 재정에 관한 플래그십 과정(Flagship Course on Health Sector Reform and Sustainable Financing)에서 분석 방법과 실질적인 주장들을 도출한다는 계획이었다.

이 프로그램은 세계은행 연구소와 하버드 공중보건대학원 팀이 다른 파트너들과 함께 지난 10년간 공동으로 개발한 것이다. 그동안, 플래그십 과정은 많은

---

1) Medicines Transparency Alliance(MeTA): 의약품투명성연맹(MeTA)은 대화 촉진과 변화 지원을 통해 양질의 의약품에 대한 접근성을 높이는 것을 목표로 하는 국제 연맹이다. 이 연맹은 2008년 5월 런던에서 시작되었다. [옮긴이]

국제기관의 참가자들뿐만 아니라 전 세계의 고위 보건의료 부문 기획자들과 관리자들에게 다양한 형태로 성공적으로 여러 차례 제공되었다. 구체적으로, 워싱턴 D.C.의 글로벌 코스, 다양한 파트너 기관의 지역 코스, 40개국 이상의 국가 코스 등으로 제공되었다(Shaw and Samaha 2009). 또한 보다 구체적인 주제에 초점을 맞춘 과정의 기초를 제공하기 위해 확장되고 조정되었다. 보건의료체계 개혁에 대한 대표적인 접근법은 우리와 두 동료인 윌리엄 샤오(William Hsiao)와 피터 버만(Peter Berman)이 쓴 『보건의료 개혁의 정치학(Getting Health Reform Right, Roberts et al. 2004)』이라는 책에서도 논의되었다.

2008년 봄에는 임페리얼 칼리지(Imperial College)의 리파트 아툰(Rifat Atun)의 지원을 받아 런던에서 '미니 플래그십' 형태로 제공되기도 했다. 그동안 의약품 투명성연맹 계획(MeTA)을 책임진 국제개발부(DFID)의 솔 워커(Saul Walker)와 더 큰 과정을 진행하기로 합의했다. 이 책은 원래 2010년 1월 요르단에서 MeTA에 속한 6개국의 여러 이해관계자를 대표하는 대표단과 함께 해당 과정을 지원하기 위한 강의 매뉴얼로 개발되었다.

이후 2009년과 2010년 세계은행 글로벌 플래그십 코스에서 이 소재를 활용한 특화된 2일 과정을 제공하는 등, 의약품 정책 주제에 대한 작업을 지속해 왔다. 우리는 또한 추가 교육 사례 개발을 지원했고 이 자료의 일부를 하버드 공중보건대학원의 과정에도 사용했다. 최근에는 남아프리카개발위원회(Southern Africa Development Council, SADC)가 주관하는 14개국의 다중 이해관계자 대표단을 대상으로 남아프리카 케이프타운에서 일주일간 진행되는 의약품 정책 과정의 기초 자료로 본문 일부와 사례 연구의 일부를 사용하기도 했다. 이런 상황 속에서 세계은행 연구소의 건강 플래그십 팀의 책임자인 마리아 루이사 에스코바르(Maria-Luisa Escobar)는 강의 매뉴얼과 관련 교육 사례를 세계은행에서 출판할 수 있는 책으로 만들자고 제안했다. 이 책은 그녀의 제안과 그에 따른 지원의 결과이다.

플래그십 틀

국가는 의약품 부문을 개선하는 과제에 어떻게 접근해야 할까? 의약품 분야는 매우 중요하고 또한 매우 복잡하다. 2000년 전체 보건 지출에서 의약품 지출이 차지하는 비율은 아르메니아, 부르키나파소, 이집트아랍공화국이 각각 53%, 44%, 40%에 달했다. 2006년에 저소득국가의 총보건 지출 중 약 30%를 의약품이 차지했다(1장 **표 1.2** 참조).[2] 중요한 것은 의약품에 대한 접근성이 건강 수준에 큰 영향을 미친다는 것이다. 그러나 의약품에 대한 접근성은 불공평하다. 전 세계 많은 의약품이 재정과 그 밖의 여러 요인들에 의해 접근의 제한을 받고 있다(Frost and Reich 2008).

의약품 부문의 성과는 공공, 민간, 개인, 기업, 관료 등 많은 행위자들에 의해 만들어진다. 이들은 제조에서 수입, 구매, 유통, 최종 판매, 사용에 이르기까지 일련의 복잡한 과정을 통해 상호작용한다. 이런 과정은 가장 높은 수준의 예산 할당과 입법, 정책 수립에서부터 법 집행과 직접 서비스 제공의 일상적인 세부 사항에 이르기까지, 문제가 있는 정부 조치와 의약품 부문에서 시장이 작동하는 복잡하고 불완전한 방식에 의해 형성된다(Reich 1994). 게다가, 의약품 정책은 목표가 충돌할 수 있는 여러 이해관계자에 반응한다. 보건부는 인구 건강 개선과 환자 기대에 부응하는 것에, 재무부는 정부의 재정 부담을 최소화하고 경제 발전을 촉진하는 것에, 산업 및 전문 단체는 자신들의 경제적 이익을 증진시키는 것에 초점을 맞출 수 있다.

이 책은 독자들이 의약품 분야에서 일어나는 모든 일을 더욱 잘 이해할 수 있도록 만들어졌다. 위에서 언급한 바와 같이, 이 책은 지난 10년 동안 개발을 지원한 플래그십 틀을 사용한다. 플래그십 틀 접근법의 본질은 정책입안자들이 무엇

2) 2021년 기준으로 총보건의료 지출 중 의약품 지출이 차지하는 비율(%)은 덴마크(6.0%), 네덜란드(6.9%), 노르웨이(7.2%), 미국(11.0%), 영국(11.8%), 프랑스(13.3%), 독일(13.7%), 한국(18.6%), 일본(20.7%), 루마니아(25.6%), 헝가리(25.6%), 그리스(30.2%), 불가리아(32.5%)이다(OECD Data 2022). [옮긴이]

을 해야 하는지 자세히 말하지 않는 것이다. 오히려 그것은 개혁 제안을 개발, 채택, 구현하기 위한 전반적이고 구조화된 방법론을 결합한 일련의 분석 도구로 구성된다. 플래그십 틀은 개혁적 대안에 대한 종합적인 검토와 다양한 상황에서 그들의 장단점에 대한 체계적인 검토를 포함한다.

우리의 접근방식은 모든 개혁 시도가 개별 국가의 사회적·경제적·정치적·행정적 상황에 대한 깊은 지식을 바탕으로 개발되어야 한다는 원칙에 기초한다. 일반적으로 현지 개혁가들만이 그런 지식을 가지고 있기 때문에, 국제 전문가들의 제안이 그들의 상황에서 타당한지 판단할 필요가 있다. 더욱이 이 책에서 강조하듯이, 모든 개혁 과정에서 우선순위와 목적에 대한 중요한 철학적·정치적 선택이 이루어진다. 그리고 민주적인 정부를 믿는 사람이라면 누구나 믿고 있듯이, 오직 시민과 그들의 지도자들만이 합법적으로 그런 결정을 내릴 수 있다.

우리가 경험한 바에 따르면, 플래그십 틀은 개혁 제안을 개발하는 데 유용한 도구가 될 수 있음을 보여준다. 위에서 언급한 여러 과정에서 수십 개의 국가가 자신의 상황을 분석하고 개혁 계획을 개발하는 데 이 틀을 사용했다. 또한 여러 국가의 고위 지도자들이 자체적인 보건의료 부문 개혁 방안을 개발하기 위해 플래그십 틀을 성공적으로 적용했다(Shaw and Samaha 2009).

이 책 전반에 걸쳐 우리는 플래그십 틀을 사용하여 의약품 개혁에 대한 분석을 구조화하고, 의약품 부문에 지속적이고 명시적으로 이 방법과 개념을 적용했다. 몇 가지 사소한 예외를 제외하고, 모든 사례와 모든 개혁 선택은 전 세계의 의약품 개혁 노력에서 직접적으로 나온 것이다. 우리는 또한 생식(reproductive) 건강과 관련된 의약품 정책의 문제에 특별한 관심을 기울였다. 스리랑카에서 미소프로스톨(misoprostol)[3]을 등록하려는 노력과 남아프리카공화국에서 마이크로비사이드(microbicides)[4]를 도입하기 위한 준비와 관련된 두 가지 교육 사례가

3) 합성 프로스타글란딘계 약물로 위궤양과 십이지장궤양의 예방 및 치료, 분만유발, 유산 유발, 자궁수축 불량으로 인한 산후출혈 치료 등에 사용된다. [옮긴이]

4) 화학적인 방법을 사용하여 미생물을 박멸할 수 있는 의약품. 에이즈(AIDS) 예방효과가 있다고 알려져 있다. [옮긴이]

그것이다.

사례의 역할

우리는 국가의 의약품 부문의 효과적인 개혁을 임상 의학을 설명하는 데 사용되는 문구를 빌려 표현하자면, '과학이 안내하는 기술(a craft informed by science)'이라 할 수 있다. '기술(craft)'이란, 불완전한 지식의 맥락에서 실질적인 개선에 대한 헌신을 특징으로 하는 인간 활동 영역을 말한다. 악기 연주, 수플레 준비, 축구에서 상대 선수 태클, 캠페인 연설, 강풍 속 작은 배 타기, 비디오게임 소프트웨어 작성 등의 이런 모든 활동이 여기에 해당한다. 과학은 이런 모든 활동과 연관있다. 우리는 음향학, 식품화학, 군중심리학, 유체역학에 대해 많이 알고 있다. 하지만 과학만으로는 우리가 알아야 할 것을 모두 알 수 없다. 의약품 분야에서 효과적으로 행동하기를 원하는 사람들은 단순한 규칙과 정교한 '사용법' 지침에 의해 안내받는 것은 거의 불가능하다. (효과적인 행동을 위해서는) 기저 체계들(underlying systems)에 대한 이해가 필요하다. 그 기저 체계들에 대해서는 연구가 이루어지지 않았거나, 매우 다양해서 예측할 수 없거나, 너무 복잡하거나, 반응이 강하거나 상호작용적일 수 있다. 이런 상황에서 결과는 무엇을 하느냐에 달려 있을 뿐만 아니라 어떻게 하느냐에 달려 있다.

동시에 이런 업무를 성공적으로 수행할 수 있는 기술을 체계적으로 개발할 수 있다. 인류 역사를 통틀어, 특히 능숙한 바구니 직공, 들소 사냥꾼, 범선의 선장들은 견습 과정과 경험자의 지도하에서 이루어지는 훈련을 통해 자신의 기술을 지도 대상들에게 전수해 왔다.

최근에는 특수 대학원(특히 하버드 경영대학원)이 이런 원칙을 고수하는 교육 방법을 개발했다. 학생들은 연구하고 분석할 수 있는 실제 사례를 제공 받는다. 일반적으로 이런 예는 주요 의사결정 지점에서 멈추어 서게 되는 관리 문제에 대한 설명이다. 학생들은 다음 단계에 무엇을 할지 결정하고 토론할 준비가 된 상태에서 수업에 들어와야 한다. 그 동안 교수는 학생들이 제출한 분석을 소개하고 의견을 제시한다. 이 경험은 아마도 여러분이 영양을 추적하여 잡으려 할 때 부족의 노련한 사냥꾼이 여러분을 지켜보는 것보다 재미는 덜하지만 거의 같은 목적을 수행한다.

우리 둘 다 수년 동안 이런 사례 기반 방법을 사용하여 경제와 정치 분석을 가르치고 건강 부문 개혁에 대한 학생들의 생각을 자극해 왔다. 사례 토론은 플래그십 과정에서 큰 역할을 하며, 우리가 조직한 의약품 플래그십 활동에서도 그렇다. 실제로, 이 책의 사례들은 그런 활동들을 위해 의도적으로 개발되었다.

불행하게도, 우리는 이 책을 읽을 모든 사람과 한 방에 같이 있을 수 없고, 제시된 사례들의 토론을 개인적으로 안내할 수도 없다. 우리 역시 그런 토론을 통해 많은 것을 배우기 때문에 우리도 그러면 좋겠다고 생각하지만 아마도 이 책의 독자들은 그 경험을 스스로 해야 할 것이다. 우리는 독자들이 한 장을 마칠 때마다 제안된 사례를 살펴보기를 바란다. 각 사례 앞에 나오는 학습 질문부터 시작하는 것이 좋다. 그런 다음 그 질문들을 염두에 두면서 사례를 읽기 바란다. 경험을 최대한 활용하기 위해서는 진행하면서 틈틈이 메모를 하고, 다 읽고 나면 학습 질문에 대한 보다 명확한 답을 완성하려고 노력하라. 그런 다음 사례 마지막에 있는 간단한 토론 노트로 돌아가 이전 학생들이 같은 자료를 만났을 때 제시한 아이디어와 여러분의 생각을 비교해 본다. 우리는 이 방법이 어려워 보인다는 것을 알고 있다. 하지만 진정한 기술 개발에 지름길은 없다.

이것과 관련한 오래된 뉴욕시의 농담이 떠오른다. 20대 젊은 여성이 대도시에서 길을 잃은 듯 도심 한복판을 걷고 있다. 그녀는 활기차게 거리를 걷고 있는 나이 든 남자에게 다가간다. 그녀는 "카네기 홀에 가려면 어떻게 해야 하나요?"라고 묻는다. 그는 걸음을 멈추고 잠시 의아한 표정으로 그녀를 바라보다가 단호한 목소리로 이렇게 말한다. "연습(practice)."

참고문헌

Frost, L. J., and M. R. Reich. 2008. *Access: How Do Good Health Technologies Get to Poor People in Poor Countries?* Cambridge, MA: Harvard University Press.

Reich, M. 1994. "The Political Economy of Health Transitions in Developing Countries." In *Health and Social Change in International Perspective*, ed. L. Chen, A. Kleinman, and N. C. Ware, 413–51. Boston: Harvard School of Public Health.

Roberts, M. J., W. Hsiao, P. Berman, and M. R. Reich. 2004. *Getting Health Reform Right: A Guide to Improving Performance and Equity*. New York: Oxford University Press.

Shaw, R. P., and H. Samaha. 2009. *Building Capacity for Health System Strengthening: A Strategy that Works*. Washington, DC: World Bank Institute.

감사의 말

의약품 개혁에 관한 이 책은 영국 국제개발부(DFID)의 마이클 보로위츠와 솔 워커의 주도와 지원이 없었다면 집필되지 못했을 것이다. 우리는 특히 이 내용을 2010년 1월 요르단에서 의약품투명성연맹(MeTA) 과정의 교육 매뉴얼로 사용했다. 이 책의 첫 번째 버전의 교육 사례를 작성하기 위한 재정 지원과 의약품 개혁에 대한 해당 과정을 개발하고 제공하는 데 자금을 지원한 국제개발부에 감사한다. 우리는 세계은행 연구소의 마리아-루이사 에스코바르와 그녀의 팀(특히 마릴루 브래들리, Marilou Bradley)의 재정적, 지적, 행정적 지원에도 감사한다. 우리는 또한 이 책을 출판하기 위해 은행-네덜란드 파트너십 프로그램(Bank-Netherlands Partnership Program)을 통해 제공된 네덜란드 정부의 재정적 지원에 감사하고 싶다. 우리는 임페리얼 칼리지 런던(Imperial College London)의 리파트 아툰(Rifat Atun)과 글로벌 펀드가 초기 과정을 구성하는 데 도움을 주고, 커리큘럼 개발 노력을 지원하며, 지속적인 조언을 한 것에 대해 감사한다. 우리는 이들의 도움과 일에 대한 믿음이 없었다면 결코 출판에 이르지 못했을 것이다.

우리는 『보건의료개혁의 정치학(Gettng health reform right)』[1]의 공동저자인

1) 이 책은 한국어로 번역·출간되었다. 마크 로버츠 등, 『보건의료개혁의 정치학(Getting health reform righr)』, 신영전 옮김, 한울엠플러스, 2005. [옮긴이]

윌리엄 샤오(하버드)와 피터 버만(세계은행에서 최근 하버드로 복귀)이 플래그십 틀 개발을 하는 데 수년간 중요한 역할을 해주었으며 공동의 지적 노력이 만들어낸 것들에 크게 의존할 수 있도록 해준 데 깊이 감사한다. 우리는 또한 하버드의 다른 동료들, 특히 톰 보서트(Tom Bossert, 분권/탈중앙화)와 노먼 대니얼스(Norman Daniels, 윤리)의 연구를 끌어냈다. 또한 수년간 플래그십 틀에 대한 우리의 이해는 세계은행의 폴 쇼(Paul Shaw)와 앤 요한센(Anne Johansen)과의 협력을 통해 큰 도움을 받았다.

우리는 또한 우리의 과정에 특별한 도움을 준 세계은행의 안드레아스 세이터(Andreas Seiter)와 독립 컨설턴트인 로레인 호킨스(Loraine Hawkins)를 포함하여 의약품 정책 분야 세계적 전문가들에게 깊은 감사를 드린다. 또한 솔 워커, 베로니카 위츠(Veronika Wirtz) 윌버트 반넨베리(Wilbert Bannenberg), 마리안 쉬르만(Marianne Schurmann), 아니타 와그너(Anita Wagner), 코리나 마우처로드(Corrina Moucheraud), 폴 쇼, 피터 버만, 알렉스 프레커(Alex Preker)가 이 원고의 초안에 대해 해준 조언에 감사한다.

교육 사례를 작성하는 데 도움을 주신 저자 및 공동 저자에게 감사드린다. 그들의 작업은 전 세계 의약품 개혁에서 일어난 일에 대한 세부 내용을 밝히고 우리의 생각에 크게 기여했다. 아냐 레비 귀어(Anya Levy Guyer), 토리 어빈(Tory Ervin), 네이선 블란쳇(Nathan J. Blanchet), 에릭 무어(Eric O. Moore), 로라 록 코프작(Laura Rock Kopczak), 프라샨트 야다브(Prashant Yadav), 윌버트 반넨베리, 람야 쿠르마(Ramya Kumar), 패멀라 노릭(Pamela Norick)과 남아프리카의 살균제에 대한 최초 보고서의 저자 등 이들은 각각의 사례에서 인정을 받았지만 여기서도 그들에게 감사를 표하고 싶다.

우리는 또한 네이선 블란쳇, 아냐 레비 귀어, 진 류(Jean Leu), 호프 오브리엥(Hope O'Brien), 케이트 포위즈(Kate Powis), 메건 레이디(Meghan Reidy)를 포함하여 책의 초기 버전에 기여한 연구 보조원과 사례 C에 대해 의견을 준 최시문, 오주환에 감사드린다.

또한 우리의 아이디어 개발에 큰 역할을 한 다양한 버전의 과정을 가능하게 하는 데 도움을 준 사람들에게 감사를 표한다. 여기에는 임페리얼 칼리지 런던의 앤 마티오트(Anne Mathiot)와 타티아나 쇼필드(Tatiana Schofield)가 포함된다. 하버드 공중보건대학원의 수전 길버드(Susan Gilbert)와 아냐 레비 귀어, MeTA 사무국의 월버트 반넨베리, 엘로디 브란다미르(Elodie Brandamir), 마리크 드빌(Marieke Deville)이 있다. 특히 윌버트는 우리의 컨설턴트이자, 조언자, 논평자였으며 요르단에서는 공동 강사로서 우리의 생각과 이해에 많은 기여를 해주었다.

마지막으로, 우리는 런던의 미니 플래그십, 요르단의 MeTA 플래그십, 그리고 워싱턴 D.C.의 플래그십 과정에서 우리가 제공한 두 가지 의약품 부문 모듈에 참여한 12개국 100명 이상의 사람들에게 깊은 감사를 표한다. 그들의 열정, 관심, 제안, 예시, 조언은 책을 더 구체적이고 현실적으로 만들었다. 물론 그들이나 우리의 다른 파트너나 친구들은 우리가 취하는 견해나 남아 있는 오류에 대한 책임이 없다.

CONTENTS

표 차례

그림 차례

1장

들어가는 말

왜 의약품 정책에 주목해야 하는가?

의약품 정책은 중·저소득국가 보건의료체계 성과에 큰 영향을 미친다. 의약품 정책은 인구집단의 건강과 건강 부문에 대한 대중의 만족도(또는 불만족도), 제공되는 보건의료서비스의 비용-효과에 영향을 미친다. 의약품 정책은 또한 빈곤층의 본인부담금을 포함하여, 보건의료체계의 중요한 지출 영역 중 하나이다. 따라서 그것은 재무부에서 가난한 농부들에 이르기까지 모든 지불자에게 보건의료체계가 지우는 경제적 부담 중 큰 부분을 차지한다.

공공 정책은 이 중요한 부문이 어떻게 작동·기능하는가에 큰 영향을 미친다. 대부분의 저소득과 중간소득국가에서는 전체 의약품 공급에서 공공 부문이 상당한 비중을 차지하고 있어 정부 의사결정의 직접적인 대상이 된다. 마찬가지로, 질 모니터링을 통한 제품 등록에서 전문가 면허발부 및 시설 허가, 가격 설정에 이르기까지, 민간 의약품 분야의 많은 부분도 엄격한 규제를 받고 있어서 공공 정책 선택의 대상이 된다.

당연한 이야기지만, 이 분석을 시작함에 있어, 의약품을 적절히 사용하면 건강에 큰 이점을 얻을 수 있다는 사실에 주목할 필요가 있다. 이 책은 공중보건 조치와 생활수준 개선(더 나은 주거, 개선된 식단, 더 나은 위생과 깨끗한 식수, 감염원과

표 1.1 소득집단에 따른 10대 주요 사망원인(2004)*

고소득국가			저소득국가		
순위	**사망원인**	**전체 사망 (%)**	**순위**	**사망원인**	**전체 사망 (%)**
1	관상동맥질환	16.3	1	하기도감염	11.2
2	뇌졸중 및 기타 뇌혈관 질환	9.3	2	관상동맥질환	9.4
3	호흡기, 기관지, 폐암	5.9	3	설사질환	6.9
4	하기도감염	3.8	4	HIV/에이즈	5.7
5	만성폐쇄성폐질환	3.5	5	뇌졸중 및 기타 뇌혈관 질환	5.6
6	알츠하이머 및 기타 치매	3.4	6	만성폐쇄성폐질환	3.6
7	대장 및 직장암	3.3	7	결핵	3.5
8	당뇨	2.8	8	신생아 감염	3.4
9	유방암	2.0	9	말라리아	3.3
10	위암	1.8	10	조산 및 저체중아 출산	3.2

자료: 세계보건기구 2008

* [옮긴이] : 2019년 기준 고소득국가의 10대 사망원인은, ① 허혈성 심장질환, ② 알츠하이머와 다른 종류 치매, ③ 뇌졸중, ④ 기도, 기관, 폐질환, ⑤ 만성폐쇄성폐질환, ⑥ 하기도 호흡기 질환, ⑦ 대장·직장 질환, ⑧ 신장질환, ⑨ 고혈압성 심장질환, ⑩ 당뇨이고, 저소득국가의 10대 사망원인은 ① 신생아 사망, ② 하기도 호흡기 질환, ③ 허혈성 심장질환, ④ 뇌졸중, ⑤ 설사질환, ⑥ 말라리아, ⑦ 교통사고, ⑧ 결핵, ⑨ 인간면역결핍바이러스/에이즈(HIV/AIDS), ⑩ 간경화(WHO 2019)로 원문에 제시한 2004년 기준과 양상에 큰 차이가 없다.

인간 숙주의 관계 변화)이 과거 고소득국가에서 감염병 사망률 감소에 중요한 역할을 했다고 주장하는 학자들의 의견에 동의한다(McKeown and Record 1962). 그러나 동시에 현대의 의약품은 중·저소득국가 국민의 건강에 큰 영향을 미칠 수 있다. 19세기와는 달리, 오늘날에는 말라리아, 결핵, 인간면역결핍바이러스(HIV)뿐만 아니라 일반적인 호흡기, 내장, 비뇨기과 감염에도 효과적인 의약품이 많이 존재한다. 그리고 저소득국가에서는 여전히 이런 감염병들이 주요 사망원인이다(**표 1.1**).

이들 국가에서 '역학적 전환(epidemiological transition)'[1])이 진전되고 만성질환

1) 일부 저소득국가와 대부분의 중산층 국가에서 일어나고 있는 것처럼, 감염에 의한 질병 부담에서 비

이 그 어느 때보다도 중요해지면서 건강상태 개선에서 의약품의 역할은 더욱 커질 것이다. 당뇨병을 위한 인슐린 사용, 정신건강을 위한 항우울제, 고콜레스테롤을 위한 스타틴(Statin)계 약물,[2] 고혈압을 위한 항고혈압제 등이 대표적이다. 2030년 예측에 따르면 중·저소득국가의 주요 사망 원인은 고소득국가의 사망 원인과 점점 더 비슷해질 것이다(Mathers and Loncar 2006). 질병 이환의 주요 원인인 열대성 질병(예: 주혈흡충증, 사상충증, 토양 매개 기생충), 간단한 통증 조절 약물, 피임약에서 암 치료제에 이르는 화합물의 역할을 더하면, 더 나은 의약품 공급과 사용이 가지는 잠재적인 이득이 더욱 명백해진다.

의약품은 건강 수준을 크게 개선할 수 있는 잠재력을 가지고 있지만, 정책입안자들은 흔히 의약품 부문을 염려하는데, 이는 이 제품들이 가장 비용-효과적인 방식으로 사용되지 않을 수 있기 때문이다. 결과적으로, 환자와 가족(그리고 정부와 기부자)이 의약품 부문에 쓴 돈은 그것이 할 수 있는 것보다 덜 좋은 결과를 생산할 수 있다. 실제로, 약에 대한 부적절한 지출과 사용은 큰 해를 끼칠 수 있다. 불필요하게 비싸거나 부적절한 약을 복용하는 환자들은 그들이 필요로 했던 것보다 더 아프거나 더 가난해질 것이다. 예를 들어, 항생제 오용으로 인해 항생제 내성이 발생하면 부작용은 개인 차원 이상의 문제로 확산할 수 있다. 실제로 약물의 오남용은 다제내성 결핵(Ormerod 2005)의 출현과 클로로퀸 및 설파독신-피리메타민(sulfadoxine-pyrimethamine)과 같은 항말라리아 약물의 효능 상실을 촉진했다(White et al. 1999).

약물오용의 원인은 복잡하다. 수요자 측면에서는 소비자의 행동이 전문가의 조언과 맞지 않는 경우가 많다. 질에 대한 우려 때문에, 그들은 덜 비싼 일반 제품보다 비싼 브랜드 제품을 선택할 수도 있다. 건강상의 이득을 간절히 원해, 그들은 항생제가 필요하지 않을 때 항생제를 사용할 수도 있고, 이후 약을 아끼려

감염성 질환에 의한 질병 부담으로 전환하는 것을 말한다. 하지만 최근 새로운 감염병의 도래로 이런 주장이 도전받고 있다. [옮긴이]

2) 심혈관계 이상 증상과 사망률을 낮추기 위해 이상지질혈증과 고지혈증에 광범위하게 사용하는 대표적인 약물이다. [옮긴이]

고 중간에 약 복용을 중단할 수도 있다. 문화 규범과 관행에 영향을 받아, 사람들은 (위약 효과를 통해 이득을 경험할 수 있지만) 그 효과가 의심스러운 강장제와 엘릭서제(elixirs)[3]에 돈을 쓰고 의학적인 필요가 없을 때에도 주사를 놓아 달라고 하기도 한다. 많은 환자는 비용, 부작용, 또는 확실한 편익이 부족하다는 이유로 만성질환 약의 복용을 부적절하게 중단한다.

공급의 측면에서, 의약품 제공자와 판매자 모두 그들의 금전적 이해관계 때문에 부적절한 의약품 사용을 조장하는 경우가 매우 많다. 그런 이익 추구 방식에는, 유명 회사 의약품에서 더 높은 이윤을 남기기, 도매업자와 제조업자에게서 나오는 인센티브, 위조의약품(counterfeit compounds) 거래를 통한 이윤 등이 흔히 포함된다. 의사가 처방을 내릴 때도 공공 클리닉에서는 업무량을 줄이기 위해, 민간 의원에서는 환자의 바람에 부응하고자 하는 의사들이 환자들을 빨리 다시 오게 하려고 부적절하거나 중복 처방을 하기도 한다. 구매자와 판매자 모두 감정적 호소, 불완전하고 부정확한 정보를 이용한 마케팅 활동의 표적이 될 수 있다. 이런 모든 요인은 약품 오용, 남용의 원인이 될 수 있으며 유명 브랜드 의약품에 대한 환자들의 선호를 높여 비용 상승을 촉진할 수 있다.

의약품 분야에 관심을 가져야 하는 또 다른 중요한 이유는 이것이 특히 중·저소득국가 전체 보건의료 지출의 상당 부분을 차지하고 있기 때문이다. **표 1.2**가 보여주듯이, 2006년 저소득국가의 전체 보건의료 지출의 30% 정도가 약품 소비였고, 저소득국가들은 중·고소득국가들보다 보건의료 예산의 더 많은 부분을 의약품에 지출했다. (교육, 경제개발, 안보 등에 이르기까지) 제한된 '재정'을 두고 경쟁하는 많은 (예산) 청구자들이 존재하는 까닭에, 저소득국가 정부는 의약품 지출에 필요한 자금 조달에 큰 어려움을 겪고 있다. 그 결과 많은 경우, 이런 비용을 충당하기 위해 기증자(donors)가 제공하는 외부 자금에 크게 의존하고 있으며, 민간 부문에 대한 부담 역시 대부분 소비자가 (**표 1.2**에서 볼 수 있듯이 75% 이상의) 본인부담금(out-of-pocket) 형태로 부담하고 있다. 이는 저소득층 개인들에게 약

3) 좋은 냄새와 단맛이 있어 내복하기 쉽게 만든 에탄올 함유 액상제를 통틀어 이르는 말 [옮긴이]

표 1.2 국가 소득 수준에 따른 의약품 지출, 2006*

국가 소득 수준	총보건의료 지출의 의약품 지출 비율(% 평균값)	민간 부문에서 의약품 소비(%)	국민 일인당 전체 의약품 소비(미국 달러로 환산)
고	19.7 [46개국]	38.7 [42개국]	431.60
중상	23.1 [37개국]	61.2 [31개국]	84.10
중하	27.6 [44개국]	66.5 [34개국]	31.30
저	30.4 [34개국]	76.9 [27개국]	7.61

자료: Lu et al. 2011.

주석: 국가 소득 수준은 세계은행의 측정(2009년 기준)에 따라 분류하였음. 저=일인당 국민총생산 995달러 이하; 중하=996-3,945달러 ; 중상=3,946~12,195달러; 고=12,196달러 이상

* [옮긴이]: 2021년 기준으로 총보건의료 지출 중 의약품 지출 비율(%)은 덴마크(6.0), 네덜란드(6.9), 노르웨이(7.2), 미국(11.0), 영국(11.8), 프랑스(13.3), 독일(13.7), 한국(18.6), 일본(20.7), 루마니아(25.6), 헝가리(25.6), 그리스(30.2), 불가리아(32.5)이다(OECD Data 2022).

없이 지내느냐 아니면 심각한 재정적 어려움을 겪을 것인가 중에서 선택해야 하는 엄청난 부담을 주게 된다.[4] 1인당 약품 소비가 저소득국가보다 높은 중간소득국가에서는, 증가하는 비용을 어떻게 충당할 것인가 하는 문제가 중요한 사회 논쟁의 원천을 제공하고 있다(이는 많은 고소득국가에서도 마찬가지다). **표 1.2**는 또한 저소득국가에서 1인당 의약품 소비가 중·고소득국가보다 매우 적으며(8달러[5] 이하) 고소득국가에서는 평균 400달러를 넘는다는 것을 보여준다.

잠재적인 건강 편익과 재정적 부담 때문에 의약품에 대한 접근성과 그것에 영향을 주는 의약품 정책들은 소득 수준에 상관없이 모든 국가에서 국민이 관심을 가질 수밖에 없는 것이다. 그러나 특히 중·저소득국가에서 이 문제는 큰 문제여서 국가 보건의료체계의 적절성에 대한 국민의 태도, 심지어 정부를 대하는 태도

4) 이 책에서는 이하에서 설명하는 것과 같이, 이것을 '재정적 보호의 결여(lack of financial protection)'라고 칭하겠다. [옮긴이]

5) 미국 달러이다. 이후 따로 언급하지 않은 달러 표시는 모두 미국 달러이다. [옮긴이]

에 큰 영향을 미치는 요인이기도 하다. 약품은 실질적인 편익을 제공하므로, 공공 부문에서 의약품을 구하지 못하고 민간 부문에서도 구하기 어려울 때 국민은 고통을 받는다. 많은 나라들은 정당, 비정부기구(NGOs), 대중매체와 국제기구들로부터도 의약품 접근성을 향상하라는 지속적인 요청을 받고 있다(Frost and Reich 2008).

의약품 정책(Pharmaceutical Policy)은 무엇인가?

'의약품 정책'이 무엇을 의미하고 이것이 왜 중요한지 이해하기 위해서 우리는 의약품 체계와 이것이 운용되는 방식을 이해해야 한다. 이 체계는 국민의 건강과 만족도의 효과에 영향을 주는 여덟 개의 복합적인 하부체계를 포함하고 있다(**그림 1.1**).

한 나라에서 의약품이 사용되기 위해서는 ① 연구개발, ② 임상시험, ③ 등록 시험 과정을 거친다. 등록은 국가 차원에서 이루어지지만, 처음의 두 과정은 다른 나라에서 이루어질 수 있다. 등록 이후 다음 문제는 ④ (물질 합성과 포장을 포함한) 제품 제조 장소와 방법이다. 그 다음, 각 국가는 ⑤ 공공과 민간에 의한 조달과 수입을 통해 국가가 어떤 의약품이 사용할 것인지를 결정한다. 이후 의약품들은 ⑥ 여러 공급 사슬을 통해 다양한 판매점(판매회사, 가게, 매점, 병원, 의료센터)으로 흘러가며, 그곳에서 ⑦ 조제와 판매가 이루어진다. 최종 과정은 ⑧ 환자들

그림 1.1 의약품 체계

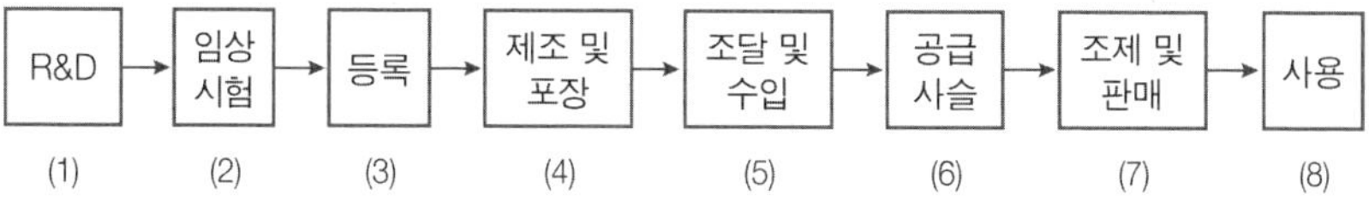

자료: 저자의 설명
* 주 : R&D = 연구개발

이 약품을 받아 어떻게 사용하느냐 하는 것이다.

'의약품 정책'이란 이런 하부체계의 기능에 영향을 미치기 위한 정부의 의식적인 노력을 말한다. 정부 이외에도 다국적 제약회사, 세계무역기구(World Trade Organization, WTO), 세계보건기구(World Health Organization, WHO), 에이즈·결핵·말라리아 퇴치를 위한 세계기금(Global Fund to Fight AIDS, Tuberculosis and Malaria), 종교기관 전달체계(faith-based delivery system)와 지역 의약품 판매자들에 이르기까지 많은 관계자가 여러 곳에서 활동하고 있다. 이 책에서는 이런 이해관계자들에 대해 다양한 관점에서 제안하고 있지만, 이 책은 공공과 민간 부문의 성과뿐만 아니라 의약품 사용에 있어 시민들의 행동에 영향을 미치기 위해 정부가 할 수 있는 것과 해야 할 일에 초점을 맞춘다. 왜냐하면 이것이 전체적인 결과에서 매우 중대한 역할을 하기 때문이다.

이런 하부 체계를 살펴보면, 한편으로는 국가의 활동과 의약품 체계의 행태, 우리가 달성하고자 하는 궁극적인 결과 간의 많은 접점을 드러낸다. 주요 의약품 회사들이 자리 잡은 선진국 정부는 의약품 연구개발과 임상시험에서 가장 큰 역할을 하고 있으므로 이 책에서는 (선진국의 사례를) 덜 다룬다. 그러나 중·저소득 국가의 정부는 (연구개발과 임상시험이 아닌) 의약품 체계의 나머지 부분에서 주요한 역할을 한다. 이들 정부의 역할은 의약품 등록, 제조업자 면허허가, 필수의약품목록 작성, 공공 부문용 물품 조달, 공공 부문의 공급망(Supply chain)[6] 운영, 공공시설을 통한 상당량의 의약품을 공급하는 것이다. 또한 이들은 (나라마다 차이가 있긴 하지만), 민간 도매업자와 소매업자의 가격, 제품과 직원 자격 규제, 의약품 질 검사, 세금과 관세 징수, 의약품업계 직원 훈련, 환자 행동에 영향을 주는 캠페인을 한다. 결과적으로 법, 규율, 지출 경향, 재원 선택, 규제 결정, 관리조직 활동 등의 복잡한 기능들이 한 국가의 의약품 정책을 구성한다.

이런 결정은 서로 다른 시기에 다른 정부 기관들이 내릴 수 있어 한 국가의 정

---

6) 의약품(및 기타) 제품을 제조업체에서 고객에게 전달하는 데 관여하는 조직, 인력, 기술, 활동 및 정보 시스템 [옮긴이]

책은 완전히 일관적일 수 없거나 정교하게 설계되지 못할 수 있다. 심지어 전문가들도 어떤 정부 결정이 의약품 체계의 성과에 어떻게 영향을 주는지 알지 못할 수도 있다. 이 책의 핵심 목적은 이런 연결고리들을 탐색하고 정부가 그들의 선택과 행동을 보다 효과적으로 관리할 수 있게 하는 것이다.

저자들은 정부가 (적절히 행동한다면) 의약품 부문에서 더 좋은 성과를 낼 수 있다고 생각한다. 정부가 의약품에 더 많은 돈을 쓰고, 그 자금을 현명하게 사용한다면 공공 부문의 가용성은 향상될 것이다. 질 관리와 제품 등록이 효과적으로 이뤄지면 위조의약품의 존재는 줄어들 것이다. 보조금과 가격 통제, 교육 캠페인과 공급망 개선 등 의약품 체계에 대한 정부의 조치가 적절하게 시행되면 의미 있는 이익을 창출할 수 있다. 당연히 이것이 우리가 이 책을 통해 주목하고 있는 중요한 지점이다.

의약품 정책에 관한 이 책의 접근법은 WHO와는 조금 다르다. WHO는 1975년 세계보건총회에서 국가들이 이런 종류의 정책을 형성하도록 요구하는 결의서(World Health Assembly passed a resolution, WHA28.66)를 통과시켜 국가의 의약품 정책의 중요성을 공식적으로 인정했다. 1988년에 WHO는 국가 의약품 정책 개발을 위한 지침서를 출간했으며, 2001년에 지침들을 업데이트했다(WHO 1988; 2001). 이 WHO 출판물은 "목표와 행동 지침에 대한 임무 … [그리고] 약품 부문의 활동들을 조정할 수 있는 틀"을 제공하는 단일한 정부 문서(a single government document)임을 강조한다(WHO 2001.4). WHO의 접근법은 또한 의약품 정책에 대한 WHO의 실질적이고 전략적인 견해를 반영하여, 이 책과는 다른 정책 구성의 목록을 사용한다. 이 책의 접근법은 (단 한 국가 정책 문서에 초점을 둔 것이 아닌) 보다 포괄적이고 (특정 가치나 실질적 접근방식을 고집하지 않는다는 점에서) 덜 규범적이다. 자이터(Seiter 2010)는 의약품 정책에 관한 최근의 저서에서 우리와 유사한 접근법을 사용한다. 하지만 두 가지 방법론은 대체로 양립할 수 있다.

이 책에서 다루려는 것

이 책의 목적은 중·저소득국가 정책분석가, 프로그램 관리자, 정책 결정자들이 그들의 의약품 부문 성과를 높일 개혁을 발전시킬 수 있도록 하는 것이다. 이를 위해, 우리는 보건의료 부문 개혁에 관한 플래그십 사업(Flagship Program on Health Sector Reform)[7]을 위해 지난 11년 넘게 개발해 온 많은 양의 연구와 분석을 이용하였다. 이 사업은 세계은행에 의해 전 세계적으로 40개국이 넘는 지역과 국가에 제공되어 왔다(Shaw and Samaha 2009).

플래그십 틀(Framework)은 의약품 정책 수립에 대한 체계적이고 훈련된 접근법을 제공한다. 그것은 부문별 성과 문제들을 확인하고 그중에서 우선순위를 정하기 위한 도구와 개념으로 시작한다. 그다음, 낮은 성과의 원인을 확인하고 문제에 대한 효과적인 대응 방안을 고안하며, 각 국가가 그런 대응을 채택하도록 하는 방법을 모색한다. 독자들은 앞으로 다룰 내용이 특정 문제에 대한 상세하고 기술적인 해결책을 제공하지는 않는다는 것을 알 필요가 있다. 그 대신, 이 책은 독자들에게 각 나라의 특정한 국가 상황에 적합한 정책 대응책을 개발하는 방법을 제공하고자 하는 것이다.

본문에서 논의될 많은 사례에 더하여, 이 책은 세계 각국에서의 다양한 의약품 정책 시도를 공식화하고, 채택, 시행하는 과정에 대한 많은 사례 연구에 크게 의존하고 있다. 어떤 사례들은 회고적이고 사건들이 어떻게 전개되었는지 자세히 설명한다. 또 다른 사례들은 향후 진행될 내용이다. 그것들은 독자들에게 분석적이고 개념적인 문제들을 제기하도록 설계되어 있어, 독자들은 이 책이 전달하고자 하는 기술들을 연습할 수 있을 것이다. 본문과 함께 사례들을 서로 번갈아 보면서 살펴보면 이 책이 제공하는 이점을 최대한 활용할 수 있을 것이다.

이 책은 세 부분으로 나누어져 있다. 첫 번째 부분인 제2장에서 제6장은 일반

---

7) 그 교육교재는 이 책의 저자인 마크 로버츠, 마이클 라이히 등의 공저로 한국에서는 『보건의료개혁의 정치학』(신영전 옮김, 한울엠플러스, 2018)으로 번역되어 출간되었다. [옮긴이]

적인 개념과 방법을 다룬다. 의약품 부문에서 가장 중요한 성과 문제들을 확인하고 그 원인을 진단하는 방법을 논의하고 그 과정에서 정치적·윤리적 분석의 역할을 탐색한다.

두 번째 부분인 제4장부터 제11장에서는, 의약품 부문 성과를 향상하기 위한 "조종손잡이(control knobs)"[8]의 역할들을 알아본다. 재정, 지불, 조직, 규제, 설득이라는 5개 조종손잡이는 정부가 일반적으로 보건의료체계, 특별히 의약품 부문 기능 향상을 위해 중재할 수 있는 구체적인 영역을 반영한다.

세 번째 부분은 사례들로 구성되어 있는데, 각 사례는 독자들이 그것에 관심을 둠으로써 얻기를 기대하는 중요한 점들을 강조하기 위한 간략한 설명으로 구성되어 있다. 앞서 언급한 대로, 독자들이 각 사례에 상관이 있는 본문 내용이 있을 때 그것을 다시 찾아보는 방식으로 이 책을 활용하기를 바란다.

이 책은 중·저소득국가에서 정책입안자들을 대상으로 하고 있어서 고소득국가들의 의약품 부문 산업 정책에는 많은 시간을 할애하지 않는다. 이들 국가 정부는 다양한 제약 산업 합병을 지지 또는 반대할 것인지, 공공자금으로 개발된 과학기술을 민간 회사가 사용하는 것을 허가할 것인지, 공공 연구자금을 어떻게 쓸 것인지, 그들의 국내 제조업체들의 수출 활동을 어떻게 지원할 것인지 결정해야 한다. 모두 중요한 문제이고 (인도나 중국처럼) 몇몇 강력한 의약품 산업을 가진 중간소득국가에서 매우 중대한 쟁점이 되고 있다. 그러나 이 이슈들은 여기에서 다루는 범위를 넘어선다.

체스로 비유하자면, 이 책은 중·저소득국가 정부 "(체스)판의 가장자리(side of the board)[9]"에 초점을 맞춘다. 따라서 어떤 국가를 포함하고, 어떤 우선 우선순위를 육성하고, 어떤 정책개발을 지원할지 결정하려는 국제 또는 공여 조직들의 관점에서 탐색하지 않는다. 이 책에서 사용된 분석 틀은 그런 결정에 도움이 될 수도 있겠지만 이 책에서 많이 다루지 않는다. 또한 경시되는 열대성 질병 치료

8) 일반적으로 정부가 보건 시스템과 특히 의약품 부문의 기능을 개선하기 위해 개입할 수 있는 분야를 지정한다. 다섯 가지 조종손잡이는 재정, 지불방식, 조직, 규제, 설득이다. [옮긴이]

9) 제한된 자원이나 지원 속의 힘겨운 싸움 [옮긴이]

약 개발을 촉진하기 위한 민관협력 또는 연구 제휴 등을 포함한 최근 국제적 기획 또한 여기에서 크게 다루지 않는다. 대신, 이런 문제들은 국가의 의사결정자들이 정책 목표를 구할 때 고려해야 할 힘(forces)과 관련한 논의에 담겨 있다.

마지막으로, 백신과 예방접종 정책 또한 이 책의 범위에 들어가지 않는다. 예방접종은 흔히 국가가 지원할 수 있는 가장 비용-효과적인 보건 중재 사업이므로 매우 중요한 문제이다. 그러나 그런 활동에 많은 행위자, 전달체계, 정책 선택들은 전문화되어 있으며, 공간과 시간적 제약으로 이 책에서는 다루지 않았다. 의약품 부문의 성과는 많은 외부적 요인에 좌우된다는 점을 인식하는 것 또한 중요하다. 일반적으로 보건의료체계에서는 어떤 일이 일어나고 있는가? 정부는 얼마나 잘 운영되고 있고, 그 국가의 더 광범위한 사회경제적 맥락은 무엇인가? 의약품 정책 개혁을 논의하면서, 우리는 독자들이 제약조건과 그들이 제공하는 변화를 위한 기회, 두 가지 모두를 이해하는 데 도움이 되는 이런 광범위한 연결을 확인할 것이다.

참고문헌

Frost, L. J., and M. R. Reich. 2008. *Access: How Do Good Health Technologies Get to Poor People in Poor Countries?* Cambridge, MA: Harvard University Press.

Lu, Y., P. Hernandez, D. Abegunde, and T. Edejer. 2011. "Medicine Expenditures." In The World Medicines Situation 2011. Geneva: WHO. Available at http://www.who.int/medicines/areas/policy/world_medicines_situation/en/index.html.

Mathers, C. D., and D. Loncar. 2006. "Projections of Global Mortality and Burden of Disease from 2002 to 2030." *PLoS Medicine* 3 (11): e442.

McKeown, T., and R. G. Record. 1962. "Reasons for the Decline of Mortality in England and Wales during the Nineteenth Century." *Population Studies* 16: 94~122.

Ormerod, L. P. 2005. "Multidrug-Resistant Tuberculosis (MDR-TB): Epidemiology, Prevention, and Treatment." *British Medical Bulletin* 73-74: 17~24.

Seiter, A. 2010. *A Practical Approach to Pharmaceutical Policy*. Washington, DC: World Bank.

Shaw, R. P., and H. Samaha. 2009. *Building Capacity for Health System Strengthening: A Strategy that Works*. Washington, DC: World Bank Institute.

White, N. J., F. Nosten, S. Looareesuwan, W. M. Watkins, K. Marsh, R. W. Snow, G. Kokwaro, J. Ouma, T. T. Hien, M. E. Molyneux, T. E. Taylor, C. I. Newbold, T. K. Ruebush II, M. Danis,

B. M. Greenwood, R. M. Anderson, and P. Olliaro. 1999. "Averting a Malaria Disaster." *Lancet* 353: 1965~67.
WHO(World Health Organization). 1988. *Guidelines for Developing National Drug Policies*. Geneva: WHO.
______. 2001. *How to Develop and Implement a National Drug Policy*. Geneva: WHO.
______. 2008. "The Top Ten Causes of Death." *Fact Sheet* 310, WHO, Geneva.

2장

의약품 정책 개혁을 위한 플래그십 틀의 활용

개혁의 과정을 시작하는 방법

플래그십 틀은 일반적으로 분석가와 정책입안자들이 보건의료체계를 개선하고, 특히 이 책에서 사용된 바와 같이, 의약품 부문의 성과를 개선하는 개혁 이니셔티브 개발을 돕기 위해 고안되었다. 이 틀에서 효과적인 정책개발은 개혁가들이 개선하고자 하는 성과의 부족, 즉 결과를 파악하는 것부터 시작해야 한다는 주장에서 출발한다. 우리는 이 단계를 '문제 발견하기'라고 부른다. 여기서 논리는 간단하다. 당신이 도달하고자 하는 목표를 찾지 않는 한, 그리고 찾을 때까지 당신이 목표에 도달할 가능성은 없다는 것이다.

이런 방식으로 진행하기가 항상 쉽거나 명확한 것은 아니다. 의약품 개혁가들은 보통 불만족스러운 결과에서 결함이 무엇인지 찾기부터 시작하지 않는다. 그보다는 그들이 결함이라고 생각하는 과정을 수정하거나 그들의 마음에 드는 해결책에 주목한다. 그들은 "우리의 문제는 공공 부문 공급망에서 의약품 유출을 줄여야 한다" 또는 "민간 부문 약국에서 브랜드 약품의 높은 이윤에 대한 규제가 필요하다"라고 말하곤 한다.

우리가 제안하는 방법의 중요한 특징은 그런 언급이 의약품 개혁 과정의 초기에는 시기상조라는 것이다. 공급망 유출이나 민간 부문의 높은 이윤이 개혁 세력이 바로잡고자 하는 성과 부진의 결정적인 원인으로 드러날 수도 있다. 그리고 특정 정책이 그것에 대한 그럴듯한 대응이 될 수도 있다.

그러나 그 복잡성을 고려할 때, 대부분의 의약품 체계는 여러 가지 실패를 야기한다. 개혁가들이 어떤 과정의 실패를 해결해야 하는지 또는 어떤 것을 시도해야 하는지 어떻게 알 수 있을까? 이에 대한 답은 개혁가들이 개선하고자 하는 체계 성능의 측면을 확인하는 것부터 시작해야 한다는 것이다(Berwick, Godfrey, and Roessner 1990). 공급망을 개선하거나 특정 가격을 규제하는 데 직접적으로 뛰어드는 사람에게 우리의 반응은, "왜 그럴까?", "이런 변화가 체계 성능 개선에 어떻게 도움이 될까?"이다. 이런 질문에 대해 답은 해당 제안의 이면에 있는 암묵적인 문제 정의(problem definition), 즉 개선이 실제 정책의 목표로 파악될 수 있고, 파악되어야 하는 성과 결함을 드러내게 할 것이다.

세계에는 국가가 특정 해결책을 선택하게 하려는 컨설턴트와 기부자들이 넘쳐나기 때문에 문제 파악에 대한 훈련된 생각은 특히 중요하다. 국가의 정책입안자들이 임상 실험실을 개선하거나 '역진 이윤(regressive margin)'[1]을 부과하거나, 물류 관리 기능을 위탁하는 것이 합리적인 전략인지 어떻게 알 수 있을까? 개혁 지지자들은 흔히 그들 자신이 지지자들이기 때문에 그들의 특정한 해결책에 열광한다. 국제 자문계에 오래된 속담인 "망치를 든 사람에게는 모든 문제가 못처럼 보인다"라는 말처럼 말이다.

그런 전문가들이 제공할 것이 많을지는 모르지만, 우리의 경험에 따르면, 효과적인 의약품 제도 개혁을 이루기 위해서는 현지의 지식과 정보가 매우 중요하다는 것을 가르쳐준다. 지방자치단체만이 의약품 개혁에서 불가피하게 발생하는 가치충돌을 합법적으로 결정하거나 해결할 수 있다. 더욱이, 지역 전문가들은 흔히 자신들의 체계가 실제로 어떻게 작동하는지 가장 잘 알고 있다. 그들은 흔

1) 플래그십(flagship)은 문자적으로는 (해군 함대의) 기함이란 의미이며, 플래그십 과정은 하버드 공중보건대학원과 세계은행이 중·저소득국가의 효과적인 보건의료 분야 개혁을 돕기 위해 만든 훈련 프로그램을 말한다. [옮긴이]

히 어떤 아이디어가 그들의 특정한 문화, 정치 맥락, 이용 가능한 재정적·행정적 자원 아래서 잘 작동할지 여부를 가장 잘 판단할 수 있는 사람들이도 하다.

뒤에서 더 자세히 논의하겠지만, 의약품 개혁에서 심각한 가치충돌은 아주 흔히 발생한다. 대립하는 목표 사이에서 균형을 유지하기 위해서는 책임감 있고 효과적인 개혁 노력에 기술적 분석과 윤리적·정치적인 고려를 함께 결합해야 한다. 예를 들어, 각국은 제한된 재원을 농촌의 빈민들을 위한 기본 약물에 대한 접근을 개선하는 데 써야 할까, 아니면 생명을 위협하는 질병이 있는 사람들을 도와 값비싼 암 치료제를 확보하도록 해야 할까 고민하게 된다. 이러한 광범위한 가치충돌은 개혁가들이 이 과정을 시작하면서 잠시 멈추어 의약품 부문 실적 중 정확히 어떤 측면을 제일 먼저 개선하고자 하는지를 성찰해야 하는 또 다른 이유이다.

이런 결정을 내리려면 개혁가들은 첫째, 정책 목적 설정에서 공정성의 의미와 둘째, 정부가 그들이 (필요로 하는 것이 아니라) 원하는 것에 반응해야 하는 정도와 같은 문제에 대해 깊이 생각해야 한다. 이런 질문에 관한 토론에 다양한 이해관계자와 이익집단(시민사회단체부터 지역 수입업자까지)을 참여시킴으로써 정부의 기획자와 정책입안자는 목표 간의 갈등을 파악하고, 갈등을 개방적이고 책임 있는 방식으로 해결할 수 있을 것이다. 이 과정을 활성화하기 위한 국제적 노력의 한 예는 2008년 영국 국제개발부(Department for International Development, DFID)가 세계보건기구와 세계은행과 협력해 만든 의약품투명성연맹(Medicines Transparency Alliance, MeTA)이다(Lancet 2008). 이런 방식의 진행은 이성적이고 현실적인 가치를 모두 포함한다. 잘 설계된 참여적인 과정은 민주 정치 이론에 의해 설정된 정당성의 기준을 충족한다. 그리고 실제 정치 영역에서 그것은 개혁에 대한 지지를 모으는 중요한 단계가 될 수 있다(이와 반대로, 잘못된 설계 과정은 풍부한 자금을 가진 조직적인 이해관계자로부터 부당한 영향을 받은 의사결정을 하게 만들 수 있다).

궁극적인 성과목표

정책입안자들이 의약품 부문에서 가장 개선하고 싶은 성과의 문제를 어떻게 결정해야 하는가? 플래그십 틀에서는 일반적으로 보건의료체계 성과 문제, 특히 의약품 부문 성과 문제를 세 가지 '최종 목표(ultimate goals)' 범주로 유용하게 분류한다. 세 가지 범주는 건강 수준, 시민의 만족도, 재정 보호이다. 더 나아가 개혁가들은 이런 범주에서 한 나라의 평균 이상의 성과에 관심을 가질 수 있다. 모집단 간의 성과 변동(즉, 성과에 대한 형평성 측면)은 흔히 이들의 관심사이거나 관심사여야 한다.

건강 수준

사람들의 건강 수준을 증진하는 것은 의약품 정책과 보건의료 분야 개혁의 핵심 목표이다. 시민이 설사할 때 경구수분보충염이나 각종 감염치료제로 적절한 항생제를 제공받지 못하거나, 말라리아에 아르테미시닌 기반 병용요법(artemisinin-based combination therapy, ACT), HIV에 항레트로바이러스 요법(anti-retroviral therapy, ART)을 받지 못한다면 그들의 건강 수준은 나빠질 것이다. 그러나 일반적으로 건강 수준을 주요 성과목표로 결정하는 것은 문제를 식별하는 과정의 시작에 불과하다. 그렇다면 건강 수준의 어떤 측면에 가장 주의를 기울여야 할까? 예로, 특정 국가(예를 들어 동아프리카 일부 지역의 말라리아)에서 특히 높은 질병 부담을 일으키는 질환의 유병률인가? 아니면, 5세 미만의 사망률과 같은 기본적인 건강 수준 지표에서 비교 가능한 국가 대비 저조한 성과인가? 따라서 우선순위 설정과 관련된 윤리와 정치에 대한 다음의 논의는 이런 질문에 대해 더 많은 것을 말하게 될 것이다.

일부 의약품 정책 연구에 따르면, [질보정생존년(Quality Adjusted Life Years) 증가와 같은 지표를 사용하여 비용-효과를 계산하는 것 같은] 공식적인 분석 방법을 사용하여 새로운 중재가 잠재적 건강 수준에 미치는 영향을 확인하는 것을 새로운 의약품에 대한 허가 조건으로 고려하는 국가가 증가하고 있다(Taylor et al. 2004). 아래에서 더 자세히 논의하겠지만, 이런 방법들은 다양한 종류의 결과(예를 들어, 노인 대 젊은이를 또는 장애인 대 생산력 있는 사람을 구하는 가치)를 어떻게 평가하는지에 대한 일련의 가정을 전제하고 있다(Musgrove 2000). 따라서 이런 도구를 사용한다고 해서 우선순위 설정 문제가 책임 있는 방식으로 해결되는 것은 아니다. 대신, 개혁가들은 특정 방법이 채택하는 가정을 자신의 상황에 맞게 인식하고, 공개적으로 인정하며 수용해야 한다.

시민의 만족도

의약품 정책을 고려할 때, 공중보건 전문가는 건강 수준과 같은 객관적인 측정에 초점을 맞추는 경향이 있다. 반면, 정치인과 경제학자는 시민이 자신의 상황에 대해 어떻게 느끼는지, 즉 그들의 만족도에 더 주목한다. 경제학자가 그렇게 하는 이유는 그들의 분석 틀 내에서 좋은 의약품 공급 체계란 (건강 수준을 개선하기 위해 사람들이 필요로 하는 것이 아니라) 시장 수요, 즉 사람들이 원하는 것에 반응하는 것이기 때문이다. 정치인들은 경제학자들의 목표를 공유할 수도 있고 그렇지 않을 수도 있지만, 그들 자신과 그들의 정책에 대한 시민들의 지지를 얻기 위해서는 만족도에 관심을 가져야 하고 불만족에 대응해야 하기 때문이다.

그것은 그들이 운영하는 정치체제와 무관하다. 민주적인 선거가 없는 나라에서도 대부분 국가 지도자는 대중의 요구에 부응하는 것에 대해 적어도 어느 정도 관심이 있다. 건강 수준과 마찬가지로 만족도(또는 불만족)의 분포는 개혁가들이 가치를 두는 중요성에 영향을 미칠 수 있다. 예를 들어, 불만족스러운 사람들은 얼마나 정치적으로 강력한가, 그리고 그들은 집권 여당의 연맹인가 아니면 반대자인가가 중요하다.

재정 보호[2)]

일반적으로 대부분 사람은 대부분의 시간 동안 아프지는 않다. 진화론으로도 그러하다. 따라서 질병의 부담 중 일부는 상대적으로 드문 중대한 질병의 큰 비용의 형대로 나타난다. 이런 재난적 비용(catastrophic costs)은 한 가정이 경제적으로 황폐화하는 요인이 되거나(Blumenthal and Hsiao 2005) 환자가 적절한 치료를 받지 못하는 주요 걸림돌이 될 수 있다.

그러나 약값은 흔히 다소 다른 양상을 따르기도 한다. 소아(또는 성인) 감염병의 치료비용, 즉 일반적인 일차의료[3)]와 관련된 의약품 비용이 여기에 해당한다. 드물게 발생하는 주요 질병의 비용과는 달리, 해당 비용은 연간 기준으로 비교적(평균적) 예측이 가능하다. 모든 가정은 매년 식구들 중에 열이나 설사병이 몇 차례 발생할 것으로 예측할 수 있기 때문이다.

이런 질병을 치료하기 위해 약을 구입하는 것은 재정적 부담이 될 수 있는데, 특히 역학적, 경제적 불운이 겹칠 때 그러하다. 그러나 (해당 약이 너무 비싸지 않다면) 대부분의 사람들은 대부분의 시간동안 재정적 부담에 대한 관리가 가능할 것이다. 많은 의약품 구매가 (큰 재정 부담을 야기하지 않는) 비교적 보통의, 거의 일상적인 형태를 취하기 때문에 저소득국가에서도 민간 부문에서 상당한 양의 의약품 구매가 이루어진다. 다시 말하지만, 일상적인 질병조차 가족의 복지에 상당한 영향을 미칠 수 있는데, 시민들이 의약품에 두는 높은 가치로 인해 (경제적) 어려움에도 불구하고 (단기적으로 식품 구매를 줄이는 등과 같은) 조정을 하도록 만들기 때문이다.

또한, 위에서 언급한 바와 같이 많은 중·저소득국가에서 만성질환의 중요성

---

2) 일반적으로 의료서비스, 특히 의약품에 대한 자금 조달 및 지불을 위한 국가 시스템의 특징. 해당 시스템이 건강 관련 상품과 서비스에 대해 총소득의 상당 부분을 본인 부담으로 지불하지 않아도 되도록 시민을 보호하는 정도이다. [옮긴이]

3) 일차의료(primary care)란, 환자 가족과 지역사회를 잘 알고 있는 의사가 보건의료 자원을 모으고 알맞게 조정하여 지역 주민에게 흔한 질병을 예방·치료·관리하고 건강 증진을 위해 지속적·포괄적으로 제공하는 기본적인 보건의료서비스를 말한다(대한의사협회). [옮긴이]

이 점점 커지고 있다. 만성질환은 (만성적으로 진행되기 때문에) 갑작스럽고 급하고 심각하게 과다한 비용이 발생하는 것은 아니다. 실제로, 당뇨병, 심혈관 질환, HIV와 같은 질환에 대한 일상적인 치료비용은 진단되면 상당히 예측할 수 있다. 그러나 공공 부문에서 신뢰할 수 있는 공급을 통한 낮은 가격의 의약품을 이용할 수 없는 경우, 많은 이가 지속적인 의약품 비용을 감당할 수 없을 수도 있다(Mendis et al. 2007).

이런 복잡한 현실에 대응하기 위해, 각국 정부는 ① 발생할 확률은 낮지만 (발생 시) 비싼 단기 위험을 야기하는 경우, ② 일상적인 감염성 질환에 대해 지속적인 의약품 비용이 발생하는 경우, ③ 만성질환 치료를 위해 장기적인 비용이 발생하는 경우 등으로부터 시민들을 재정적으로 보호하는 것을 중요한 성과목표로 설정하고 있다. 드물게 발생하는 큰 비용으로부터 시민을 보호하는 것은 보험(insurance) 또는 위험 분산 문제(risk-pooling problem)[4]를 통해 가능하다는 것을 염두에 둘 필요가 있다. 하지만 저소득층 개인들이 일상적으로 앓고 있는 만성질환이나 감염병 약값을 부담하게 할 것인가 하는 것은 재분배에 관한 문제이다. 다른 방법은 비용을 부담할 수 없는 사람들을 위해 특정 비용을 교차 보조(cross-subsidize)하는 재정 조달 장치를 찾는 것이다.

마지막 요점에 대한 정보 출처는 세계보건기구와 네덜란드 비정부기구인 국제건강행동(Health Action International, HAI)이 시행한 조사이다. 다양한 국가에서 이와 같은 조사는 일반적으로 사용되는 의약품의 비용을 저임금 공공 부문 노동자의 임금과 비교하여 이 (의약품) 비용이 인구의 상당 부분에 흔히 부과되는 적지 않은 부담을 보여준다(WHO and HAI 2008).

이 세 가지 목표는 **그림 2.1**에 보이는 것과 같이 보건의료체계의 플래그십 틀에서 궁극적인 성과목표를 보여준다. 이 틀의 다른 요소인 조종손잡이(control knobs)와 중간 성과지표의 측정에 관해서는 이 책 뒷부분에서 자세히 설명할 것

4) 특정 위험에 노출된 개인 또는 조직 그룹이 모두 공동 기금(보험)에 보험료를 납부하는 보험 시스템을 만드는 데 사용되는 기본 기전이다. 불리한 사건을 겪은 사람들은 기금에서 지정된 금액을 인출하여 손실이나 비용을 충당할 수 있다. [옮긴이]

그림 2.1 보건의료체계 성과를 위한 플래그십 틀

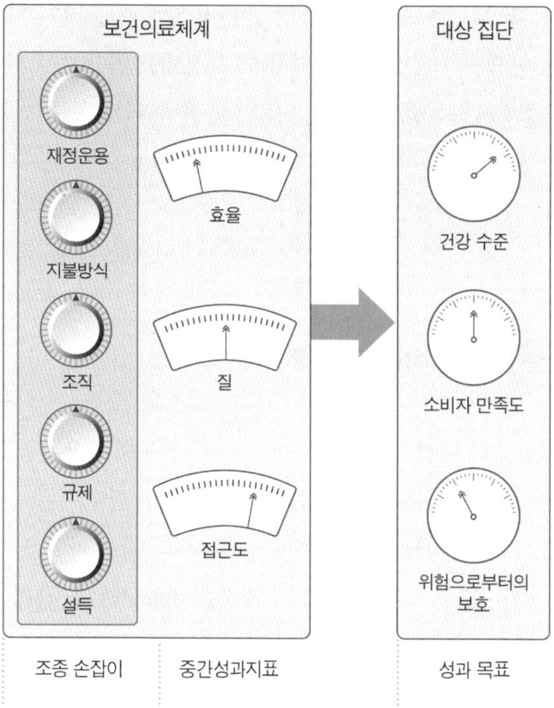

자료: Roberts et al. 2004. 27. 출판사의 허가 받음

이다.

더 나아가기 전에, 의약품 부문은 이런 목표들 사이의 잠재적인 충돌과 긴장이 생겨 정책입안자들에게 어려운 문제를 제기한다는 점에 유의하는 것이 중요하다. 저가의 제네릭 의약품(generic medicine)[5] 이용이 가능하지만, 그 대신 가난한 시민들이 비싼 브랜드 제품을 산다고 가정해 보자(만족도는 높지만, 그들의 재정 상황은 악화될 것이다). 정책입안자들은 이런 선택을 얼마나 중요한 문제로 보아야 할까? 마찬가지로, 건강 수준 개선과 시민의 만족도 향상 사이의 긴장도 상당

5) 특허가 만료된 오리지널 의약품의 공개된 기술을 이용해 만든 것으로 오리지널 의약품과 주성분, 함량, 제형, 효능효과, 용법용량이 동일한 의약품(한국제약바이오협회) [옮긴이]

할 수 있다. 시민들은 (약을 먹어도) 주사를 맞지 않으면 치료를 받지 못했다고 생각할 수도 있고, 저렴한 엘릭서제와 입증되지 않은 전통적인 치료법을 선호할 수도 있으며, 항생제가 처방되지 않았을 때 항생제를 원할 수도 있다(사례 연구 H, 「페루에서 항생제 사용의 변화」 참조). 이럴 때, 정책입안자는 시민들의 선호에 대응하는 것을 얼마나 중시해야 하는지 결정해야 한다. 이런 문제에 대해서는, 다음의 장에서 자세하게 설명할 것이다.

개혁 목표 설정에서 비용의 역할

한 국가의 일반적인 보건의료체계, 특히 의약품 부문의 비용은 개혁 목표를 설정하는 데 매우 중요하다. 단기적으로는 제한된 예산이 공공 부문의 선택을 제약한다. 장기적으로 경제 성장은 '재정 여력'을 높여 더 많은 자금을 사용할 수 있게 한다(Heller 2006). 또한, 의약품 부문의 재정을 위해 세금을 올리거나 예산을 재할당할 수 있다. 또한 (글로벌 재원 등) 외부 지원의 확대를 통해 재원을 마련할 수도 있다. 또한 공공 부문의 재정 부담에 큰 영향을 미칠 수 있는 의약품 지출을 민간에서 공공 부문으로 이전할 것인지 또는 그 반대로 이전할지에 대한 질문이 항상 존재한다. 예를 들어, 가나에서는 현금지불판매(Cash-and-carry)[6]를 중단하라는 대중의 압력에 따라 정부는 공공 부문 기금으로 의약품을 공급해야 했다(사례 연구 J, 「가나 국민의료보험제도의 의약품 보장」 참조).

그림 2.2는 이런 선택에 대한 간략한 그림이다. 세로축은 의약품 부문의 성과를 측정하는 지표로 세 가지 성과목표를 하나의 지수로 묶어 그림화하였다. 그림의 곡선은 이론적으로 그 비용으로 얻을 수 있는 최대 성과에 대한 지출과 관련이 있다. 해당 곡선의 모양은 가능한 최대 성능은 어느 순간부터 둔화하기 시작

6) 고객이 현금을 지불하고 제품을 직접 가져가는 소매 또는 도매 거래. 민간 부문 소매 거래에서 일반적으로 사용되는 현금지불판매는 역사적으로 일부 공공 부문 의약품 공급 시스템에서도 사용되었다. [옮긴이]

그림 2.2 비용과 성과의 교환관계(Trade-Offs)

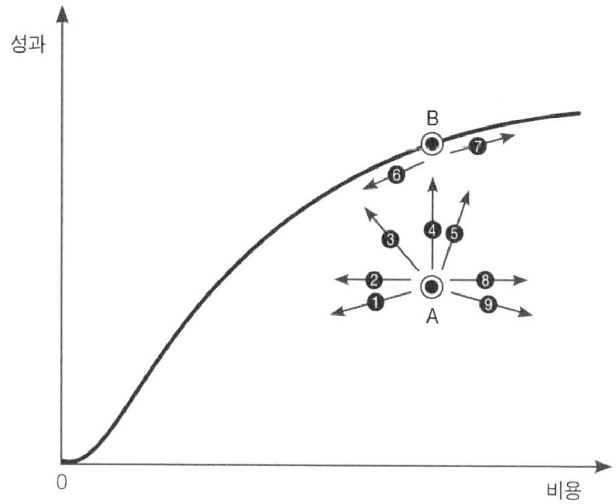

자료: Roberts et al. 2004, 100. 출판사의 허가 받음.

한다는 우리의 의견을 반영한다(부적절한 남용의 영향을 반영하여 결국 곡선이 하향하지만, 이는 중·저소득국가들과 관련이 있는 부분은 아니다).

그러나 이 그림을 살펴보는 데에는 주의가 필요하다. 이 그림은 개념적으로 의도된 것이다. 실제로 이 그림에서 그들이 어디에 위치하는지 아는 나라는 거의 없다. 그들은 자신의 성과를 측정할 수 없으며, 주어진 지출 수준에서 얻을 수 있는 성과의 최대 수준이 얼마가 될지도 모른다. 실제로 의약품에 대한 민간 지출이 큰 역할을 하는 것을 고려할 때, 많은 나라들은 심지어 그들이 수평축에 있는 곳, 즉, 국가와 시민들이 의약품에 얼마를 지출하고 있는지조차 정확히 알지 못한다. 사실, 그림에서 '비용'에는 공공 부문과 민간 부문 지출뿐만 아니라 외국의 원조와 기부도 포함되기 때문에, 이런 비용-성과 영역에서 정부의 '추진' 능력은 다소 제한적일 수 있다.

이 모든 것을 잠시 제쳐두고, 우리는 일반적으로 한 국가의 의약품 부문 실적이 **그림 2.2**의 A와 같은 지점이라 가정해 보자. 이 부문은 완벽하게 효율적이지 않기 때문에 기존 자원으로 더 나은 성과를 낼 수 있다. 성과는 도달 가능한 최대 결과를 반영하는 곡선보다 아래에 위치한다. 이런 상황에서, 정부가 직면하는 비용-성과 문제는 **그림 2.2**의 화살표 1에서 5까지와 같이 다섯 가지 방식으로 공식화될 수 있다.

① 성과가 저하되더라도 비용을 절감하는 방식
② 비용은 절감하나 최근 수준의 성과를 유지하는 방식
③ 비용 절감과 성과 향상을 동시에 이루는 방식
④ 현재의 비용에 맞추어 성과를 극대화하는 방식
⑤ 비용이 증가하더라도 성과를 향상하는 방식

화살표 1과 화살표 2는 일반적으로 경제가 붕괴하였을 때(예를 들어 분쟁 후 상황) 발생하는 비용 절감에 압도적인 노력을 하는 경우이다. 많은 경우에서, 큰 비용을 지출하는 나라들은 그들의 문제를 화살표 3으로 표현해, 더 나은 성과를 얻으면서 소요 비용을 낮추고자 한다(예를 들면, 최근 수십 년간 동안 약물 소비를 줄이려는 일본의 노력)(Ikegami, Ikeda, and Kawai 1998). 또는 독일처럼 지역 의약품 지출 상한가(Delnoij and Brenner 2000)와 의약품의 '합리적 사용(Rational use)'[7]을 증가시키려는 노력처럼 한 국가는 주어진 예산으로 성과를 극대화하려고 하는데 이것은 화살표 4에 해당한다. 경제적으로 더 어려운 국가들은 흔히 화살표 5와 같은 방식을 보인다. 이는 의약품 총지출을 늘리는 동시에 전반적인 성과를 향상하기 위해 자금을 보다 효과적으로 사용해야 한다는 믿음을 반영하는 것이다. 최빈국 국가 정책입안자들은 흔히 인상된 비용의 상당 부분을, 이 장 아래에서 논의한 바와 같이, 국제 재원을 통해 조달하려고 한다.

그림 2.2의 다른 화살표는 어떤 경우일까? 보건부는 특히 재무부와 예산을 협상할 때 흔히 자신들이 A 지점이 아닌 B 지점에서 시작하고 있으며, 이미 현재 비

7) 환자가 임상적으로 적절한 가장 비용이 적게 드는 대체 의약품을 올바른 용량으로 적절한 기간 사용하는 것 [옮긴이]

용으로 최대 성과를 달성하고 있다고 주장한다. 따라서 그들은 정부가 더 많은 것을 얻기 위해 더 많은 돈을 쓰거나, 예산을 삭감하고 덜 받는 것을 선택해야 한다고 주장한다(화살표 7과 6). 이는 수사학적으로 인기 있지만, 그 주장은 경험적으로 설득력이 없다. 많은 중·저소득국가가 이미 최대의 효율성을 갖춘 공공과 민간 의약품 부문을 모두 가졌는지는 상당히 의심스럽다.

마찬가지로 정책을 제대로 수립하지 못한 국가는 화살표 8과 같이 조치할 수 있으며, 이에 따라 향상된 성과 없이 비용이 증가하거나 심지어 화살표 9처럼 비용이 증가했지만, 성과는 낮아질 수 있다. 이는 정책입안자들이 보건 이외의 목표(예: 국내 의약품 산업 지원)에 너무 큰 가치를 두어 이를 달성하기 위해 기꺼이 돈을 쓰면서 보건학적 이득을 줄이지 않는 한 의도적으로 할 수 있는 조치가 아니다. 그럼에도 불구하고, 일부 정책 변화는 의도하지 않게 그런 결과를 초래할 수 있다. 예를 들어, 권한이 없는 지방 기관으로 (의약품) 조달 업무를 분권화시키기로 한 정치적 결정은 일부 국가의 의약품 부문에서 성과를 감소시키고 비용 증가를 초래했다.

문제 파악과 개혁의 우선순위 선택에서 정치와 윤리의 역할

앞에서 주장했듯이, 개혁가들은 목표에 도달하기 위한 합리적인 계획을 개발하기 전에 체계의 성과를 어떻게 향상할지에 대한 목표를 결정해야 한다. 이를 위해서는 각 성과목표가 어디에서, 어떻게 미달되고 있는지 파악하고, 일단 문제를 파악한 후에는 개혁의 우선순위를 정하는 방법을 선택해야 한다. 그 과정에서 정치와 윤리의 역할을 고려할 때, 독자들은 다음과 같은 몇 가지 관련된 복잡성을 염두에 두어야 한다.

- 위에서 언급한 각각의 광범위한 성과목표는 구체적이어야 한다. 즉, 결과를 측정하는 방법(예를 들어, 어떤 건강 수준 측정을 사용할 것인지 또는 시민의 만족

도에 대한 자료를 수집하는 방법)에 대한 결정을 내려야 한다.

- 성과목표 내에서 서로 다른 목표들의 상대적 우선순위(예를 들어, 어떤 질병 또는 어떤 측면의 대중적 불만)를 정하고 해결해야 한다.
- 형평성에 대한 고려 사항(어떤 집단이 특히 관심 집단인지)은 각 목표와 전체 개혁 과정에서 명확하게 설정해야 한다.
- 비용 고려 사항의 역할을 명확히 해야 한다.

이런 결정이 왜 그렇게 어려운지를 이해하기 위해, 우리는 이제 의약품 개혁 구상의 구체화 과정에서 이런 질문들이 어떻게 결정될 것인가(정치)와 어떻게 결정되어야 하는가(윤리)의 상호 연결된 질문을 시작한다.

개혁의 우선순위를 정하는 과정은 여러 의미에서 필연적으로 정치적일 수밖에 없다. 첫째, 선거를 시행하는 국가에서는 정책 과정에 참여하는 많은 사람이 자신들의 정치적 유리함을 염두에 두고 의약품 정책에 대한 입장을 취할 것이다. 정치적 경쟁 수준이 낮은 체계에서도 정치적 계산은 현직 및 예비 공직자뿐만 아니라 로비스트, 업계 임원, 시민단체, 심지어 공무원에게도 영향을 미친다.

둘째, 개혁 노력의 목표는 거의 항상 정치 과정, 즉 정부 내외의 참여자들이 참여하는 일련의 입법과 관료의 의사결정 절차를 거친다는 점에서 정치적이다. 위원회가 구성되고, 보고서가 작성되며, 제안서가 작성되고, 투표가 시행된다. 연합이 생겨나고, 논쟁하고, 의무가 생기고, 거래가 이루어진다. 이 모든 과정의 결과는 다양한 참여자들의 정치적 자원, 지위, 전략, 약속을 반영한다. 이런 정치적 과정을 분석하고 영향을 미치는 방법을 포함한 주제는 제6장에서 더 자세히 논의한다.

마지막으로, 그 결정은 전적으로 기술적(technical)이지 않다(또는 기술적일 수 없다)라는 점에서 정치적일 것이다. 정부가 어떤 문제에 초점을 두어야 하는지 또는 어떤 우선순위를 채택해야 하는지 알려주기 위해 전문가가 합법적으로 할 수 있고 또 해야 하는 역할은 상당한 한계가 있다. 전문가의 전문성은 정부가 대안 조치의 가능한 결과를 예측하도록 돕고 정부가 목표를 달성하는 방법을 알려주는 능력으로 구성된다. 그런 의미에서 그들은 여행사 직원과 유사하다. 당신이 스키를 타고 싶다면 그들은 어느 곳이 눈이 잘 올 것 같은지, 또 저렴한 항공권과 깨끗한 호텔을 구하는 법을 알려줄 수 있다. 하지만 그들은 당신이 얼마를 써야 하는지 (예를 들어, 3성급 호텔과 4성급 호텔 중 어느 것을 선택해야 하는지) 알려줄 수 없다. 그리고 그들은 당신에게 스키를 타러 가야 하는지 스쿠버 다이빙을 해야 하는지 알려줄 수 없다. 마찬가지로, 전문가들은 한 국가가 도시 중산층보다 농촌 빈곤층을 위한 의약품의 접근성을 개선하는 데 얼마나 더 중점을 두어야 하는지, 또는 환자가 필요로 하는 것과 환자가 원하는 것에 대응하는 데 각각 얼마의 가중치를 주어야 하는지를 정부에 말해줄 수 없다.

우리는 특정 윤리의 관점이 많은 형태의 전문성, 기본 개념, 분석 방법에 암묵적으로 포함되어 있다는 것을 알고 있다. 예를 들어, 현대 경제 이론은 좋은 결과를 시장 수요에 대한 반응으로 정의한다(Van de Graaf 1957). 반대로, 공중보건 전문가들은 흔히 정부가 (예를 들어, 금연 지원처럼) 건강 수준의 개선을 달성하기 위해 적당히 강압적일 수 있다고 생각한다. 그러나 그렇다고 해서 한 국가가 자국의 개혁 노력을 시작할 때 이런 관점 중 하나 또는 그 이상의 것을 무비판적으로 수용해야 한다는 의미는 아니다.

실제로, 개혁의 우선순위는 항상 누군가의 가치를 반영하기 때문에, 우리는 그런 결정이 민주적인 정치과정에 전적으로 의존해야 한다고 생각한다. 시민들의 견해에 반응함으로써, 민주적 과정은 두 가지 중요한 목표를 달성한다. 첫째, 대중의 의견과 책임은 시민들에게 자기 삶의 중요한 측면에 대한 통제권을 부여한다. 둘째, 민주적 과정은 시민이 정책 결정결과를 합법적인 것으로 수용하는 데 도움이 된다. 이것은 결국 일부 정치학자들이 말하는 '동의의 동원(the mobilization of consent)'을 촉진하며, 효과적인 정부의 생존에 매우 중요하다.

그러나 정치는 사익을 추구하는 것 이상이다. 또한 좋은 사회란 어떤 사회인지에 대한 대립적인 견해도 존재한다. 윤리학에 관해 철학자와 저술가는 수천 년 동안 이 질문과 씨름해 왔다. 그들의 제안은 그것들의 장점에 따라 의약품 정책 선택과 관련이 있을 뿐만 아니라, 사실 그것은 의약품 정책 수립에 관련된 많은 사람의 사고에도 흔히 영향을 미친다. 예를 들어, 최근 몇 년 동안 의약품 정책에 대한 논란은 의약품에 대한 접근권, 특허권자들의 재산권, 빈곤한 남반구 국가에 대한 부유한 북반구 국가의 의무에 관한 주장으로 가득했다. 이런 주장이 어디에서 왔고, 어떻게 정당화되고, 무엇을 의미하는지 먼저 이해하지 않고 이런 주장을 평가하는 것은 불가능하다. 그러므로 우리는 정치가 정책 과정의 일부이고, 그래야 하는 것처럼, 윤리에 관한 논쟁도 정책 과정의 일부라고 생각한다.

제4장에서 우리는 공공 정책에 대해 제기된 다양한 윤리적·철학적 논쟁에 대해 논의하고 이런 논쟁이 의약품 분야의 개혁 우선순위 선택에 어떻게 적용되는지 살펴본다. 이는 토론 참여자들이 자신의 견해와 다른 사람의 견해를 더욱 명확하게 이해할 수 있도록 돕기 위해서이다. 이런 의미에서, 질문은, 어떤 사람이 다양한 관점에서 개혁 목표와 우선순위를 설정하는 방법에 대해 (자신과 다른 사람에게) 일관성 있게 어떤 주장을 할 수 있는가이다.

개혁의 순환구조

의약품 개혁가가 개선하고 싶은 성과 문제를 파악하는 것은 '개혁 순환구조'의 첫 단계이다. 이 순환구조는 항상 일어나는 것을 나타내기 위한 것이 아니다. 그보다 이것은 과정이 논리적이고 훈련된 방식으로 진행된다면 일어날 일들과 일어나야 하는 과정을 단순화해 설명한 이상형이다(**그림 2.3**). 순환구조는 우리에게만 고유하게 적용되는 것은 아니다. 순환구조의 다양한 형태는 정치학 문헌의 정책 개혁에 대한 저술뿐만 아니라 질 관리와 과정 개선에 관련한 저술에서도 사용되고 있다(Juran and Godfrey 1999). 차이는 일반적인 보건 분야 개혁과 특히 의약품 분야 개혁에 이런 접근방식을 적용하는 방법이다.

문제가 확인되면, 순환구조의 두 번째 단계는 진단이다. 과제는 일부 사람들이 '진단 여행(diagnostic journey)'이라고 부르는 것을 이행하는 것이다. 일본의 질 경영 전문가인 이시카와(Ishikawa 1988)의 말처럼 진단에서는 왜? 라는 질문을 다

그림 2.3 개혁의 순환구조

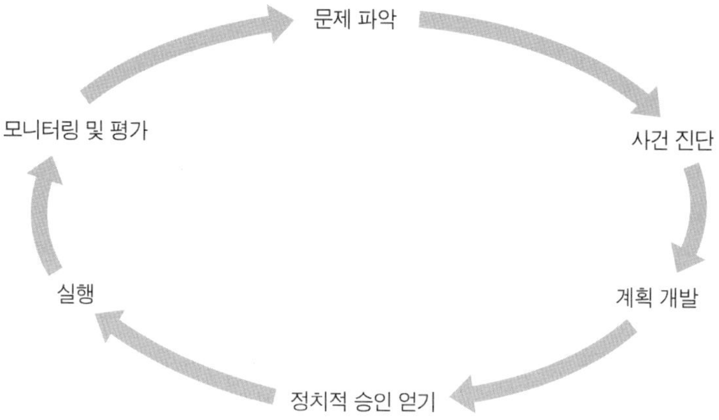

자료: 저자 설명

섯 번 던져야 한다. 예를 들어, 확인한 문제가 농촌 인구의 높은 말라리아 질병 이환과 사망 부담이라고 가정해 보자. 만약 우리가 '왜?'라고 묻는다면, 우리는 여러 가지 원인을 발견할 수 있을 것이다. 예를 들어, 그 문제의 원인은 공공 부문의 재고 소진, 민간 부문의 높은 치료 가격, 말라리아 진단 오류였다. 이 각각에 대해서, 우리가 1차 원인과 1차 원인의 원인(2차 원인) 등을 완벽히 이해할 때까지 우리는 '왜? 그리고 왜?'라고 계속 질문할 필요가 있다. 이런 진단을 수행하는 체계적인 방법은 제5장에서 논의된다.

진단 후에는 정책개발이 뒤따른다. 이 주제에 대해서는 아래에서 다시 자세히 설명한다. 여기서 우리는 두 가지 예비 사항을 미리 말하고자 한다. 첫째, 정책개발 과정이 어떻게 이루어지느냐가 중요하다. 그 과정이 수행되는 방식은 결과물의 본질과 그것의 정치적·사회적 합법성 모두에 영향을 미친다. 이 점은 영국 국제개발부(DFID)가 다양한 국가에서 지원하고 의약품 정책 개혁을 촉진하기 위해 여러 이해당사자 과정(정부, 시민사회 및 민간 부문 포함)을 이용한 의약품투명성연맹(MeTA) 설립 시도에서 잘 드러난다.

둘째, 현명한 정책개발자는 자신의 의견을 공식화할 때 정치적 수용성과 잠재적인 실행의 어려움을 모두 예상하려고 노력한다. 정책개발 단계의 목표는 단순히 보기 좋은 계획을 만드는 것이 아니라, 정치적으로 채택한 후 성공적으로 실행할 수 있는 계획을 만들어내는 것이다. 개혁가들이 혁신적인 정책에 대한 아이디어를 찾을 곳은 많다. 하지만 항상 '여기에서 작동할지'를 검토해야 한다. 국제 전문가는 전 세계의 경험에 대해 할 이야기가 많을 수 있지만, 특히 논의 중인 국가에 대해 전문가가 매우 친숙하지 않다면, 그는 그 국가의 질문에 대답하는 데 적합한 사람이 아닐 수 있다.

개혁 순환구조의 네 번째 단계는 정치적 승인이다. 제6장은 정치적 과정에서 주요 이해당사자에 대응하는 방법과 그 승인을 얻기 위해 개혁가들이 이용할 수 있는 전략을 모두 논의한다. 기술전문가(technical experts)는 흔히 지역의 정치과정을 관리하는 방법을 모르고 때로는 개혁 노력의 정치적 측면을 검토하는 것을 거부하기도 한다는 것이 저자들의 경험이었다. 그러나 우리가 강조했듯이, 의약품 정책 선택의 가치 중심적 특성을 고려할 때, 정치는 불가피하고 적절하다. 따라서 의약품 개혁 활동에서 유능해지려는 기술전문가들은 정치 영역에서 효과적으로 운영하는 방법을 배울 필요가 있다.

다음은 전 세계의 의약품 정책 실패에 대부분을 차지하고 있는 실행단계이다. 일부 실패는 문제의 고유한 어려움 때문이었고, 일부는 특정 국가적 맥락에서 실현이 가능한 것과 불가능한 것에 대하여 충분한 주의를 기울이지 않아서 발생했다. 일부 실패는 경제학자들과 공중보건 전문가들이 서비스 질을 향상하는 데 있어 경영 전문성과 조직 지도력의 역할을 과소평가하는 경향 때문이다. 예를 들어, 각국은 공공 부문에서 부패가 없는 양질의 서비스를 제공하는 데 심각한 어려움을 겪고 있는데, 이는 의약품 공급 문제를 훨씬 뛰어넘는 문제이다.

동시에, 서류상 괜찮아 보이는 체계를 실제 현장에서 효과적으로 작동하게 하는 것이 얼마나 어려운 일인지 이제 의약품 분야에서 널리 알려져 있다. 그 결과, 실행 문제는 현재 보건의료체계의 다른 분야보다 의약품 개혁에 대한 논의에서 더 두드러진다(예를 들어, 현재 많은 국가에서 의약품 구매 또는 공급망 관리의 운영 세부 사항을 개선하기 위한 노력이 진행 중이다).

최종 단계는 모니터링과 평가이다. 우리는 아래에서 모니터링과 평가 활동을 계획할 시기가 정책설계 단계라고 주장한다. 평가를 잘하기 위해서는 새 정책을 시작하기 전에 자료를 수집해야 한다. 그런 맥락에서, 개혁이 전국적으로 전개되기 전에 시행을 통해 학습할 수 있도록 시범사업 접근법이나 단계별 시행에 대해서도 진지하게 고려할 필요가 있다. 불행하게도, 흔히 모니터링과 평가에 너무 적은 자원을 사용하거나, 그 과정이 단지 일부 정부 정책을 정당화하기 위해(또는 어떤 경우에는 지난 정권을 비판하기 위해) 고안되는 경우가 너무 많다. 이런 실패는 한 국가가 자국의 경험을 통해 배우고 개혁 활동을 개선할 수 있는 능력을 심각하게 제한할 수 있다.

그림 2.3에서 화살표는 '모니터링 및 평가'에서 '문제 파악'으로 다시 돌아간다는 것을 주목하라. 경험에 따르면 많은 개혁이 의도한 대로 정확히 이루어지지 않는다. 그 대신, 개혁은 흔히 예상치 못한 문제를 일으킨다. 한 예로, 지불 가능성을 높이기 위해서 제네릭 의약품의 시장 가격을 통제하려는 노력을 기울인 일부 국가에서 일어난 일이다. 많은 경우, 규제 때문에 제네릭 의약품의 수익이 적어져서 민간 부문 약국이 제네릭 의약품을 취급하지 않거나, 소비자들에게 더 비싼 브랜드 제품을 구매하도록 강요하였다(사례 연구 J, 「가나 국민의료보험제도의 의약품 보장」 참조). 이런 결과가 모니터링과 평가 단계에서 드러나면, 현명한 정책입안자는 문제 파악과 진단, 정책개발 과정부터 다시 시작한다. 실제로, 경험 많은 개혁가는 개혁이 일회성이 아닌 것을 알고 있다. 대신 개혁은 경제 발전, 신기술, 다양한 주체들의 반응이 새로운 딜레마와 새로운 요구를 만들어냄에 따라 조정과 재조정을 진행시켜야 하는 (반복적인) 과정이다.

조종손잡이

정책개발 과정의 지침으로서 플래그십 틀은 가능한 정책 개입방법을 다섯 가지로 구성하는데, 우리는 이것을 '조종손잡이(Control Knobs)'라고 부른다. 궁극적인 성과목표가 플래그십 틀의 종속 변수를 나타낸다면, 조종손잡이는 의약품 정책입안자가 원하는 결과를 도출하기 위해 변경할 수 있는 독립 변수이다. 우리가 그것들을 '조종손잡이'라고 부르는 이유는 정유 공장이나 제철소와 같은 대규모 공장의 조종손잡이에서 그 의미를 가져왔기 때문이다. 관리자들은 여러 가지 서로 연관되는 과정을 동시에 설계하고 조종하는 복잡성에 대처해야 한다. 우리는 개혁가들이 마치 공장 제어실에 앉아 다이얼을 돌려 용광로 온도를 조절하거나 용광로에 투입하는 혼합 비율을 조종(또는 용광로 자체의 디자인을 변경)하여 만들어지는 강철의 종류를 변경하고 생산 공정의 성능을 향상시키는 기술자들과 같다고 생각한다.

이 책의 두 번째 영역에서는 각 조종손잡이를 검토하며, 각 조종손잡이를 조종하는 것이 의약품 분야의 성능에 어떻게 영향을 미칠 수 있는지 국제적인 경험을 통해 알려진 내용을 논의한다. 다섯 가지 조종손잡이는 다음과 같다(**그림 2.1**).

- **재정**은 의약품의 재정운용 방법과 이런 선택이 인구 전체의 사용과 비용 분포에 어떻게 영향을 미치는지에 초점을 맞춘다. 또한, 우리는 재정운용 선택이 재정 보호에 어떤 영향을 미치는지 살펴본다.
- **지불방식**은 의약품 체계의 다양한 조직과 개인이 무엇을 어떻게 지급하는지, 그리고 그 지급이 창출하는 인센티브를 변화시킨다. 관련 지급 대상은 정부 조달 노력에 대응하는 제조업체, 지역 도매상 및 소매상, 민간 의사, 공공부문 보건소에 이르기까지 모든 사람을 포함한다.
- **조직**은 의약품 부문의 활동이 공공과 민간 기관 간 그리고 중앙집중식과 분권형 기관 간에 어떻게 분배되는지를 다룬다. 우리는 이런 부서가 생성하는 관리 형식이 최전선 노동자의 인센티브와 동기, 업무 성과, 체계 전체의 성과에 어떻게 영향을 미치는지 설명한다.
- **규제**는 정부가 제재의 뒷받침을 받는 규칙을 부과하여 민간(적어도 공공) 부문의 행동을 바꿀 수 있게 한다. 규칙을 변경하면 의약품의 질과 비용에 큰 영향을 미칠 수 있으며, 결과적으로 인구의 건강 수준, 만족도, 위험 보호 수

준에 영향을 미칠 수 있다.

- **설득**의 노력은 다양한 종류의 교육과 마케팅 사업을 통해 주요 행위자(의사, 환자, 약사 등)를 설득하려는 정부의 시도를 포함한다.

이런 조종손잡이는 단독으로 작동하지 않는다. 대신, 개혁가는 개혁의 성과를 높이기 위해 한 개 이상의 손잡이를 '돌려야' 한다는 것을 흔히 깨닫는다. 예를 들어, 정책개혁종합대책에 긍정적인 인센티브(지불방식)나 잠재적인 부정적인 결과(규제)를 포함하지 않고, 약사에게 완전한 치료 과정을 제공하는 것의 중요성을 교육하는 것(설득)만으로는 그들의 행동을 바꾸기에 충분하지 않을 수 있다.

정책개발 과정이 증거에 기반하게 하는 것이 중요하다. 우리의 경험에 의하면, 개혁가는 그들이 추구하는 체계 성능의 개선을 실제로 어떻게 만들 것인지 생각하지 않으며, 관련 있는 다른 환경에서 같은 개혁의 이전 경험을 검토하지 않고, 지방분권, 민간의료보험, 또는 병원을 자율적으로 만드는 아이디어에 휩쓸리는 경우가 너무 많다. (전후 관찰과 잘 설계된 대조군 집단을 사용한) 결정적인 통계 연구가 부족한 경우가 많지만, 다른 비교 가능한 국가에서의 경험은 (정책개발을) 시작할 때 좋은 출발점이 된다. 개혁가들은 "우리나라는 그 정책의 경험이 있는 나라와 어떻게 같거나 다른가? 이들의 자원과 전문성을 비교할 수 있는가? 우리가 고려해야 할 문화 또는 정치의 차이가 있는가?" 등을 물을 필요가 있다.

정부실패와 시장실패

이 장을 끝내기 전에, 우리는 많은 중·저소득국가의 의약품 부문에 공통으로 나타나는 성과 저하의 몇 가지 원인에 대해 간략히 논의하고자 한다. **그림 2.2**로 돌아가서, 논의 사항은 왜 체계 대부분이 사용 중인 자원으로 더 높은 수준의 성과를 내지 못하는가? 즉, 왜 국가들은 이 그림에서 점 B보다 점 A에 더 가까운가? 이다.

시장실패

경제학자들은 실제 시장이 이상적인 시장과 어떻게 다른지 질문하는 것을 통해 시장실패를 정의한다. 즉, 이상적인 시장은 '완전 경쟁'의 모델로 집단을 이루는 매우 단순한 개념들의 집합으로 정의된다. 그 모델에서 모든 구매자와 판매자는 자신의 이익을 추구하며 완벽한 결정을 내린다. 어떤 의미에서 전 세계는 마찰이 없다. 그것은 현실 세계에 대한 묘사가 아니라 불완전한 현실을 판단할 수 있는 이상(ideal)으로 의도된 것이다. 이런 이상적 시장을 분석함으로써, 사람들은 현실 세계에 존재하는 다양한 문제들을 설명하는 일련의 범주들을 개발할 수 있다.

소비자부터 시작하자. 완벽한 시장에서 모든 구매자는 외부 및 내부 전제에 대한 지식을 가지고 있다고 가정한다. 그들은 구매할 수 있는 모든 제품의 질과 가격에 대해 자세히 알고 있다고 가정한다. 그들은 또한 자신의 취향과 선호, 가능한 모든 결과에 어떻게 반응할 것인지에 대한 완벽한 지식을 가지고 있다. 따라서 소비자는 다양한 대체 구매 결정이 자신의 안녕(well-being)에 어떤 영향을 미칠지 완벽하게 예측할 수 있다(Samuelson and Nordhaus 2009). 양면적이거나, 갈등하거나, 결정을 내리지 못하는 일이란 절대로 존재하지 않는 완벽한 시장의 소비자들은 항상 경제학자들이 말하는 '효용'을 극대화하기 위해 행동한다.

의약품의 맥락에서 이것은 의약품 구매자들이 제네릭(generics)이든 브랜드 약(brand names)이든 간에 모든 대체 제품의 질과 효능에 대해 모두 알고 있다는 것을 의미한다. 그런 이상적인 구매자들은 무엇이 효과적이고 효과적이지 않은지, 무엇이 가짜이고 가짜가 아닌지 안다. 따라서 그들은 의사나 약사의 조언이 필요하지 않을 것이다. 이런 간단한 설명만으로도 의약품 시장이 이상적인 시장과 얼마나 상이한지 알 수 있다.

완전 경쟁 모델하에서 생산자는 주어진 제품의 모든 제조자가 동일한 생산 기술을 사용하며 그들이 생산품이 정확히 똑같다고 가정한다. 어떤 제품에도 수많은 생산자가 존재하지만 모든 판매자는 시장에서 형성된 가격으로 '취급(판매)'해야 한다. 게다가 그들 모두 그들의 이익을 극대화하는 것만을 동기로 삼는다. 즉,

추가생산비용(한계비용)이 시장의 가격과 같을 때까지 생산을 확장한다. 다시 말해, 의약품 시장은 공급망의 여러 지점, 즉, 특허 보호, 상품명, 제한된 수의 판매자의 사례 등에서 알 수 있듯이 이런 이상적 시장과는 전혀 유사하지 않다.

경제학자들은 한 나라의 경제가 이런 이상적인 시장으로 구성될 때 경제 전체가 '효율적'이라는 것을 보여주기 위해 정교한 수학적 주장을 구성했다. 즉, 경제학자는 이를 통해 다른 사람들을 더 어렵게 만들지 않고는 일부 개인의 복지(또는 효용)를 개선하는 방법이 없다고 주장한다. 다시 말해, (이상적 자유시장하에서는) 느슨하거나 과소 사용된 자원은 체계 어디에도 존재하지 않는다는 것이다.

경제학자들은 완벽한 시장모델을 사용하여 다양한 종류의 '시장실패'를 식별하고 특성화한다. 그러나 우리가 의약품 시장을 분석하기 위해 이 틀을 사용함에 따라 독자들은 '실패'를 정의하는 것이 특정 목표, 즉 구매자가 완벽한 지식을 가지고 있다면 이들이 원하는 것을 정확히 제공한다는 목표와 관련이 있음을 상기할 필요가 있다. 즉, 이것은 수요 기반 모델이 아니라 수요 기반 분석이다.

구매자 측면의 시장실패: 수요

- 구매자는 제한된 지식과 정보를 가지고 있다. 의약품 시장에서 가장 심각한 구매자 측 시장실패는 대부분 구매자가 사용 가능한 제품의 특성과 질에 대해 제한된 정보만을 가지고 있어 그들이 얻을 수 있는 편익에 대한 지식에 제한이 있다는 것이다. 결과적으로, 그들은 흔히 더 많은 정보를 알고 있을 때보다 더 많거나 적은, 또는 다른 제품을 살 가능성이 크다. 그 결과 그들은 더 많은 돈을 지불하고, 더 적은 건강 혜택을 받을 수 있고, 나쁜 결과와 결정으로 인한 스트레스 때문에 덜 만족하게 될 수도 있다. 구매자는 그들의 무지를 보완하기 위해 다양한 전략을 시도하는데 이는 그들의 관점에서는 타당할 수 있지만, 그것이 반드시 의사결정을 개선해 주지는 못한다.
  - 브랜드에 의존하기: 질을 판단할 수 없는 구매자들은 실수를 피하는 방법으로 브랜드에 의존하는 경우가 많다. 이것은 심지어(이 책의 독자와 같은) 지적인 소비자들도 시장에서 흔히 따르는 접근법이다. 이런 양상은 오리

지널 브랜드 제품이나 소위 브랜드-제네릭 제품이 동일한 질의 비브랜드 제품보다 더 높은 가격에 판매되도록 함으로써 가격경쟁을 저해한다.

- 관찰 가능한 특성으로 질을 판단하기: 다양한 대체 의약품의 실제 효능을 알 수 없는 소비자들은 흔히 맛, 냄새 또는 포장, 심지어 가격 등 관찰할 수 있는 제품 특성에 의존하여 선택한다. 그러나 그런 특성이 항상 약리학적 질과 긴밀한 관련이 있는 것은 아니기 때문에, 또한 이것은 소비자들을 잘못된 길로 이끌 수 있다.
- 판매자에게 의존하기: 의약품 분야에서 구매자들은 무엇을 사야 하는지에 결정할 때 흔히 판매자의 조언에 의존한다. 경제학자들은 이것을 대행 관계(agency relationship)라고 부른다. 문제는 이 기능을 수행하는 처방자나 조제자가 흔히 (적어도 부분적으로) 구매자의 이익이 아닌 자신의 인센티브에 반응한다는 것이다. 따라서 그들은 심지어 그것들이 추가 가치를 제공하지 않을 때도 구매자들에게 더 비싼(그리고 수익성이 좋은) 제품을 선택하도록 권할 수 있다.

■ 구매자들은 보조금 지원이 포함된 가격을 접한다. 완전 경쟁 모델은 구매자가 실제 제품 원가를 알고 있다고 가정한다. 그러나 의약품 부문에서는 재정부담을 줄이고 가격 기반 접근 장벽을 낮추기 위해 정부가 공공 부문을 통하거나 보험제도를 활용하여 무료 또는 보조금을 제공하는 의약품을 공급한다. 그것은 환자들이 경제적으로 최적의 것보다 더 많은 의약품을 사용하도록 이끌 수 있다. 지역 진료소에서 약을 구할 수 있게 되면 시민들이 와서 필요 없는 약을 요구하거나 여러 개의 진료소를 방문해 향후 사용할 의약품을 비축할 수 있다. 이와 마찬가지로, 그들은 바이러스 감염에는 효과가 없는 항생제를 복용하여 의약품을 부적절하게 남용할 수 있다.[8)]

8) 항생제는 세균감염 치료에는 효과가 있으나 일반적으로 바이러스 감염에는 효과가 없다. [옮긴이]

의약품 분야에서 보조금을 받는 가격 문제는 복잡한데, 정부를 포함한 공급망 내의 다양한 주체들이 실제로 지불하는 가격이 흔히 한계생산비용보다 훨씬 높은 경우가 많기 때문이다. 그 이유는 지적재산권 규칙과 기타 (아래에서 논의할) 시장실패가 가격경쟁을 제한하는 기능을 하기 때문이다. 결과적으로, 상당한 수의 제약 정책 시도들, 예를 들어 말라리아를 위한 저렴한 의료 시설(the Affordable Medicine Facility for Malaria, AMFM)에서 민간 약국에 판매 보조금을 지급하는 아르테미시닌 기반 병용요법(ACT)이나, 제조업체에 가해진 세계적인 압력에 의해 할인된 항레트로바이러스제(ARV) 가격은 낮아진 비용으로 과용될 위험이 있음에도 소비자가 지불하는 비용을 줄이도록 설계되었다.

- 구매자들은 외부 효과(external effects)를 고려하지 않는다. 때때로 구매자의 결정은 긍정적이거나 부정적인 방식으로 (구매자들의 '외부'인) 다른 사람들에게 영향을 미친다. 그러나 이런 효과는 다른 사람에게 발생하기 때문에 구매자는 이런 효과를 염두에 둘 동기가 없다. 의약품 정책에서 관련된 예는 항생제 내성을 만드는 약물 사용(또는 오용)의 효과이다. 말라리아에 대한 진단 검사 비용과 치료 지연을 겪지 않기 위해 아르테미신 기반 병용요법(ACTs)으로 자식의 열을 신속히 치료해 달라고 지역 진료소를 압박하는 어머니가 바로 그런 사례이다.

판매자 측면의 시장실패(공급)

- 제한된 가격경쟁. 의약품 시장은 제한된 경쟁으로 인해 판매자가 가격 수용자[9]가 아니라 가격 결정자[10]가 될 수 있고, 따라서 상당한 수익을 창출할 수 있을 만큼 비용보다 훨씬 높은 가격을 책정할 수 있는 경우가 많다. 이런 높

9) 경쟁이 치열한 시장에서 자신의 제품을 일반적인 시장 가격으로 제품을 판매할 수밖에 없는 판매자 [옮긴이]

10) 특허 보호 등으로 인해 경쟁이 제한되어 다른 판매자의 가격 결정과 관계없이 자체 제품의 가격을 독립적으로 책정할 수 있는 시장의 판매자 [옮긴이]

은 의약품 가격은 환자가 의약품을 충분히 사용하지 못하는 등의 몇 가지 부작용을 초래한다. 문제의 의약품을 복용하여 편익을 얻을 수 있는 구매자들(또는 그들의 정부)은 높은 가격 때문에 약을 구매하는 것을 단념할 수 있다. 높은 가격과 그로 인한 높은 수익은 (가난한) 구매자로부터 지출된 돈이 국제 의약품 회사의 소유주들과 관리자들을 포함한 (더 잘사는) 판매자의 수익으로 돌아가 결과적으로 부를 재분배하기 때문에 (제한된 가격경쟁은) 형평적 효과도 있다. 이런 제한된 가격경쟁은 다음과 같은 여러 가지 방법을 통해 이루어질 수 있다.

- □ 특허 기반 독점. 불완전 경쟁의 가장 극단적인 형태는 독점(단일 판매자)이다. 독점권은 특허 체계에 의해 만들어진 (비록 시간 제한적이기는 한) 배타적 지적재산권 청구로 인해 일부 의약품 분야에서 널리 퍼져 있다. 특허의 단기 사용 억제(the shorter-term use-discouraging) 효과를 통해 신약 개발을 장려하는 특허의 역할에 대해 그것이 지불할 가치가 있는 대가인지에 대한 논의는 이 책의 논의 범위를 훨씬 넘어서는 문제이다.
- □ 과점(Oligopoly). 시장이 소수의 판매자에 의해 지배될 때, 경제학자들은 그것을 '과점'이라고 부른다. 이런 경우, 암묵 또는 명시적으로 담합하여(예를 들어, 연합을 형성하거나 입찰 담합에 참여하여) 가격을 높게 유지할 수 있다. 이런 제한된 가격경쟁은 시장에 많은 경쟁자가 수입이나 유통과 같은 활동을 할 수 있는 충분한 공간이 없는 작은 나라들에서 흔히 일어날 수 있다. 그리고 상대적으로 소매 약품 판매자가 적은 많은 시골 지역에서 제한된 경쟁은 흔히 높은 가격으로 이어진다.
- □ 진입에 대한 규제 장벽. 의약품을 판매하려는 자는 허가를 받아야 한다. 많은 나라가 다양한 수준의 약사와 소매점을 허가한다. 그들은 또한 수입업자, 중개인, 실험실, 도매상(의사, 병원, 클리닉은 말할 것도 없다)을 규제할 수도 있다. 이 모든 규칙은 경제학자들이 '진입 장벽(Barriers to entry)'[11]이라고 부르는 것을 만들고 다양한 시장에서 경쟁자의 수를 제한하는 효과를 가지고 있다.

- **제품 차별화.** 또 다른 시장실패는 판매자가 그들의 제품이 다르고 특별하므로 높은 가격에도 불구하고 구매해야 한다고 구매자들을 확신시키고 고객이 자신의 이익보다 더 큰 비용을 지출하도록 유도하는 것이다. 브랜드 충성도, 브랜드 식별을 위한 광고와 기타 마케팅 노력은 이런 효과를 내도록 고안된 것이다. ("나쁜 것을 사는 위험을 무릅쓰고 싶지 않다"와 같은) 소비자의 불안과 제품 질에 대한 제한된 지식의 결합은 제품 차별화 노력을 시도하도록 만드는 비옥한 토지를 제공한다. 하위 공급업체 역시 제한된 지식을 가지므로, 최종 소비자만큼이나 브랜드와 제품 차별화에 많은 영향을 받을 수 있다.
- **불공정 무역 행위.** 판매자는 효과적인 시장 경쟁을 왜곡하거나 약화하기 위해 다양한 관행을 사용할 수 있다. 뇌물, 리베이트, 사기, 독점적 접근에 대한 요구, 고의로 수준 이하의 제품을 공급하는 것 등이 그 예이다. 이런 관행은 또한 경쟁자를 몰아내기 위해 일시적으로 낮은 가격을 설정한 다음 경쟁자가 제거되면 가격을 다시 올리는 '약탈적 가격 설정'도 포함된다. 이런 불공정 관행은 의약품 공급망의 여러 시장 단계에서 발생할 수 있다. 불공정 관행은 궁극적으로 모두 경쟁을 제한하고, 가격과 이윤을 증가시키며, 고객의 사용을 억제하는 효과가 있다.

정부실패

시장실패를 정의하려면 기준으로 사용할 이상적인 시장의 개념이 필요한 것처럼, 정부실패를 정의하려면 정부가 어떻게 기능해야 하는지에 대한 개념을 기준으로 해야 한다. 그러나 정부학 전공자들은 경제학자들이 완전 경쟁 모델에 동의하는 것만큼 동의하지 않는다. 이런 동의 없이, 우리는 정부의 행동을 다음과 같이 3단계로 나누고 각 단계에서 적절한 조처를 할 것을 제안한다. ① 정부는 '올바른' 목표를 추구하는가? ② 정부는 올바른 목표를 달성하기 위해 가능한 최선

11) 특정 시장에서 추가 판매자가 경쟁할 수 있는 능력을 제한하는 조건. 이는 정부의 조치(예: 특허 보호), 기존 판매자의 영향력(예: 브랜드 제품의 과도한 광고) 또는 기반 기술(예: 초대규모의 고가 생산시설만이 최저 비용에 도달할 수 있음)로 인한 것일 수 있다. [옮긴이]

의 정책을 제정하는가? ③ 그런 정책을 효과적으로 시행하고 있는가?

그러나 정부가 어떤 목표를 추구해야 하는지에 대해 모든 사람이 동의하는 것은 아니기 때문에, 첫 번째 종류의 실패와 관련하여 심각한 의견 차이가 발생할 수 있다. 예를 들어, 의약품 접근성에 관심이 있는 사람의 관점에서는 더 많은 수익을 올리기 위해 의약품에 대한 판매세 부과를 유지하기로 한 결정은 올바른 목표를 추구하지 못한 것처럼 보일 수 있다. 정부의 재정 책임을 증진에 주력하는 것에 집중하는 사람에게는 위의 동일한 결정이 성공으로 보일 수 있다. 그러나 이런 유의점과 함께, 우리는 독자들이 의약품 분야 내에서 세 가지 유형의 정부 실패를 구별할 것을 제안한다.

- 목표/우선순위 실패. 정부가 거의 항상 넓은 의미에서 한 나라 정치체계의 기능 중 하나인 의약품 개혁을 위한 '올바른' 목표와 우선순위를 선택하지 않는 것이다. 그것은 선거가 구조화되는 방식, 행정과 입법 기관이 설계되는 방식, 정당의 조직 양상, 이익집단의 힘과 관련이 있다(이런 정치적 과정은 제6장에서 더 자세히 논의된다). 이런 요인들이 함께 작용하여 특정 외부 관찰자가 잘못으로 간주하는 정책 목표와 우선순위를 설정할 수 있다.
- 정책설계 실패. 이런 종류의 실패는 정부가 올바른 목표에 도달하려고 노력하지만, 정부가 선택한 정책이 제대로 설계되지 않아 실현하지 못할 때 발생한다. 때때로 이것은 영향력 있는 이해당사자들이 자신들의 이익을 보장하기 위해 개혁을 기획했기 때문에 발생한다. 정책을 개발한 사람들이 (설계) 일을 제대로 하지 못한 사례도 있다. 아마도 그들은 그들 자신의 이념 또는 직업의 신념, 부족한 자료, 잘못된 분석, 지식의 부족에 의해 제한을 받았거나 감정이나 편견에 굴복했을 것이다.
- 실행 실패. 정책이 효과적일 가능성이 있지만 그렇지 않은 경우, (정부실패의) 이유는 일반적으로 실행이 제대로 되지 않았기 때문이다. 이런 실패는 부적절한 노동자의 노력, 잘못 설계된 생산체계, 필요한 자원의 부족 등 많은 가능한 원인이 있다. 이런 원인은 결국 부적절한 관리, 정치 지도자들의 서비스

제공 개선에 대한 약속의 결여, 제한적인 인센티브와 인사 체계, 후원이나 부패 양상과 같은 다른 보다 근본적인 문제에 뿌리를 두고 있을 가능성이 크다. 이런 실패가 의약품 부문 주체나 기관들에 국한될 경우, 일반적인 정부 차원의 어려움과 양상을 반영할 때보다는 쉽게 바로잡을 수 있다.

실제로 이런 실패는 겹칠 수 있다. 결함이 있는 정책설계는 강한 정치적 힘에 영향을 받은 것일 수 있고 그런 설계는 실행의 어려움으로 이어질 수 있다. 예를 들어, 한 국가가 인종적 갈등과 분리주의자 압박에 대응하기 위해 지역 단위로 분권화된 의료보험체계를 채택한다고 가정하자. 그리고 더 나아가 적어도 일부 지방에서는 이 계획이 제대로 시행하지 않고 부패로 인해 어려움을 겪고 있다고 가정해 보자. 그것은 좋은 의료보험체계를 만드는 것보다 다른 우려에 대응해야 해서 목표와 우선순위가 실패한 것일까? 아니면 지방에서 자체적으로 보험을 운영할 수 있는 행정 역량을 충분히 갖추고 있다고 가정한 것이 실수였기 때문에 생긴 정책설계 실패일까? 아니면 부패로 인한 실행 실패인가? 사실, 이는 세 가지 모두의 결과이다. 그러나 다른 나라에서는 그런 분권화가 상당히 다른 결과를 초래할 수 있으며, 바로 이것이 상황별 분석이 항상 중요한 이유이다.

물론, 더 간단한 사례도 있다. 소수의 유리한 위치에 있는 시민들이 비싼 암 화학 요법을 위해 자금을 지원받을 수 있도록 한 해외 정책에 대해 많은 사람은 문제 파악의 실패라고 생각할 수 있지만, 여전히 이 정책은 잘 설계되고 실행될 수 있다. 마찬가지로, 농촌 보건소에 의약품을 공급한다는 합리적인 목표를 달성하기 위한 시행한 푸시 분배체계(push distribution system)[12]는 결함이 있는 설계가 양심적으로 수행되었기 때문에 엄청난 양의 낭비를 초래할 수 있다.

정부실패와 시장실패는 상호 의존적일 수 있다. 제조업체, 약사, 의사와 같은

12) 푸시(push)와 풀(pull) 분배체계는 경영용어이다. 푸시 분배체계에서 생산과 분배 결정은 오랜 기간의 예측에 기반하여 충분한 재고를 분배하므로 과도한 재고가 생길 수 있다. 이 체계는 공급망에서 소비자로부터 가장 먼 거리에 있어서, 시장에 효율적인 서비스 제공과 수요의 가시성을 저하시킬 수 있다. 반면, 풀 분배체계에서 고객은 상품을 요청하면 생산자는 물건을 생산한다. [옮긴이]

다양한 이해관계자들은 정부를 압박해 시장실패를 초래 또는 강화하는 정책 실패로 몰아갈 수 있다. 이해관계자들은 흔히 경쟁 약화나 이익 증가를 위해 압박 등의 노력을 한다. 마찬가지로 민간 부문 관계자들은 (규제기관의 저조한 성과 등과 같은) 정부실패를 이용할 수 있다. 예를 들어 미등록 또는 위조의약품을 불법으로 수입하여 판매함으로써 기존 시장실패를 더욱 악화시킬 수 있다.

플래그십 틀 요약

체계적인 분석은 의약품 개혁의 성공 가능성을 크게 높일 수 있다. 이것이 우리가 개혁가들에게 플래그십 틀의 개념과 분석 도구를 진지하게 받아들일 것을 촉구하는 이유이다. 전체 개혁 순환구조에 대해 신중하게 생각하라. 최종 성과목표 측면에서 문제를 정의하는 과정에 주의를 기울여라. 결정에 앞서 정치적·윤리적 측면을 진지하게 검토하라. 초기부터 실행 문제를 고민하라. 진단하고, 근거를 기반으로 조종손잡이를 사용하는 방법을 고려하라. 모니터링과 평가 계획을 세우고 실수에서 배우도록 하라. 그리고 당신의 나라에서 의약품 분야에 영향을 미치는 시장실패와 정부실패에 대해 체계적으로 생각해 보라.

이 책의 나머지 부분에서는, 국가 의약품 체계의 성능을 향상하는 직업에 종사하는 독자들에게 실질적인 가치가 있는 방식으로 이런 주제를 보다 자세히 고찰할 것이다.

참고문헌

Berwick, D. M., A. B. Godfrey, and J. Roessner. 1990. *Curing Health Care: New Strategies for Quality Improvement*. San Francisco: Jossey-Bass.

Blumenthal, D., and W. Hsiao. 2005. "Privatization and Its Discontents—The Evolving Chinese Health Care System." *New England Journal of Medicine* 353: 1165–70.

Delnoij, D., and G. Brenner. 2000. "Importing Budget Systems from Other Countries: What Can We

Learn from the German Drug Budget and the British GP Fundholding?" *Health Policy* 52 (3): 157–69.

Heller, P. S. 2006. "The Prospects of Creating 'Fiscal Space' for the Health Sector." *Health Policy and Planning* 21: 75–79.

Ikegami, N., S. Ikeda, and H. Kawai. 1998. "Why Medical Care Costs in Japan Have Increased Despite Declining Prices for Pharmaceuticals." *Pharmacoeconomics* 14 (S1): 97–105.

Ishikawa, K. 1988. *What Is Total Quality Control? The Japanese Way*. Translated by David J. Lu. Englewood Cliff s, NJ: Prentice Hall.

Juran, J. M., and A. B. Godfrey, eds. 1999. *Juran's Quality Handbook*. 5th ed. New York: McGraw-Hill.

Lancet. 2008. "MeTA: A Welcome Force for Access to Medicines." *Lancet* 371: 1724.

Mendis, S., K. Fukino, A. Cameron, R. Laing, A. Filipe, Jr., O. Khatib, J. Leowski, and M. Ewen. 2007. "The Availability and Affordability of Selected Essential Medicines for Chronic Diseases in Six Low- and Middle-Income Countries." *Bulletin of the World Health Organization* 84 (4): 279–88.

Musgrove, P. 2000. "A Critical Review of 'A Critical Review': The Methodology of the 1993 World Development Report, 'Investing in Health,'" *Health Policy and Planning* 15 (1): 110–15.

Roberts, M. J., W. C. Hsiao, P. Berman, and M. R. Reich. 2004. *Getting Health Reform Right: A Guide to Improving Performance and Equity*. New York: Oxford University Press.

Samuelson, P. A., and W. D. Nordhaus. 2009. *Microeconomics*. 19th ed. Boston, MA: Irwin/McGraw-Hill.

Taylor, R. S., M. F. Drummond, G. Salkeld, and S. D. Sullivan. 2004. "Inclusion of Cost Effectiveness in Licensing Requirements of New Drugs: The Fourth Hurdle." *British Medical Journal* 329: 972–75.

Van de Graaf, J. 1957. *Theoretical Welfare Economics*. Cambridge, U.K.: Cambridge University Press.

WHO (World Health Organization) and HAI (Health Action International). 2008. *Measuring Medicine Prices, Availability, Affordability and Price Components*. 2nd ed. Geneva: WHO and HAI.

3장

의약품 부문의 개요

의약품 정책을 개혁하기 위해서는 이 영역에 영향을 미치는 광범위한 요인들, 특히 세계 의약품 시장의 양상, 중간소득국가에서 새로운 생산자 출현, 연구개발 중심 산업의 통합 추진, 제품 가격을 둘러싼 갈등 등을 고려해야 한다. 이런 경향들은, 중·저소득국가에서 정책 개혁가들이 해결하고자 하는 의약품 부문의 주요 문제들이며 제2장에서 설명한 시장실패 및 정부실패 모두와 관련이 있다. 우리는 의약품 정책을 개혁하는 방법에 대해 더 큰 맥락을 제공하기 위해 의약품 부문의 주요 네 가지 경향[1]을 간략히 검토하고자 한다.

세계 의약품 시장

전 세계 의약품 산업의 특징은 일부 고소득국가에 소비, 생산, 혁신이 집중되어 있다는 것이다. 2008년에 북미 및 유럽 국가와 일본은 전 세계 의약품 판매(금액 기준)의 82%를 차지했으며(IMS Health 2009a) 이들 국가의 생산 점유율은 그보다

1) 원저에서 제공하는 수치들은 다소 오래된 것이어서 해당 의약품 시장의 최근 데이터는 옮긴이 주로 추가 설명하였다. 더 자세한 의약품 시장의 최신 수치와 경향은 https://www.statista.com/에서 확인할 수 있다. [옮긴이]

훨씬 더 높았다. 1980년대와 1990년대에 세계 의약품 생산량에서 고소득국가가 차지하는 비율은 1985년 89.1%에서 1999년 92.9%로 점차 증가했다(WHO 2004, 5). 반면에 저소득국가는 1999년에 세계 전체 의약품 생산(금액 기준)의 3% 미만에 불과했다. 같은 시기에 중간소득국가의 의약품 생산은 특히 인도와 중국에서 매우 증가했다.[2]

의약품 소비 측면에서도 중간소득국가가 세계 의약품 시장에서 더 큰 역할을 하고 있다. 고소득 시장은 21세기 초반 성장률이 1~4%로 둔화하였고 경제 위기가 수요와 판매에 실질적인 영향을 미치면서 미국 의약품 시장의 성장률도 2009년에 1~2% 감소했다(IMS Health 2009b). 한편, 파머징(Pharmerging)[3] 시장으로 알려진 17개국(중국, 브라질, 인도, 러시아 연방, 멕시코, 튀르키예, 폴란드, 베네수엘라, 아르헨티나, 인도네시아, 남아프리카공화국, 태국, 루마니아, 이집트, 우크라이나, 파키스탄, 베트남 포함 -시장 규모 내림차순)은 13~16%의 빠른 속도로 성장하고 있다(IMSIHI 2011). 중국은 2009년 세계에서 다섯 번째로 큰 의약품 시장이었고 2011년에는 미국과 일본에 이어 세 번째로 큰 시장이 되었으며 2008년 연간 성장률은 26%로 추산된다(Campbell and Chui 2010). **그림 3.1**은 지역별 글로벌 의약품 판매에 대한 최근 성장률 및 성장률 전망을 보여준다. 많은 다국적 제약회사는 이제 두 자릿수 성장률을 보이는 국가에 전략적으로 초점을 맞추고 있다. 전 세계적으

---

2) 2021년에 전 세계 의약품 시장 규모는 약 1조 4200억 달러였다. 2001년 3900억 달러에 불과했던 시장 규모보다 약 1조 달러 이상 증가하였다. 미국은 의약품 시장을 선도하는 시장으로 부상했고 2021년 미국은 5500억 달러 이상의 수익을 창출하며 단일 의약품 시장 중 가장 큰 시장이 되었다. 같은 시기에 유럽은 약 2280억 달러를 창출하며 미국과 유럽은 일본, 캐나다, 호주와 함께 기존 선두 집단의 시장을 형성하였다. 나머지 글로벌 의약품 수익은 주로 중국, 러시아, 브라질, 콜롬비아, 인도, 이집트 등의 신흥 시장에서 나왔다. 특히, 중남미 지역은 세계 의약품 시장 매출에서 가장 낮은 비중을 차지하고 있지만, 중남미와 인도는 2025년까지 가장 높은 연간 복합 성장률을 보일 것으로 예상되는 지역이다(Pharmaceutical market: worldwide revenue 2001-2021, *Matej Mikulic* Jul 27, 2022). https://www.statista.com/statistics/263102/pharmaceutical-market-worldwide-revenue-since-2001/ [옮긴이]

3) 전 세계적으로 유의미할 만큼 규모가 크고 최근 몇 년간 빠른(두 자릿수) 속도로 성장하고 있는 국가 제약 시장. 브라질, 중국, 인도, 멕시코, 러시아, 한국, 튀르키예가 이 목록에 포함된다(IMS Health 제공). [옮긴이]

그림 3.1 지역별 글로벌 의약품 판매 성장 전망

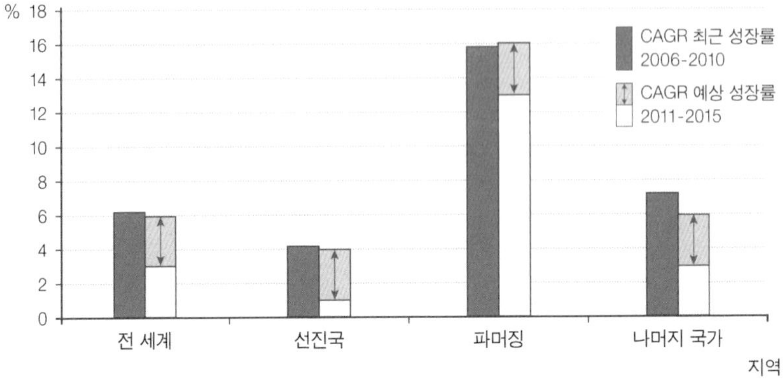

참고: CAGR은 고정 환율에서 미국 달러로 표시된 연평균 성장률이다. 선진국은 미국, 일본, 유럽 5개국(독일, 프랑스, 이탈리아, 스페인 및 영국) 및 캐나다와 한국을 포함한다. '파머징(pharmerging)' 국가에는 중국, 브라질, 인도, 러시아 및 13개 추가 국가(멕시코, 튀르키예, 폴란드, 베네수엘라, 아르헨티나, 인도네시아, 남아프리카공화국, 태국, 루마니아, 이집트, 우크라이나, 파키스탄, 베트남. 시장 규모 내림차순)가 포함된다. '나머지 국가'는 다른 모든 국가이다.
자료: IMSIHI 2011.

로 의약품 소비(가격 기준)는 매우 불균등하게 분포되어 있다. **그림 3.2**에서 볼 수 있듯이 WHO에 따르면 고소득국가는 세계 인구의 16%와 전체 의약품 지출의 78.5%를 차지한다. 반대로 저소득국가는 세계 인구의 17.6%를 차지하고 있음에도 불구하고, 총의약품 지출의 1%에 불과한 지출이다. 이런 차이는 1인당 소득과 1인당 의약품비 지출의 큰 차이뿐 아니라 해당 국가의 의약품 접근성, 의약품 시장(보건의료 포함)의 특성에 있어서도 큰 차이가 있는 것을 반영한다.[4)]

특히 의약품 생산 및 수출국으로서 인도의 중요성이 높아지고 있음을 **그림 3.3**의 국가별 의약품 무역 수지에서 확인할 수 있다. 인도가 의약품의 순수출국[5)]이

4) 원문 그대로 본문과 그림 3.2를 번역하였으나, 고소득국가의 총인구수는 16%, 중상소득국가 12.9%, 중하소득국가 53.5%, 저소득국가 17.6%로 그림 3.2 수정 필요함. https://datatopics.worldbank.org/world-development-indicators/stories/the-classification-of-countries-by-income.html [옮긴이]

5) 순수입국(net importers)과 순수출국(net exporters)은 국가 별 의약품 국제 무역, 수출에서 수입을 뺀 값으로 계산하여 의약품의 수출보다 수입이 많은 국가는 순수입국, 수출이 수입보다 많은 국가는 순

그림 3.2 2005-06년 국가 소득 수준별 인구 분포 및 총의약품 지출

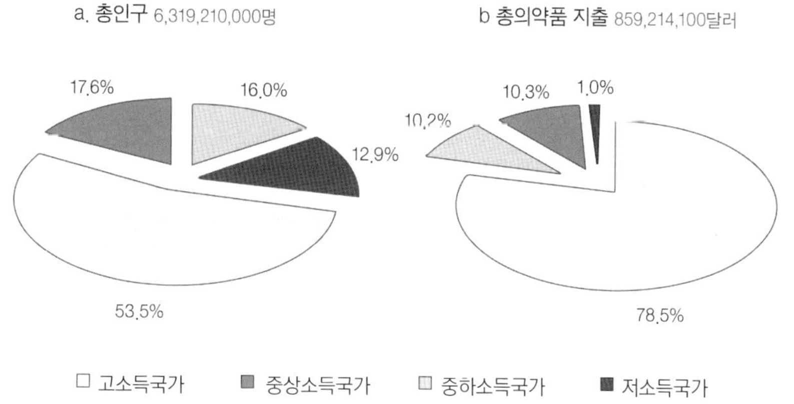

자료: Lu et al.2011.

* [옮긴이] : a. 총인구 자료 확인 결과, 수치 오류 확인함. 실제 수치는 고소득국가 16.0% 중상소득국가 12.9%, 중하소득국가 53.5%, 저소득국가 17.6%

되었지만, 일부 고소득국가(미국 및 일본 등)는 순수입국이 되었다.[6] 중국도 주요 수출국이지만 여전히 순수입국으로 남아 있으며 이는 아마도 브랜드 의약품의 대량 수입이 반영된 것으로 보인다. 인도와 중국이 의약품, 특히 특허 만료 의약품 및 대용량 활성 성분(bulk active ingredient)의 주요 수출국이 되면서 인도와 중국의 국가 정책은 전 세계 모든 국가의 의약품 정책에서 더욱 중요해지고 있다. 예를 들어, "(미국의) 대다수 의약품이 점점 더 인도와 중국의 공급업체로부터 수입하는 성분을 포함하고 있다"는 주장(Okie 2009)처럼, 미국 식품의약국(FDA)은 의약품 제조의 세계화를 제품 안전에 대한 주요 위험으로 보고 있다. 한편, 아래

수출국으로 표현하였다. [옮긴이]

6) 2021년 기준, 수출에서 수입을 뺀 금액이 미국 -548억 4713만 2,000달러, 중국 -181억 9404만 1,000달러, 일본 -138억 5465만 9,000달러, 캐나다 -9억 5204만 9,000달러, 스페인 -9억 254만 9,000달러로 의약품 순수입국에 속하였고, 독일 309억 2728만 3,000달러, 스위스 229억 5476만 1,000달러, 아일랜드 174억 8073만 6,000달러, 인도 156억 8247만 8,000달러로 의약품 순수출국이었다. https://www.worldstopexports.com/international-markets-for-imported-drugs-by-country [옮긴이]

그림 3.3 국가별 의약품 국제 무역, 수출에서 수입을 뺀 값, 2009

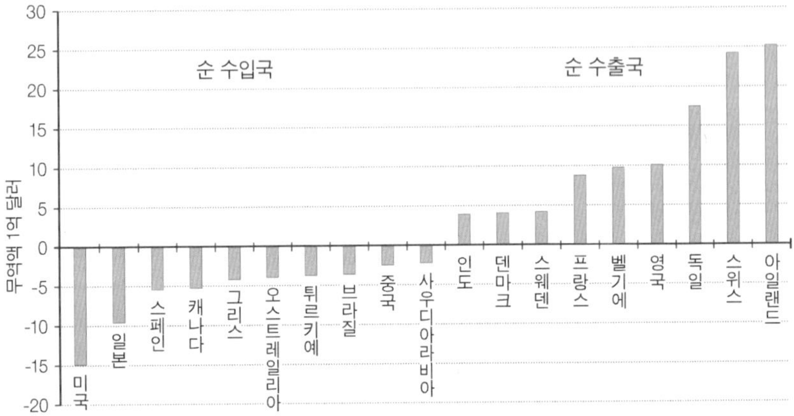

자료: UN Comtrade database, DESA/UNSD.

에서 논의되는 바와 같이 중·저소득국가에서는 규제 역량에 한계가 있어서 질을 보장하는 것이 주요 과제이다.

의약품 R&D의 경우, 고소득국가가 공공 부문과 민간 부문 모두 지출에서 우위를 점하고 있다. 예를 들어, 2005년에는 보건 분야 R&D의 97%가 고소득국가에서 발생했다. 고소득국가의 의약품회사는 연구개발에 약 800억 달러를 지출했으며 중·저소득국가에서는 약 16억 달러만을 지출했다(Burke and Matlin 2008, 27~28). 경제협력개발기구(OECD) 통계에 따르면, **표 3.1**과 같이, 미국 정부는 국내총생산(GDP)의 0.22%에 해당하는 금액을 보건 관련 연구개발에 지출하지만, 미국 의약품업계는 GDP의 0.3%에 해당하는 금액을 연구개발에 지출한 것으로 알려졌다.[7] 다른 몇몇 고소득국가(일본, 프랑스, 독일)에서는 의약품 산업이 보건 연구 활동에 정부보다 훨씬 더 큰 비용을 지출했다(OECD 2009). 부유한 국가들이 의약품 연구개발에 대한 민간 및 공공 투자에 우위를 점한 결과, 5개국(미국,

7) 2021년 OECD 보고서에 따르면, 미국 정부와 제약업계는 각각 GDP의 0.21%(USD 44billion), GDP의 0.36%(USD 75billion)에 해당하는 금액을 연구개발에 지출하였다(Health at a glance 2021: OCED indicators). [옮긴이]

표 3.1 2008년 고소득국가의 정부와 의약품 산업별 R&D 지출*

	정부의 보건의료 R&D 지출		의약품 산업의 R&D 지출	
국가	GDP 대비 %, 2008	10억 달러	GDP 대비 %, 2006	10억 달러
캐나다	0.095[a]	1.1	0.09	1.1
프랑스	0.053	1.1	0.18	3.6
독일	0.036	1.1	0.16	4.3
일본	0.028	1.2	0.23	9.4
미국	0.220	31.8	0.30	39.6

자료: OECD 2009.
a: 2006년 수치

[옮긴이] 2018년 고소득국가의 정부와 의약품 산업별 R&D 지출

	정부의 보건의료 R&D 지출		의약품 산업의 R&D 지출	
국가	GDP 대비 %, 2018	10억 달러	GDP 대비 %, 2018	10억 달러
나머지 OECD	0.04	4.0	0.03	3.1
유럽	0.07	16.0	0.10	23.7
일본	0.05	2.7	0.25	12.9
미국	0.21	44.4	0.36	74.6

자료: OECD 2021 https://www.oecd-ilibrary.or [옮긴이]
* [옮긴이]: 표 3.1의 최근 수치이다.

영국, 일본, 독일 및 프랑스)이 전 세계적으로 출원된 신규 의약품 특허의 상당 부분을 차지하게 되었다. 예를 들어, 이 5개 국가는 특허 협력 조약에 따라 2004~2006년에 제출된 의약품 특허의 70%를 차지했으며, OECD 데이터(OECD 2009)에 따르면 소위 BRIICS(브라질, 러시아, 인도, 인도네시아, 중국 및 남아프리카공화국)가 보건 관련 특허의 약 5.5%를 차지하고 있다.[8)]

8) 2020년 의약품 산업 연구개발비용은 전 세계적으로 약 2,000억 달러(약 2,000조 원)에 육박했다. 2012년 연구개발 지출은 총 1,370억 달러였다. 지난 몇 년 동안, 의약품 연구개발의 주요 발전은 연구개발 지형을 바꾸기 시작했다. 비용 절감을 주요 목표로 주로 임상연구기관(계약연구기관)에 연구개발의 상당 부분을 위탁하는 의약품 제조업체가 늘고 있다. 또 다른 중요한 발전은 임상연구에 빅데이

또한 의약품 R&D에서 보이는 고소득국가의 절대적 우세 양상은 해당 시장에서 발견되는 조건들에 대한 연구자금 배분에 영향을 미친다. 의약품 연구개발의 상당 부분은 상대적으로 소수의 다국적 기업에 의해 수행된다. 이런 회사는 일반적으로 '블록버스터(blockbuster)' 약물이 될 수 있는 새로운 화학 물질의 발견과 개발에 중점을 둔다. 블록버스터 제품은 특허 기간에 연간 10억 달러 이상의 글로벌 매출(일반적으로 고소득국가 시장에서)을 달성하고 오리지널 회사에 상당한 수익을 창출할 수 있는 제품이다. 이 블록버스터 사업 모델은 연구 기반 의약품 회사의 경제성과 사업 전략을 주도하고 있다. 이런 시장 역학은 연구 기반 회사가 특허를 보호하면서 많은 환자들을 대상으로 고가에 판매될 수 있도록 하며, 흔히 의료보험이 보장해 주는 제품에 포함되도록 주력하는데, 이는 부유한 국가의 질병 상태에 대한 연구의 노력과 마케팅 인력을 집중한 이유를 설명하는 데 도움이 된다. 이런 블록버스터 사업 모델은 제한된 R&D 비용을 환자 대부분이 의료보험이 없어 자신의 돈으로 약을 구매해야 하는 가난한 국가의 가난한 환자에게 저렴한 가격으로 판매될 수 있는 신약의 개발에 사용하는 것을 선호하지 않는다.

그러나 최근 몇 년 동안 신약 파이프라인[9]이 감소하고 세계 각국이 의약품비 지출을 특히 제한하고 (고가약을) 제네릭 약으로 대체하여 국가 보건의료비용을 줄이려고 하여 블록버스터 사업 모델의 실행 가능성은 의약품 산업에서 점점 더 큰 문제로 대두되고 있다(Economist 2007). 2011년에 의약품 산업은 연간 약 500억 달러의 글로벌 매출을 올렸던 10개의 블록버스터 의약품(Blockbuster drug)[10]

터를 사용하는 것이다. 따라서 임상 및 분자 데이터를 사용하여 더 안전하고 효율적인 약물을 개발하는 예측 모델링이 가능하다. 특히 실사용증거(Real World Evidence, RWE)가 더 큰 관심사가 되고 있다. 이것은 기술을 보유한 회사와의 협력을 요하고 다양한 출처, 심지어 소셜 매체에서 수집된 데이터를 포함한다(Total global pharmaceutical R&D spending 2012-2026, Matej Mikulic, Jul 27, 2022. https://www.statista.com/statistics/309466/global-r-and-d-expenditure-for-pharmaceuticals/). [옮긴이]

9) '지속적인 부가 소득을 창출하는 수단을 만든다'는 의미의 파이프라인 재테크는 여러 갈래의 물이 하나의 관으로 흐르도록 하여 큰 물줄기를 얻듯이 부수적인 작은 수입을 하나의 큰 자산으로 모으는 것을 말한다. [옮긴이]

의 특허 만료에 직면했다(Wilson 2011).[11] 대기업들은 모두 판매 수익의 엄청난 감소를 해결하기 위한 새로운 전략 마련에 고군분투하고 있다. 많은 의약품회사가 신흥 시장으로 눈을 돌리고 있다. 인구가 많고 시장 성장 잠재력이 있는 국가, 특히 의료보험이 확대되고 개인 구매력이 상승하는 국가가 그 대상이다(Sustain-Ability 2009, 2). 이런 변화는 특히 중간소득국가에 도전과 기회를 모두 제공한다.

세계 의약품 시장에 대해 생각할 때 국가마다 생산 방식이 다르다는 점을 인식해야 한다. 가장 전문화된 선진국가의 제조업체는 ① 의약품의 활성 성분 제조, ② 활성 성분을 전달 가능한 제형으로 제형화, ③ 정제, 캡슐 또는 액제를 용기에 주입하여 라벨을 붙이고 소비자 판매용 상자에 포장하는 등, 생산 활동의 전체 순환구조에 관여한다. 저소득국가와 많은 중간소득국가에서 활성 성분은 배합에 필요한 기타 재료와 함께 수입되기 때문에 생산은 일반적으로 마지막 두 단계만 포함한다. 심지어 일부 활성 성분을 생산하는 중간소득국가들도 대부분 저분자, 즉 비교적 제조가 간단한 의약품에 중점을 둔다. 이들 국가는 생명공학 제품과 백신 생산에 점점 더 많이 관여하고 있지만, 제조하기 어려운 생명공학 제품의 특성인 고분자 제품을 피하는 경향이 있다. 이런 생산 능력의 진화 양상은 **그림 3.4**(효과적인 규제 역량 증가, 본인부담금에서 공공 재정 및 의료보험으로의 전환, 조달 조직의 변화, 의약품의 판매 및 생산과 관련된 비즈니스의 변화)에서 볼 수 있듯이 의약품 부문 발전의 다른 변화들과 유사하다. 의약품 부문의 진화에 관한 측면은 이 책의 특정 장에서 다룬다.

R&D 지향 기업이 고소득 시장에 초점을 맞추면서 개발도상국은 흔히 의약품 공급원을 다른 기업에 의존해 오고 있다. **표 3.2**의 우간다의 예에서 볼 수 있듯이 중·저소득 시장의 많은 수입품은 다른 개발도상국으로부터 온다(개발도상국

---

10) 특허 기간에 연간 10억 달러 이상의 글로벌 매출(일반적으로 고소득국가 시장에서)을 달성하고 오리지널 제품을 개발한 회사에 상당한 수익을 창출하는 의약품이다. [옮긴이]

11) 2020년 연간 약 1,000억 달러의 글로벌 매출을 올렸던 15개의 블록버스터 의약품이 2023년부터 2030년까지 특허 만료에 직면했다(Noah Higgins-Dunn, The top 15 blockbuster patent expirations coming this decade, 2021. https://www.fiercepharma.com/special-report/top-15-blockbuster-patent-expirations-coming-decade). [옮긴이]

그림 3.4 소득 수준이 다른 국가에서 의약품 부문의 진화 양상

위기 이후	저소득국가(LIC)	중간소득국가(MIC)	고소득국가(HIC)
효과적인 규제 없음		국제 표준에 맞는 본격적인 규제 기능	
기본적 규제 기능이 확립되어 있지만, 집행 역량이 낮음			
본인부담금 기반 재정			
공공기관에서 제공되는 공적 자금 또는 기증자 자금 지원 의약품			
	의약품의 일부 또는 전체를 급여하는 의료보험		
	공공 조달		
	민간 공급업체와 계약		
		정교한 '의약품급여관리조직'*	
	글로벌 표준을 충족할 수 있는 제네릭 의약품 제조업체		
주로 국내 또는 지역 시장을 대상으로 의약품을 제조, 수입 및 판매하는 허가된 사업체			
의약품을 현금으로 수입 및 판매하는 규제되지 않는 소규모 사업체			혁신적인 R&D 기반 산업

자료: Seiter 2010, 13.

* : pharmacy benefit management(PBM)은 미국 의료보험체계에 존재하는 조직으로 보험자와 의료기관/약국 사이에서 의약품의 급여목록과 가격을 결정, 관리하는 중간조직이다. [옮긴이]

63%). (그러나 참고로, **표 3.2**에서 볼 수 있듯이, 몇몇 아프리카 국가는 세네갈 96%, 토고 93%와 같이 선진국에서 의약품 공급량의 상당 부분을 수입했다). 2005년까지 개발도상국의 공급원은 국내법상 물질특허제도의 부재로 이익을 얻었으며, 이로 인해 제품의 복제, 제조 및 수출이 처벌 없이 허용되었다. 마찬가지로 수입국은 의약품에 대한 물질특허를 요구하지 않았기 때문에 제품을 합법적으로 수입할 수 있었다.

최근 몇 년 동안 중국과 인도는 의약품 산업 및 연구 역량에 대한 대규모 투자를 통해 가치 사슬을 꾸준히 상향 조정해 왔다. 이 두 나라는 제네릭 제품(내수 및

표 3.2 1998년 아프리카의 상위 10개 의약품 수입국*

수입국	선진국 공급원 (백만 달러)	개발도상국 공급원(백만 달러)	개발도상국으로부터 수입하는 비율(%)
남아프리카공화국	565	36	6.0
튀니지	164	8	4.7
나이지리아	79	39	33.1
케냐	78	27	25.7
우간다	20	34	63.0
세네갈	49	2	3.9
탄자니아	19	22	53.7
모리셔스	32	6	15.8
마다가스카르	13	3	18.8
토고	13	1	7.1

자료: Bale 2001, 17.

* [옮긴이] 아프리카 주요국의 의약품 수출과 수입(2014년): 아프리카는 글로벌 제약회사에서 새롭게 성장하는 시장이다. 2014년 기준 아프리카 의약품 수입 1위는 알제리로 그해 동안 26억 달러 이상 규모의 의약품을 수입했다. 반면 같은 해 의약품 수출액이 가장 큰 나라는 남아프리카공화국으로 3억 8,000만 달러 규모의 의약품을 수출하였다(Pharmaceutical imports and exports in Africa by major country 2014, Matej Mikulic, Sep 19, 2019).

수출용)뿐만 아니라 바이오 의약품(고분자 제품)의 주요 생산국이 되었으며, 전 세계 기업에서 제형화 하는 데 사용하는 각종 의약품의 활성 성분을 수출하고 있다(Attridge and Preker 2005). 세계 의약품 시장의 구조 변화는 중·저소득국가의 의약품 정책의 모든 측면에 큰 영향을 미치고 있다.

연구개발기업의 합병

최근 몇 년 동안 세계 최고의 R&D 기반 제약회사 간의 꾸준한 합병이 이루어졌으며 점차 더 큰 집합체가 형성되었다. 합병 활동은 대부분 개별적으로 중요한 회사 간에 이루어졌다. 많은 예 중 하나로 스미스 클라인 프랑스(Smith Kline

French)와 비챔(Beecham)은 스미스 클라인 비챔(Smith Kline Beecham)으로 합병되었고 글락소 홀딩스(Glaxo Holdings)와 버로스 웰컴(Burroughs Wellcom)이 합병하여 글락소 웰컴(Glaxo Wellcome)이 되었다. 그런 다음 두 개의 새로운 회사가 합병되어 현재 GSK로 알려진 글락소 스미스 클라인(Glaxo Smith Kline)을 형성했다. 또한, 통합은 특정 치료 분야에서 전문기술이나 시장에 출시될 준비가 된 것으로 보이는 유망한 제품을 개발한 소규모 기업을 대기업이 매입하는 형태를 취했다. 어떤 경우에는 대기업이 소규모 기업을 인수하여 경쟁 제품이 시장에 출시되는 것을 차단했다. 또 다른 경우에는 대기업이 유망한 의약품을 세계시장에 내놓기 위해 소규모 기업을 인수했다. 최근 몇 년 동안 통합으로 인해 글로벌 의약품 산업의 주요 기업 수가 1993년 22개에서 2009년 8개로 감소했다(Singer 2009).[12)]

이런 통합 경향에는 세 가지 주요 이유가 있다. 첫째, 연구 기반 기업은 위험을 분산시키고 포트폴리오를 다각화해서 얻는 이점을 잘 알고 있다. 주식 시장에서와 마찬가지로 분산된 투자 포트폴리오는 장기적으로 변동이 적은(안정적인) 수익을 창출한다. 왜냐하면 일부 주식은 다른 주식이 나빠지더라도 더 나은 성과를 낼 것이기 때문이다. 연구 중심 기업은 이런 원칙을 유사한 인센티브로 해석할 수 있다. 즉, 장기적인 기업 성장을 지원하기에 충분한 성공을 거두기 위해서는 대규모 R&D 프로젝트 포트폴리오를 구성하는 것이 유리하다. 성공적인 신제품 개발 비용이 증가함에 따라 그 목표를 달성하는 데 필요한 R&D 투자 규모도 꾸준히 증가하고 있다. 실제로 다각화를 위해서 서로 다른 영역으로 투자를 분산시켜야 한다. 예를 들면, 심장 관련 제품의 강력한 포트폴리오를 가진 회사는 다각화 이점을 노리고 정신 약리학에 경쟁력이 있는 회사와 합병을 모색할 수 있다.

12) 제약회사 수익 중 약 절반이 새로운 제품에서 나오고 있어서 자체 연구에 투자하기보다는 통합에 의존하는 경향이 있다. 유럽 기업의 역할이 커지고 있으며, 아시아와 인도 기업이 세계시장에서 커지고 있다. 애플, 구글 같은 기업의 의료 부문 진출은 제약 사업과 직접적인 경쟁은 불투명하나, 제약업계가 직면한 위협이자 기회이다. 이러한 추세를 바탕으로 제약 부문뿐 아니라, 비제약 기업과의 통합이 지속할 것으로 예상한다(Consolidation in the pharmaceutical industry – an outlook for 2019). [옮긴이]

둘째, 통합을 통해 기업은 마케팅에서 규모의 경제(economies of scale)를 활용할 수 있다. 기존 영업 담당자는 이론적으로 단일 판매 연락망을 통해 다양한 제품을 효과적으로 홍보할 수 있다. 이와 유사하게, 기업의 전국 영업소들은 추가 비용 없이 더 광범위한 제품에 대해 정부 또는 도매업자와 협상할 수 있게 된다. 제품 범위가 더 넓은 제조업체는 유통망에 있는 도매업체 및 다른 업체와 유리한 조건으로 협상할 수 있는 위치에 있게 된다.

세 번째 이유는, 시간에 따른 혁신의 경제학(economics of innovation)에 있다. 적어도 한 세기 동안 경제학자들은 주어진 산업 영역에서 '장기 파동(long waves)'이라고 불리는 혁신의 기회가 시간이 흐르면서 변한다는 것을 알고 있었다(Atkinson 2004). 예를 들어, 19세기 후반에는 철도, 증기선, 철강과 관련된 기회가 지배적이었다. 20세기 초는 자동차, 철강, 석유의 시대였다. 20세기 중반에는 자동차, 가전제품, 전화기, 항공기를 중심으로 전개되었다. 20세기 후반은 가전제품(휴대전화와 인터넷의 등장), 항공기와 의약품 시대의 시작을 알렸다.

현재의 질문은 21세기의 전반기에 어떤 산업이 혁신과 성장을 주도할 것인가 하는 것이다. 글로벌 의약품 업계의 일부 관측통들은 의약품 산업의 전성기가 이미 지났다고 보아 블록버스터 모델이 가까운 미래에 연구 지향적인 회사를 유지할 수 있을지에 대해 의문을 제기한다. 많은 만성질환(심장질환, 당뇨병, 우울증)은 이미 비교적 효과적인 약으로 치료할 수 있으며, 그중 상당수가 최근에 특허가 만료되었다. 결핵, HIV 및 말라리아는 아직 저렴한 마법의 총알과 같은 약으로 치료할 수 없지만 이런 모든 질병에 대해 몇 가지 효과적인 치료방법이 존재한다.

암 치료는 환자 수가 증가하고 효과적인 치료법이 없다는 점을 고려할 때 유망한 분야이다. 그러나 다양한 암 변종 사이의 유전적 변이로 인해 해당 산업의 미래에는 특정 환자의 암세포에 반응하는 매우 비싸고 개인화된 의약품을 판매하는 소규모 시장만이 있을 수 있음을 시사한다.

최근 몇 년 동안 연구 중심 기업이 새로운 시장을 모색함에 따라 중·저소득국가, 특히 '파머징(pharmerging)' 시장에서 특허 보호를 받는 오리지널 브랜드 제품은 판매 확대를 통해 두 자릿수 성장을 보이고 있다. 많은 저소득국가에서 주로 도시 중산층이 가장 비싼 브랜드 제품을 소비하는 것도 사실이다. 그러나 이런 판매가 확대됨에 따라 고가 의약품의 구매는 구매자, 특히 소득 수준이 낮은 구매자에게 상당한 재정적 부담을 줄 수 있다. 또한 이런 추세는 1인당 GNP 수준이 크게 다른 국가 간에 (약의) 가격을 설정하는 방법과 관련하여 기업에 심각한 윤리 및 경영 전략상의 문제를 제기한다.

연구 지향 기업의 지속적인 통합은 중·저소득국가에 복잡한 영향을 미친다. 인도와 중국에 기반을 둔 기업들과의 경쟁이 치열해짐에 따라 주요 서구 기업들은 글로벌 산업에서 지배력을 유지하기 위해 노력하고 있다. 중·저소득국가에서 의약품 판매를 늘릴 수 있는지는 적어도 부분적으로 가격 책정 전략에 달려 있다. 다음 절에서 이에 대해 다룰 것이다.

의약품 가격

특허 보호 중인 의약품 제조업체는 경제학 입문서에서 많이 논의되는 가격 책정 문제, 즉 차별적인 독점 기업의 가격 문제에 직면해 있다. 이런 제조업체는 해당 제품에 대해 부과하는 대로 가격을 설정할 수 있으므로 가격 결정자가 된다(물론 가격 통제와 같은 정부 정책에 따라 다르다). 그러나 경쟁 시장에서 생산자는 다른 같은 제품과 경쟁하기 위해 기존의 시장 가격으로 판매해야 하므로 가격 수용자가 된다.

독점 기업은 각 시장에서 가격이 구매자에게 미치는 영향, 즉 '수요의 가격 탄력성'을 고려하여 이윤을 극대화한다. 가격에 대한 수요가 덜 민감할수록 해당 시장에서 최적 가격은 더 높아진다. 차별적 독점 기업은 판매 저조로 생긴 수익 손실을 만회할 때까지 판매 중인 품목의 가격을 다른 시장에서 계속 인상할 것이다. '차등 가격 책정(differential pricing)[13]'이라고도 하는 이 논리에 따르면 수요

13) 판매자가 구매자마다 다른 가격을 책정하는 관행으로, 수요가 가격에 덜 민감한 시장에서는 더 높은

가 가격에 더 민감한 가난한 국가에서 더 낮은 가격을 제공하는 것이 제조업체의 이익이 될 수 있음을 보여준다. 그런 시장에서 더 낮은 가격으로 제품을 판매하면 총이윤이 더 많이 발생하는데, 이는 낮은 가격으로 제품을 판매하여 늘어나는 판매량이 판매 단위 당 이윤이 더 적은 것을 능가하기 때문이다(이것은 독점자가 부과하는 가격이 제품의 추가 단위를 생산하는 한계 비용보다 높을 때만 적용됨을 유의해야 하는데, 보통 비용이 상당히 낮은 저분자 기반 의약품이 일반적으로 여기에 해당한다).

차등 가격 책정의 일반이론이 실제로 어떻게 작동하는지에는 많은 문제가 영향을 미친다. 첫째, 최종 사용 구매자가 내는 가격은 일반적으로 제조업체의 판매 가격보다 훨씬 높다. 중개인과 유통업자가 자신의 이익을 확보하기 위해 판매가격에 자신들의 이윤을 추가하기 때문이다. 독점 기업은 도매가격을 설정할 때 이런 효과를 고려해야 한다. 둘째, 기업은 저가 시장에서 판매되는 의약품이 '병행 수입(parallel imports)'이라는 과정을 통해 고가 시장에서 재판매될 가능성을 경계해야 한다. 그것은 고가 의약품 시장에서 독점 기업의 고수익 판매를 감소시키는 위협이 될 수 있다. 셋째, 기업은 또한 부유한 국가가 가난한 국가의 가격을 자국 시장의 가격을 낮추는 근거로 사용할 것을 두려워한다. 이는 '참조가격 책정'(아래에서 설명)으로 알려진 규제 메커니즘을 통해 또는 국가가 제조업체와의 자체 가격 협상에서 다른 국가가 협상 장치로 얼마나 적은 금액을 내는지에 대한 정보를 사용하는 경우 발생할 수 있다. 주요 과제는 기업이 차등 가격 책정의 논리를 얼마나 따르는가이다. 즉, 기업이 다양한 시장에서 제품 가격을 어떻게 결정할까? 그들은 더 큰 시장 점유율을 달성하기 위해 더 가난한 국가에서 가격을 낮출까?

그러나 특허 보호 중인 제품의 생산자라 할지라도 항상 고전적인 독점 기업으로서 행동하는 것은 아니다. 새로운 계열의 첫 번째 의약품이 도입 임상시험에서 유망한 것으로 판명되면 다른 제조업체에서는 특허가 가능한 제품을 생산할 수

가격을 책정한다. 제약 시장에서는 고소득국가에서 특허가 만료된 의약품에 대해 더 높은 가격을 책정하는 관행 [옮긴이]

있을 만큼 충분히 다른 유사 의약품을 개발하려고 시도하는 경우가 많다. 그래서 콜레스테롤 조절을 위한 스타틴, 항우울제인 SSRI, 혈압강하제인 ACE 억제제와 같은 인기 있는 약물군에서는 약리학적으로 유사한 제품이 많다.

흔히 말하는 '미투의약품(me-too drugs)'은 일반적으로 개발 및 채택 경로를 따라 '최초신약(first-in-class)[14]' 의약품이 출시되고 몇 년이 지나 출시된다. 선도 약물은 그것의 획기적인 지위에 대한 홍보를 확대 강화하고, 제네릭 의약품이 개발되기 전에 의사와 환자가 사용에 익숙해지므로 큰 '선도자 이점(first-mover advantages)'[15]을 가진다. 대조적으로, 후발 제품은 의사와 환자가 이미 사용에 익숙한 약을 그만 사용하도록 유도해야 하는 어려운 마케팅에 도전해야 한다. 또한, 경쟁 의약품을 비교하는 직접 비교 임상시험은 드물어서 새로운 제품의 장점을 보여줄 수 있는 증거를 찾기는 어렵다. 후발 의약품은 경쟁 우위를 개발하기 위해 흔히 더 쉽게 복용 및 관리할 수 있도록 설계된다. 후발 제품들은 또한 일반적으로 첫 번째 제품의 가격보다 약간 낮은 가격을 책정한다. 이런 의약품들은 평판이 나아지고 그들의 존재로 인해 시장 선도 제품의 가격이 인하될 수 있다. 실제로 다른 유사 제품들이 경쟁을 유발하면 오리지널 제품에 대한 수요는 가격에 더 민감해진다.

특허가 만료되면 다른 기업에서 동일한 분자를 제네릭으로 생산하는 것이 합법화되고 오리지널 의약품의 가격은 더욱 내려갈 수밖에 없다. 그러나 흔히 유명 브랜드 의약품(Brand-name drug)[16]이 받는 가격 프리미엄이 완전히 사라지는 것은 아니다(결국 코카콜라는 일반적으로 특허가 아닌 브랜드 인지도를 기반으로 현지 브랜드의 탄산음료보다 더 높은 가격에 판매한다). 일부 시장에서는 최초 도입되거나

---

14) 특정 질환을 치료하기 위한 특정 종류 또는 계열의 첫 번째 의약품. 이 첫 번째 의약품은 후속품이 나오기 전에 환자와 의사가 익숙해지므로 시장에서 많은 이점을 누릴 수 있다. [옮긴이]

15) 특정 전략을 가장 먼저 따르거나, 특정 사업 부문을 개발하거나, 신제품을 출시하는 경쟁자가 시장에서 얻는 이점(인맥, 경험, 평판 등)을 말한다. 이러한 이점은 일반적으로 최초의 의약품을 도입하는 회사에서 발생한다. [옮긴이]

16) 특정 제조업체가 생산한 의약품으로 소비자가 해당 의약품이 판매되는 상호(보호 상표일 수 있음)를 인식할 수 있도록 충분히 광고되고 홍보된 의약품 [옮긴이]

판촉이 잘 이루어진 제네릭 의약품이 브랜드 제네릭과 같이 중요한 브랜드 약품으로의 존재를 확립할 수도 있다. 이로 인해 많은 시장에서 같은 (성분) 의약품의 제네릭 가격이 달라질 수 있다. 요컨대, 특허가 만료된 후에도 활성 성분이 같은 의약품의 가격은 완전 경쟁 모델에서 예측한 대로 움직이지 않으며, 모든 종류에서 가격 차이가 지속된다. 또한, 특허 만료된 오리지널 제품, 브랜드 제네릭 및 비브랜드 제네릭 간에 존재할 수 있는 질 차이에 대한 논쟁이 지속하고 있어 중·저소득국가의 정부 기관뿐만 아니라 개인 소비자들도 어떤 제품을 어떤 가격으로 구매할지 결정하는 데, 어려움을 겪고 있다.

연구 기반 기업은 제품이 특허를 잃을 때 발생하는 가격 침식[17]을 최소화하기 위해 다양한 전략을 사용한다. 오리지널 제품은 새로운 제형(예를 들어 서방형) 또는 혼합제제의 일부로 새롭게 출시될 수 있다. 그런 다음 회사는 흔히 '특허 영구화(patent evergreening)'[18]로 알려진 과정을 통해 제품의 특허 수명을 연장하기 위해 새로운 제품에 대한 특허를 찾게 된다(Kesselheim and Avorn 2006). 또 다른 전략적 대응은 연구 기반 기업이 제네릭 제조업체와 제휴를 맺거나 자체 제네릭 자회사를 설립하는 것이다. 그 기업들은 특허가 만료된 후에도 브랜드 제네릭(Branded generic)[19]으로 특정 의약품의 생산을 지속하여, 특허 보호 제품과 특허 만료 제품 모두와 경쟁한다. 연구 지향 기업이 제네릭 경쟁으로까지 영역을 확장하는 것은 중·저소득국가에 중요한 의미가 있다. 왜냐하면 이런 시장(특히 경제 성장이 있는 국가)은 다국적 기업의 잠재적 표적이기 때문이다.

일부 주요 R&D 기업이 제네릭 시장으로 하향 다변화하여 일부 제네릭 기업은

17) 특허가 만료된 의약품이 계량 신약과의 경쟁이 심화되고 결국 특허가 만료되고 시간이 지남에 따라 가격이 하락하는 현상 [옮긴이]

18) 특허가 만료된 의약품의 제조업체가 새로운 제형 또는 다른 성분과의 조합을 제공하는 등 오리지널 화합물의 변형을 개발하여 특허를 획득하고 판매함으로써 특허 보호를 연장하고자 하는 경우 [옮긴이]

19) branded generic은 제네릭 의약품인데 상품명이 있는 제네릭 제품이다. 따라서 특허보호를 받은 적이 없고, 일반 제네릭과의 차이는 브랜드명(상품명)이 있다는 것이다. 상품명이 있어서 일반 제네릭보다 시장에서 인지도가 높다. [옮긴이]

상향 다변화를 시도하고 있다. 그것은 특히 인도, 중국, 브라질 등 주요 중간소득 국가의 일부 대규모 생산자가 여기에 해당한다. 해당 국가의 몇몇 기업들은 그들의 연구 역량과 새롭고 정교한 활성 성분 생산능력을 향상하고 있는데, 이를 통해 가장 정교한 화학 물질의 제네릭 버전을 생산하여 제공할 뿐만 아니라 미래에 고소득 시장에서 특허를 받고 판매할 수 있는 새로운 분자를 만들 수 있을 것이라는 희망을 가지고 있기 때문이다.

국가 정책의 역할

국가 정책은 여러 면에서 의약품 분야에 영향을 미친다. 특허에 대한 국가 정책, 특히 국가가 물질특허(product patents)를 보호하는 정책 또는 제법특허(process patents)[20]만 보호하는 정책은 몇 가지 기본적인 시장 규칙을 설정하는데, 이는 국내 제조업뿐만 아니라 다국적 R&D 기반 기업에 특별히 중요하다. 상표와 저작권 보호에 대한 국가 정책은 특허를 받지 않은 생산자가 자사 브랜드 제네릭을 홍보할 수 있는지를 결정하는 데 중요하다. 정부의 의사결정은 의약품의 유통망 형성에 영향을 미친다. 정도는 다르지만, 정부는 판매 제품을 승인하고, 수출입을 통제하고, 제품 질을 규제하고, 국민의료보험제도의 적용 범위를 결정하고, 의약품 소매 판매 가격을 결정하고, 처방 기준을 통해 접근을 통제하며, 약사, 약국 및 기타 소매점의 허가를 통해 유통 체계를 형성하는 데 영향을 미친다. 또한 많은 국가에서 광범위한 공공 보건의료 부문을 운영하고 있어서 정부는 의약품의 구매, 공급망 관리 및 조제 활동에 직접 관여한다.

20) 제품특허(물질특허)는 화학적 및 생물학적 방법에 의하여 제조된 유용성을 가진 신규 물질 그 자체에 부여하는 특허로서 일반적인 화학물질 이외에도 유전자, DNA 단편, 단백질, 미생물 등을 포함하는 개념이다. 제법특허는 제조 방법에 대한 특허로 특허 관련 용어에서 process는 화학적 방법에 주로 사용하고 method는 기타 분야의 방법에서 사용한다. [옮긴이]

특허 체계

특허 체계의 핵심 아이디어는 발명가와의 '거래(deal)'이다. 이 체계는 일반적으로 과학적 진보를 촉진하기 위해 기술을 공개하는 대가로 잠재적으로 매우 유익한 독점적 권리를 갖는 기간을 제공한다. 그것은 새로운 기술 개발에 투자할 동기와 그것이 창출하는 이익을 통해 그런 연구를 지원하기 위한 자금원을 제공한다. 이런 종류의 체계는 15세기에 베네치아에서 처음 시행되었으며, 1632년 독점 법령이 공포되면서 영국에서 제임스 1세 치하에서 공식화되었다. 특허는 경제와 산업 발전에 영향을 미치고자 하는 정부의 노력을 지원하는 산업 정책의 도구 중 하나이다.

특허법은 항상 해당 국가가 결정하는 문제였지만 어느 정도 국제적 조정이 있었다. 1883년에 체결된 조약인 「산업 재산권 보호를 위한 파리 협약(The Paris Convention for the Protection of Industrial Property)」은 국가 간에 규칙을 조정하는 과정을 시작했다. 일반적으로 다른 국가에서 특허 보호를 받으려면 발명가는 해당 국가 기관마다 특허권을 별도로 신청해야 한다. 그러나 1994년 「관세 및 무역에 관한 일반 협정(General Agreement on Tariffs and Trade, GATT)」과 관련된 우루과이 라운드 협상에서 지적재산권에 대한 부속 합의가 체결되었다. 이 조약은 「무역 관련 지적재산권에 관한 협정(Trade-Related Aspects of Intellectual Property Rights, TRIPS)」이라고 불리며, 예술 제품, 음악 및 기타 형태의 지적재산권에 대한 특허, 상표 및 저작권을 다룬다. TRIPS는 세계무역기구(WTO)에서 관리한다. 또한 WTO는 국제 무역과 지적재산권 분쟁을 해결하기 위해 몇 가지 준 사법 기능을 가진다. TRIPS에 가입하는 것은 WTO 가입을 위한 전제 조건이다. WTO 가입은 가입 조건을 충족하는 모든 국가가 가입하고자 할 만큼 상당한 무역상의 이점을 제공한다.

그러나 1990년대 후반 국제 에이즈 활동가들의 지원을 받은 많은 중·저소득 국가들은 특허 보호 중인 의약품, 특히 HIV 치료용 항레트로바이러스제(ARV)의 높은 가격을 유지하기 위해 (의약품회사와 관련 국가들이) TRIPS를 활용하는 것에 대해 항의했다. 그들은 그런 가격이 건강에 미치는 영향이 극도로 큰 국가(예를 들어, 많은 HIV 환자가 있는 저소득국가)에서 용납될 수 없다고 주장했다. 이에 대한 대응으로 2001년 국제교섭을 통해 「도하 선언」(WTO 2001)이 탄생했다. 성명서는 TRIPS 지침을 명확히 했다. 특히, 「도하 선언」은 세계무역기구 회원국이 '공중보건을 보호하고 특히 모든 사람을 위한 의약품 접근을 촉진할 권리'가 있음을 확인하였다. 이 성명서는 국가가 긴급한 공중보건 목표를 달성하기 위해 '유연성'을 허락하는 TRIPS 조항을 사용할 권리가 있음을 명시하고 있다. 핵심 요소는 여전히 특허 보호 중인 의약품에 대한 접근을 확대하기 위해 강제 라이선스를 사용하는 것이다.

「도하 선언」은 또한 최빈국 개도국이 의약품에 대한 제품특허를 이행하도록 하는 세계무역기구 요건을 2016년까지 연장했다. 성명서는 국가가 특허 보유자의 허가 없이 (그러나 상표사용료 비용을 지불한다는 조건으로) 국내 생산을 허용하기 위해 강제 실시(compulsory licensing) 메커니즘을 사용할 수 있다고 명시했다. 또한 강제 실시권을 사용하기 위해서는 제조시설이 부족한 국가의 문제를 해결할 필요가 있음을 인식했다. 2003년 8월 30일 세계무역기구는 구제를 요청하는 국가 밖에서 제조가 이루어지도록 허용함으로써 이 문제를 해결할 수 있는 추가 메커니즘을 허용하는 결정을 발표했다(WTO 2003). 그러나 이 접근방식을 구현하는 데에는 상당한 문제가 있었다.

모든 국가가 의약품(또는 다른 형태의 지적재산권)에 대해 TRIPS를 효과적으로 시행하거나 준수하는 것은 아니다. TRIPS의 미시행은 국가와 국내 산업에 단기 경제적 이점을 많이 제공할 수 있다. 그러나 TRIPS를 위반할 경우, 피해국은 중재를 위해 WTO에 제소할 수 있다. 현재 TRIPS 위반 혐의 여부와 관련하여, 생산국들과 인도, 중국 생산업체 간 여러 가지 복잡한 분쟁이 진행 중이다.

규제의 역할

특허 외에도 정부는 국가 정책을 사용하여 제품 등록, 유통, 라이선스, 처방과 조제에 대한 규제 등 의약품 부문에 여러 종류의 규제를 두고 있다. WHO는 국가 규제 당국의 많은 활동 영역을 구분하여 분류하고 있으며(WHO 2007) 이에 대해서는 10장에서 자세히 설명한다. 몇 가지 주요 규제의 역할은 다음과 같다.

- **제품 등록**: 안전과 효능에 대한 정부의 규제는 어떤 제품이 한 국가 내에서 합법적으로 판매되고 사용될 수 있는지를 결정하는 데 중요하다. 정부 정책은 제조업체가 제품의 국내 사용을 승인받기 위해 제출해야 하는 문서와 과학적 증거의 종류를 결정한다. 효과가 없거나 위험한 의약품에 대한 제품 등록 취소 정책도 소비자 보호를 위해 중요하다.
- **수입업자, 수출업자, 도매업자, 판매업자의 면허 부여**를 통해 국가는 의약품 공급망과 관련이 있는 다양한 중개인과 그들의 역할을 규제한다. 일부 국가에서는 비교적 적은 수의 수입업자와 도매업자가 의약품 수입과 유통을 지배하여 시장 경쟁을 제한한다. 필리핀과 같은 일부 정부는 유통망 내 카르텔 행위에 대응하기 위해 이런 상황에 개입했다. 다른 지역(특히 사하라 사막 이남의 아프리카)에서는 일부 종교 기반 비정부기구가 자체적으로 수입을 하고 자체 유통체계를 갖추고 있다.
- **약국 및 소매점 면허 부여**를 통해 정부는 의약품 부문에서 약국과 소매점의 역할과 기능을 전적으로 결정한다. 예를 들어 독일에서는 정부 정책이 체인 약국의 성장을 막았다. 많은 저소득국가에서 공식, 비공식 부문의 민간 의약품 판매자가 급증함에 따라 최종 유통 지점이 많고 상대적으로 규제가 적다. (이로 인해 발생하는) 뇌물과 리베이트가 약국 운영자, 의사, 관리자의 행동에 영향을 미치기 때문에 부패는 많은 국가에서 큰 도전 과제이다(Cohen, Mrazek, and Hawkins 2007). 의약품의 특성, 즉 휴대가 쉬운 고부가가치 제품이며, 공식 유통 채널, 특히 직원이 낮은 임금과 제한된 감독 아래 약을 사적으로 사용하거나 판매하려는 유혹을 받을 수 있는 주변부를 통해 쉽게 우회 유통될 수 있고, 정교한 시험 시설과 과학 지식 없이는 질을 확인하기 어렵다는 점 등으로 인해 의약품에 대한 효과적인 관리는 쉽지 않다.

- 처방과 조제에 관한 규제, 즉 정부는 국가 정책을 사용하여 누가 약을 처방하고 조제할 수 있는지 규제한다. 규제기관은 일반적으로 약국 종사자의 면허에 대한 책임이 있다. 한국, 일본, 대만, 중국을 포함한 여러 아시아 국가는 역사적으로 의사가 약을 처방하고 조제하는 것을 허용했다. 최근 몇 년 동안 이들 국가는 처방과 조제를 분리하는 국가 정책을 채택했는데, 세 국가에서의 접근방식과 결과는 서로 다르다(Eggleston 2009).

더 광범위한 건강 정책

더 광범위한 정책 결정 역시 의약품 부문의 발전과 기능에 영향을 미친다. 여기에는 무역 정책, 산업 정책, 건강보험 정책, 광고 정책 등이 포함된다. 예를 들어, 일본에서는 (사회보험 체계에 의한) 의약품상환 정책이 국가 의약품 산업의 발전을 지원하며 국제 시장보다 국내 시장에 더 중점을 두었다(Reich 1990). 인도에서는 1970년 특허법이 물질특허(product patents)의 인정을 거부했지만, 제법특허(process patents)는 허용했다. 이로 인해 다국적 기업이 인도를 떠났고 인도 제네릭 의약품 산업은 발전하였다. 그 결과, 인도는 의약품을 자급자족할 수 있었고 세계 주요 수출국이 되었다.

의약품 부문 요약

이 장에서는 중·저소득국가에서 의약품 정책 개혁의 맥락을 형성하는 네 가지 의약품 부문의 광범위한 동향을 제시하였다. 대부분의 저소득국가는 세계 의약품 시장에서 매우 작은 점유율을 차지하므로 (의약품 구매) 가격과 기타 문제에 대한 협상에서 제한적인 영향력을 행사한다. 그러나 세계시장의 구조가 변화하고 있으며, 몇몇 중간소득국가는 생산과 소비, 글로벌 의약품 문제에 대한 의제 설정 과정에 참여를 확대하고 있다. 국가 개혁가들은 이 분야의 성과를 개선하기 위해 국가 정책을 변경할 때 국가 의약품 정책, 특히 규제 분야의 많은 실질적인 문제와 광범위한 시장 요인을 고려해야 한다. 다음 장에서는 의약품 정책 개혁을 위한 문제 정의(problem definitions)의 기본 전략과 그런 문제 정의의 근거가 되는 다양한 윤리적 전통(ethical traditions)에 대해 살펴보고자 한다.

참고문헌

Atkinson, R. D. 2004. *The Past and Future of America's Economy: Long Waves of Innovation that Drive Cycles of Growth*. Northampton, MA: Edward Elgar.

Attridge, C. J., and A. S. Preker. 2005. "Improving Access to Medicines in Developing Countries: Application of New Institutional Economics to the Analysis of Manufacturing and Distribution Issues." HNP Discussion Paper, World Bank, Washington, DC.

Bale, H. E., Jr. 2001. "Consumption and Trade in Off-Patented Medicines." *Working Paper* No. 65. Indian Council for Research on International Economic Relations, New Delhi, India. http://www.icrier.org/pdf/bale65.PDF.

Burke, M. A., and S. A. Matlin, eds. 2008. *Monitoring Financial Flows for Health Research 2008*. Geneva: Global Forum for Health Research.

Campbell, D., and M. Chui. 2010. "Pharmerging Shake-up: New Imperatives in a Redefined World." Norwalk, CT: IMS Health.

Cohen, J. C., M. Mrazek, and L. Hawkins. 2007. "Tackling Corruption in the Pharmaceutical Systems Worldwide with Courage and Conviction." *Clinical Pharmacology and Therapeutics* 81: 445–49.

Economist. 2007. "Beyond the Blockbuster." June 28.

Eggleston, K., ed. 2009. *Prescribing Cultures and Pharmaceutical Policy in the Asia-Pacific*. Washington, DC: Brookings Institution.

IMS Health. 2009a. "IMS Market Prognosis." March. Parsipanny, NJ.

———. 2009b. "IMS Health Lowers 2009 Global Pharmaceutical Market Forecast to 2.5–3.5 Percent Growth." News Release, April 22. Parsipanny, NJ.

IMSIHI (IMS Institute for Healthcare Informatics). 2011. "The Global Use of Medicines: Outlook Through 2015." Parsipanny, NJ.

Kesselheim, A. S., and J. Avorn. 2006. "Biomedical Patents and the Public's Health: Is There a Role for Eminent Domain?" *New England Journal of Medicine* 295 (4): 434–37.

Lu, Y., P. Hernandez, D. Abegunde, and T. Edejer. 2011. "Medicine Expenditures." In The World Medicines Situation 2011. Geneva: WHO. Available at http://www.who.int/medicines/areas/policy/world_medicines_situation/en/index.html.

OECD (Organization for Economic Cooperation and Development). 2009. "Health-related R&D." In *Science, Technology, and Industry Scoreboard*. Paris: OECD Publishing. http://dx.doi.org/10.1787/sti_scoreboard-2009-21-en.

Okie, S. 2009. "Multinational Manufacturing—Ensuring Drug Quality in an Era of Global

Manufacturing." *New England Journal of Medicine* 361 (8): 737–40.
Reich, M. 1990. "Why the Japanese Don't Export More Pharmaceuticals: Health Policy as Industrial Policy." *California Management Review* 32 (2): 124–50.
Seiter, A. 2010. *A Practical Approach to Pharmaceutical Policy.* Washington, DC: World Bank.
Singer N. 2009. "Merck-Schering Merger Awaits Reaction from Johnson & Johnson." *New York Times*, March 13, B6.
SustainAbility. 2009. *Pharma Futures 3: Emerging Opportunities.* London: SustainAbility.
UN Comtrade(United Nations Commodity Trade Statistics) Database. 2011. United Nations Department of Economic and Social Aff airs/Statistics Division, New York. http://comtrade.un.org/db
Wilson, D. 2011. "Drug Firms Face Billions in Losses in '11 as Patents End." *New York Times.* March 7, A1.
WHO (World Health Organization). 2004. *World Medicines Situation.* Geneva: WHO.
———. 2007. *WHO Data Collection Tool for the Review of Drug Regulatory Systems* (WHO/TCM/MRS/2007.1). Geneva: WHO.
WTO (World Trade Organization). 2001. "Declaration on TRIPS and Public Health"(WT/MIN (01)/DEC/2). World Trade Organization, Ministerial Conference, Doha, November 20.
———. 2003. "Implementation of Paragraph 6 of the Doha Declaration on the TRIPS Agreement and Public Health," *Decision of August* 30 (WT/L/540). Geneva: WTO.

4장

의약품 개혁의 윤리와 우선순위 결정

제2장에서는 의약품 체계의 성과가 미흡한 부분에 초점을 맞추고, 개선을 위한 우선순위를 설정하기 위한 성과 실패의 사례를 이용하여 의약품 분야 개혁 과정을 시작하는 것의 필요성에 대해 논의하였다. 우리는 실제로 개혁 순환구조 전 과정을 통해 정치와 윤리가 핵심적인 역할을 한다고 강조했다. 제6장에서는 정치가 개혁 과정에 어떻게 영향을 미치는지, 그리고 개혁가는 정치 영역에서 어떻게 더 효과적으로 행동할 수 있는지를 살펴본다. 이 제4장은 윤리의 역할에 초점을 맞춘다. 개혁가들이 정치적으로 매력적이고 실현 가능한 일뿐만 아니라 옳은 일도 하기를 원한다고 가정해 보자. 우리는 그런 우선순위와 행동 방침을 어떻게 식별할 수 있을까?

벤치마킹[1]은 질 관리 문헌에서 널리 논의되는 우선순위 설정에 대한 접근법 중 하나이다(Berwick 1989; Bullivant 1996). 이것의 핵심 아이디어는 간단하다. 질의 관리자는 흔히 결함(defects)의 비율을 어느 정도까지 받아들여야 할까 하는 질문에 마주친다. 벤치마킹 접근방식은 업계에서 인정받는 선두업체와 견줄 만

1) 인정받는 선두업체의 품질 수준이나 다른 유사한 국가가 달성한 건강 상태 결과와 같은 외부 표준과 자신의 성과를 비교하는 과정이다. [옮긴이]

한 성과수준(벤치마킹)을 목표로 해야 할 것을 제안한다. 성과의 수준은 합리적인 노력으로 달성할 수 있어야 한다고 본다. 비록 질에서 '무결점(zero defects)' 접근 방식을 옹호하는 사람들도 있지만(Crosby 1979), 대부분의 벤치마킹 노력에 내재한 생각은 성과 개선을 위한 연속적인 단계가 점점 더 큰 비용이 필요할 가능성이 크다는 것이다. 경제학자들은 이런 아이디어를 '한계 수익의 체감(diminishing marginal returns)'이라고 부른다. 따라서 다른 사용자가 달성한 성과 수준은 비용과 기술 측면에서 모두 실현 가능한 것을 보여준다.

벤치마킹이 내포한 전략적 생각은 기업 또는 국가가 상대적으로 이미 잘하는 것보다 잘하지 못하는 것을 개선하기 위한 노력에 집중하는 것이 낫다는 것이다. 이런 접근법은 흔히 합리적이지만 항상 그렇지 않을 수도 있다. 때로는 한 기업 또는 국가가 이미 어떤 분야의 업계나 지역의 선두주자일지라도 그 영역에서 더 잘하기 위해 노력해야 한다. 예를 들어, 일반적으로 공공 병원의 필수의약품 가용성이 높은 국가에서는 잘 사용하지 않는 몇 가지 의약품이 특히 건강 수준을 높이는 데 중요할 경우, (그 의약품에) 관심을 집중해야 한다. 요약하면 벤치마킹은 다양한 목표들의 실현 가능성을 평가하는 데 도움이 될 수 있지만, 정보에 입각한 의식적인 우선순위 선택(an informed and conscious choice of priorities)을 대체할 수는 없다.

다음과 같은 네 가지 형태의 벤치마킹은 정책입안자가 의약품 개혁의 우선순위를 결정하는 데 도움이 될 수 있다.

- **외부(External) 벤치마킹.**[2] 외부 벤치마킹은 다른 나라를 모방하는 것을 기반으로 한다. 예를 들어, 한 국가는 민간 의약품 판매소에서 (적절한 조사를 통해) 확인한 위조 의약품의 양을 해당 지역에서 가장 성과가 좋은 국가가 달성한 수준으로 감소시키는 것을 목표로 하는 결정을 할 수 있다. 여기서 주의할 점은 국가가 벤치마킹을 사용하여 특정 목표를 우선순위로 선택하는 타당성을

2) 다른 국가 또는 회사의 성과를 자신의 성과를 판단하는 기준으로 사용하는 행위 [옮긴이]

확인하기 위해서는 문화, 지리, 정치, 자원의 특징이 유사한 국가를 선택하는 것이 가장 합리적이라는 것이다.

- **내부**(Internal) **벤치마킹**. 이 접근법은 벤치마크를 설정하기 위해 국가 내의 성과 변화치를 이용한다. 예를 들어, 한 국가는 모든 지방 보건소의 재고 부족(Stock out)[3] 수준을 최상의 재고를 확보하는 지역(districts)의 수준으로 낮추려고 할 수 있다.
- **역사적**(Historic) **벤치마킹**. 이 접근법은 분쟁 이후, 재해 복구 또는 위기 상황에서 유용할 수 있다. 이 벤치마킹의 목표는 그 나라가 역경(adverse events)이 일어나기 전 원래의 상태로 되돌리는 것을 목표로 삼는다.
- **이상적**(Ideal) **벤치마킹**. 이상적 벤치마킹은 타당성 평가를 위한 도구에서 정치적 또는 윤리적 야망에 의해 추진되는 우선순위 설정으로 그 과정을 변화시킨다. 이상적인 벤치마킹의 예로서 새천년개발목표(Millennium Development Goals, MDG)를 달성하기 위한 노력의 경험이 이런 상황을 잘 보여준다.

이 간략한 논의를 통해 우리는 국가 의약품 정책을 수립하는 것이 기업에서 질 개선을 다루는 것보다 훨씬 더 복잡하다는 것을 알 수 있다. 의약품 부문의 성과를 높이려는 국가는 가전업체가 수리비용을 최소화하고 수익을 극대화하기 위해 품질에 대한 고객 인식을 개선하려는 것과 같지 않다. 의약품 부문 개혁가들은 충돌 가능성이 큰 여러 가지 가능한 목표, 다양하고 복잡한 과정과 하위 체계, 수많은 이익집단, 복잡한 형평성 관련 고려 사항에 직면한다. 해야 할 것을 결정하는 것은 개혁가들이 자신이 무엇에 관심이 있고(what they care about) 무엇에 관심을 가져야 하는지(what they should care about) 신중하게 생각해야 한다. 그것은 첫째, 선택된 의약품 부문의 개선을 위한 우선순위에 대한 논의로 이어지고, 둘째, 이런 과정에서 윤리의 역할에 대한 고려로 이어진다.

---

3) 특정 의약품이 특정 위치에서 물리적으로 구할 수 없는 것 [옮긴이]

의약품 부문의 일반적 문제들

우리의 경험에 따르면 국가는 제2장에서 논의된 궁극적인 성과목표를 달성하지 못한다는 점에서 흔히 의약품 부문의 문제를 공식화하려고 하지 않는다. 그 대신 대체로 암묵적인 진단 분석 후 특정 과정상의 문제들을 '그 문제'로 보려는 경향이 있다. 이 장에서는 이런 전형적인 공식(typical formulations)을 살펴보고 우리가 제안한 궁극적인 성과목표와 그런 논의에서 자주 가정 또는 암시되는 다양한 윤리적 생각을 관련지어 살펴본다.

제1장에서 언급한 바와 같이, 저소득국가에서는 의약품 지출의 대부분(75% 이상)이 민간 부문에서 발생하며, 주로 가계의 본인부담금 지출을 통해 이루어진다. 따라서 의약품에 대한 낮은 접근성을 우려하는 개혁가들은 흔히 공공 부문과 민간 부문 모두에서 성과를 개선할 기회뿐만 아니라 두 부문의 상호작용에 초점을 맞춘다.

일반적으로 확인되는 민간 부문의 문제는 제공되는 제품과 고객이 지불하는 가격과 관련이 있다. 의약품 판매자가 기술 교육을 거의 받지 않거나 전혀 받지 않은 비공식적인 환경에서 의약품을 판매하는 경우가 많아서 이들에게 구매자가 의약품 관련 (잘못된) 조언을 받아서 생기는 문제인 경우가 많다. 제품 측면에서도 여러 가지 우려가 자주 표출된다. 민간 부문에서 기준 미달과 위조 제품이 만연하기 쉽다(사례 연구 G, 「나이지리아의 위조의약품」 참조). 부적절한 의약품의 사용은 아주 흔하다. 부적절한 사용은 불필요한 항생제의 남용, 권장 복용 기간 내에 항생제를 복용하지 않는 것, 경구 투여에 앞서 주사제를 사용하는 것, 항정신성의약품을 남용하는 것, 효과가 없는 엘릭서제와 생약제제(herbal medicines)를 사용하는 것 등을 포함한다. 의약품 판매자가 효과적이고 저렴한 제네릭 대신 고가의 특허 제품 또는 오리지널 브랜드 제품을 판매하는 경우도 너무 많다.

불필요하게 비싼 제품의 구매는 높은 본인부담금이 발생하며, 이것은 소비자에게 재정적 부담을 안겨준다. 많은 저소득국가의 의약품 가격은 합리적 가격의 기준인 국제 참조가격보다 높다. 또한 이런 가격은 지역 저소득층의 임금에 비해 상당히 높아서 비용 지불 가능성의 문제를 일으킨다(Cameron et al.). 이런 높은 가격에 대한 원인으로 자주 인용되는 설명 중 하나는 민간 부문에서 의약품이 연속적인 여러 단계의 유통체계를 거치면서 높아진 이윤(markup) 때문이다. 또한 비경쟁적인 시장 구조가 생산과 유통 체인의 다양한 지점에서 높아진 이윤과 가격의 원인으로 지목되곤 한다.

공공 부문의 성과 부진에 대한 불만은 일반적으로 가용성에 초점을 두고 있다. 공급망 장애와 높은 수준의 재고 부족은 흔히 발견되는 문제이다. 또한 관찰자는 공공 조달의 높은 비용, 지연, 구입한 제품의 낮은 질에 대해서 불평한다. 게다가 저소득국가에서 정부 예산이 감당할 수 없는 효과적이지만 비싼 특정 의약품, 특히 항레트로바이러스제(ARV)와 아르테미시닌 기반 병용요법(ACT)을 제공할 수 있을지 의문이 있다. 공공 부문에서 이용 가능한 의약품의 선택과 관련하여, 일부 국가에서는 국가의 필수의약품목록에 새롭고 값비싼 특허 의약품을 포함할 것인가에 대한 논란이 있다(Heuser 2009)(사례 연구 A, 「남아메리카의 필수의약품 목록」 참조). 빈도는 낮지만 일부 국가들에서는 공공 부문의 부적절한 의약품 남용에 중점을 두고 있다. 이것은 흔히 환자 본인부담금이 없거나(공짜이거나) 가능한 한 빠르게 환자를 치료하고자 하는 의료제공자의 욕구에 의해 발생한다.

확인한 다른 문제들은 일련의 일상적인 것보다 더 상위 단계에서 발견된다. 이런 문제들은 사실 이미 논의된 문제들과 관련이 있다. 예를 들어, 일부 개혁가들은 소비자들, 그런 소비자들이 겪고 있는 잘못된 선택의 원인으로 정보의 상대적인 부족, 불합리성, 또는 빈곤과 재정 부담의 정도에 초점을 맞춘다. 다른 이들은 의약품의 가격을 인상하는 정부의 정책에 초점을 맞추기도 한다. 여기에는 의약품에 대한 소매세와 더 높은 비용과 낮은 질을 감수하면서까지 국내 제조사를 개선하려는 노력을 포함한다. 또 다른 사람들은 민간 부문의 부적절한 직접 제공, 잘못된 규제를 하는 정부의 약점(부패, 낮은 임금, 그리고 질 낮은 관리)을 그 원인으로 지적한다.

성과목표 관련 확인된 문제들

이런 모든 다양한 문제들은 제3장에서 검토한 궁극적인 성과목표와 어떻게 관련이 있는가?

그림 4.1에서 알 수 있듯이, 많은 문제가 서로 연결되어 있으며 겹치기도 한다. 이 바로 앞의 단락을 요약하는 한 가지 방법은 개혁가들이 4개의 주요 문제, 즉 ① 높은 가격으로 인한 높은 본인부담금 지출과 민간 부문에서 부적절하게 비싼 의약품 구매, ② 민간 부문에서 낮은 의약품 질, ③ 공공 부문에서 의약품 가용성, ④ 의약품 과소 사용, 남용, 오용에 초점을 맞추는 경향이 있다는 것이다. **그림 4.1**이 보여주듯, 이런 모든 문제는 적절한 의약품 사용의 잠재적 건강 이점을 고려할 때 건강 수준에 영향을 미친다. 또한 이 4개의 문제 가운데 2개의 문제, 즉 민간 부문의 높은 가격과 공공 부문의 열악한 가용성으로 인한 높은 지출은 소비자의 만족도와 재정 보호(Financial protection)[4] 모두에 영향을 미치며, 이 둘은 강력한 상호작용의 효과를 나타낸다. 공공 부문에서 의약품을 구할 수 없을 때, 시민들은 민간 부문으로 눈을 돌리게 되는데, 이는 구입한 의약품에 대한 불만족과 재정적 어려움으로 이어진다. 질이 낮은 의약품은 소비자의 건강과 만족도 모두에 영향을 미친다. 하지만 만족도는 소비자들이 이런 결함을 인식하는 정도까지만 영향을 줄 뿐이다. 마지막으로 의약품의 남용과 과소 사용은 주로 건강 수준의 관점에서 문제가 된다. 실제로 이 문제는 실제 소비자의 선호로 인한 만족도의 증가를 반영하거나 그 원인일 수도 있다.

또한, 이런 결과가 미치는 분포의 문제를 해결하는 것도 중요하다. 특히 민간 부문의 높은 가격으로 인한 재정 보호의 어려움은 불균형하게 저소득층에 영향을 미친다. 마찬가지로 고소득층은 민간 부문에서 의약품을 구입할 수 있어서 공공 부문의 의약품 가용성 부족은 저소득층에 더 큰 어려움이 될 수 있다. 가용성

4) 일반적으로 의료서비스, 특히 의약품에 대한 자금 조달 및 지불을 위한 국가 시스템의 특징. 해당 시스템이 건강 관련 상품과 서비스에 대해 총소득의 상당 부분을 본인 부담으로 지불하지 않아도 되도록 시민을 보호하는 정도이다. [옮긴이]

그림 4.1 의약품 부문의 문제와 궁극적 성과목표 간의 관계

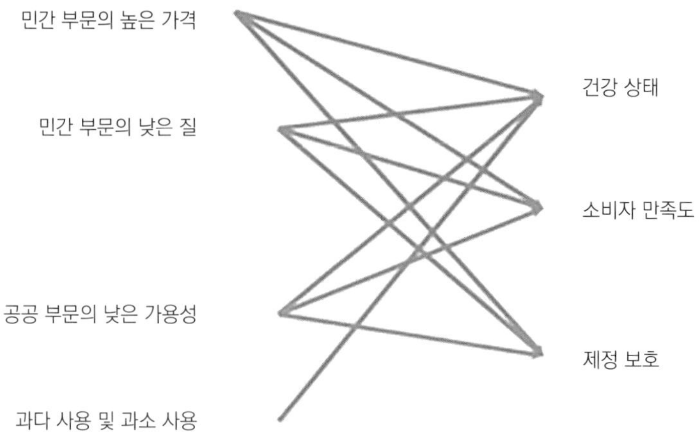

자료: 저자 발표자료

문제는 경제적 측면과 아울러 지리적 측면도 고려해야 한다. 예를 들어 이런 문제는 시골 지역과 가난한 사람들이 사는 변두리 지역에서 더 흔하고 심각하다.

특정 질의 문제는 일부 집단, 특히 교육 수준이 낮거나 저소득 집단에서 더 심각할 수 있다. 예를 들어, 시골 지역은 흔히 민간 의약품 판매소가 많지 않기 때문에 판매소 간 경쟁이 이루어지기 어렵고 이는 질과 가격 모두에 대한 시장 원리의 효과를 제한하게 된다.

성과목표 관련 윤리적 관점: ① 공리주의

우리가 확인한 의약품 부문의 세 가지 주요 성과는 모두 공공 정책의 윤리에 대한 지배적인 사고방식 중 하나의 정신에 기초한다. 정책은 그 결과에 따라 판단해야 한다는 관점은 당연히 '결과주의(consequentialism)'라고 불린다. 그러나 이 논쟁은 두 번째 질문, 즉 어떤 결과를 초래하는가로 이어진다. 여기서 유럽과 미국의 사고와 전 세계의 정책 논쟁에 가장 큰 영향을 미친 해답은 '공리주의

(utilitarianism)'로 알려진 관점이다. 공리주의의 가장 영향력 있는 지지자는 존 스튜어트 밀(John Stuart Mill)과 제러미 벤담(Jeremy Bentham)으로 19세기 영국의 사회개혁가이자 도덕철학자이다(Roberts and Reich 2002).

밀과 벤담은 계몽주의와 개신교 개혁의 영향을 반영하여 대단히 개인주의적 접근법을 취했다. 그들은 중요한 결과는 정책에 영향을 받는 모든 개인의 안녕(well-bing) 수준이라고 주장했다. 무엇이 좋고 나쁜지에 대한 논쟁을 종교적 전통주의자들로부터 구출해 내고자 이들은 사회 정책을 과학적으로 만들려고 노력했다. 따라서 이들은 정책의 모든 효과를 고려하는 올바른 방법은 정책과 관련된 모든 사람의 이익과 손실을 합산하는 것이라고 주장했다. 올바른 정책은 벤담의 유명한 표현에 따르면 '최대 다수의 최대 행복(the greatest good for the greatest number)'에서 비롯되었다.

이것은 더욱 중요한 질문으로 이어진다. 안녕(well-bing)의 변화는 어떻게 측정되고 합산될 수 있을까? 밀과 벤담의 답은 교회나 귀족과 자칭 도덕적 권위자들에 맞서 서민들에게 힘을 실어주려는 그들의 목표를 다시 한번 반영하고 있다. 그들은 모든 사람은 개인이 측정할 수 있는 행복 혹은 안녕의 내적 기준을 가지고 있다고 주장했다. 그들이 '공리/효용(utility)'[5]라고 부르는 주관적인 상태야말로 정책 수립의 중심이라고 주장했다. 따라서 공리주의라는 이름이 부쳐졌다.

이런 관점은 의약품의 접근성과 사용에 대한 만족도를 성과목표에 포함시키는 방식으로 우리의 틀에서 구현되었다. 또한 이것은 자원을 할당하는 올바른 방법은 시장 수요에 부응하여 사람들이 원하는 것을 제공하는 것이라는 현대 경제이론의 많은 부분에도 반영되어 있다. 따라서 경제학자들은 낮은 가격이나 무료 제공이 의약품의 과다 사용을 조장한다는 이유로 환자에게 의약품 구매 시 상당한 수준의 본인부담금을 부과하는 것을 지지하는 경우가 많다. 이는 사용자가 상품의 생산원가를 완전히 반영하는 가격을 지불할 필요가 없어서 사용자에게 충

5) 19세기 영국 철학자 제러미 벤담이 만든 고전 경제학의 개념으로, 개인이 의사결정의 결과로 경험하는 주관적인 행복, 만족 또는 웰빙 수준을 의미한다. 경제학자들은 일반적으로 개인이 자신의 효용 수준을 최대한 높이도록 설계된 방식으로 행동한다고 가정한다. [옮긴이]

분히 가치가 없는데도 약을 구매한다는 것이다(Bator 1957). (물론 의학적 가치가 없는 경우는 다른 이야기다).

그러나 의약품 정책의 수립은 이런 종류의 공리주의를 무비판적으로 받아들임으로써 발생할 수 있는 문제들을 보여준다. 당신은 사람들의 선호에 반응하기 위해서만 정책을 수립하기를 원하는가? 심지어 사람들이 항생제나 주사제, 제네릭의 효능, HIV의 치료에 대해 혼란스럽거나 잘못 알고 있을 때조차 말이다.

더욱이 (대부분 심리학자가 의심하는 효용성이 그래도 존재한다고 가정할 때) 효용성은 어떻게 측정되어야 하는가? 경제학자는 다양한 재화에 대한 개인의 '지불 의사(willingness to pay)'[6]를 결정함으로써 효용성을 측정할 수 있다고 답한다. 그러나 이 접근법은 경제적 불평등을 반영하기도 하면서 불평등을 강화하기도 한다. 경제학자들이 느끼는 가치와 상관없이, 전형적으로 가난한 사람들은 그들이 가난하므로 부자들보다 하나의 재화에 더 적은 돈을 지불 하려고 한다. 따라서 우리가 지불 의사에 반응하기 위해 공공 의약품 정책을 수립한다면 의약품은 실제 시장처럼 상위소득 집단으로 불균형하게 흘러갈 것이다. 또한 인구 전체의 손익을 합산하기 위해 사용할 수 있는 효용성을 측정할 수 있는 다른 현실적인 방안은 없다.

이런 공리주의의 원래 형태는 흔히 '주관적(subjective)' 또는 '쾌락주의(hedonistic)' 공리주의라고 불리며 사람들이 느끼는 것에 초점을 맞춘다. 널리 사용하는 한 가지 대안(alternative)은 사람들의 내면적이고 주관적인 감정에 초점을 맞추는 것이 아니라, 사람들의 객관적인 상황에 초점을 맞추는 것이다. 이 대안은 많은 사람이 너무 많은 정보를 모르고 있어서 무엇이 그들에게 정말 좋은지 알 수 없다고 가정한다. 따라서 각 개인에게 가치를 확인하고 부여하는 과정을 분권화(decentralize)시키는 대신, 밀과 벤담이 원했던 것처럼 객관적인 공리주의자들은 이 과정을 중앙집중화(centralize)한다. 밀과 벤담은 전문가 집단이 관찰하고 합산할 수 있는 방식으로 안녕(well-being)을 측정하는 지수를 구성하기를

6) 특정 재화나 서비스를 받기 위해 가상으로 포기할 의향이 있는 금액을 나타내는 경제학 개념 [옮긴이]

원한다. 그들의 접근방식은 제2차 세계대전 중과 그 이후 행해진 다양한 종류의 운용 과학(operations research)[7]과 체계 분석(systems analysis)[8]뿐만 아니라 경제학과 공학에서 더 많은 관심을 끌고 있다.

그런 사고의 중요한 예는 보건 정책 및 자원 분배에 관한 결정을 지원하는 데 자주 사용되는 '질보정생존년(Quality Adjusted Life Years, QALY)'[9]과 '장애보정생존년수[10](Disability Adjusted Life Years, DALY)'이다. 예를 들어, 질보정생존년과 장애보정생존년수는 영국의 의료기술평가기관인 국립보건임상연구소(National Institute for Health and Clinical Excellence, NICE)의 주요 업무 중 하나이다. 국립보건임상연구소는 어떤 시술과 의약품을 제공할 것인지 영국 국영의료체계(National Health Service)에 조언하는 데 매우 적극적인 역할을 하고 있다(Claxton, Schulpher, Drummond 2002). 마찬가지로 독일의 국가질병관리 프로그램에서 영국의 NICE에 해당하는 보건의료 질과 효율기관(Institute for Quality and Efficiency in Health Care, IQWiG)은 의약품 사용에 대한 임상 지침을 개발하는 전문가 패널을 만들었다. 또한 이런 패널은 비용-효과성을 고려한다고 명시적으로 천명하고 있다(Drummond and Rutten 2008).

플래그십 틀의 궁극적인 목표 중 하나인 건강 수준의 중요한 역할은 객관적인 공리주의적 관점을 반영한 것이다. 그러나 의약품 정책의 결정이 이루어질 때 객관적인 공리주의적 관점과 사람들이 원하는 것을 주고자 하는 주관적인 공리주의적 욕구 사이에 긴장이 반복적으로 발생한다. 사실 이것은 단지 사람들이 그들이 좋아하는 약을 선택하도록 허용하는 문제가 아니라, 해가 없는 것을 선택하도록 하는 문제이다. 환자의 요구에 반응하는 것은 실제로 환자에게 해를 끼칠 수

7) 수학적·통계적 모형 등을 활용하여 효율적인 의사결정을 돕는 기법 [옮긴이]
8) 조직 내 각 성분 간의 상호 관계 및 과정을 선택 발췌하여 어떤 특정한 목적을 성취시키는 학문 [옮긴이]
9) https://pink.pharmaintelligence.informa.com/PS148569/EMA-Opens-Discussion-On-Appropriate-Use-Of-AI-In-Drug-Lifecycle
10) 실제 삶의 질과 양을 모든 사람이 질병과 장애 없이 고령까지 사는 이상적인 상황과 비교하여 인구의 질병 부담을 측정하는 지표이다. [옮긴이]

있다. 예를 들어, 환자가 주도하는 동시에 많은 다양한 약을 복용할 경우 환자는 약물 상호작용으로 인한 부작용에 노출될 수 있다. 앞서 언급한 바와 같이, 이런 위해는 개인인 환자를 넘어 전 인구집단까지 확대될 수 있다. 항레트로바이러스제나 항생제를 권장 복용 기간에 완전히 복용하지 않는 것과 말라리아가 아닌 열병(nonmalarial fevers)을 치료하기 위한 항말라리아제를 부적절하게 과다 사용하는 것은 약제 내성 감염병 치료제의 개발로 이어지며 이는 우리 모두에게 궁극적으로 해가 될 수 있다.

객관적 공리주의를 운용방식으로 사용하려 할 때, 각 국가는 질보정생존년(QALY)나 장애보정생존년수(DALY)와 같이 널리 사용되는 측정기준을 벗어날 것인지 여부를 고려해야 한다. 왜냐하면 이런 지수는 전 세계, 국가 간 비교를 위해 다양한 전문가가 선택한 다양한 결과를 평가하는 방법을 구체화하지만 국가 우선순위 설정의 경우, 특정 지수에 내포된 가중치 또는 값은 해당 국가의 윤리, 문화, 정치를 반영하지 않을 수 있기 때문이다(Musgrove 2000).

예를 들어, 이 두 지표는 삶의 질을 보정하고, 하나의 중재(intervention)가 연장한 생명의 연수를 합산한다. 이는 노약자보다는 젊고 건강한 사람의 삶을 연장하는 것에 더 큰 가치를 부여하는데, 이는 젊고 건강한 사람의 수명을 연장하는 것이 더 많은 그리고 더 질 높은 부가적인 수명을 만들기 때문이다. 이런 분석은 한 국가가 노인들에게 비싼 항암제를 제공하는 것보다 소아 질환을 치료하는 저렴한 의약품을 제공하는 것에 더 우선시해야 한다는 것을 의미한다. 우리는 어느 것이 옳은 답인지 말하지 않는다. 오히려 우리는 모든 '이득(gain)'의 측정에는 암묵적인 가치 판단이 수반된다는 사실에 대해 독자의 주의를 환기하고자 한다. 실제로 많은 국가는 질보정생존년 또는 장애보정생존년수를 기반으로 심지어 비용-효과적이지 않은 경우에도 생명을 위협하는 질병이 있는 사람을 치료하는 데 상당한 자원을 분배하기도 한다(Hadorn 1991).

정책 목적을 달성하기 위해 건강 이득(health gain)을 정량화하는 방법에 대한 국가적 결정은 기술의 선택뿐만 아니라 가치의 선택이기도 하다. 정책입안자는 논란이 되는 우선순위 결정에 대한 책임을 전문가에게 전가하는 것이 다양한 이해를 가진 유권자들의 압력에 대처하는 방법으로 정치적으로 도움이 될 수 있다. 한 나라의 필수의약품목록에서 한 제품을 제외하는 결정에 대해 정치 지도자가 "나는 수치를 기반으로 그렇게 했다"라고 주장하는 것은 드문 일이 아니다. 그러나 분석에 사용된 지표가 국제 전문가 중 일부 집단에 의해 고안되었고, 지역 가치와 우선순위를 고려하지 않고 채택될 경우, 이런 정책입안자의 주장은 책임을 결여한 것이다. 대조적으로 국립보건임상연구소(NICE)는 가치 가정을 명시하기 위해 노력하고 있으며, 실제 분석이 수행되기 전과 후에 NICE의 가치와 업무의 다른 측면에 대한 대중의 의견을 요청한다(기관 웹사이트 http://www.nice.org.uk 참조).

성과목표 관련 윤리적 관점: ② 자유주의

공리주의자들이 안녕(well-being)의 총합 지표에 기초한 '최고의 선(the greatest good)'에 초점을 맞추면 인구집단 내 손익 분포에 대해 무감각해진다. 특히, 엄격한 공리주의자들은 어떤 사람들을 위해 일부 사람들을 희생시키는 것이 윤리적으로 가능하다고 여긴다. 또한 가장 최고의 선을 추구하기 위해 객관적 공리주의는 쉽게 온정주의와 강요로 이어질 수 있다. 즉, "우리는 무엇이 여러분에게 최선인지 알고 있고 그것이 예방접종, 오토바이 안전모 착용, 금연이든 간에 여러분의 협조를 구할 것이다"라고 말할 것이다.

분배에 관한 관심의 부족은 흔히 공리주의자들과 의약품 부문의 정책 결정과 플래그십 틀에서 중요한 역할을 하는 또 다른 윤리 사상 학파와 충돌을 초래한다. 공리주의와 다른 관점 중 하나는 개인의 권리를 강조하고, 철학자들이 '자유주의(liberalism)'라고 부르는 신조에 뿌리를 두고 있다.

공리주의와 마찬가지로 자유주의는 계몽주의와 종교개혁에 뿌리를 두고 있다. 그러나 자유주의는 모든 사람이 독립적이고 자율적인 존재이며, 적어도 잠재적으로 자신의 삶을 어떻게 살 것인가에 대해 스스로 결정할 수 있는 존재라는 개념을 출발점으로 삼는다. 이런 관점에서 국가의 역할은 개인들을 위한 틀이나 맥락을 제공하는 것이다. 국가는 모든 사람을 안전하게 지키고, 공동 서비스를 제공하고, 제대로 작동하는 정치와 법률 체계를 만들기 위해서 존재한다. 그러나 사람들이 어떻게 삶을 살아가고, 어디로 가고, 무엇을 하느냐는 모두 개인의 선택에 날려 있다고 본다.

공리주의가 모든 사람의 종국(ends up) 또는 결과(consequences)에 초점을 맞춘다면, 자유주의는 사람들이 어디에서 시작하느냐(where they start)에 초점을 맞춘다. 자유와 자율성에 대한 각 개인의 주장은 권리(rights)의 개념으로 구체화한다. 권리(rights)는 국가의 권위에 대한 구속(restraints)이자 동료 시민들에 관한 요구(claims)이며, 함께 상호 존중의 체계를 구현한다. (타인의 행동이 나에게 영향을 미치지 않는 한) 그 누구도 당신에게 무엇을 해야 할지에 대해 말할 수 없고, 그 반대도 마찬가지이다.

이제 '자유지상주의(libertarianism)'라고 불리는 자유주의의 한 버전은 모든 사람의 홀로 남겨질 부정적인 권리에 초점을 맞추는 것이 특징이다. 중요한 점은 그 부정적인 권리들은 개인 재산권의 보호를 포함한다는 것이다. 자유지상주의는 개인의 재산이 안전하지 않은 한 개인의 자율성을 효과적으로 행사할 수 없다고 주장한다. (이 개념은 아마도 18세기의 농경사회에서나 해당하는 것이다). 사실, 세금은 개인의 재산을 박탈하기 때문에, 자유지상주의자들(libertarians)은 재산권에 대한 어떠한 침해도 가능한 피하려고 정부 활동이 최소한으로 유지해야 한다고 주장한다. 오늘날 많은 고소득국가에서 다양한 중도우파 '자유주의' 정당들이 그런 입장을 옹호하고 있다.

윤리에 대한 이런 접근은 원래 신(God)이 각 인간에게 불멸의 영혼을 부여한다는 유대-기독교의 개념에 힘입은 바가 크다. 이것은 18세기와 19세기 작가들이 보편적인 인간의 자율성과 존중을 위한 주장을 정당화하기 위해 불러낸 영혼의 소유였다. 미국 독립선언문의 유명한 구절은 이런 사고를 잘 보여준다.

> 우리는 다음과 같은 사실을 자명한 진리로 받아들인다. 즉 모든 사람은 평등

하게 창조되었고, 창조주는 몇 개의 양도할 수 없는 권리를 부여했으며, 그 권리 중에는 생명과 자유와 행복의 추구가 있다. 이 권리를 확보하기 위해 인류는 정부를 조직했으며, 이 정부의 정당한 권력은 인민의 동의로부터 유래하고 있다.

최근에 자유주의자들은 신학적 정당성에서 철학적 정당성으로 이동했다. 그들은 이제 인간이 합리적인 사고와 계획을 위한 능력과 도덕적 가치를 인식하는 능력이 독특하다고 주장한다. 이런 능력은 인간에게 상호 존중과 그 존중을 구체화하는 권리를 부여한다(Scanlon 1998).

자유주의 사상의 또 다른 중요한 발전은 자율과 상호 비간섭에 초점을 맞추는 것을 넘어서는 것이다. 또한 부정적인 권리에 대한 배타적인 관심 대신에 많은 현대 자유주의자들은 교육이나 의료와 같은 다양한 상품과 서비스에 대한 적극적인 권리의 존재에 대해 주장한다(Daniels 2008). '평등주의적 자유주의(egalitarian liberalism)'로 알려진 이 사상은 유럽의 민주적 사회주의 전통에 의해 강한 영향을 받아 왔으며, 오늘날 사회주의자들과 기타 중도 좌파 정당의 주요 정치 지지자 중 일부에서 발견된다. 이 관점은 건강권에 대한 특정 언급을 포함하여 많은 국가의 헌법에도 반영되었다. 실제로 일부 국가에서는 개별 환자가 법적 조치를 통해 의약품과 치료에 대한 접근을 정부가 보장하도록 강제하기 위해 그 권리를 사용하고 있다(Hogerzeil et al. 2006).

평등주의적 자유주의자들의 주장은 부정적인 권리를 보호하는 것이 모든 사람이 기회의 공정한 분배에 접근할 수 있도록 보장하지 않는다는 것이다. 모든 사람에게 최소한의 음식, 주거, 교육, 의료서비스를 제공하는 것을 보장하기 위해 정부의 세금과 지출 체계는 사회의 상위에서 하위로 소득과 부를 재분배해야 한다. 많은 평등주의적 자유주의자들은 기존의 재산 분배는 합법적이지 않으며 불공정하다고 주장한다. 그들은 이런 불공정은 재분배를 허용하게 만들고 그것이 (오히려) 과세 대상자의 재산권을 침해하지 않도록 보장한다고 주장한다(Dwork 2000).

이런 평등주의적 자유주의자의 관심은 플래그십 틀에 잘 반영되었는데, 이 틀은 국가 평균 수준의 성과뿐만 아니라 성과의 분배에도 중점을 두고 있음을 보여준다. 우리의 분석 틀에서 형평성(equity)은 분명한 성과 지표는 아니다. 오히려 형평성은 한 인구집단의 다양한 영역 가운데 건강 수준 향상이나 재정 보호와 같은 일부 다양한 성과목표의 분포 측면에서 설명되고 분석해야 한다. 이런 틀에 따라 모든 국가는 그들이 건강관리와 의약품의 사용, 더하여 건강 그 자체를 어느 정도의 권리로서 다루기를 원하는지 결정해야 한다. 또한 각 국가는 어떤 성과의 차원, 예를 들어, 산모사망률, 기대수명, 의약품 지출 또는 인간면역결핍바이러스/에이즈(HIV/AIDS) 감염률이 어떤 분포 양상을 보이도록 할지, 그리고 어떤 인구집단에 우선적인 관심을 가져야 하는지 결정해야 한다.

때로는 최빈곤층의 의약품 접근성과 건강 수준을 개선하는 것이 매우 비용-효과적일 수 있다는 것에 유의해야 한다. 서비스가 부족한 집단에 기본 의약품과 일차 의료를 제공하는 것은 흔히 큰 이득을 낼 수 있다. 이 경우, 불평등 감소가 인구집단의 건강에 상당한 이득을 가져올 수 있다. 그러나 가장 가난한 집단이 지리적으로나 사회적으로 고립되어 있거나 현대 의약품의 사용을 거부할 때, 그들에게 의료서비스와 의약품을 제공하는 것은 어려울 수 있으며, 특별히 비용-효과적이지 않을 수 있다. 실제로 많은 국가는 그들의 평등주의적 자유주의 약속에 기초하여 이런 상충관계(trade-off)[11]를 받아들이면서 이런 서비스를 제공하기를 원한다.

많은 국가에서 의약품을 포함한 의료 자원의 비용 대비 가장 비효율적인 사용은 소득과 부의 분포에서 (하위가 아닌) 최상위수준에서 발생한다. 따라서 전반적인 영향을 극대화하는 것을 우려하는 정책입안자들은 아마도 서비스를 받기 어려운 가난한 사람들에게 부과되는 높은 비용에 대해 걱정하기보다는 과잉 서비스를 받는 부자들의 낮은 생산성 사용을 제한하는 것을 더 많이 걱정해야 할 것이다. 이런 노력은 효율성을 높이고 자원의 더욱 공정한 분배를 촉진할 수 있다.

11) 트레이드오프 또는 상충관계는 다른 측면에서 이득을 얻으면서 집합 또는 디자인의 질, 양, 속성을 없애거나 잃어버리는 일이 수반되는 상황적 결정이다. 즉, 하나가 증가하면 다른 하나는 무조건 감소한다는 것을 뜻한다. [옮긴이]

성과목표 관련 윤리적 관점: ③ 공동체주의

지금까지 논의된 두 윤리적 견해는 모두 개인주의에 기초한다. 공리주의와 자유주의적 접근은 개인의 행복 또는 기회에 기초를 두고 있다. 그러나 인간이 해온 많은 윤리적 사상은 다른 지향점을 가지고 있다. 이 다른 지향점은 사람들이 어디에서 시작하는지(권리와 기회) 또는 그들이 어디에서 끝나는지(안녕 well-being과 효용성)에 초점을 두지 않는다. 그 대신, 사람들이 어떤 인간인지, 그들이 적절한 성품이 있는지, 그들이 도덕적인 방식으로 행동하는지에 초점을 맞춘다. 사회적 차원에서 이는 개인이 특정한 미덕을 구현하는 사회에 적응하고 그런 사회를 건설하는 데 도움이 되는 방식으로 행동하는가에 대한 우려로 표현된다. 본질적으로 전 세계의 모든 주요 종교적 전통은 우리가 '공동체주의(communitarianism)'라고 부르는 이 범주에 속한다.

공동체주의는 매우 큰 '상자(box)'이기 때문에 다양한 아이디어들을 담고 있다는 점에서 앞의 두 윤리적 입장과는 성격이 다르다. 사실 공동체주의자들이 무엇을 믿는지에 대해 말하는 것은 불가능하다. 공리주의자들과 달리 공동체주의자들은 도덕적인 행위에 대한 많은 다양한 정의와 좋은 사회를 만드는 것에 대해 다양한 비전들을 가지고 있다. 따라서 이 범주는 마오쩌둥, 교황, 부처, 그린피스[12]의 윤리적 입장을 포함한다. 간단히 말해서 그 실질적 가치는 구체적인 공동체주의 철학에 달려 있다.

의약품 정책과 관련 논쟁에서는 두 가지 종류의 공동체주의적 우려를 불러일으키는 경향이 있다. 그 중 첫 번째 공동체주의적 우려는 성(sexuality)과 생식(reproduction)의 문제에 대한 도덕적 또는 종교적 신념을 반영한다. 예를 들어, 원래 위궤양 치료제인 미소프로스톨(misoprostol)이 산모 사망의 주요 원인인 산후출혈에 효과적이지만 한편으로는 낙태를 유도하는 데 사용될 수 있어 필수의약품목록에서 제외 여부를 놓고 많은 국가에서 열띤 논쟁이 벌어졌다(Burns

12) 대표적인 환경운동단체 [옮긴이]

2005). 실제로 미소프로스톨은 의료적 낙태와 분만유도 사용을 목적으로 WHO의 제14판 필수의약품목록(2005)에 추가되었다. 그러나 낙태가 불법인 필리핀과 같은 일부 국가에서는 미소프로스톨을 암시장에서 저렴하게 구할 수 있으며 의료적 낙태에 널리 사용하고 있음에도 불구하고, 위궤양 치료제로서 미소프로스톨의 허가를 거부하였는데, 이는 다른 목적으로 사용될 수 있기 때문이다(Juarez et al. 2005). (사례 연구 B, 「스리랑카에서 미소프로스톨의 등록」 참조).

두 번째 공동체주의의 관심사는 특정 항암제와 같이 생존 연장년수 대비 비용면에서 비용-효과적이지 않은 특정 항암제와 같이 매우 비싼 치료제를 제공할 것인지와 관련이 있다. 그러나 그런 치료는 치명적인 질병에 직면한 환자의 유일한 대안이 될 수 있다. 죽음에 가까운 환자들을 위한 치료에 많은 돈을 지불하고 싶은 충동은 때때로 '구조 의약품(rescue medicine)'[13)]이라고 불린다(McKie and Richardson 2003). 그리고 이 '구조 의약품'은 공동체주의적 정당성에 포함되어 나타날 수 있다. 예를 들어, 우리가 어떤 나라인데, 더 살 수 있는 사람을 죽게 내버려 두겠는가? 이런 주장은 흔히 권리나 최대 선을 성취한다는 생각보다는 관대함, 연대감, 유익함과 같은 미덕에 대한 호소에 기초한다.

플래그십 틀의 어떤 성과 측정 방법도 공동체주의적 관심을 직접적으로 반영하지 않는다. 그 이유는 그런 관심들이 매우 다양하며 심지어 상반되기 때문에 이런 관점들을 통합적으로 분석할 수 있는 단순한 방법이 없기 때문이다. 그러나 도덕적 명령에 따르거나 말기 환자들을 구하는 것이 시민들의 만족에 영향을 미칠 때 공동체주의적 관점에 포함될 것이다. 그러나 우리는 다수의 공동체주의 사회가 조직되기 위해서는 오직 하나의 올바른 방법, 즉 개인의 반응과 상관없이, (공동체의) 규범을 존중하는 방법밖에 없다고 생각한다. 대표적인 예로 피임, 낙태, 체외수정 등에 대한 가톨릭의 전통적인 견해가 여기에 포함된다.

모든 공동체주의자가 그렇게 보편적인 것은 아니다. 어떤 이들은 각 사회가 그들 자신만의 규칙 제정을 허용하기를 원한다(상대적 공동체주의자). 그러나 심

13) 사망 위험이 큰 급성 질환 환자의 치료에 막대한 비용을 지출하는 관행 [옮긴이]

표 4.1 세 가지 윤리적 관점의 요약

윤리적 관점	간단한 정의	의약품 정책의 사례 적용
공리주의자	주관적: 가장 낮은 비용으로 개인의 총행복도를 극대화하기	사람들의 선호도 평가를 이용하여 필수의약품목록에 올릴 제품을 결정하기
	객관적: 특정 지수(예: 건강 수준)를 기준으로 최대 총안녕(well-being)을 달성하기	비용-효과 분석을 이용하여 필수의약품목록에 넣을 제품을 결정하기
자유주의자	평등주의적 자유주의: 개인에게 긍정적인 권리를 강조하고 최악의 상황을 돕는 데 주의를 기울이기	사회의 가장 가난한 구성원들에게 가장 필요한 의약품을 제공하는 국가 지원 프로그램을 설계하기
	자유주의자: 개인에 대한 부정적인 권리를 강조하여 최소한의 국가 활동 수준을 유지하기	국가의 개입이나 규제를 최소화하면서 자유 시장이 어떤 의약품을 판매할지 결정하도록 하기
공동체주의자	보편적: 공공 정책 결정을 위한 보편적인 특성으로서 인성과 덕목을 강조하기	특정 의약품(예, 피임약)은 보편적인 가치를 위반하기 때문에 어디에서도 등록되거나 판매해서는 안 됨
	상대적: 단일 사회 또는 집단 구성원을 위한 기초로써 성격과 덕목에서 특정한 특징을 강조하기	지역사회 구성원들은 특정 의약품을 사용해서는 안 되지만, 비구성원들은 그렇게 할 수 있음

자료: 저자 발표자료

지어 그들도 한 사회의 규범이 일단 확립되면 그들은 사회 내에서 큰 도덕적 힘을 가지고 있다고 간주한다. 여성 성기 절제[14]과 같은 문제에 대한 지역 정책 수립에 서양인들이 간섭해서는 안 된다고 주장하는 사람들은 분명히 이 진영에 있을 것이다.

표 4.1은 이런 세 가지 윤리적 관점(그리고 세 가지 광범위한 관점 내의 변이)의 요약과 함께 의약품 정책의 사례 적용을 제시한다.

14) 여성 성기 절제(Female Genital Mutilation/Cutting, 약자 FGM) 또는 여성 할례(女性割禮, Female Circumcision)는 주로 북아프리카와 중동지역에서 오래전부터 흔히 행해온 여성의 성년의식 중 하나로 여성 성기의 음핵 포피만을 제거하는 시술에서 포피, 음핵, 소음순을 모두 제거하는 시술까지 방식은 다양하다. [옮긴이]

플래그십 틀과 경제개발 목표

플래그십 틀은 보건 분야 이슈를 분석하기 위해 개발되었다. 그러나 중·저소득 국가들이 직면하고 있는 의약품 정책 분야에서 일부 어려운 선택은 건강 수준 향상 목표와 경제개발 목표의 교차점과 관련이 있다. 이런 선택에는 플래그십 틀의 선행 연구에서 아직 검토되지 않은 몇 가지 질문을 고려할 필요가 있다.

경제 발전은 모든 국가의 정부가 추구해야 할 분명한 가치의 목표이며, 이것은 일반적으로 공리주의와 자유주의 모두에 적용된다. 공리주의자들은 주관적인 인지 혹은 객관적인 상황에 의해 측정될 때 1인당 국내총생산(GDP)이 높으면 시민들에게 더 높은 수준의 복지를 가능하게 한다고 인식한다. 또한 자유주의자들은 전형적으로 개발이 개인의 기회를 확장한다고 보기 때문에 일반적으로 개발을 선호한다. 자유주의자들은 사적 부의 창출에 더 중점을 두지만, 평등주의적 자유주의자들은 성장이 창출하는 정부 세입의 증가를 선호한다. 이는 교육과 의료와 같은 재분배 사회 서비스에 대한 자금 조달 증가를 가능하게 하기 때문이다. 그러나 일반적으로 자유주의자들은 성장 정책에 찬성한다. 물론, 성장이 전통문화를 약화할 때, 만약 성장이 불평등을 증가시킨다면 일부 평등주의적 자유주의자들이 반대하듯이 상대적 공동체주의자들도 성장을 반대할 것이다.

누군가가 성장 목표를 위해 의약품 부문 성과를 희생하는 것을 옹호할 때, 의약품 정책입안자들은 어떻게 대응해야 하는가? 예를 들어, 비용이 증가하고 질은 낮아질 수 있는 현지 제조업체가 (자기 상품의) 우선 구매[15]를 요청하는 경우 이런 갈등이 발생한다. 다른 예로, 의약품에 대한 수입 관세와 판매세, 지역 수입자를 보호하기 위한 정책, 심지어 현지 업체에 대한 질 기준을 낮추는 정책 등도 그런 갈등을 유발한다.

의약품 정책입안자는 건강이 안녕(well-being)과 기회의 한 측면일 뿐이라는

15) 비용이나 품질에 부정적인 영향을 미치더라도 수입에 의존하지 않고 현지 제조업체로부터 의약품 구매를 극대화하는 일부 국가 정부의 정책 [옮긴이]

명백한 현실을 인정할 필요가 있다. 그리고 어떤 사람들은 특정한 상황에서는 경제개발 이익을 달성하기 위해 건강 목표를 단기적으로 희생하는 것이 적절하다고 주장할 수 있다. 예를 들어, 어떤 한 국가는 중요한 교통 인프라를 완성하기 위해 몇 년 동안 보건 분야에서 개발 프로젝트로 예산 재분배를 결정할 수 있다. 그러나 대부분의 국가 정책 결정 논의에는 재무부와 의약품 산업 경영진을 포함하여 많은 성장 지지자들로 구성되어 있을 가능성이 크다. 하지만 다른 쪽에 존재할 수 있는 세력을 고려할 때, 우리는 의약품 분야에 책임 있는 사람들이 자신의 활동과 책임에 대해 합리적인 옹호자가 될 수 있다고 제안한다.

그런 결론은 건강 수준 목표가 경제개발목표를 위해 희생해야 한다는 주장에 대해 의약품 정책입안자들의 회의적인 태도가 있을 수 있음을 시사한다. 이런 회의론은 경제개발을 이유로 의약품에 대한 접근성을 낮추는 정책이 채택되기 전에 잠재적인 경제적 효과에 대해 신중하고 편파적이지 않은 분석을 해야 한다고 주장하는 등 다양한 형태를 취할 수 있다. 또는 가격과 의약품의 접근성에 대한 장기적인 영향을 피하려고 일시적인 보호조치를 취하도록 하는 것을 포함할 수 있다.

의약품 정책의 국제적 차원

보건 정책 수립의 어떤 분야도 국가의 의약품 정책만큼 국제적이지 않다. 많은 의약품 개발자와 제조업체는 국제 기업이다. 브로커, 조달 에이전트, 협상자 등의 많은 중개자가 국제적으로 활동한다. 무역과 지적 재산을 지배하는 규칙은 국제조약으로 구체화되어 있다. 특히 저소득국가의 고부가가치 제품에 대한 재원의 대부분은 양자 및 다자간 기증자로부터 발생하고, 많은 저소득국가는 상당한 양의 직접 기부를 통해 의약품 지원을 받고 있다. 또한 국제기구는 의약품 부문에서 광범위한 활동을 할 수 있다. 국제기구는 판매자에게 사전 적격 인증을 주거나, 의약품을 감시하고, 자체적으로 조달과 수입을 진행하며, 교육, 대출, 기술 지원을 통한 정책개발 지원에 이르기까지 광범위한 역할을 행할 수 있다. 또한 많은 국제 비정부기구들도 가난한 나라의 의약품 공급망에 관여하고 있으며, 선교병원과 HIV, 결핵, 사상충증, 주혈흡충병 등과 같은 특정 질병의 치료를 위한 의약품의 제공과 정부의 일차의료 시설을 위한 의약품을 제공하고 있고, 비상 상황에서도 매우 중요한 역할을 감당하고 있다.

이런 전개 양상은 현대 세계의 두 가지 중요한 특징을 반영한다. 첫째, 교통과 통신비용의 급격한 감소는 세계화된 경제적·정치적·사회적 관계에서 완전히 새로운 네트워크를 만들었다. 둘째, 이런 상호 의존성 확대로 인해 세계의 부유한 지역에 사는 사람들은 전 세계적으로 최소한의 기회를 보장하는 것에 대해 더 많은 책임을 느끼게 되었다.

역사적으로 재분배에 관한 주장은 흔히 민족(ethnicity)이라는 개념에 의해 부분적으로 정의된 한 국가 내 시민들 간의 상호성(mutuallity)과 호혜성(reciprocity) 주장에 근거하는 공동체주의적 문제였다. 의료나 교육에 대한 접근성의 문제는 독일인과 다른 독일인 간에, 스웨덴인과 다른 스웨덴인 간에 이루어지는 국가 연대(national solidarity)[16]의 문제였다. 한 국가의 정치 기관들도 대부분 똑같은 방식으로 조직되었다. 대표자는 관련 세금을 인상하고 관련 정책을 결정하며, 재분배는 전국 선거에서 대표자를 투표하는 시민 집단 사이에서 발생한다.

하지만 만약 부정적인 권리와 긍정적인 권리가 모두 각 개인의 인간성에 뿌리를 두고 있다면, 왜 그런 두 가지 권리에 대한 인정과 자금 조달 지원이 국가의 정치적 경계선에 의해 제한되어야 하는가? 사실, 프랑스 공화국이 유럽 전역의 구체제에 대항하는 봉기를 시도한 것이나, 초국가적 계급연대를 촉구하는 다양한 사회주의의 '인터내셔널(internationals)' 운동,[17] 국제인권선언 등에, 오랫동안 지속되어 온 국제주의적 입장(internationalist strain)은 평등주의적 자유주의 전통의 일부이다. 실제로 호주의 정치철학자 피터 싱어(Peter Singer)는 전 지구적 공리주

---

16) nation/ national은 국가라는 의미도 있지만, 민족이란 의미를 가질 때도 있다. 즉 근대에서 국가와 민족이란 개념은 상당부분 중첩되는 개념이다. [옮긴이]

17) 사회주의계 노동자 및 사회주의 단체의 국제적 조직들을 말한다. [옮긴이]

의 관점에서 부유한 나라의 개인은 가난한 나라의 가난한 사람들을 돕기 위해 돈을 내야 할 도덕적 의무가 있으며, 도덕적 의무가 그들의 삶에 부정적인 결과를 초래할 수 있는 시점까지 그런 의무를 다해야 한다고 주장했다(Singer 2009).

국제적 권리와 의무를 옹호하는 사람들의 수사(rhetoric)에도 불구하고, 원조 제공국에서 원조 관련 논의는 일반적으로 영향력이 적다. 해외 원조자금을 제공하는 것은 흔히 동정심이나 관대함의 측면에서 정당화되거나, 무역이나 정치적 관계를 유리하게 만드는 방법으로써 또는 '소프트 파워(soft power)'[18]의 발전을 위한 경로 등 국가의 이익을 위해 이루어진다(Nye 2004). 사실 현재 세계 상황에 대한 일부 비평가들은 세계무역기구 규칙 제정을 포함하여 국제 원조와 무역 정책이 원자재 공급 보장, 시장 개방, 정치적 불안정 방지, 국제적 감염병 통제 등에 있어 고소득국가들의 이익에 과도하게 좌우되고 있다고 비판한다. 이런 비평가들에게 있어 현재의 원조 프로그램은 흔히 전 지구적 형평성에 대한 더욱 근본적인 질문에 대한 관심을 다른 곳으로 돌리는 역할을 하고 있다고 본다.

모든 수혜국이 너무나 고통스럽게 인식하고 있듯이, 국제 자원에 대한 의존은 국제 압력에 대한 취약성을 초래한다. 세계은행 대출에 따른 정책 여건이나 국제통화기금(IMF)이 차입국에 가하는 경제 정책의 제약 문제만은 아니다(Stiglitz 2002). 예를 들어, 국제기구들이 한 나라에 들어와서 HIV, 말라리아, 소아마비 퇴치를 위한 특별한 프로그램을 수립하는 것을 돕거나, 국가들이 새천년개발목표(MDG)를 달성하는 데 집중하도록 압박할 때, 그런 노력은 다른 보건과 의약품 관련 영역에서 사용해야 하는 인력과 자원을 빼어갈 수 있다. 게다가 원조 제공국들은 정치 구조의 여러 지점에서 수혜국에 대한 접근을 시도할 수 있고, (수혜국의) 정책개발의 질서 과정과 일치하지 않는 형태로 대통령이나 장관들의 합의를 받아내기도 한다.

(수혜) 국가들은 흔히 그런 외부 압력에 분개하지만, 수혜자들이 무조건적인

18) 군사력이나 경제제재 등 물리적으로 표현되는 힘인 하드 파워(hard power)에 대응하는 개념으로 정보과학이나 문화·예술 등이 행사하는 영향력을 말한다. [옮긴이]

지원을 받아야 하는 이유를 설명하기는 쉽지 않다. 위에서 언급한 바와 같이, 일반적으로 부자에서 가난한 자로의 재분배는 두 집단이 그들의 상호 의무를 발생시키는 더 넓은 정치적 관계로 함께 묶여 있다는 가정에 기초한다. 일단, 이런 관계가 성립되면 정치적 간섭이 불가피하다. 예를 들어, 글로벌 펀드(Global Fund) 또는 다른 기부자들이 그들의 보조금과 관련된 사기(fraud)를 통제하려고 하는 것이 불법적인가? 그리고 만약 그들이 문제를 발견한 국가에서 일시적으로 의약품 재원의 지속성을 위태롭게 하는 방식으로 자금 지원을 줄인다면 우리는 어떻게 대응해야 할까? 까다로운 부분은 원조를 받는 국가들의 주권을 존중하는 범위 내에서 그런 개입(interventions)을 유지하는 것인데, 실제로는 큰 의견 차이로 이어지는 경우가 많다.

공정한 과정의 중요성

개혁가들이 채택하는 철학적 관점과 관계없이, 그들은 그들의 일반적인 생각이 구체적인 정책 질문에 대답하기에는 세밀하지 않다는 것을 발견한다. 예를 들어, 한 분석가가 객관적인 공리주의적 접근방식을 따르기로 선택했다고 해서 그것이 HIV/AIDS 환자의 수명을 연장하는 항바이러스제의 가치와 우울증을 치료하는 의약품을 제공하는 영향의 가치를 평가하는 방법에 대해 말해주지는 않는다. 마찬가지로 의료에 대한 권리를 믿는 평등주의적 자유주의자라 할지라도 시골 보건소에서 어떤 약을 무료로 이용할 수 있어야 하는지에 관한 결정을 쉽게 할 수는 없다.

합리적이고 선의를 가진 개인이 이런 문제들에 대해 동의하지 않을 수 있다는 것을 고려할 때, 사회는 이 문제를 어떻게 해결해야 할까? 최근 몇 년 동안 철학자 노먼 대니얼스(Norman Daniels)는 '합리성에 대한 책임(Accountability for reasonableness, A4R)'[19]이라고 부르는 시험을 충족하는 의사결정 과정을 지지해오고 있다(Daniel 2000). 이 개념은 의사결정 과정이 개방적이고 투명해야 한다는 것이다. 모든 의사결정은 명시적 기준에 기초하여 도달해야 하며, 공개적으로 이용 가능한 추론으로 정당화되어야 한다. 이 결정에 영향을 받는 당사자들은 그들의 의견을 제시할 기회가 필요하다. 이 결정은 최고 수준의 이용 가능한 과학적 정보에 의존해야 하며, 정책의 결과에 대한 증거가 축적됨에 따라 정책을 수정하고 또 수정할 수 있어야 한다.

대니얼스의 이런 입장에 관한 주장은 자유주의 사상에 뿌리를 두고 있다. 그는 정책에 의해 영향을 받는 사람들의 권리를 존중하기 위해서는 그들이 정책에 영향을 미칠 공정한 기회를 얻어야 한다는 것을 암시한다고 주장한다. 그리고 그는 영국의 국립보건임상연구소(NICE)와 같은 예를 들며 이런 기관을 만드는 것이 가능하다는 것을 보여준다.

역설적이게도 합리성에 대한 책임은 해결하려고 하는 바로 그 문제 중 일부에 영향을 받는다. 예를 들어, 우리는 참여적 의사결정 과정(participatory decision processes)이 전문가, 시민과 함께 시도되고 있는 다른 분야 과정 설계의 세부 사항에 세심한 주의를 기울여야 한다는 것을 알고 있다(Laird 1993). 그렇지 않으면 가장 많은 정보를 가진 사람들 또는 열성적인 이익단체들, 또는 가장 큰 지분과 자원을 가진 사람들이 결국 부당한 역할을 하게 된다. 예를 들어, 미국의 환경문제 중재 노력의 역사는 이 점에 대한 충분한 증거를 제공한다(Ackerman et al. 1974). 하지만 '부당한' 영향이란 무엇인가? 과정을 설계하기 위한 과정이 필요한가? 등의 끝없는 퇴보적 질문들이 (바람직한 의사결정을) 위협한다.

실용적인 관점에서 대니얼스의 연구는 의약품 정책을 책임지는 사람들에게 추천할 만한 것이 많다. 그것은 윤리적 의무뿐만 아니라 정치적 의무도 반영한다. 사회가 효과적인 의약품 정책을 개발하고 시행하려면 신중하게 설계된 의사결정 과정이 학습과 동의 모두를 증진하는 데 필수적이다.

19) 의사결정 과정은 공개적이고 투명해야 하며, 의사결정은 명시적인 기준에 따라 이루어져야 하고 공개적으로 가용한 추론으로 정당화되어야 한다는 것이 원칙(노먼 대니얼스 제안)이다. [옮긴이]

윤리 요약과 제안들

우리가 강조했듯이 의약품 정책을 위한 우선순위를 정하는 결정은 한 국가의 정치적 권위의 적절한 기능이다. 플래그십 틀은 이런 정책 결정을 구체적으로 명시하지는 않지만, 질문에 접근하는 방법과 우선순위 설정의 윤리적 차원을 고려하는 방법에 대한 지침을 제공한다(이 장에 제시된 세 가지 윤리적 관점의 요약은 **표 4.1** 참조). 이 절은 요약을 넘어 의약품 정책 분야에서 발생하는 핵심 성과 문제의 일부와 관련하여 우선순위를 설정하는 방법에 대한 일련의 실질적인 제안을 제공한다.

① 건강 수준을 개선하기 위해 노력하는 것부터 시작하라. 인구 중 가장 빈곤한 집단의 건강 수준을 개선하는 데 상당한 관심을 가져야 한다. 건강 수준은 의약품 정책 결정의 주요 관심사이며 다른 고려 사항들을 판단하는 기준이 되어야 한다. 이런 제안 원칙은 건강 수준의 어떤 측면이나 어떤 집단을 우선해야 하는지를 말하지는 않는다. 그러나 이것은 형평성과 세부적인 우선순위 문제를 해결해야 할 필요성을 강조한다.

② 비용 효과적이지 않은 구조 지출(rescue spending)에 대한 요청에 대응하기 위해 그런 기금에 예산 제한을 두고 적절한 과정을 만들어라. 경험에 따르면 비교가 가능한 결정, 즉 누가 인공호흡기를 달 것인지 또는 누가 비싼 항암요법을 받기 위해 해외로 갈 것인지 경쟁하는 경우 지출에 제한을 두는 것이 훨씬 쉽다. 합리성에 대한 책무성을 가진(accountability-for-reasonableness) 과정에 의해 설정되고 할당된 예산 한도는 소수의 환자를 위한 고가 의약품 치료에 대한 압력을 다루는 한 가지 방법이다.

③ 비용 효과적이지 않은 치료에 대한 환자의 요구에 오직 제한적인 방식으로만 대응하라. 낭비적 지출은 국가의 부족한 자원을 낭비하는 것이다. (효과는 없으나) 해가 없는 약에 사비를 들이는 환자들은 자원 낭비 면에서는 문제가 덜 될 수 있으나, 합리적인 의약품의 사용을 늘리기 위한 노력에서 적절한 정

책 대상이 된다. 이런 목적으로 공공 기금을 사용하는 것이 더 문제가 되는데 공공 부문의 지출을 통제하기가 더 쉬워야 하기 때문이다. 더욱 심각한 것은 항생제 내성을 촉진하는 것과 같이 환자나 다른 사람들에게 해를 끼치는 지출이다. 정치적인 한계로 의약품 정책입안자들이 이런 문제들에 대해 강경한 태도를 취하는 것이 제한될 수 있다. 그러나 낭비적이거나 해로운 지출을 줄이는 것은 우리가 믿는 국가의 주요 목표, 즉 인구집단의 건강을 최대로, 또한 공평하게 향상시키는 비용 효과적인 의약품 체계를 달성하기 위해 매우 중요하다.

④ 의약품 사용과 선택에 대한 국민의 이해를 높이기 위해 노력하라. 이것은 장기적이지만 중요한 목표이며 부유한 나라에서도 마찬가지로 중요하지만 달성하기 어려운 목표이다. 대중의 더 나은 이해는 욕구와 필요 사이의 긴장을 줄이는 데 도움이 된다. 그러나 브랜드 식별에 의존하는 것은 정보가 제한된 소비자들에게 합리적인 전략이 될 수 있으며 전 세계 대부분의 개인이 따르는 전략이라는 것을 기억하라. 주사제 선호와 같이 깊이 뿌리내린 문화 규범은 바꾸기가 쉽지 않다. 그러나 우리는 시민들을 더 많은 정보와 권한을 부여받도록 돕는 것이 윤리적 의무라 믿는다. 그것은 유용한 전략일 뿐만 아니라, 자유주의 사고방식에 따르면, 개인의 자율성을 강화한다.

⑤ 경제개발이라는 목적을 위해 건강 이득을 희생하려는 노력에 저항하되, 합리적, 책임성, 투명성을 촉진하는 방식으로 하라. 이것은 뒤에서 광범위하게 논의된다.

이런 생각은 의약품 정책이 허용하는 윤리적 목표에 관한 토론을 유발하기 위한 출발점으로 제안하는 것이다. 이런 생각은 스스로 선택해야 하는 국가 지도자들의 도덕적 책임을 약화하기 위한 것이 아니라 오히려 건설적인 방식으로 그 결정 과정에 들어가는 방법에 대한 일부 지침을 제공하기 위한 것이다.

제4장의 사례 연구(윤리)

Guyer, Anya Levy, and Marc J. Roberts, "Defining an Essential Medicines List in Sudamerica," 사례 연구 A.

Kumar, Ramya, and Michael R. Reich, "Registering misoprostol in Sri Lanka" 사례 연구 B.

참고문헌

Ackerman, B. A., S. R. Ackerman, J. W. Sawyer, and D. W. Henderson. 1974. *Uncertain Search for Environmental Quality*. New York: Free Press.

Bator, F. M. 1957. "The Simple Analytics of Welfare Maximization." *American Economic Review* 47: 22–59.

Berwick, D. M. 1989. "Continuous Improvement as an Ideal in Health Care." *New England Journal of Medicine* 320: 53–56.

Bullivant, J. R. N. 1996. "Benchmarking in the UK National Health Service." *International Journal of Health Care Quality Assurance* 9 (2): 9–14.

Burns, M. 2005. "Misoprostol Use in Obstetrics and Gynecology." *Outlook (PATH)* 21 (4): 1–8.

Cameron, A., M. Ewen, D. Ross-Degnan, D. Ball, and R. Laing. 2009. "Medicine Prices, Availability, and Affordability in 36 Developing and Middle-Income Countries: A Secondary Analysis." *Lancet* 373: 240–49.

Claxton, K., M. Schulpher, and M. Drummond. 2002. "A Rational Framework for Decision Making by the National Institute for Clinical Excellence (NICE)." *Lancet* 360: 711–15.

Crosby, P. B. 1979. *Quality Is Free*. New York: McGraw-Hill.

Daniels, N. 2000. "Accountability for Reasonableness." *British Medical Journal* 321: 1300–01.

______. 2008. *Just Health: Meeting Health Needs Fairly*. New York: Cambridge University Press, 2008.

Drummond, M., and F. Rutten. 2008. *New Guidelines for Economic Evaluation in Germany and the United Kingdom*. London: Office of Health Economics.

Dworkin, R. 2000. *Sovereign Virtue: The Theory and Practice of Equality*. Cambridge, MA: Harvard University Press.

Hadorn, D. 1991. "Setting Health Care Priorities in Oregon: Cost-Eff ectiveness Meets the Rule of Rescue." *Journal of the American Medical Association* 265 (17): 2218–25.

Heuser, S. 2009. "One Girl's Hope, A Nation's Dilemma, A Cambridge Firm's Drug Worked Wonders, but Was Hugely Costly." *Boston Globe*. June 14.

Hogerzeil, H., M. Samson, J. Casanovas, and L. Rahmani-Ocora. 2006. "Is Access to Essential Medicines as Part of the Fulfilment of the Right to Health Enforceable through the Courts?" *Lancet* 368: 305–11.

Juarez, F., J. Cabigon, S. Singh, and R. Hussain. 2005. "The Incidence of Induced Abortion in the Philippines: Current Level and Recent Trends." *International Family Planning Perspectives* 31 (3): 140–49.

Laird, F. N. 1993. "Participatory Analysis, Democracy, and Technological Decision Making." *Science, Technology and Human Values* 18: 341–61.
McKie, J., and J. Richardson. 2003. "The Rule of Rescue." *Social Science and Medicine* 56: 2407–19.
Musgrove, P. 2000. "A Critical Review of 'A Critical Review': The Methodology of the 1993 World Development Report, 'Investing in Health.'" *Health Policy and Planning* 15 (1): 110–15.
Nye, J. S., Jr. 2004. *Soft Power: The Means to Success in World Politics.* New York: Public Affairs.
Roberts, M. J., and M. R. Reich. 2002. "Ethical Analysis in Public Health." *Lancet* 359: 1055–59.
Scanlon, T. M. 1998. *What We Owe to Each Other.* Cambridge, MA: Harvard University Press.
Singer, P. 2009. *The Life You Save: Acting Now to End World Poverty.* New York: Random House.
Stiglitz, J. E. 2002. *Globalization and Its Discontents.* New York: W.W. Norton.

5장

성과 문제의 진단과 정책 대응 개발

우리는 의약품 정책입안자들에게 어떤 결과, 어떤 집단이 개혁 노력의 우선 대상이 될 정도로 불만족스러운지 묻는 것부터 시작하여 잘 훈련된 방식으로 진행할 것을 촉구했다. 공공 부문의 가용성이 열악해 민간 부문에서 높은 본인부담금 지출해야 하므로 특정 인구가 적절한 재정적 보호를 받지 못하고 있지는 않은가? 일부 지역의 질병 이환율 또는 사망률이 예상보다 높은가? 핵심은 의약품 체계는 궁극적인 성과목표로 여겨지는 일련의 목표들을 위한 수단이라는 것이다. 체계를 개선할 위치와 방법에 대한 우선순위를 설정하는 것은 국가가 달성하려는 목표에서부터 시작하는 것이 가장 좋다.

핵심적인 성과실패가 확인되면 개혁 순환구조의 다음 단계는 그런 실패의 원인을 체계적으로 분석하는 것이다. 이 장에서는 '진단 나무(diagnostic tree)'[1]라고 하는 분석 장치를 이용하여 성과실패의 원인을 진단하는 방법을 소개한다. 성과 문제의 원인을 식별한 후 다음 단계인 정책 대응 개발로 진행해야 한다.

우리가 개혁가들이 명시적이고 문서화된 진단 과정(an explicit, written-down

1) 보건 또는 의약품 시스템의 성과에서 확인된 약점의 원인과 그 원인을 체계적으로 설명하는 데 사용되는 분석 장치 [옮긴이]

process of diagnosis)을 거쳐야 한다고 주장하는 이유는 다음 세 가지다. 첫째, 지역 상황의 변동성을 고려하기 위함이다. 예를 들어, 세계의 일부 지역에서는 가난한 사람들이 도로 접근이 비교적 쉬운 밀집된 농업 정착지에 살고 있다(인도 남부의 케랄라, 스리랑카 해안, 중국 남동부 일부 지방). 이와는 대조적으로, 다른 지역에서는 농촌 지역으로의 물리적 운송이 주요 관심이다(예를 들어 많은 아프리카의 시골, 안데스 국가, 몽골 대초원 및 인도네시아의 산악 섬). 행정 능력, 1인당 국내 총생산, 여성의 지위, 전통적 치료사의 역할을 포함한 사회, 경제, 정치 변수에서도 광범위한 차이가 존재한다. 이런 조건은 의약품 부문에서 국가별 성과 차이의 중요한 원인이 될 수 있다. 그들은 또한 대안적 정책 계획의 기대 효과에 대해서도 상당한 제약조건이 될 수 있다. 명시적 진단 활동(an explicit diagnostic exercise)은 이런 조건들을 식별하고, 정책개발에서 이 조건에 대한 최적의 대응 방법에 초점을 맞출 수 있다.

명시적 진단을 수행하는 두 번째 이유는 그런 과정이 의약품 개혁에 대한 사고의 질을 향상시키기 때문이다. 많은 증거는 다양한 배경을 가진 집단이 문제 해결에 참여하는 것이 가치가 있음을 보여준다. 우리는 모두 어느 정도 경험의 포로이다(Kuhn 1962). 우리는 문화적 배경과 전문교육으로 획득한 강력하지만 제한된 관점을 가지고 있다. 의약품 부문 문제에 대해 논의할 때, 경제학자, 감염병 전문의사, 재고 관리 전문가, 사회 홍보 전문가는 각기 다양한 경험을 가지고 의약품 부문의 기능에 대해 다양한 방식으로 생각할 것이다. 명시적이고 문서화된 틀은 다양한 개인이 분석 과정에서 자신의 관점을 반영할 수 있는 구조화된 방법을 제공한다. 가정(assumptions)에 대한 도전과 다른 경험의 활용을 허용함으로써 자칫 부족할 수 있는 지적 자기 훈련(intellectual self-discipline)을 일정 수준 제공할 수 있다. 물론 이런 잠재적인 이점의 실현 여부는 집단의 지도력과 자질에 달려 있다.

이런 진단을 채택하는 세 번째 이유는 투명성과 민주적 책임에 대한 우리의 관심과 관련이 있다. 진단 나무는 이해하기 쉬우며 이익단체, 정치 지도자, 시민사회 대표와 폭넓게 공유할 수 있는 개념 도구이다. 따라서 다양한 이해관계자에게 분석 내용을 전달하는 과정을 가능하게 하고, 그들의 의견과 피드백을 정리할 수 있는 기반을 제공한다.

방법 설명을 위한 간단한 의약품 예시

진단 나무는 '결함 나무(fault trees)', '피쉬본 다이어그램(fishbone diagrams),' '근본 원인 분석(root cause analysis)'과 같은 방법의 변형으로 현대품질경영(modern quality management)을 연구한 사람들에게 친숙한 접근방식이다(Juran and Godfrey 1999).

- 이 방법은 다음의 질문으로 시작한다. "개선해야 할 성과 문제가 무엇인가?" "특정 집단이나 전체 인구에 대해 건강 수준, 시민의 만족도, 재정 보호의 어떤 측면을 개선해야 하는가?"
- 다음 작업은 해당 성과 부족의 원인을 규명하는 것이다.
- 규명한 원인의 원인을 파악한다.
- 목표한 정책 대응 개발이 가능할 정도로 원인을 충분히 특정할 수 있을 때까지 원인 파악 단계를 반복한다.

그림 5.1에서 보듯, 분석의 각 지점에서 각 문제에 대해 여러 원인을 식별할 수 있다. **그림 5.1**은 단순화된 그림이다. 분석의 한 단계에서 확인된 일부 원인이 같은 분석 수준에서 확인된 다른 요인의 원인이 될 수도 있다. 예를 들어, 공공 부문에 아르테미시닌 기반 병용요법(ACT)이 부족한 것 자체가 민간 부문 가격 상승의 원인일 수 있다. 하나의 원인이 여러 후속 결과에 영향을 미치기도 한다. 예를 들어, 공공 부문의 주문, 물류, 도난 문제는 모두 공공 부문 관리 부실이 원인일 수 있다. 이 그림도 최종적으로 완성된 것은 아니다. 일반적인 국가 분석에는 과정이 완료되기 전에 '왜?'라고 질문하는 두 세 단계가 더 포함된다. 그리고 그

그림 5.1 의약품 성과 진단 나무

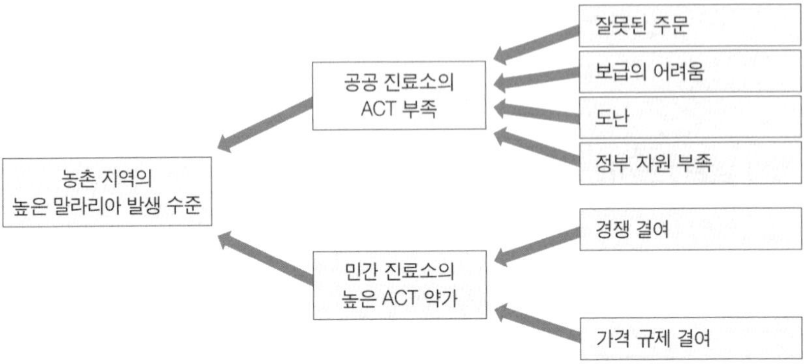

자료: 저자 발표자료
주: ACT = 아르테미시닌 기반 병용요법(Artemisinin based combination therapy)

결과로 생긴 나무(tree)는 여러 장의 큰 종이나 화이트보드 위에 펼쳐질 것이다.

게다가 **그림 5.1**은 어디까지나 가상의 예이며, 국가마다 상황은 다를 것이다. 일부 국가에서는 소비자들이 더 익숙하고 싸다는 이유로 오래되고 효과가 없는 치료법을 선호한다. 아르테미시닌 기반 병용요법(ACT)이 가격 규제 대상 의약품이라면 더 큰 이익을 내기 위해 가격 규제를 받지 않는 다른 제품들을 판매할 수도 있다. 공공 부문의 물류 문제가 발생하는 원인이 매년 장마철에 한 지역이 침수되었기 때문이거나 부패한 지방 공무원이 이용 가능한 차량을 개인적 정치 목적으로 전용하기 때문일 수 있다. 진단을 통해 적절한 정책 대응이 결정되기 때문에 진단을 내리는 것은 매우 중요하다. 진단은 주목된 성과 문제에 따라 달라지므로 문제 파악 과정 또한 매우 중요하다.

진단 과정에서 의약품 부문의 정책입안자가 직접 해결할 수 없는 원인이 있을 수 있다. 자연재해 또는 무력 충돌로 인한 공급 중단 문제를 해결하거나 보상하는 것은 가능할 수도 있고 불가능할 수도 있다. 마찬가지로, 분석을 통해 의약품 부문 외 보건의료체계에 존재하는 중요한 원인, 심지어 전체 보건의료체계의 외부에 있는 원인까지도 밝힐 수 있다. 하지만 나쁜 결과에 대한 이런 영향요인들이 아무리 중요하다 할지라도 일반적으로 의약품 정책의 변화로 그것을 바꿀 수 없다. 의약품 정책입안자들은 무력 충돌 과정에 영향을 미치는 것은 고사하고 시골 지역의 보건소 직원들이 해당 직위에 종사하는지 여부나 홍수가 발생하기 쉬운 지역의 다리를 교체하는 문제에 대해서도 거의 영향을 미치지 못할 것이다. 그러나 이런 원인이 의약품 부문의 성과 부진에 미치는 영향을 파악하는 것은 더욱 광범위한 보건 분야의 개혁 노력 또는 보건 분야 외부의 부문 간 조치가 의약품 공급을 개선하려는 사람들의 에너지를 적절하게 사용할 수 있는 영역에 주의를 환기할 수 있다.

국가의 실제 상황에 대해 정직한 근거 기반 관점에서 진단 과정을 시작하는 것이 중요하다. 현지 전문가들이 한 국가의 의약품 부문에서 실제로 무슨 일이 일어나고 있는지, 예를 들어 실제로 누출이 얼마나 발생하는지 또는 외딴 지역의 직원이 실제로 자신의 근무지에 출근하는지에 대해 외국인 방문객에게 간단히 알려주는 것보다 사실 더 많이 알고 있는 것은 드문 일이 아니다. 체계에 대한 이런 불편한 사실을 인정하고 분석에 통합하는 과정을 거치지 않는다면 진단 작업은 거의 가치가 없다.

중대한 진단은 간단한 작업이 아니다. 흔히 단일 문제에 대해 일련의 원인이 거론되지만, 이들의 상대적 중요성은 명확하지 않다. 이 지점이 근거 기반 개혁이 작동하는 지점이다. 근거 기반 의료행위와 마찬가지로 근거 기반 개혁은 상식 또는 '모두가 알고 있는 것'을 체계적인 실증 데이터로 대체하고자 한다. 다른 지역의 민간 부문 가격은 얼마인가? 구매한 물량의 몇 %가 보건소 선반에 진열되는가? 가용 데이터에 대한 주의 깊은 검토 또는 중요한 실증 문제를 해결하기 위해 추가 데이터 수집을 결정하는 것은 잘 수행된 진단 과정의 일부이다.

진단 과정에서 중간 성과목표와 역할

궁극적인 성과목표는 바로 의약품 정책 개혁가들이 개선에 집중해야 하는 최종 결과이다. 그러나 보건의료 부문의 개혁 분야에서 널리 논의되는 다른 변수들도 분석 과정, 특히 진단 활동에서 중요하다. 이것이 '중간 성과목표(intermediate performance goals)'이다. 이 장에서는 용어를 명확히 하고 분석에서 중간 성과목표의 역할에 대해 논의한다.

우리가 생각하는 중간 성과목표는 다음과 같다.

- 효율성(Efficiency)
- 질(Quality)
- 접근성(Access)

이 세 가지 목표는 그 자체로 목적은 아니지만, 흔히 성과 변화의 중요한 원인이 된다. 또한 제2장에서 설명하였고 제7장부터 제11장에서 더 자세히 살펴볼 조종손잡이에는 포함되지 않는다. 대신 중간 성과목표는 정책 원인과 성과 효과 사이의 중간 생성물이라 할 수 있다. 이들은 또한 다른 곳에서는 그 정의가 달라 개념이 광범위하고 혼란스러울 수 있다. 우리는 우리의 정의만이 옳다고 주장할 수 없다. 그러나 우리가 제시하는 공식은 전 세계의 개혁 노력을 설명하는 데 있어 명확하고 도움이 되는 것으로 밝혀진 공식이다.

- **효율성**(Efficiency). 효율성의 개념에서 다루는 핵심 아이디어는 간단하다. 즉, 목표에 도달하기 위해 가능한 최선으로 자원을 사용하는 것이다. 조금 더 명확히 말하자면, 체계가 효율적인지 알기 위해서는 달성해야 할 목표를 구체화할 필요가 있다. 이런 측면에서 효율성 달성을 위해 체계는 다음의 두 가지 부수적인 조건을 충족해야 한다.
  - □ 기술 효율성(technical efficiency): 모든 상품과 서비스가 최소한의 비용으로 생산되어야 한다.
  - □ 배분 효율성(allocative efficiency): 체계나 과정이 원하는 목표에 도달하는 데 적합한 제품 세트를 생산하고 이를 적절한 최종 사용자에게 전달한다.

의약품 부문에서 '기술 효율성'은 예를 들어, 공공 부문에서 가능한 최저가격으로 의약품을 구입하고 공공 공급망 운영비를 납품목표에 부합하도록 가능한 낮은 수준으로 유지하는 것을 의미한다. '배분 효율성'은 무엇을 누구에게 제공하는지를 나타낸다. 의약학 분야에서 예를 들자면 올바른 제품을 국가 필수의약품 목록에 올리고 적절한 환자에게 투약하는 것을 의미한다. 민간 부문에서 적절한 구매를 장려한다는 의미도 있다. 배분 효율성을 명확하게 판단하는 것은 체계의 목표가 어떻게 정의되는지에 달려 있다. 국가의 목표와 우선순위에 따라 누가 특정 약의 바람직한 소비자인지가 달라진다.

- 질(Quality). 질이라는 개념은 문헌에서 다양한 용도로 널리 사용되지만 핵심은 단순하다. '높은 질'은 재화나 서비스가 누군가가 원하는 방식으로 작동한다는 것을 의미한다. 따라서 질 역시 목적과 관찰자에 따라 달라진다. 상품과 서비스의 서로 다른 사용자와 생산자가 서로 다른 목표를 가지는 것은 당연하다. 부분적으로 그 이유는 질이 다차원적이기 때문이다. 따라서 어떤 약물 제형은 더 빠르게 작용하는 반면, 다른 제형은 더 긴 유통기한을 가진다. 어느 것의 질이 더 좋은가? 답은 특정 관찰자의 우선순위에 따라 달라진다.
  플래그십 틀에 따라 의약품 부문의 여러 질 차원을 두 개의 광범위한 집단으로 나눌 수 있다. 의약학적 맥락에 맞게 명칭을 약간 변경하였다.
  - 임상 질(Clinical Quality). 의약학적 맥락에서 임상 질은 사람들이 사용하는 의약품의 약리적 활성과 그들이 추구하는 치료법의 임상적 적절성을 포함한다. 따라서 이 범주는 의약품 활성 성분의 정확한 양과 순도를 포함한다. 수준 이하의 의약품이나 위조의약품은 임상 질 저하의 명백한 예시이다. 환자가 의약품을 잘못 사용하는 것도 임상 질의 한 측면이므로 잘못된 처방과 항생제 남용도 임상 질 저하의 일면이다. 더 간단한 대안이 가능함에도 불필요하게 비싼 의약품을 사용하는 것 또한 임상 질 저하이다. 단지 이부프로펜(ibuprofen)이 필요했던 환자가 퍼코셋(Percocet)[2]과 같이 비싸고 강력한 브랜드 진통제를 구매하는 것은 임상적 질의 저하

를 나타낸다. 환자가 약사로부터 받는 조언의 적절성(합리적 약물 사용 기준과 관련됨) 또한 임상 질의 한 측면이다.

□ 비임상 질(Nonclinical Quality). '비임상 질'은 임상 결과에 직접적인 영향을 미치지 않는 질 차원을 의미한다(그러나 사용에 미치는 영향 때문에 간접적으로 영향을 미칠 수 있다). 의약품의 비임상 측면은 의약품 자체의 심미적 특징, 복용 방법(정제, 시럽, 주사 및 복용 계획)과 포장을 포함한다. 비임상 질의 또 다른 영역은 소매점에서 서비스의 질이다. 서비스 질 측면에는 사람들이 조제 장소에서 대우받는 방식, 해당 시설의 위치, 운영 시간, 대기 시간, 고객이 사용하는 건물의 물리적 환경 등이 포함된다. 소비자 관점에서 의약품 재고 소진 역시 구매자가 원하는 의약품을 구할 수 없다는 점에서 서비스 질 저하로 볼 수 있다.

많은 보건의료 분야와 마찬가지로 의약품 부문에서도 환자들은 임상 질을 판단하는 것이 어렵다. 그것에 대한 대응으로 가격이나 브랜드를 임상 질의 대리지표로 여겨 사용할 수 있다. 이 경우 최소, 필요 이상의 비용을 지출할 수 있고, 최악의 경우 부적절한 약을 사용하게 될 수 있다. 다른 방법으로는 평가 가능한 변수를 기반으로 소비 결정을 내릴 수 있다. 구매자들은 일반적으로 지역 약국에서 구입한 의약품이 포함해야 할 활성 성분의 전량을 포함하고 있는지 알 수 없다. 그러나 의약품의 향과 맛, 지역 보건소 조제 창구의 직원에 비해 민간 소매점 직원이 그들에게 더 잘 대해주는지는 알 수 있다. 이런 비임상 질 차원에 대한 환자의 민감도는 많은 의약품 구매자들이 민간 소매점을 선호하는 이유, 많은 중·저소득국가에서 개인 의원과 병원이 서비스 질에 관심을 기울이는 이유를 설명하는 데 도움이 된다.

이런 다차원성은 의약품 부문의 관리자들이 명시적인 질 전략을 개발할 필요가 있음을 보여준다. 진단 나무(diagnostic tree) 분석으로 밝혀진 바와 같이,

2) Percocet(옥시코돈과 아세트아미노펜의 복합성분 의약품)은 보통 장기간 중등도에서 중증의 통증 관리에 사용되는 마약류 진통제와 비마약류 진통제로 구성된 복합 약물이다. [옮긴이]

어떤 질의 차원이 성과 개선에 중요한지를 고려하고 고려된 체계의 특징을 개선하는 데 초점을 맞출 필요가 있다. 많은 상황에서 관리 수준이 향상되면 기존 자원으로도 질을 향상시킬 수 있기는 하지만, 가용한 자금의 양이 달성할 수 있는 질 수준에는 한계가 있다. 피아트(Fiat)와 BMW[3] 차를 생각해 보자. 후자는 전자보다 두 배 비싸다. 그리고 둘 다 결함 없이 제조되었다고 가정하자. 이런 조건에서 BMW의 높은 비용으로부터 얻어지는 디자인과 품질의 이점 때문에 피아트는 BMW의 성능 수준에 도달하지 못할 것이다. 마찬가지로 만약 우리가 지역 보건소 설립 및 유지 관리, 직원 고용, 보급에 더 높은 비용을 지출한다면 해당 예산의 일부만을 사용하는 시설보다 잠재적으로 더 높은 질의 서비스를 제공할 수 있다.

- **접근성**(Access). 접근성은 여러 정의를 가진 또 다른 개념이다. 어떤 면에서 접근성은 서비스 질 영역과 겹친다. 그러나 접근성은 의약품 정책에 대한 논의들에서 매우 중요한 역할을 하므로 우리는 접근성을 뚜렷한 중간 성과목표로 간주한다. 접근성은 소비자 혹은 체계 관리자가 원하는 대로 소비자가 의약품과 서비스를 쉽게 이용할 수 있는가의 문제이다. 앞의 두 범주와 마찬가지로 두 개의 하위 구성요소로 구분하는 것이 개념 이해에 도움이 된다.
  - 물리적 가용성(Physical availability). 적절한 장소에서 재화나 서비스를 이용할 수 있는지 여부
  - 효과적 가용성(Effective availability). 가격, 운영 시간, 문화적 장벽과 같은 장애물로 인해 환자가 물리적으로 이용할 수 있는 재화나 서비스를 소비하는 데 어려움이 있는지 여부

  의약품 부문에서 '물리적 가용성'이란 고객이 비교적 쉽게 접근할 수 있는 조제 장소(공공 또는 민간)의 진열대에 적절한 제품이 있는지를 말한다. 재고 부족은 서비스 질 저하 또는 물리적 가용성의 한계로 간주하여 서비스 질과 중

---

3) Fiat와 BMW – 각각 이탈리아, 독일 제조 자동차이다 [옮긴이]

복된다. 효과적 가용성은 소비자가 제품 소비를 결정했을 때 실제로 제품을 구할 수 있는지, 아니면 가격·판매 관행·뇌물 요구 등의 장벽에 부딪히는지를 말한다. 다시 말해, 소비자들은 다양한 접근 장벽의 존재를 서비스 질 저하의 한 측면으로 인식할 수 있다.

접근성이 사용(use)과 같지 않다는 것에 주의해야 한다. 우리는 접근성을 공급 측면의 개념으로 사용하는 반면, 사용은 수요 측면도 포함한다. 예를 들어, 가까이에 있는 공립 진료소에서 의약품 재고를 충분히 갖추어 물리적 및 효과적 가용성을 갖추었다 하더라도 소비자가 해당 의약품이 효과적이라고 생각하지 않는다면 그들이 그 의약품을 이용할 것이라고 보장할 수 없다. 진단 분석을 통해 공급 측면과 수요 측면의 문제를 구별하는 것이 중요하며 이는 선택한 정책 대응의 종류에 영향을 미친다.

접근성 개념에 대한 일부 광범위한 접근방식에는 수요 측면과 의료기술 채택과정에 관한 관심이 명시적으로 포함된다는 점 또한 주목할 필요가 있다(Frost and Reich 2008). 접근성에 대한 이런 접근방식은 의약품의 실제 사용에 초점을 맞추기 때문에 합리적이며, 우리가 건강 수준, 소비자 만족도, 위험 보호라는 궁극적인 성과목표에 영향을 미치고자 한다면 (접근성을 개선하고자 하는 노력은) 의미가 있다.

중간 성과지표의 활용

효율성, 질, 접근성이 의약품 체계의 궁극적인 목표는 아니다. 또한 개혁가가 직접 조작해 성과를 바꿀 수 있는 체계의 특징도 아니다. 오히려 그들은 목적을 위한 수단이다.

이런 범주는 의약품 부문의 다양한 하위 체계 기능에 대한 중요한 특성을 설명한다. 그리고 그 기능은 정책 선택과 정책이 만들어내는 궁극적인 결과 사이의 중요한 연결고리이다.

그림 5.2 체계 성과 결정 요인에 대한 개략적 개요

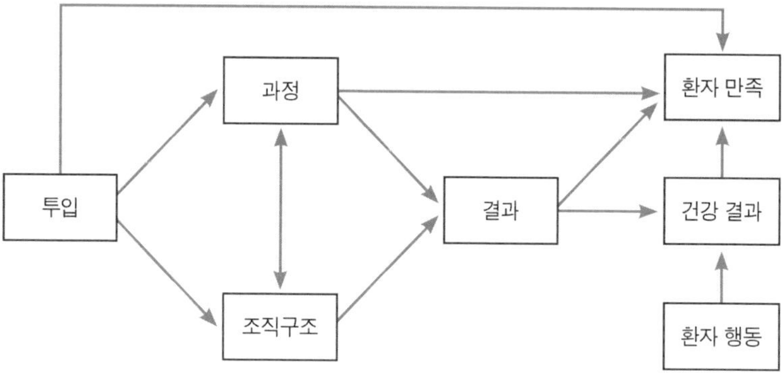

도나베디언(Donabedian)[4]의 고전적 모델은 질을 개선하기 위한 노력으로 구조, 과정, 결과 지표를 구분하였다(Donabedian 1988). **그림 5.2**는 체계 성과 결정 요인의 수정되고 확장된 공식을 제시하는데, 조직구조를 과정과 분리하고, 우리가 초점을 맞추는 두 가지 결과인 건강과 만족도를 구분하여 산출한다. 결과 중 하나인 재정 보호는 자금흐름에 의해 결정되며 다이어그램은 물리적 과정만 설명하기 때문에 이 공식에서는 생략되었다. 또한 우리는 건강 수준 결과를 결정할 때 환자의 행동을 인과적 요인으로 구분한다.

그림 5.2의 맥락에서 중간 성과 지표의 역할에 대해 생각해 보면, 기술 효율성, 비임상 질의 많은 측면과 접근성이 본래 과정 지표임을 알 수 있다. 배분 효율성, 의약품의 임상 질(적정성 포함), 환자가 주목하는 의약품의 비임상적 특성 등을 결과 특성으로 간주할 수 있다.

개혁가들과 관리자들의 궁극적인 관심사가 건강과 만족이라는 결과라면 왜 이런 중간 과정과 결과 지표에 관심을 가져야 하는가? 의약품 제도 개혁가의 관점에서 일부 결과 측정의 어려움은 개혁 시행 이후 어느 정도의 시간이 경과해야

4) 아베디스 도나베디안(Avedis Donabedian)(1919-2000)은 레바논 태생의 의사로, 근대적 의미에서의 의료의 질 관리, 평가 방법, 의료에서의 품질보증(Quality Assurance) 개념을 체계화했는데, 가장 기본적인 질 관리의 구성 요소를 구조, 과정, 결과로 범주화했다. [옮긴이]

성과의 변화가 나타날 수 있다는 점이다. 예를 들어, 만성질환 약물의 공급 개선은 여러 해 동안 기대 수명의 변화에 반영되지 않을 것이다. 또한 건강과 만족도 결과를 평가하려면 일반적으로 비용이 많이 들고 수행하기 어려운 가계조사가 필요하며 따라서 드물게 수행된다.

반면, 널리 사용되는 다양한 의약품 부문 과정과 결과 지표를 고려해 보라. 조달 과정에서 지급되는 가격, 재고와 폐기율(wastage rates),[5] 시중에 유통되는 의약품 질 검사에서의 불합격 비율, 교육을 받은 직원이 실제로 근무하고 있는 보건소의 비율, 말라리아 치료제 처방 전 신속진단검사 사용률 등이 대표적이다. 이런 지표 중 많은 부분을 일상 관리 기록 데이터를 사용하여 비교적 쉽고 저렴하게 관찰할 수 있다. 따라서 일상 관리 기록 데이터는 지속적인 성과 감시 체계의 일부로서 관리자와 개혁가들에게 상당히 유용하다.

과정 개선을 위한 체계 접근방식

개혁가들이 의약품 체계 질(또는 접근성 또는 효율성)을 개선하기를 원한다는 데 동의하고 과정 개선의 우선순위를 확인하면 그 작업을 어떻게 진행해야 하는가? 질 관리 전문가들은 흔히 "모든 체계는 관찰한 결과를 산출하도록 완벽하게 설계되어 있다"라는 아이디어를 적용한다. 질 개선을 달성하려면 체계가 불만족스러운 결과를 산출하는 방식과 이유를 이해한 후 체계를 변화시켜 보다 바람직한 결과를 얻도록 해야 한다는 뜻이다.

공공 규제기관이 의약품 소매가격 통제를 부실하게 하고 있거나, 지역 보건소의 의약품 재입고 절차가 잘못된 주문과 긴 처리 시간으로 인해 마비되는 것이 관찰되었다고 가정해 보자. 경험이 부족한 개혁가라면 문제를 일으키는 '나쁜 놈

5) 제품(예: 의약품)의 전체 재고 중 품질이 저하되거나 보관 중 유통기한이 만료되어 배송되지 않은 재고의 비율 [옮긴이]

그림 5.3 대체 질 개선 전략의 효과: '썩은 사과' 관점

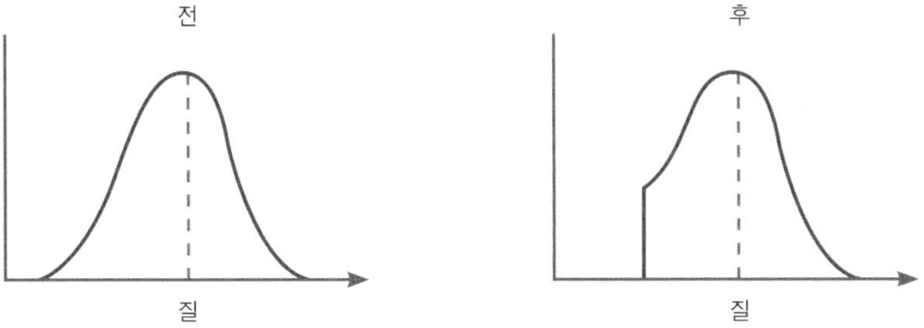

"왼쪽 꼬리" 제거

자료: 저자 발표자료

그림 5.4 대체 질 개선 전략의 효과: 체계 관점

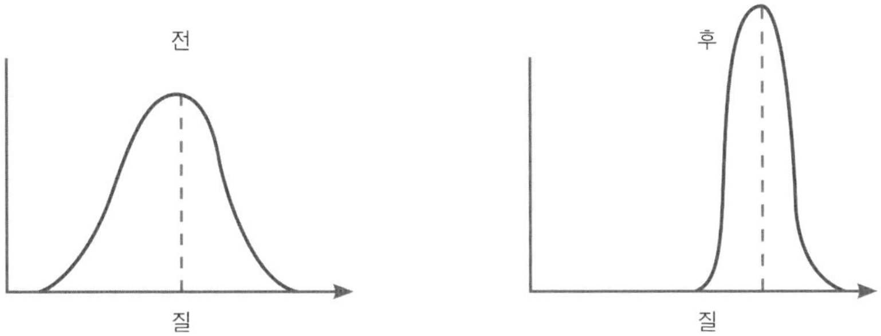

평균 증가와 분산 감소

자료: 저자 발표자료

들'을 찾아내고, 몇 개 안 되는 '썩은 사과'를 없애는 방식으로 대응할 수도 있다. 그러나 체계 관점은 우리의 관심을 다른 방향으로 이끈다. 만약 검사관들이 그들의 일을 하고 있지 않다면, 왜 그런가? 점원을 비난하기보다는 처리 시간이 너무 오래 걸리는 주문 체계를 바꿀 수 있을까? 이런 관점에 따라 질을 단일 차원으로 요약할 수 있다는 가정을 바탕으로 **그림 5.3**에 나타난 두 가지 그림을 살펴보자.

그림 5.3에 표시된 바와 같이 최악의 몇몇 제품을 제거하는 것은 소비자 대부분의 질 경험을 개선하는 데 아무런 도움이 되지 않는다. 그러나 **그림 5.4**와 같이

체계 수준에서 운영한다면 질 분포 전체가 오른쪽으로 이동하여 소비자 대부분에 대한 전반적인 개선을 반영하고 분포에서도 결과의 변이[6]가 감소하는 것을 알 수 있다.

정책 대응 개발

진단이 완료되면 개혁가는 어디에서 정책 선택에 대한 좋은 아이디어를 얻을 수 있으며 어떻게 정책 결정 과정을 진행하면 좋을까?

실질적인 측면에서 우리는 정책입안자가 수정하고자 하는 성과의 문제를 파악하고, 위에서 설명한 진단 나무 연습을 수행했다고 가정해 보자. 그렇다면 이제 그들은 의약품 체계의 기능을 향상하기 위해 의약품 체계의 어떤 영역을 바꿔야 하는지 알고 있다.

우리가 제안하는 첫 번째 조언은 “모방하되, 상황에 맞게 수정하라”라는 구호에 담겨 있다. 의약품 제도 개혁 분야에서 국제적 경험이 빠르게 확대되고 있는데, 그 경험을 아이디어의 원천으로 활용하는 것이 큰 도움이 될 수 있다. 물론 개혁가는 뉴질랜드에서 효과가 있었던 복잡한 참조가격 규제 제도가 우간다에서도 반드시 효과가 있을 것이라고 가정해서는 안 된다. 개혁가들은 제안된 정책을 성공적으로 이행하기 위한 요건을 국가적 맥락에서 주의 깊게 검토할 필요가 있다. 해당 국가는 필요한 데이터 처리 능력, 기술 교육을 받은 필요한 인력 수, 계약 분쟁 해결을 위한 효과적인 민법 체계와 같은 전제 조건을 잘 갖추고 있거나 개발할 수 있는가? 따라서 문화적으로나 경제적으로 유사한 국가의 아이디어를 가장 먼저 찾는 것이 좋다.

정책 아이디어의 다른 원천은 더 큰 믿음의 도약을 필요로 할 수도 있다. 때로는 다른 분야에서의 경험이 정책 대응을 시사할 수 있다. 프랜차이즈 매장의 민

6) 질 관리에서 큰 변이(varidation)는 낮은 질을 의미하므로 이를 줄이도록 노력한다. [옮긴이]

간 부문 전략은 이제 패스트푸드 매장에서 사회적 목표와 공중보건으로 옮겨갔다. 그것은 개발도상국에서 생식 건강 및 기타 서비스 제공에 있어 점점 더 대중적인 접근방식이 되었다(McBride and Ahmed 2001; Montagu 2002). 의약품 부문에서도 유사한 접근법이 개발되고 있다(사례 연구 F, 「탄자니아 기초 의약품 판매소에서 공인 의약품 조제 판매소로의 전환」 참조).

때때로 새로운 문제가 확인되면 정책입안자들은 개혁안을 개발하기 위해 일반적인 이론의 주장이나 해당 분야의 광범위한 지식에 의존해 왔다. 예를 들어, 미국과 일부 유럽 국가에서는 의사들이 급여를 받는 방식을 봉급제에서 'P4P(pay for performance)'로 변경하려는 큰 움직임을 목격했다(Rosenthal 2008). 이 새로운 정책에 대한 최초의 실험은 이전의 특정 경험보다는 일반적인 경제적 주장에 근거하여 정당화되었다. 마찬가지로, 말라리아에 대한 아르테미시닌 기반 병용요법(ACT)의 약가를 지원하는 글로벌 보조금에 대한 아이디어는 이전에 말라리아와 치료법에 관한 연구 경험이 없었던 경제학자 케네스 애로우(Kenneth Arrow)가 이끄는 미국 의학연구소(US Institute of Medicine)의 전문가 위원회로부터 나왔다. 이 혁신적인 아이디어를 실행 가능한 계획으로 변환하려면 그 과정을 이끌 정책 챔피언[7] 집단이 필요했다(Frost et al. 2009).

이런 사실은 이 장의 마지막 주제인 정책개발 과정을 구성하는 방법으로 이어진다. 우리는 과정이 산출(결과)과 정치 모두에 영향을 미친다고 굳게 믿는다. 잠재적으로 정책 영향을 받을 수 있는 사람들에게 정책 설계 과정에 대한 개입을 허용하면 학습의 기회를 얻을 수 있다. 물론, 이익집단은 자신들의 이익에 부합하는 방식으로 정책을 만들고자 한다(결국 그들은 '이익집단들'이라 불린다). 그러나 그들은 또한 정책개발에 실질적인 기여를 할 수 있는 잠재력을 가지고 있다. 이익집단은 다양한 체계와 과정이 실제로 어떻게 작동하는지, 그 기능을 개선하기 위해 무엇이 필요한지 잘 알고 있는 경우가 많다.

(정책으로부터) 영향을 받는 사용자들의 참여는 정책을 승인하고 실행하는 정

7) 본인이 흥미가 있는 제안이나 문제 해결을 추진하는데 자원을 기꺼이 투자하는 사람 [옮긴이]

치과정에도 긍정적인 영향을 미칠 수 있다. 똑똑한 정책 설계자는 잠재적으로 강력한 반대자들과 '윈-윈' 거래를 하고자 한다(Fisher and Ury 1981). 참여 절차는 제안된 개혁안의 효과를 저해하지 않으면서도 수용성을 높이는 방법을 제공할 수 있고, 관련한 다른 이익집단의 필요와 우려를 이해하는 데 도움을 줄 수 있다. 또한 참여 절차를 통해 정책입안자들이 균형을 이루어야 하는 다양한 목표와 압력을 모든 관련자에게 명확히 설명할 수 있다. 따라서 참여 단체들은 청문회와 교육을 모두 받게 된다. 결과적으로 그들은 최종 타협안이 자신에게 완전히 적합하지 않더라도 수용할 가능성이 더 커질 수 있다. 실제로, 설계 절차 외부에 있는 사람들조차 주요 지지층이 개발 과정에서 합리적인 역할을 했다고 설득될 수 있다면 정책 제안을 수용할 가능성이 더 클 수 있다.

참여 절차가 이런 이득을 창출하려면 세심한 관리가 필요하다. 정책설계팀은 덜 전문적이고 자원이 부족한 사람들의 목소리에 주의 깊게 귀를 기울여야 한다. 다양한 이해관계자들에게 발언권이 있지만, 그들에게 거부권은 없다는 점을 분명히 해야 한다. 그렇지 않으면 단지 비건설적이고 심지어 방해되는 행동을 조장할 뿐이다. 충족될 수 없는 기대를 갖게 하지 않으려면, 참가자는 처음부터 정책결정 역할이 아니라 자문 역할을 하고 있다는 점을 이해해야 한다. 개혁팀은 다른 참가자들에게 속거나 압도당하지 않을 만큼 충분한 자원과 전문지식을 갖추어야 하며, 필요할 때 자신의 견해를 견지할 수 있는 명확한 정치적 권한도 필요하다. 그러나 초기 절차에 주의를 기울이면 국가가 개혁 주기를 거치면서 상당한 이익을 얻을 수 있다.

진단 요약

요약하면, 개혁가들은 절차를 시작할 때 의약품 부문의 실적이 저조한 원인을 이미 알고 있다고 단정해서는 안 된다. 대신 질 경영에 관련한 많은 저자들이 주장했듯이 개혁가들은 가장 먼저 개선하고 싶은 성과 문제를 식별해야 한다. 그런 다음 진단 과정을 통해 저조한 성능의 원인을 찾아야 한다. 플래그십 틀은 분석을 수행하는 방법으로 진단 나무(diagnostic tree)라는 특정 기술을 사용하며, 이 장에서는 플래그십 틀 사용에 대한 몇 가지 지침을 제시하였다. 또한 우리는 진단 과정으로부터 최대한의 이익을 얻기 위해 열린 마음과 근거 활용의 중요성을 강조했다.

따라서 진단은 개혁 과정의 중요한 부분이다. 진단은 개혁가들이 우선순위 문제의 식별과 제안된 해결책의 설계를 연결할 수 있게 한다. 더욱이, 진단 나무를 구성하는 과정에서 개혁가들은 체계의 과정과 결과의 "중간 성과지표"라고 불리는 효율성, 질, 접근성의 인과 관계의 중요성에 직면할 것이다. 독자들은 체계 성과의 이런 특성이 그 자체로 목적이 아니며 자체적으로 정의되지 않는다는 점을 기억해야 한다. 특히 배분 효율성과 질은 목적에 따라 달라지며, 체계가 특정 목표에 부합하는 방식으로 기능하는지 여부와 관련이 있다. 따라서 목표를 명시적으로 파악해야 이후 배분의 효율성과 질을 정교하게 고민할 수 있다.

진단이 이루어졌으면 이제 개혁 순환구조의 다음 단계, 즉 앞서 소개한 5개의 조종손잡이를 사용하여 정책 대응을 개발해야 한다. 그러나 조종손잡이로 눈을 돌리기 전에 우리는 정치의 역할에 더 관심을 가져야 한다. 아무리 멋진 개혁도 채택되고 실행하지 않으면 성과를 낼 수 없으며, 채택과 실행은 항상 정치적인 환경에서 발생한다.

참고문헌

Donabedian, A. 1988. "The Quality of Care: How Can It Be Assessed?" *Journal of the American Medical Association* 260: 1743-48.

Fisher, R., and W. L. Ury. 1981. *Getting to YES: Negotiating Agreement Without Giving In*. New York: Penguin.

Frost, L. J., and M. R. Reich. 2008. *Access: How Do Good Health Technologies Get to Poor People in Poor Countries?* Cambridge, MA: Harvard University Press.

Frost, L., M. R. Reich, B. A. Pratt, and A. L. Guyer. 2009. "Process Evaluation of the Project on Defining the Architecture and Management of a Global Subsidy for Antimalarial Drugs." World

Bank, Washington, DC. http://siteresources.worldbank.org/INTMALARIA/Resources/AMFm ProcessEvaluation.pdf

Juran, J. M., and A. B. Godfrey, eds. 1999. *Juran's Quality Control Handbook*. 5th ed. New York: McGraw-Hill, 1999.

Kuhn, T. S.· 1962. *The Structure of Scientifi c Revolutions*. 1st. ed. Chicago: University of Chicago Press.

McBride, J., and R. Ahmed. 2001. *Social Franchising as a Strategy for Expanding Access to Reproductive Health Services*. CMS Technical Paper. Washington, DC: Commercial Market Strategies. September.

Montagu, D. 2002. "Franchising of Health Services in Developing Countries." *Health Policy and Planning* 17 (2): 121–30.

Rosenthal, M. B. 2008. "Beyond Pay for Performance: Emerging Models of Provider-Payment Reform." *New England Journal of Medicine* 359 (12): 1197–1200.

6장

의약품 정책 개혁의 정치 운영

의약품 정책 개혁에서 정치의 역할에 대한 논의는 정치의 본질과 정책과의 관계에 대해 간략히 고찰하는 것에서 시작된다. 즉 정책 결정 과정에서 정치는 어떤 역할을 하고 있고, 또 해야 하는가? 이 장은 개혁가들에게 정치 분석을 수행하는 방법과 개혁 제안을 촉진할 수 있는 정치 전략을 설계하는 방법에 대한 조언을 제공한다. 그리고 의약품 정책과 정치 결정의 몇 가지 사례에 대한 논의를 진행한다.

의약품 정책 결정에서 정치의 역할

첫째, '정치'란 무엇을 의미하는가? 가장 넓은 의미에서 이 용어는 집단과 개인 간의 권력과 권위를 위한 경쟁을 의미한다. 항상 그런 것은 아니지만, 일반적으로 경쟁 끝에 얻는 상(prize)은 규칙을 정하거나 자원을 할당하거나 관료체계 또는 조직의 행동을 통제하는 의사결정 기능에 대한 일부 통제력을 가지는 것이다. 정치 과학자 해럴드 라스웰(Harold D. Lasswell, 1936)에 따르면, 개혁 결정을 내리는 것은 "누가 무엇을, 언제, 어떻게 얻는가"에 대한 집단, 개인 간의 경쟁을 포함하기 때문에 이 정의에 따르면 (개혁 결정을 내리는 것은) 정치적이다.

그러나 정치에는 두 가지 좁은 의미도 있다. 하나는 선거 정치 또는 민주주의 정치의 줄임말이다. 그 용어의 사용법은 선거 과정에 참여하는 사람들 간의 경쟁을 나타낸다. '정치인'이라는 용어는 해당 분야에서 의미 있는 역할을 하는 사람들을 위해 마련되어 있다. 두 번째로 '정치'의 더 좁고 더 부정적인 의미는 더 큰 공공의 이익을 증진하기 위해 행동하기보다는 개인 또는 당파적 이익을 위해 의사결정에 영향을 미치고 특정 이해관계를 위해 일하는 노력을 의미한다.

모든 정책 개혁 과정에서 자원을 얻기 위한 경쟁 정치가 불가피하다면, 민주 상황에서도 선거 경쟁 정치는 불가피하다. 게다가 민주주의 정부가 중요한 사회적 목표라고 믿는다면 선거 정치는 적절하고도 바람직하다. 모든 개혁 프로그램은 가치 선택을 포함한다. 민주주의 정치는 비록 불완전하지만 다양한 철학적 관점에서 옹호할 수 있는 선택 방법을 제공한다.

경쟁 정치는 다른 인간 제도와 마찬가지로 불완전하여 일부 참가자는 특정 이해 당사자에게 이익을 줄 수 있는 상황을 만들기 위해 노력할 것이다. 누군가는 항상 자신의 지역에 있는 공장에 대한 계약이나 정치 캠페인에 도움을 준 수입업자와 계약을 맺으려 할 것이다. 이 문제는 정도의 문제이다.

정치적 행위자들이 자신의 이익이나 유권자의 이익을 위해 무엇까지 할 수 있을까? 정치적 절차는 흔히 간절히 원하는 이익을 제공하기 때문에 윤리적으로 의심스럽거나 심지어 불법적인 행동의 가능성까지가 거의 모든 정치적 배경에 숨어 있다.

그런 현실을 고려할 때, 일부 사람들은 특히 좋아하지 않는 결정이나 의사결정 과정을 설명하기 위해 '정치적'이라는 단어를 비난의 의미로 사용한다. 따라서 이 용어를 사용할 때 '이 결정은 일부 기술전문가가 권장하는 것과 다르다' 또는 심지어, '이 결정은 내가 해야 한다고 믿는 것과 다르다'라는 의미일 수 있다. 우리는 그런 사용이 도움이 되지 않는다고 생각한다. 사실상, 비평가들은 다른 '정치적' 관점은 합법성이 떨어진다고 하면서 일부 이해관계 또는 (보통 자신의) 관점은 '비정치적'이고 가치 있는 것이라고 주장한다. 그러나 다른 '정치적' 관심사는 덜 합법적이라고 제안한다. 그러나 정치과정에서 동기는 그렇게 이분법적으로 나눌 수 있는 것은 아니다.

정책 결정은 일반적으로 다양하고 상충하는 분석 틀, 이해관계자의 관점, 분배 문제를 포함한다. 예를 들어, 전국 약사회가 해외로 '두뇌 유출'이 되는 것을 줄이고 공중보건시설 인력을 늘리기 위해 정부에 (약사들의) 급여 인상을 요구한다고 가정해 보자. 이와 유사하게, 현지 모기장 제조업체들이 공공 입찰이 출고가격이 아니라 소비자 인도 가격을 기반으로 해야 한다고 주장한다고 가정해 보자. 이들 모두는 정부의 (제한된) 재원 내에서 지출이 이루어져야 한다. 그래서 만약 약사는 더 높은 임금을 받고 현지 제조업체는 더 낮은 배송 비용을 받게 된다면 이것은 단지 이익에 기반을 둔 (약사회의) 이기적인 주장이라고 보아야 하는가 아니면 합법적이고 실질적인 주장이 될 수 있는가? 이렇게 한쪽의 주장이 정책 변경에 성공한다면, 그 결과는 반드시 '정치적'인 것인가?

우리는 자의적이거나 이기적인 편향이 정책 선택을 지배해야 하거나 의사결정이 개인과 집단의 이익 사이에 제한 없는 경쟁에 맡겨져야 한다고 주장하지 않는다. 많은 상황에서 정책 결정은 여러 대안 중에서 선택하는 것이 원칙이다. 예를 들어, 예산 결정은 "정부는 의료 혜택을 최대화하는 목적으로 의료비를 지출해야 한다"라는 원칙과 "정부가 가장 가난한 사람들의 이익을 위해 의료비를 사용해야 한다"라는 주장 사이에서 선택하는 것이 될 수 있다. 현지 제조업체에서 수입하는 활성 성분에 대해 경쟁 우위를 제공하기 위해 수입 관세를 면제해야 하는가와 같이 특정 혜택의 분배가 관련 있는 경우에도 공정성과 광범위한 사회경제적 영향 또한 문제가 된다.

우선순위 설정과 분배 결정은 필연적으로 가치 선택이 포함된다. 신중한 정치 과정은 어려운 사회적 결정을 내리기 위해 윤리적으로 방어 가능한 방법을 제공한다. 의약품 정책 개혁가가 정책 목표를 효과적으로 추구하려면 그런 정치적 과정을 관리하는 방법에 대한 지원과 훈련이 필요하다. 다음으로 좀 더 실용적인 측면을 살펴보겠다.

이해관계자 분석 및 정치적 맥락

의약품 정책 결정의 정치적 측면을 분석하는 첫 번째 단계는 이해관계자 분석(stakeholder analysis)을 수행하는 것이다(Brugha and Varvasovszky 2000). 이 분석은 정치체계를 일련의 행위자(집단 또는 개인)로 간주하며, 이들은 공공 의사결정을 자신이 선호하는 방향으로 밀어붙이기 위해 경쟁한다. 행위자들은 자신의 이익, 가치, 문제, 해결 모두에 대한 인식을 바탕으로 정치과정에 영향을 미치려고 한다.

행위자들은 다양한 정치 자원을 가진다. 자원은 자금, 투표권, 선거를 지원할 의향이 있는 사람들과 같은 유형의 것일 수 있다. 또한 전문 지식, 정보, 접근성, 신뢰성과 같이 무형의 것일 수도 있다. 이런 정치 자원을 통해 다양한 행위자들은 정치과정에서 다양한 수준의 영향력을 발휘하고 중요한 사회 문제에 대한 공개 논의의 기회를 만들 수 있다. 다양한 정치 행위자들은 다른 정책 영역에서 매우 다른 수준의 권력을 가질 수 있다. 예를 들어, 고등 교육 지출에 가장 큰 영향을 미치는 사람들은 국가 필수의약품목록 구성에 가장 큰 영향을 미치는 사람들과 다를 가능성이 크다.

국가 의약품 정책 토론에서 주요 정치참여자는 일반적으로 의사협회, 국내와 다국적 제약사협회, 제네릭 의약품 산업, 약사협회, 환자협회 같은 시민사회를 포함하는 다양한 국내외 비정부기구, 소비자 협회, 보건부 장관 등 국내 정치인, 다양한 국제기관, 양자 간 기부 기관 등이다.

공적 행동(public action)을 위해 문제가 정의되고 제기됨에 따라, 정치 행위자는 그 주제에 대한 견해를 밝히고 과정에 영향을 미치기 위해 자원을 사용하기 시작한다. 정치 행위자의 견해는 자신의 경제적 이해관계에 대한 편협한 해석을 반영할 가능성이 크지만, 다른 요인도 견해에 영향을 미칠 수 있다. 예를 들어, 일부 정치 행위자는 철학, 이데올로기, 종교적 신념에 의해 동기가 부여되어 가치 주도적일 수 있다. 또는 개인 경험이 정치 행위자의 입장에 영향을 줄 수 있다. 이런 관점은 이해관계자가 그들의 물질적 이해와 상충하는 견해를 옹호하도록 이끌 수 있다. 예를 들어, 보건부 장관은 자신의 정당 재정에 큰 기여를 하는 의약품 업계 종사자들이 해당 정책에 반대해도 농촌의 빈곤층과 같은 사회의 취약 계층을 위한 의약품에 대한 접근성 강화에 우선권을 부여할 수 있다. 따라서 서로 다른 행위자의 입장은 서로 다른 윤리적 태도를 보일 수 있다(제4장에서 논의함). 그러나 여기에는 어떤 패턴이 존재하며 특정 정치 행위자는 흔히 다른 국가의 유사한 의약품 정책에 대해 비슷한 입장을 취한다.

모든 행위자 입장에서 중요한 측면은 그들의 헌신 정도이다. 행위자는 일반적으로 각각의 모든 문제에 모든 자원을 배치하지 않는다. 행위자가 개입하는 정도는 다양한 고려 사항에 달려 있다. 그들은 그 문제가 얼마나 중요한가? 그들이 투쟁에 완전히 전념한다면 성공할 가능성은 얼마나 되는가? 그들이 미래의 정치적 투쟁을 위해 이 문제를 다루는 방식의 의미는 무엇인가? 등이 그것이다. 예를 들어, 대한민국 정부는 2000년에 의약품 처방 제도에서 조제를 분리하는 정책을 시행하였고, 이것은 의사의 수입을 위협했다. 이에 대해 한국 의사들은 여러 차례 파업을 통해 이 문제에 대한 높은 수준의 의지를 보여주었다. 그러자 정부는 의사의 예상되는 소득 손실을 보상하기 위해 의료비를 대폭 인상하는 등 개혁의 일부 요소를 변경하는데 합의했다(Kwon 2003).

정치 게임은 다양한 종류의 전략과 자원의 효율성에 영향을 미치는 특정 제도의 구조 내에서 진행된다. 예를 들어, 군사 독재 정권에서 일반적으로 가장 중요한 것은 독재자나 그의 핵심 참모 구성원, 군대의 중요한 장교에게 개인적으로 접근하는 것이다. 미국과 같이 정치 캠페인에 비용이 많이 드는 국가에서는 자금이 있는 인물과 조직에 대한 접근이 정치권력에 필수적이다. 72년 동안 제도혁명당(Partido Revolucionario Institucional, PRI)[1] 치하에 있었던 멕시코나 아프리카민족회의(African National Congress, ANC)[2]에 의한 아파르트헤이트(남아프리카공

1) 제도혁명당(Partido Revolucionario Institucional, PRI)은 멕시코의 정당으로, 1929년과 2000년 사이 주도권 적 권력을 가지고 멕시코 정계에 군림했으며 65년간 매번 여당 자리를 유지했다(자료: https://url.kr/op1yxr). [옮긴이]

2) 아프리카 국민회의(African National Congress, ANC)는 남아프리카공화국의 사회민주주의 정당으로

화국의 인종차별 정책) 이후 남아프리카공화국처럼 단일 정당이 지배하는 국가에서 가장 중요한 것은 여당 지도부와의 관계이다. 예를 들어, 1983년 방글라데시의 지도자는 새로운 군사 독재자였으며 계엄 상황에서 상당한 정치적 권력을 사용하여 필수의약품목록에 기초한 새로운 의약품 정책을 선언했다(Reich 1994). 그러나 그 지도자조차도 방글라데시 의사협회와 다국적 의약품 산업의 강력한 정치 반대에 맞서 싸워야 했다.

경우에 따라 정치 행위자들은 의사결정 공간(decision space)[3]을 자신에게 더 유리하다고 생각하는 곳으로 옮기려고 한다. 입법부에서 패한 사람은 법원에 항소할 수 있다. 국가 차원에서 패할 것을 두려워하는 사람들은 정책 선택(또는 실행 과정)을 다른 정당의 권력이 영향을 미치는 지역으로 옮길 것을 촉구할 수 있다. 또한 분권화는 정책 과정에서 입법 승인을 위한 인센티브를 창출할 수도 있다. 제이슨 라킨(Jason Lakin)은 최근 멕시코 보건 개혁에 대한 그의 분석에서 "일부 주에서 개혁을 시범 시행하여 과거 유사한 접근을 원했던 주들의 법안에 대한 지지를 높임으로써 실제로 입법 가능성을 높일 수 있었다"고 주장했다.

모든 선거 정치과정에서 중요한 부분은 한 국가의 정당 간 경쟁 양상이다. 한 집단이 특정 정당 기반의 일부로 명확하게 식별되면 해당 정당이 다수당인지 집권 연합의 일부인지에 따라 영향력이 달라진다. 스윙그룹(swing group)[4]이 되면 영향력을 확대할 수 있으며 특히, 연립 정부를 구성하기 위해 여러 잠재적 파트너의 구애를 받는 정당의 일원이 된다. 이런 모든 상황적 요인은, 의약품 정책이 공공 의제에서 중요한 항목으로 간주하는지 여부, 효과적인 정책 제안이 개발되고 논의되는지 여부, 최고 지도자가 제안에 대해 긍정적인 결정을 하는지 여부, 채택한 정책이 실제로 어떻게 구현되는지와 같은 정치과정의 전개 방식에 영향

써 원래는 아파르트헤이트 체제와 남아프리카 국민당에 저항하기 위해 설립된 지하 조직이었으나 아파르트헤이트 제도가 폐지되면서 다시 합법 정당이 되었다(출처: https://url.kr/op1yxr). [옮긴이]

3) 구매, 예산, 가격 책정, 인사 등 조직의 활동에 대해 관리자가 갖는 다양한 차원의 권한이다. 토마스 보서트가 제안한 이 개념은 특히 더 큰 규모의 시스템에서 분권화 정도를 설명하는 데 적합하다. [옮긴이]

4) 어느 편으로든 연합의 가능성을 열어둔 집단 [옮긴이]

을 미친다.

전략 개발로의 이동

개혁가들이 주요 주체 파악, 제안된 개혁과 관련한 그들의 입장과 권력을 평가하는 이해관계자 분석을 수행하면, 다음 단계는 개혁이 채택될 수 있도록 정치 전략을 설계하는 것이다. 그 임무는 유리한 정치적 결정을 얻을 수 있을 만큼 충분히 강력한 연합을 구성하는 것이다. 개혁가들은 어떻게 반대자를 지지자로 바꾸거나, 적어도 반대파의 힘을 줄이도록 설득할 수 있을까? 어떻게 개혁가들은 그들의 정책 제안을 지지하고 정치적 장애물을 다루는 것을 돕기 위해 최고 정치 지도자(흔히 보건부 장관, 때로는 국가의 대통령이나 총리)를 동원할 수 있을까? 정치 전략을 개발하는 과정에는 정치 기술이 필요하며, 이는 정책 개혁가의 성공에 있어 정치적 의지 못지않게 중요하다(Reich 1997).

첫 번째 전략은 다양한 행위자들이 입장을 바꾸고 제안된 개혁을 지지하도록 영향을 미치는 데 중점을 둔다. 이런 노력이 성공하면 개혁가는 새로운 집단과 개인을 동원하고, 정책 논쟁의 정치적 역학을 변화시키며, 개혁의 정치적 실현 가능성을 높일 수 있다. 이를 위해 개혁가들은 세 가지 유형의 광범위한 정치 전략을 사용할 수 있다(Reich 2002).

첫째는 행위자들이 입장을 바꾸도록 설득하는 데 주력하는 전략이다. 이는 때때로 제안서의 내용을 수정하여 중요한 정치 집단이나 개인에게 이익을 제공하거나 진전시키는 방식으로 이루어질 수 있다. 이런 변화는 해당 행위자들이 자신에게는 중요하지만, 전반적인 개혁에는 중요하지 않은 정책 측면에 관심을 가질 때 가장 용이하다. 예를 들어, 허가된 의약품 판매소가 가격 인상 통제에 반대할 때 그들과 협상하기 위해 개혁가들은 다양한 엘릭서제, 일반 의약품, 전통 의약품을 처방전 없이도 팔 수 있게 허용할 수도 있다. 이 가상의 예에서, 개혁가의 목표는 판매자가 부적절하게 (비싼) 오리지널 브랜드를 밀어주는 인센티브를 줄이는 것이고, 판매자는 저가 제품이 규제에서 자유로워진다면 개혁가들이 추진하는 사업도 특별히 반대하지 않을 것이라고 예측할 수 있다.

행위자들의 입장에 영향을 미치는 다른 방법은 제안 자체의 범위를 벗어나 호의나 인센티브를 제공하는 것이다. 따라서 의회의 개혁가들은 주요 정책 제안에 대한 협력의 대가로 정치인의 선거구에서 새로운 도로 건설을 지원하는 데 동의할 수 있다. 이런 소위 로그롤링(logrolling)[5]은 모든 민주주의 국가 입법부의 활동 방식이다. 예를 들어, 한국 정부는 조제와 처방을 분리하기 시작했을 때 새로운 정책에 대한 반대를 줄이기 위해 의료보험제도의 상환 정책을 변경하고 의사 수입에 도움이 되도록 수가를 인상했다(Kwon 2003).

행위자들이 자신의 이익에 대해 완전히 이해하지 못한 경우에도 행위자들의 입장을 변경하는 것이 가능하다. 개혁의 의미에 대한 신중한 분석을 기반으로 한 진지한 논의는 집단이 이전에 알지 못했던 공통점이나 구체적인 이익을 확인하는 데 도움이 될 수 있다. 예를 들어, 위조 방지법을 통한 정부 간섭을 두려워하는 소매업자는 더 나은 규칙과 효과적인 시행이 잠재 고객에게 제품에 대한 더 많은 확신을 줌으로써 매출이 증가할 것이라고 확신하게 될 수 있다.

두 번째 유형의 전략은 입장보다 권력에 중점을 둔다. 이런 전략은 지지자가 사용할 수 있는 자원을 늘리고 상대방을 약화하는 것이다. 같은 편에게는 자금, 접근 권한, 정보를 제공하고 언론은 그들의 신뢰성을 높여줄 수 있다. 그리고 그들은 회원을 보다 효과적으로 동원하는 데 도움을 받을 수 있다. 반면에 반대자들은 중요한 결정 과정에서 제외되고 정보 접근이 거부되며, 언론에 편향되거나 이기적인 사람으로 소개되어 신뢰성이 떨어질 수 있다. 이런 전략은 정책 토론에 참여하는 집단 간의 권력 균형을 재조정하고 개혁에 유리한 환경을 조성하는 데 도움이 된다. 그러나 개혁가들은 정치적 전략이 특히 공개적으로 공격을 받으면 표적 집단으로부터 반응과 반향을 일으킬 가능성이 있음을 명심해야 한

5) 상호 원조 또는 결탁을 의미하며 의원들이 각자가 지지하는 법안이 통과되도록 서로 짜고 돕는 상황을 뜻한다. [옮긴이]

다. 따라서 개혁가들은 역효과의 가능성을 포함하여 이런 전략을 신중하게 고려해야 한다.

세 번째 일련의 전략들은 문제와 해결책을 포함하여 국가 지도자와 일반 시민 모두가 문제에 대해 가지고 있는 인식을 바꾸는 것이다. 이 전략은 문제를 재구성하는 것과 관련하여 공적 영역에서 문제가 논의되고 묘사되는 방식, 인구가 보유한 광범위한 가치들이 연관되는 방식에 영향을 미친다(Lau and Schlesinger 2005). 반대자들이 필수의약품목록 정책을 '접근 제한'으로 공격하면 지지자들은 이를 '더 큰 공익을 위해 제한된 자금을 현명하게 사용'하는 것이라거나 '인구에서 가장 흔한 질병에 가장 필요한 의약품을 제공하는' 문제로 묘사할 수 있다. 유사하게, 조제와 처방을 분리하려는 계획에 반대하는 사람들이 이를 '전통 훼손'으로 공격한다면, 이는 '오랜 이해 충돌 제거'와 '낭비적이고 부적절한 의약품 사용 감소'로써 이를 옹호할 수 있다.

요약하면, 의약품 정책 개혁가들은 두 가지 중요한 정치적 과제에 직면해 있다. 첫째는 이해관계자 분석을 통한 이해이다. 개혁가들은 당면한 정책과 관련하여 참여자가 누구인지, 그들의 자원이 무엇인지, 그들의 입장과 헌신 수준이 어떤지 평가할 필요가 있다. 둘째, 전략 설계와 구현을 통해 조치를 취하는 것이다. 개혁 지지자들은 그들이 채택하고 시행하고자 하는 정책에 대해 유리한 정치적 결정을 내릴 수 있도록 권력, 지위, 인식의 균형을 충분히 변화시킬 정치적 전략을 고안해야 한다. 정책 개혁은 전적으로 정치적 과정이며 개혁가들이 의약품 개혁을 위한 투쟁에서 성공하려면 일찍부터 그 교훈에서 잘 배워야 한다. 정치분석을 위한 컴퓨터 소프트웨어 프로그램(Reich and Cooper 2009)은 특정 개혁 정책에 대한 이해관계자 분석 및 전략 설계 작업을 통해 개혁가를 도울 수 있다.[6)]

---

6) 마이클 라이히와 마이클 쿠퍼가 함께 개발한 정치분석 소프트웨어는 "PolicyMaker"는 다음 사이트에서 확인할 수 있다(사이트:https://michaelrreich.com/policymaker-software). [옮긴이]

의약품 정책 개혁의 정치: 몇 가지 예

의약품 정책 개혁의 정치에 대한 문헌은 특히 중·저소득국가에서 잘 개발되지 않았다. 이들 나라들은 일반적으로 보건 개혁의 정치에 관한 문헌조차도 상당히 제한적으로 존재한다. 그러나 다수의 사례 연구가 발표되었으며 이것들은 국가의 의약품 정책을 변화시키려는 개혁가들에게 몇 가지 교훈을 제공한다.

이 문헌이 제공하는 중요한 교훈은 세계 의약품 산업과 부유한 국가 정부의 강력한 반대에도 불구하고 특정한 정치 상황에서는 주요 의약품 개혁이 가능하다는 것이다. 라이히(Reich 1995)는 1970년대 초 스리랑카, 1980년대 초 방글라데시, 1980년대 후반 필리핀에서 세 가지 성공적인 의약품 개혁을 비교했다. 이 연구들의 결론은 내수시장을 외국계 의약품회사가 장악하고 있다 할지라도 대대적인 개혁이 가능하다는 것이다. "이 경우 개혁의 타당성을 결정하는데 있어 강력한 정치적 기반과 집단 경쟁을 관리하는 효과적인 정치 전략이 시장의 경제구조보다 더 중요했다."(Reich 1995, 72). 또한, 이 사례는 타이밍의 중요성을 보여주었다. 개혁의 기회는 민주적이든 아니든 새로운 정치체제의 초기에 더 효과적인 경향이 있다. 세 국가 모두 전국의사협회가 중요한 역할을 했다. 세 국가 모두에서 의사협회는 개혁에 반대했기 때문에 개혁가들은 성공을 위해 의사협회와 협력하거나 무력화하는 전략이 필요했다. 세 가지 사례의 또 다른 공통점은 국가 정치 지도자의 중요성이었다. 정치 지도자는 개혁을 설명하고, 정당화하고, 새로운 체제를 구체제와 구별하며, 대다수의 가난한 사람들에게 호소하기 위해 광범위한 국가적 가치를 호소할 수 있다. 이는 심지어 조직되지 않은 주민들도 새로운 정권에 대한 지지와 합법성을 잠재적 원천으로 삼아 중요한 정치적 역할을 할 수 있다는 것을 보여주었다.

문헌을 통해 얻을 수 있는 두 번째 중요한 교훈은, 의약품의 허가와 판매 정책을 변경하려는 노력이 현지 상황과 정책에 영향을 받는 이해관계자의 상대적인 힘에 달려 있다는 것이다. 일반적으로 정책은 명확하게 식별되고 잘 조직된 행위자들에게 경제적 이익의 상당한 부분을 제공하기 때문에, 부정적인 영향을 받는 사람들이 강력히 반대할 수 있고 사회에서 극심한 갈등을 야기할 수 있다. 예를 들어, 필수의약품목록을 도입하는 결정, 국가의약품처방집에 포함할 의약품 선택, 의사의 처방과 조제를 분리하는 결정 등과 같은 중요한 정책 결정에서 극심한 갈등이 발생할 수 있다.

1993년 한국에서 흥미로운 사례가 있었다. 현대의학을 전공한 약사가 한약재를 제조·판매할 수 있도록 약사법이 개정되면서 사회적 갈등이 심해졌다(Cho 2000). 2000년 전에 중국에서 들여온 한약은 특별한 훈련을 받은 한의사(韓醫師)와 함께 한의학(韓醫學)으로 알려진 독특한 한국 의술로 발전했다. 정부의 정책 변화에 따라 한의사들은 특별한 훈련을 받지 못한 약사들의 한약 판매에 항의하기 위해 거리 시위를 조직했다. 정부가 약사에게 한약 취급시험을 의무화하자 약사들은 의사회의 지원을 받아 전국적인 파업에 돌입했다. 1990년대에는 한의대생들이 2년간 지속된 파업을 조직하며 몇 년간 갈등이 지속되었다.

한국의 사례는 또한 경제적 분쟁이 어떻게 더 광범위한 사회적 투쟁으로 쉽게 확대될 수 있는지를 보여주는데, 이는 양측이 직접적인 영향을 받지 않는 사람들의 공감을 불러일으키기 위해 문제의 재구성을 시도하였기 때문이다. 개혁 반대론자들은 한의학이라는 '한국적 가치'를 내세웠고, 논쟁의 발전은 전통 의학의 과학적 근거에 대한 격렬한 공격과 반격을 낳았다.

의약품 정책 경험에서 얻은 세 번째 중요한 교훈은 정치가 과학을 이긴다는 것이며 이는 단지 중·저소득 국가만의 일이 아니다. 공중보건 실무자는 근거가 정책 결정을 유도할 뿐만 아니라 정책 결정을 주도해야만 한다고 믿는 경향이 있다. 현실 세계에서의 경험은 우리에게 그렇지 않다고 말한다. 매우 자주, 근거는 정치 지도자들이 이미 내린 결정에 맞게 형성되고 구성된다. (현실에서) '근거가 우리에게 무엇을 보여주는가?'는 '이를 뒷받침할 근거를 찾아주세요'보다 덜 중요하다.

미국 정치 상황을 관찰한 결과, 조지 W. 부시와 같은 일부 정치 지도자는 특히 과학과 근거에 저항하는 반면, 버락 오바마와 같은 다른 정치 지도자는 기술에 대한 전문 지식과 조언에 열광적으로 환영한다. 또한 일부 정책 영역은 사회적 핵심 가치와 직접적으로 관련이 있어서 재생산 건강 및 지구 온난화 문제의 예에서 보여주듯이 근거의 정치화(politicization of evidence)에 특히 취약하다. 예를 들어, 2004년 미국 식품의약국(FDA)은 응급 피임약인 미페프리스톤을 처방 없이 구입할 수 있도록 하는 것을 거부했다. 산부인과 분야의 저명한 전문가인 데이비드 그라임스(David Grimes)는 "발표된 증거, 국제적 경험, 2개의 FDA 자문 위원회의 권고, 자체 과학 직원의 조언을 무시하고, 미국 식품의약국은 정치적 압력에 굴복했다"고 말했다(Grimes 2004, 220). 이어 "FDA의 결정은 근거 기반 의학의 반대."라고 밝혔다. 이 예는 정치 지도자의 가치가 어떻게 기존 정치체제에서 저항하거나 되돌릴 수 없는 방식으로 의약품 정책을 강력하게 추진하는지를 보여준다. 때로는 리더십의 변화로만 근거 기반 의약품 정책 수립을 복원할 수 있다.

정치학 요약

이 장은 의약품 정책 개혁을 지지하는 사람들이 초기부터 빈번히 정치 분석에 참여하는 것이 효과적이라고 주장한다. 이런 참여는 정책 제안이 공식화된 직후가 아니라 개혁 과정의 모든 단계에서 이루어져야 한다. 개혁가들은 지도자들을 위한 정치적 인센티브를 창출하는 방법과 정치적 위험에 대처하는 방법을 배워야 한다. 개혁을 진전시키기 위해서는 무언가를 하지 않을 때의 위험이 어떤 것 혹은 새로운 것을 할 때의 위험보다 크다는 것을 정치인에게 설득하는 것이 중요하다. 이러한 정치적 설득은 용기, 창의성, 끈기, 변화의 기회를 인식하는 능력을 필요로 한다. 세계화의 과소평가된 장점 중 하나는 지도자와 국민에게 변화와 개혁의 이점을 인식시키고, 기존의 방식이 항상 최선은 아니라는 점을 인식시킬 수 있다는 것이다. 의약품 정책 개혁을 지지하는 사람들은 냉철한 정치 분석과 혁신적인 정치 전략을 통해 변화의 정치를 운영해야 한다.

정치에 대한 사례 연구

Guyer, Anya Levy, and Michael R. Reich, "Disentangling Prescribing and Dispensing in the Republic of Korea." 사례 연구 C.

참고문헌

Brugha, R., and Z. Varvasovszky. 2000. "Stakeholder Analysis: A Review." *Health Policy and Planning* 15: 239–46.

Cho, B. H. 2000. "The Politics of Herbal Drugs in Korea." *Social Science and Medicine* 51: 505–09.

Grimes, D. A. 2004. "Emergency Contraception: Politics Trumps Science at the U.S. Food and Drug Administration." *Obstetrics and Gynecology* 104: 220–21.

Kwon, S. M. 2003. "Pharmaceutical Reform and Physician Strikes in Korea: Separation of Drug Prescribing and Dispensing." *Social Science and Medicine* 57: 529–38.

Lakin, J. M. 2008. "The Possibilities and Limitations of Insurgent Technocratic Reform: Mexico's Popular Health Insurance Program 2001–2006." PhD diss., Harvard University, Cambridge, MA.

Lasswell, H. D. 1936. *Politics: Who Gets What, When, How.* New York: McGraw-Hill.

Lau, R. R., and M. Schlesinger. 2005. "Policy Frames, Metaphorical Reasoning, and Support for Public Policies." *Political Psychology* 26: 77–114.

Reich, M. R. 1994. "Bangladesh Pharmaceutical Policy and Politics." *Health Policy and Planning* 9: 130–43.

______. 1995. "The Politics of Health Sector Reform in Developing Countries: Three Cases of Pharmaceutical Policy." *Health Policy* 32: 47–77.

______. 1997. "Review of World Development Report 1993: Investing in Health." *Economic Development and Cultural Change* 45: 899–903.

______. 2002. "The Politics of Reforming Health Policies." *Promotion and Education* 9: 138–42.

Reich, M. R., and David M. Cooper. 2009. *PolicyMaker 4.0: Computer-Assisted Political Analysis. Computer software.* Brookline, MA: PoliMap.

7장

의약품 부문의 재정

이 장은 이 책의 두 번째 주제로 의약품 체계의 성과를 향상하기 위한 다섯 개의 조종손잡이(Control knobs)를 다룬다. 재정은 자금을 조달하는 것을 수반하기 때문에 시작 주제로 적절하다. 의약품 부문의 활동을 지원할 재정이 없다면 의약품 부문 자체가 존재하지 않는다는 것은 사소하지만 사실이다.

의약품 부문과 일반적으로 보건의료체계 전반에 이르기까지 재정은 누가 무엇을 얻는지 결정하는 데 중심적인 역할을 한다. 그리고 의약품 사용은 건강 수준에 많은 영향을 미치기 때문에 재정의 선택은 체계의 성과 차원에 중대한 영향을 미친다. 중·저소득국가 의약품의 경우처럼 한 국가가 본인부담금 지출에 크게 의존할 때 구매자는 (설령 의사, 판매자, 제조자, 관련자들의 영향을 받더라도) 누가 무엇을 얻는지 결정하는 데 중요하다. 정부가 일반 세입을 사용하여 공공기관을 통한 의약품 배포 자금을 조달하는 경우, 정부 관리들은 누가 무엇을 얻는지에 대해 많은 결정을 내린다. 국가가 의약품비를 충당하기 위해 의료보험을 사용할 때는 결정을 공유한다. 즉 정부가 보험에서 무엇을 보장할지 결정하지만, 환자들은 보통 소매점에서 약을 실제로 구매한다.

재정 선택(Financing choices)은 또한 비용 부담의 분배와 시민들이 의약품비에 대해 재정적 보호를 받는지에 영향을 미친다. 재정 지원이 없는 본인부담금 납부에 의존하는 것은 전체 인구 중 특히 가난한 사람들에게 문제가 된다. 이런 방식들은 시민들이 필요한 의약품과 다른 물품 중에 선택해야 하는 상황을 일으키며 실질적인 어려움을 초래할 수 있다. 또한 건강에 좋지 않은 영향뿐만 아니라 대중의 큰 불만을 초래할 수도 있다. 반대로 세금 지원이 있는 재정은 어느 정도의 위험을 예방하고 재정 부담의 일부를 재분배할 가능성을 제공한다.

약품비 재정과 보건의료 부문 재정

한 국가의 의약품 부문 재정은 전체 보건의료체계의 재정과 분리될 수 없다. 국가가 의약품에 사용할 수 있는 공적 재정의 크기는 경제 발전 수준, 세금 체계, 일련의 예산 및 지출 선택과 같은 요인들이 복잡하게 혼합된 결과이다. 즉 1인당 국내총생산(GDP)은 얼마이며, 공적 부문에서의 비율은 얼마나 되는가? 정부는 어떤 세금을 어떤 세율로 부과하는가? 얼마나 효과적으로 세금을 징수하는가? 확보한 세금 중 (다른 사용처 대비) 보건의료서비스에 얼마를 사용하고, 그중 의약품에 사용할 수 있는 재정이 얼마인가 등의 요인에 영향을 받는다(Tandon and Cashin 2010).

특히 저소득국가는 의약품 수요가 많고 재원은 제한되어 있다. 과세표준은 낮고 징수 과정은 매우 불완전하다. 시민들은 약에 대해 본인부담금을 지출할 용의가 있어서 정부는 그들이 본인부담금을 지출하는 것을 선호할 수 있다. 특히 정부가 공공시설, 특히 지방의 공공시설에 의약품 공급을 보장하는 것이 어려우므로 더욱 그러하다. 한정된 재정과 함께 구매, 유통, 도난 방지 등의 문제도 있어 시민들은 공공시설의 물량 부족에 불만이 많다. 그 결과, 비록 의약품이 의료비 지출의 가장 효과적인 형태 중 하나이고 시민들이 크게 관심을 가지는 영역이지만, (제1장에서 언급한 바와 같이) 많은 저소득국가가 재정이 부족하여 의약품 지출의 대부분을 개인의 본인부담금으로 충당하도록 하는 역설적인 상황이 나타난다.

때때로 보건의료 부문에 대한 재정을 변경하지 않고 의약품에 대한 재정을 변경할 수도 있는데, 바마코 이니셔티브(Bamako Initiative)[1]가 지원하는 회전의약품기금(revolving drug funds)[2]이 그 예이다. 그러나 좀더 일반적으로, 새로운 보험제도를 만들거나 새로운 세금원을 개발하는 것은 의약품 이외의 보건의료 부문 활동을 위한 재정의 변화를 동반한다. 그것은 흔히 상당한 지원 연합의 동원이 필요하며 복잡한 정치적 협상으로 이어질 수 있다.

저소득국가에서는 기부자의 의사결정 과정을 통한 의약품 재정이 보건의료 부문 재정과 얽혀 있다. 일반적으로 의약품 구매를 지원하는 다자간(multilateral) 또는 양자 간(bilateral) 기부자들이 보건의료 부문도 지원하는 경우가 많다. 만약 그들이 의약품에 더 많은 돈을 쓴다면, 다른 보건의료 활동에 더 적은 돈을 쓸 수밖에 없고, 그 반대가 될 수도 있다. 이런 비의약품 부문 보건의료 기금(심지어 비보건의료 부문 기부자 지원)은 원칙적으로 의약품 구매에 대한 지역 재원을 다른 곳에 사용하게 할 수 있다. 문제는 정부가 원조가 만든 재정 공간을 어떻게 사용할 것인가 하는 것이다. 동시에 기부자의 지원 조건은 정부가 설정한 우선순위에 맞게 재정을 할당하는 것을 제한할 수 있다.

최근 몇 년간 우리는 특정 질병에 대한 의약품 기부자, 예를 들어, 에이즈·결핵·말라리아 퇴치를 위한 세계기금, 백신 및 면역 국제연합(Global Alliance for Vaccines and Immunization, GAVI), 대통령의 에이즈 구제를 위한 비상 계획(President's Emergency Plan for AIDS Relief, PEPFAR) 등의 기부자 재정 지원이 매우 증가한 것을 볼 수 있다. 회선사상충증, 주혈흡충증, 트라코마 등과 같은 다른 질병에 대한 의약품 제조사들의 직접적인 기부도 증가하였다. 그러나 이런 기부는 대상 질병의 수와 지원 범위가 제한되는 경우가 많다.[3] 결과적으로, 원조 공

1) 바마코 이니셔티브(Bamako Initiative)는 1987년 말리 바마코에서 아프리카 보건부 장관들이 사하라 이남 아프리카인을 위한 필수의약품 및 기타 의료서비스의 가용성을 높이기 위해 고안된 전략을 구현하기 위해 채택한 공식 성명이다. [옮긴이]

2) 초기 자본 투자 후, 의약품과 의료 소모품을 원가에 판매하고, 수익을 재고를 보충하는 데 사용하는 동시에 의약품이 필요한 사람들에게 저렴한 가격으로 유지되도록 하는 계획이다. 회전의약품기금 시스템은 최대 용량으로 구현할 경우 접근을 촉진하고 양질의 의약품과 의료 소모품의 가용성, 경제성 및 지속 가능성을 보장할 수 있는 잠재력을 가지고 있다. [옮긴이]

여국이 제공하는 재정은 대부분 (수혜국) 의약품 정책에서 일정한 역할을 하며, 공공 부문 활동의 범위와 구성에 제약이 되는 경우가 많다.

재정 선택의 분배 영향 판단

경제학자들은 재정 선택의 분배 영향을 판단하기 위한 특별한 틀을 가지고 있다. 그들은 모든 개인(또는 가족)이 하나의 활동을 지원하기 위해 수입의 동일 비율(same fraction)을 지출한다는 기준점에서 시작한다. 그런 부담은 '비례적(proportional)'이라고 한다. 고소득층이 소득에 대해 높은 비율의 비용을 내는 금융체계를 '누진적(progressive)'이라고 하고, 저소득층이 소득에 대해 높은 비율의 비용을 내는 금융체계를 '역진적(regressive)'이라고 한다.

형평성의 증가를 가장 중요시하는 개혁가들은 누진적 재정체계를 선호하는 경향이 있다. 그러나 역진적 체계조차도 상위소득 가구에 대한 (비율은 낮아도) 절대적 부담이 더 높을 수 있다. 그러므로 (너무 역진적이지 않다는 전제로) 역진적 재정체계와 (충분히 빈곤층에 우호적이라는 전제로) 빈곤층에 우호적인 혜택 분배가 결합한 영향은 전체적으로 저소득층에 유리한 방향으로 재분배될 수 있다.

재정의 종류

우리는 국가의 보건의료체계와 의약품 부문에 대한 재정을 설명하는 여섯 가지 분류를 제안한다.

일반 세수

거의 모든 국가는 의약품 구매의 재원을 조달하기 위해 어느 정도 일반 세수에

3) 제약회사가 지원하는 의약품 프로그램 목록은 http://www.globalhealthprogress.org를 참조할 것.

의존한다. 부과하는 세금의 종류는 그 나라의 경제 발전 수준에 따라 다르다. 공적 부문이 작은 최빈국들은 주로 수입 관세에 크게 의존한다. 상당한 양의 상품이 이동할 수 있는, 입항 가능한 항구의 수는 일반적으로 관세의 집행이 가능할 정도로 그 수가 매우 적다. 만약 국가들이 광물, 중요한 수출 상품 또는 관광 산업을 가질 만큼 운이 좋다면 당연히 그것들에 대해서도 세금을 부과한다.

수입품에 부과되는 세금처럼 수출품에 부과되는 세금도 간접적이다. 간접세는 노동자나 소비자가 직접 내는 것이 아니라 비소매업자가 내는 세금으로, 이는 정치적으로 매력적으로 보일 수 있다. 그러나 실제로 수입 관세는 수입품의 가격을 높이는 결과를 초래한다. 이것이 수입 자동차나 수입 양주와 같은 사치품에 더 높은 세율이 부과되는 한 가지 이유이다. 수출 수수료는 수출에 대한 국제 가격을 충족해야 하므로 국내 생산자들이 더 낮은 순수익의 형태로 부담하는 경우가 많다.

국가가 적당한 수준의 발전을 이루면, (세금 원으로) 판매세와 부가가치세를 일반적으로 사용한다. 이는 구매자보다 판매자의 수가 적고, 따라서 세금징수 지점도 적기 때문에 개인에 대해 부과하는 세금보다 시행이 쉽다. 비슷한 논리가 특정 종류의 법인세에도 적용된다. 선진국의 통념은 판매세와 부가가치세가 역진적이라는 것이다. 왜냐하면 고소득층의 개인은 소득의 높은 비율을 저축하고, 저축한 소득은 그런 세금을 피하기 때문이다.

그러나 중·저소득국가들에서는 자급자족 농업과 비공적 부문의 현금 거래와 같은 많은 경제활동이 모든 과세를 피한다. 반면 고소득층 개인의 소비는 세금을 부과받을 가능성이 크므로 소매세의 누진성이 높아진다. 이런 누진성은 소매세를 통해 저소득 개인을 위한 사회보장제도의 재원을 조달하기로 선택한 가나와 콜롬비아와 같은 국가에서 중요한 고려 사항이 되어왔으며, 그 수익금의 일부를 공공 부문에서 저가의 의약품을 제공하기 위하여 사용하였다.

역사적으로 많은 중·저소득국가는 특정 상품들에 대해서는 판매세를 면제해 왔다. 그들은 심지어 재분배를 목표로 한다는 명목으로, 국가에 따라 빵, 쌀, 휘발유 또는 주택 등의 가격을 낮게 유지하고 정권의 정치적 인기를 높이기 위해 보조금을 지급하였다. 반대로, 여러 나라에서는 보석, 식당 식사, 자동차 등 일부 사치품들에 대해 더 높은 판매세율을 적용한다.

이런 계획들의 핵심 개념은 경제학자들이 명명하는 '수요의 소득 탄력성(income elasticity of demand)'이다. 특정 재화에 지출되는 소득의 비율은 소득에 따라 어떻게 달라지는가? 그 비율이 소득과 함께 상승할 때, 특정 재화에 대한 세금은 누진적이다. 그 비율이 떨어지면, 지출액이 증가하더라도 해당 재화에 대한 세금은 역진적으로 된다. 주요 상품을 예로 들면, 세금이 상당히 역진적이다. 그런데도 최근 몇 년 동안 여러 나라는 기본 상품에서 보조금을 없애는 정치적으로 고통스러운 과정을 겪었다. 예를 들어, 이란은 2010년 12월에 경유, 가스, 빵에 대한 보조금을 폐지했는데, 밀가루 가격은 20배가 올랐고 가스 가격은 4배 올랐다(Bozorgmehr 2010). 정부는 그런 보조금이 예산 측면에서 비용적으로 상당하고, 이익의 많은 부분이 가난하지 않은 사람들에게 돌아가기 때문에 그런 조처를 했다.

이러한 상충되는 고려 사항은 의약품에 대한 판매세나 부가가치세를 면제해야 하는지에 대한 의약품 부문 논쟁에서 발생한다. 상대적으로 공식 판매점 수가 적고 고부가가치 상품의 판매량은 많은 의약품은 항상 수익이 부족한 세금 징수원들에게는 매력적인 목표물이다. 그리고 공공 부문에서 어느 정도 저렴한 의약품을 구할 수 있는 국가에서는 민간 부문 구매자(특히 허가된 의약품 판매소)의 형편이 상대적으로 더 나은 경향이 있다. 반면, 그런 세금은 제품의 가격을 올리고 사용을 억제하며 저소득 가정에 재정적인 부담을 준다.

중요한 공공사업 부문을 지원하는 경제는 일반적으로 급여세를 통해 상당한 이익을 거둘 수 있다. 그러나 해당 재원의 잠재적 기여는 해당 부문의 상대적 중요성에 따라 달라진다. 소규모 농부들과 사업가들은 보통 현금과 물물교환 방식으로 운영하기 때문에, 그들의 소득을 추적하는 것은 사실상 불가능하다. 거의 모든 생산자와 금융 중개업자가 정교한 회계 체계를 유지하고 있는 선진국들만이 개인 소득세를 시행할 수 있다. 다만 종합소득세만이 투자소득을 포착하고 과세할 수 있는 유일한 세금이기 때문에, 소득분배의 최상위 계층에게 누진적 부담을 줄 수 있다.

일반 세수를 이용한 재정의 유연성은 장점인 동시에 단점으로 작용한다. 일반 세수는 특정 활동이나 적용 분야에 얽매이지 않기 때문에, 정부는 필요에 따라 또는 지도자가 결정에 따라 기금의 사용처를 다시 설정할 수 있다. 그러나 그것은 경쟁적인 요구, 경제적 어려움, 예기치 못한 문제 또는 정치적 압력으로 인해 재정 손실을 초래할 수 있어서 그런 수익은 의약품비 재정을 불안정하게 만드는 원천이 된다. 많은 저소득국가들은 이런 재정의 변동으로 인해 자금 조달의 어려움과 지연을 경험하고, 공공 부문에서의 의약품 가용성에 심각한 문제들이 발생하였다(사례 연구 E, 「동아프리카니아의 의약품 조달」 참조).

사회보험

최근 경제가 성장함에 따라 튀니지에서 태국에 이르는 여러 나라가 그들의 보건의료체계의 재정 확보를 위해 사회보험 방식으로 옮겨갔다(Gottret, Schieber, and Waters 2008). 비록 형태는 매우 다양하지만 '이상적' 사회보험 체계의 네 가지 특징은 ① 대상 인구 의무 기여금, ② 재정 전용 급여세, ③ 준자치 기관의 관리, ④ 재정 독립을 통한 재정 조달이다. 전 세계적으로 많은 체계의 특징이기는 하지만, 묶음 제공체계(a tied delivery system)[4]의 직접 운영은 이상적인 유형의 한 부분에 포함하지 않는다는 점을 유의하기를 바란다.

사회보험은 일반 세금을 이용한 재정과 비교해서 의약품 부문의 재정을 위한 몇 가지 매력적인 특징을 가지고 있다. 기금은 기부자에게 복리후생을 제공하기 위해 별도로 관리되고 보유되기 때문에 개혁가들은 이 제도를 통해 과세 대상자들의 조세 회피와 탈세가 줄어들 것이라고 기대한다. 고정된 수익원으로서 이런 재정은 국가의 정치적 의사결정 변동의 영향을 덜 받는다. 더욱이 보장받고자 하는 사람들은 의무적으로 가입해야 하므로, 사회보험은 그 집단에 질병 위험을 분산시키는 효과적인 장치이다.

---

4) 정책이 시스템을 통해 전달되게 하는 체계의 연결 [옮긴이]

여러 나라에서 이와 같은 체계는 공무원, 광업이나 철도와 같은 대규모 산업, 안보 서비스(security service)와 같이 정부가 세금을 징수하기 가장 쉬운 곳에서부터 시작되었다. 시간이 지남에 따라, 많은 중소득국가들은 분리된 기금을 국가의 체계로 통합하고 적용 범위를 점진적으로 또는 빠르게 보편적인 형태(universal scheme)로 확장했다.

일부 저소득국가들에서도 이 접근방식을 도입하고 있지만, 전통적인 급여세 재정 방식은 실제로 사용할 수 없다. 예를 들어, 가나의 새로운 국민의료보험제도 재정의 가장 큰 재정원은 전적으로 부가가치세의 증가였다. 추가로, 사회보험 적립금과 기부자들이 중요한 지원을 제공하지만, 적용 대상 인구의 기부금에서 나오는 재정은 거의 없었다. 그런 보험제도는, (제5장에서 소개된 특징을 다시 언급하자면), 위험 분산 체계(risk pooling system)[5]만큼이나 재분배 체계(redistributive system)이기도 하다는 점에 유의할 필요가 있다. 가나에서는 기금 지출의 약 50%가 의약품에 사용되었는데, 그중 많은 수가 일차 진료 환경에서 흔히 볼 수 있는 일상적인 발열과 감염 치료에 사용되었다. 사회보험 재정이 부담하는 부분은 가나 전체 의약품 지출의 약 절반에 해당한다. 다른 34%는 본인 부담으로, 13%는 보건부를 통해 조달된다(Seiter and Gyansa-Lutterodt 2008, 19).

고소득 환경에서도, 사회보험으로 의약품을 보장하는 것은 많은 국가에서 어려운 일이었다. 극단적인 예로, 미국의 노인들을 위한 사회보험제도인 노인 의료보장제도(Medicare)는 지난 10년 전부터 처방약을 보장하기 시작했다(Kravitz and Chang 2005). 가장 큰 어려움은 이 비용을 통제하는 것이었다. 보험에 가입한 사람은 비용 중 일부만 지불하거나 전혀 지불하지 않고 의약품을 구매할 수 있어서, 이런 체계는 더 많은 사용을 장려함으로써 가용한 재정을 초과하는 경향이 있다. 이것을 경제학자들은 '도덕적 해이(moral hazard)'라고 부른다.

도덕적 해이에 대응하기 위해, 약값을 지불하는 사회보험 체계는 흔히 지불 대

---

5) 보험 시스템의 효과를 특징짓는 한 가지 방법. 부작용에 따른 비용은 특정 보험 기금에 이바지하는 모든 보험 가입자에게 '분산', 즉 나뉜다. [옮긴이]

그림 7.1 지역별 국가들의 국민의료보험 보장 대상 범위*

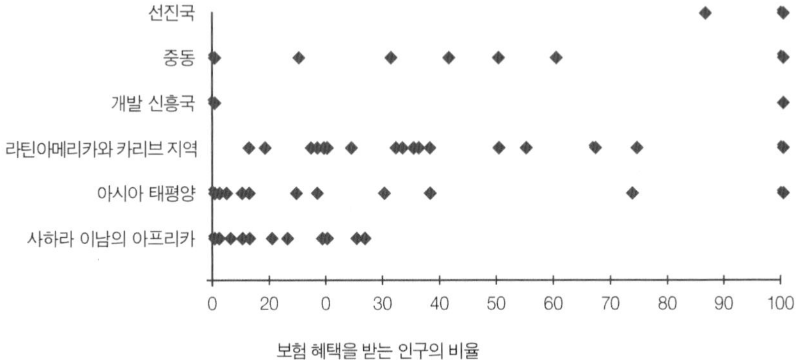

자료: Quick and Tlentino 2000. 출판사의 허락을 받아 복제함.

* [옮긴이]: 대부분의 OECD 국가는 일반적으로 의사와의 상담, 검사 및 검사, 병원 관리를 포함하는 핵심 의료서비스에 대한 보편적 보장을 달성했다. 2019년 핵심 서비스의 인구 커버리지는 OECD 7개국에서 95% 미만, 멕시코와 미국에서 90% 미만이었다. 일부 국가(네덜란드와 스위스)는 강제적인 민간 의료보험을 통해 보편성을 확보했다. 22개 OECD 국가 중 2019년 인구의 절반 이상에 대해 민간 보험이 추가로 적용된 국가는 7개국이었다. 슬로베니아와 한국(인구의 약 70%)에서는 비용 분담을 위한 민간의료보험이 널리 사용되고 있다(OECD Health Statistics 2021).

상 제품과 지불 가격을 제한한다. 예를 들어, 일부 보험은 만성질환으로 진단된 환자에게 특정 제네릭 의약품의 비용만 지원함을 명시한다. 다른 방식으로는 '단계적 본인부담금(tiered co-payment)'[6] 방식을 채택하는데, 이는 특정 약들의 경우, 환자들이 부담하는 비율을 높이는 것이다. 또는 동일 계열 의약품은 같은 수준의 가격으로 보장하고, 보험 가입자는 더 비싼 제품에 대한 참조가격과 실제 가격 사이의 차액을 내야 하는 참조가격제(reference pricing,[7] 자세한 내용은 다음

6) 일부 보험 회사에서 사용하는 인센티브 시스템으로 어떤 제품이 가장 적절하고 비용효과적인지에 대한 보험계획의 결정에 따라 의약품 구매에 대한 개인별 지불액이 달라진다. 보험계획에서 사용을 억제하고자 하는 의약품은 더 높은 단계에 배정되므로 환자의 이익이 더 많아진다. [옮긴이]

7) 사회보험 시스템에서 의약품에 대해 지불하는 가격을 설정하는 방법. 의약품은 치료 등급으로 나뉘며, 정부는 해당 등급에 속한 모든 의약품의 가격을 기준으로 해당 등급에 속한 모든 화합물에 대한 가격(참조가격)을 설정한다. 그러면 소비자는 참조가격과 소매가격의 차액을 본인 부담으로 지불해야 한다. [옮긴이]

장 참조)를 사용할 수 있다. 그런 제한이 시행되지 않는 경우, 가나 사회보험 계획에서처럼 약값이 급격하게 상승할 수 있다(사례 연구 J, 「가나 국민의료보험제도의 의약품 보장」 참조). 그러나 의약품에 대한 혜택을 제한하려고 하는 것은 전형적으로 심각한 정치적 갈등을 초래한다. 일반적으로 의사, 제조업체, 약사는(제6장에서 제시한 정치적 분석에 관한 들이 예측한 바와 같이) 그런 정책에 강력하게 반대하기 때문이다.

그림 7.1과 같이, 의료보험에서 보장하는 인구의 범위는 전 세계적으로 나라마다 상당히 다양하며, 확립된 시장경제를 가진 나라들에서 가장 높은 수준을 보인다. 광범위한 보장 범위는 라틴아메리카와 카리브해 지역 국가에서 나타나고, 가장 좁은 범위는 사하라 사막 이남의 아프리카 지역 국가(0-30%까지 범위)에서 나타난다.

민간보험

민간의료보험은 가입자의 소득 수준에 따라 차등을 두지 않는 보험료를 적용하고 있어서 가장 역진적 형태의 의료보험이다. 따라서 고소득국가라 할지라도 가난한 사람들은 민간보험에 가입할 수 없다.

또한 민간보험은 보건의료 부문을 다루는 데 있어 근본적인 구조적 문제가 있다. 개념적으로 보험은 예측할 수 없는 위험을 다루기 위해 고안되어 있다. 이런 예측 불가능성으로 인해 다양한 사람들이 보험에 가입함으로써 많은 수의 가입자들은 손실 위험을 분산해서 가지게 된다. 그러나 개인의 보건 의료비 변동의 상당 부분은 합리적으로 예측할 수 있다. 어떤 사람들은 나이나 만성질환 때문에 다른 사람들보다 더 아프며, 고혈압과 당뇨에 대한 의약품 비용을 포함하여 더 많은 보건의료비를 지출한다.

이런 예측에 기반을 두어 (민간)보험자는 몇 가지 선택을 해야 한다. 더 많은 치료가 필요한 사람들에게 더 높은 보험료를 청구하고, 심지어 너무 아픈 사람들의 보장을 거부하는 방법을 선택하는 것이 대표적이다. 어느 경우든 가장 큰 경제적 부담을 지고 있는 사람들, 즉 해당 보험을 가장 필요로 하는 사람들이 오히려

려 필요한 보험에 가입할 수 없을 가능성이 크다. 이런 예측 가능성에 의해 야기되는 어려움은 감염병에서 비감염성 질병으로의 역학적인 전환을 겪는 중·저소득국가에서 더 커진다.

반대로, (민간)보험 회사는 보험 가입자 모두에게 동일한 보험료를 청구하여 광범위한 보험 구매를 유인하여 위험을 분산할 수 있다. 그러나 그렇게 되면 해당 보험은 건강하며 소요 보건 의료비가 가장 낮을 것으로 예상되는 사람들의 관심은 끌지 못할 것이다. 그 이유는 보험료가 높은 가입자뿐만 아니라 보험료가 낮은 가입자들의 요양비용을 감당할 수 있을 만큼 보험료가 충분히 높게 책정되어야 하기 때문이다. 결과적으로, 건강한 사람들은 질병에 걸리렸을 때 발생할 비용을 감수하고서라도 보험에 가입하지 않을 것이다. 이런 방식이 지속됨에 따라 점점 더 병들고 치료비용이 더 높아 결국 매우 고액의 보험료를 내야 하는 가입자들만 남게 된다. 이런 현상을 '역선택(adverse selection)' 죽음의 나선(death spiral)이라고 한다.

이런 과정에 대응하기 위해 민간의료보험은 흔히 단체 단위, 예를 들어 회사의 모든 직원을 단위로 판매되며, 단체 가입자는 개별적으로 가입하거나 철회할 수 없다. 이는 더 건강한 집단과 더 아픈 집단의 관계는 아니지만, 단체 내에 더 건강한 구성원들과 더 아픈 구성원들 사이에 위험이 분산되도록 하는 것이다. 하지만 이것은 잘 조직된 공적 부문 기업에서 상대적으로 많은 수의 구성원들을 확보한 단체들에만 적용된다.

요약하자면, 민간보험은 중·저소득국가에서 언제나 의약품 비용의 대부분을 부담하는 실행 가능한 선택지는 아니다. 소수의 다국적 민간기업만이 그 기업의 경영진과 사무직 노동자를 위해 민간의료보험에 단체 가입을 할 수 있다. 그러나 일반적으로, 그들은 (의료보험이 없어도) 경제적 어려움 없이 매우 고가의 의약품을 제외한 모든 의약품을 그들의 사비로 충당할 수 있고 또 충당할 사람들이다.

지역사회 재정

많은 저소득국가/지역들의 가난한 시골 거주자들조차 사비로 상당한 액수의 의약품비를 지불한다. 문제는 이런 지불 용의(willingness to pay)를 위험 보호[8]를 촉진하고 더 합리적인 사용과 더 좋은 질을 보장하는 체계를 만드는 데 활용할 수 있는가이다. 최근 '지역사회 재정(Community Financing)'이라고 불리는 지역적으로 통제되는 소규모 사회의료보험은 한 가지 가능한 대안이며, 최근 이에 관한 관심이 증가하고 있다.

이 아이디어는 전형적으로 하나의 마을 또는 인접한 마을들이 모인 지역의 모든 사람이 기본적인 일차 치료를 보장하는 보험 기금에 소액을 지불하고 지역의 지도자나 지방 위원회에서 관리 방향을 제공하는 것이다. 이 방법은 주변 지역에 인력과 재정을 제공하는 데 매우 효과적이다. 일부 모델에서는, 빈곤한 지역에 대해서 상위 지방/정부로부터 지원금을 받기도 한다.

이런 보험 설계에 대한 경험은 성공을 위한 몇 가지 조건을 제시한다. 첫째, 의무적인 보험 가입은 역선택 문제에 대응하는 데 도움이 된다. 가장 아픈 사람만 가입하면 위험의 분산이 적고, 가입자의 부담이 너무 높아진다. 그러나 많은 문화권에서 보험의 논리는 잘 이해되지 않고 있으며, 가입자들이 즉시 서비스가 필요하지 않을 때 보험료를 내도록 설득하기는 쉽지 않다. 두 번째 교훈은 기술 지원, 교육을 담당한 현지 관리집단에 대한 가치이다. 예상할 수 있듯이, 문해력과 전문성을 포함한 문화의 다양성은 지역사회 기금 관리의 효율성에 영향을 미친다. 셋째, 보장되는 혜택의 범위는 집단의 규모와 소득 수준에 따라 달라져야 한다. 기본적인 병원 서비스까지 보장하면서 보험수리적 안정성을 달성하려면 마을 차원 거버넌스의 대면 책임(the face-to-face accountability)을 잃을 수 있을 정도로 큰 집단이 필요하다. 또한, 빈곤 지역의 주민들은 필요한 보험료를 감당할 수 없을 것이며 관리상의 어려움도 증가한다(Carrin, Waelkens, and Criel 2005).

일반적으로 사회보험과 마찬가지로, 지역사회 재정 아래 의료비를 충당하기 위해서는 비용을 통제해야 한다. 어떤 약을, 누구를 위해, 어느 수준까지 보장하고 어떤 수준의 공동 부담금을 적용할 것인가? 의무 가입 없이 의약품 비용을 충

8) 개인이 중병에 걸렸을 때 고가의 치료비를 부담하지 않아도 되는 상황 [옮긴이]

당하는 것은 역선택 문제를 악화시킬 가능성이 있다. 더욱이, 그런 보험제도를 추진하는 이들은 그들이 제공하는 보장이 공공 부문을 통해 발생해야 하는 무료 의약품 배포와 어떻게 관련되는지 알아내야 한다.

이런 문제를 다루는 방법의 한 가지 예는, 르완다에서 지역사회 보험제도라고 불리는 '상호보험(mutuelles)' 체계이다(WHO 2008). 1인당 연간 1,000르완다프랑(약 미화 2달러)의 기본 보험료는 보건소 서비스에 적용된다. 의약품 보장 측면에서 해당 보건소는 국가 필수의약품목록에 있는 기본 제네릭 의약품만 보유하고 있다(보험 비가입자는 상당한 추가금을 지급해야 한다). 의약품 및 병원 방문과 관련된 기타 비용은 정부와 기부자 기금이 지원하는 별도의 보험제도로 보장되며, 르완다는 운이 좋게도 비교적 많은 기금을 유치할 수 있었다.

지역사회 재정에 대한 경험은 모든 의약품 제도 개혁 노력에 대한 기본적인 진실 즉, '악마는 세부 사항에 있다'라는 사실을 보여준다. 그런 보험제도가 실제로 어떻게 작동하며 그것이 미치는 궁극적인 영향은 보험 설계의 특정 기능들에 크게 의존한다. 예를 들어, 르완다 체계는 소득에 상관없이 모든 가입자가 동일한 보험료를 지불하여 가장 가난한 가정에 재정적 부담을 초래하므로 일부로부터 비난을 받아왔다. 유사한 선택으로는, 중심부에서 가장 가난한 지역으로의 재분배 정도, 보험료가 개인 또는 가족 기준인지 여부, (적절한 사용을 촉진하도록 설계된 체계를 포함하여) 의약품의 비용을 관리하는 방법이 포함된다.

본인부담금

여러 번 언급되었듯이, 본인부담금은 중·저소득국가의 주요 의약품비 재정 형태이다. (이들 나라에서는) 물류 및 관리상의 실패와 다양한 원인으로 새어나가는 금액으로 인해 공공 진료소와 병원에서 심각한 공급 부족이 빈번하게 발생한다. 이는 환자와 그 가족들이 민간 부문에서 의약품과 기타 공급품을 구매하도록 유도할 수 있다, 예를 들어, 병원의 경우, 병원 입구 맞은편에 편리하게 위치한 (민간) 업체들에서 X선 필름, 마취 가스 및 기본 수술용 드레싱까지 살 수 있는 경우가 많다.[9]

공공 부문에서도 (본인이 직접 지출하는) 비용이 생길 수 있다. 많은 가난한 국가들에서 외래환자에 대한 공공의약품 공급 체계를 현금결제 방식으로 운영하고 있으며, 환자와 보건소, 병원, 심지어 지역 상점들도 배달을 받을 때 비용을 지불해야 한다. 그 이유는 카메룬이나 세네갈의 경우에서 보듯이 그들이 다른 선택을 하기 어렵기 때문이다(Govindaraj and Herbst 2006).

자본 또는 재정 보호의 관점에서 본인부담금은 바람직하지 않다. 재정의 한 형태로서 그것은 시민들의 불만의 원인이며 좋지 않은 건강 결과를 초래한다. 그러나 재정의 선택지들에서 이것이 검토되는 것이 시사하듯, 중·저소득국가의 경우 재정적으로 어려운 정부는 의약품에 대한 시민들의 수요를 고려할 때 의약품 비용을 조달할 수 있는 다른 선택지가 없는 경우가 많다.

또한 의약품에 대한 본인부담금 지출은 부적절한 사용을 위한 일련의 인센티브를 공급망의 위아래에서 창출한다. 조제자는 특허 의약품, 현재는 특허가 만료되었으나 잘 알려진 오리지널 브랜드의 의약품, 건실한 유명 브랜드의 제네릭 의약품을 포함하여 더 수익성 있는 제품의 재고를 비축하고 판매하고자 한다. 이는 모두 최저가 제네릭 의약품보다 가격과 수익이 높을 가능성이 크다. 또 다른 예는 합리적인 사용 원칙에 부합하지 않는 의약품에 대한 고객의 욕구이다. 고객이 항생제가 필요하지만, 그것을 뺀 치료 받기를 원하거나 항생제를 포함한 치료를 감당할 돈이 없다면, 판매자는 그만큼만 팔지 않겠는가?

유통업체와 제조업체들은 이윤을 목적으로 그들의 제품 판매를 늘리기 위해 소매 판매자들의 협조를 끌어내기 위한 금전적 유인책을 사용할 강력한 동기가 있다. 예를 들어, 도매업체들은 자신들 제품군 확보에 영향을 미치는 소매상들의 판매량이나, 특정 제품에 할애하고 있는 진열 공간의 크기에 근거해 (소매상들에게) 금전적 유인책을 제공할 수 있다. 유인책은 리베이트, 할인, 현금 보너스 등의 형태를 취할 수 있는데, 이는 다른 맥락에서는 뇌물(bribes or kickbacks)로 볼 수 있지만, 국가법령에 따라 불법이 아닐 수 있다.

9) 하지만 이 경우 전액 본인 부담을 해야 한다. [옮긴이]

사실상, 일선의 의약품 판매자들은 의약품을 처방하고 조제하며, 수입의 상당 부분 또는 대부분을 의약품 판매에 의존하는 아시아 국가들의 전통적인 약초상들(그리고 그들의 조응하는 현대 의약품 판매상)과 같은 상황에 있다. 그런 상황은 조제 및 처방이 같은 개인이나 기관에서 이루어짐에 따라 발생하는 이해 상충 때문에 한국, 일본, 대만, 중국에서는 의약품의 조제와 의사들에 의한 처방을 분리하려는 노력[10]으로 이어졌다.

공공 부문에서의 현금-지급 체계(cash-and-carry system)에 관한 연구는 조제자 및 중앙 상점 관리자가 총수익을 올리기 위해 고수익 제품을 홍보하거나 일부 의약품의 남용을 유도하는 등 영리 부문에서 볼 수 있는 것과 같은 경향이 존재함을 보여준다(Govindaraj and Herbst 2006). 이와 유사하게 이익이 없거나 적은 지원 의약품(subsidized drugs)은 판매자가 해당 의약품의 소비를 장려할 경제적 유인이 없으므로 현금-지급 방식의 공공 체계에서는 사용이 적을 수 있다.

말라리아에 대한 아르테미시닌 기반 병용요법(ACT)의 새로운 국제 보조금의 효과에 대해 의문이 제기되었다. 이 새로운 항말라리아제는 세심하게 구축한 국제 보조금 지원 체계 덕분에 많은 나라의 민간 부문에서 저렴하게 팔리고 있다. 이 제도의 창안자들은 더 비싸면서 보조금을 지원받지 않은 아르테미시닌 단일요법(항생제 내성을 일으킬 위험성이 높은)을 보조금 지원 제품이 대체하고, 대체로 효과가 없는 저렴하면서도 오래된 의약품(예: 클로로퀸)도 대체하기를 희망한다(Laxminarayan and Gelband 2009).

그러나 이런 접근법도 위험성이 없지 않다. 아르테미시닌 기반 병용요법(ACT)이 더 저렴한 대안과 경쟁할 수 있을 만큼 충분한 보조금을 지원받는 경우, 민간 판매자들은 아르테미시닌 기반 병용요법(ACT)을 판매하기 이전에 말라리아 확진을 위한 신속진단검사의 적절한 사용을 적극적으로 홍보할 것인가? 그럴 때 판매자들의 매출은 줄어들 수도 있다. 그러나 이와 같은 진단 검사를 시행하는 것은 병용요법의 내성 발생을 지연시키는 데 필수적이다. 실제로 최근 연구에 따르

10) 의약 분업이 여기에 해당한다. [옮긴이]

면, 공공기관과 민간기관 모두에서 신속진단검사가 가능함에도 불구하고 치료를 제공하는 사례의 3분의 1 미만에서만 해당 검사를 사용하였다. 대신에 의료제공자 대부분은 여전히 증상을 기반으로 접근하여 진단한다(Uzuchukwu et al. 2010). 덧붙여, 민간 판매자가 보조금을 지급하는 병용요법에 더 높은 가격을 부과하고 차액으로 이익을 취하는 것을 어떻게 방지할 수 있을까?

본인부담금은 환자에게 너무 많은 의사결정을 맡기는데, 환자들은 불완전한 의사결정자이므로 이런 종류의 재정은 상당히 부적절하고 비용적으로 비효과적인 의약품 사용을 초래할 수 있다. 특히 의사의 처방 없이 의약품이 판매되는 국가에서 그러하다. 또한 많은 위조의약품들과 기준 이하의 의약품들이 시장에서 판매되는 국가들도 해당한다. 그런 환경에서 소비자들은 흔히 자신이 잘 모르는 의약품 상품명에 대해 당연히 의심할 수 있다. 특히 익숙하지 않은 제품이 상대적으로 저렴한 경우에는 더욱 그렇다. 그러나 그와 같은 반응은 소비자들이 브랜드 제품을 과잉 구매하는 것으로 쉽게 이어질 수 있다. 또한 이런 역학관계 때문에, 현재 위조업자들은 좋은 질을 추구하는 소비자들을 끌어들이기 위해 유명 상표 제품의 포장을 모방하는 데 큰 노력을 기울인다. 유사하게 이와 같은 환경에서 의약품 구매자들은 그들이 원하는 외형, 향, 맛을 내는 제품에 끌릴 수밖에 없다. 의약품 구매자들은 즉각적인 경험에 영향을 주는 제품들, 즉 향정신성 약물, 진통제, 충혈제거제, 완화제, 위통을 완화하는 약에도 관심이 끌릴 것이다. 그러나 이런 선택이 임상적으로 최적의 사용 양상으로 이어질까?

또한 이런 맥락에서 바마코 이니셔티브(Bamako Initiative)[11]에 따라 설립되고 유니세프(UNICEF)에 의해 추진된 회전의약품기금(the revolving drug funds)[12]의

---

11) 1987년 말리 바마코에서 아프리카 보건부 장관들이 사하라 이남 아프리카인을 위한 필수의약품 및 기타 의료서비스의 가용성을 높이기 위하여 고안된 전략을 구현하기 위해 채택한 공식 성명이다. [옮긴이]

12) 초기 자본 투자 후, 의약품과 의료 소모품을 원가에 판매하고, 수익을 재고를 보충하는 데 사용하는 동시에 의약품이 필요한 사람들에게 저렴한 가격으로 유지되도록 하는 계획이다. 회전의약품기금 시스템은 최대 용량으로 구현할 때 접근을 촉진하고 양질의 의약품과 의료 소모품의 가용성, 경제성 및 지속 가능성을 보장할 수 있는 잠재력을 가지고 있다. [옮긴이]

홍망성쇠에 주목해야 한다. 바마코 이니셔티브는 여러 가지 측면에서, 위에서 논의된 지역사회 재정 노력의 선구자였다. 일차 보건의료체계를 지역사회로 분권화시키면 그 성과와 효과는 향상된다는 것이 근본적인 이론이었다. 그러나 이러한 시도에서 의약품 부문은 주로 위험 분산(risk spreading)이나 보험 기능이 없는 본인부담금 납부에 기반을 두었다. 운용자본 부족을 포함한 중요한 경영상의 문제에 직면했을 때, 대다수 재정은 민간 부문에 만연한 수익 창출 인센티브로 넘어갔고 해당 인센티브와 유사한 방식으로 운영되었다(McPake, Hanson and Mills 1993).

기부자 지원

위에서 언급한 바와 같이, 의약품 부문은 기부자 지원에 매우 매력적인 영역이다. 중·저소득국가의 기부자 지원은 해당 분야의 중요한 재원조달 원천이다. 그런 양상을 보이는 이유 중 하나는 해외 기부자의 책임과 거버넌스 구조에서 찾을 수 있다. 기부국 정부, 재단, 다국적 단체들은 모두 보건의료 부문에서 그들 재정 지원의 효과를 입증해야 한다는 압력을 받는다. 저소득국가의 소득이 낮은 사람들에게 즉각적인 이익을 보장하는 아르테미시닌 기반 병용요법(ACT) 또는 항레트로바이러스제(antiretrovirals, ARV) 구매는 의회 감독 위원회나 이사회에 제시할 구체적인 성과물을 제공한다. 국내 정치적 수용성을 높이기 위해 일부 양자간 기부자들은 그들의 기부금을 상품과 서비스 구입에 사용할 것을 요구하는 조건을 붙이기도 한다.[13] 다자간 기관들도 그들의 자체 책임 구조 내에서 운영된다. 세계은행과 같은 조직들은 자금이 유용하게 사용되고 있다는 증거를 요구하는 임원진에게 해당 증거를 제시해야 한다. 결과적으로, 세계은행과 그 외 유사 기관들은 여러 종류의 프로젝트 중에서도 기반시설(infrastructure)에 대한 지원이 만들어내는 구체적 결과 때문에 다른 프로젝트보다 기반시설 지원을 선호하는

13) 일명 구속성 원조(tied aid), 이런 관행은 지역 농산물 시장에 미치는 부정적인 영향 때문에 식량 원조의 맥락에서 더 많은 논란이 된다. [옮긴이]

표 7.1 2007년 및 2008년 라이베리아 의약품과 의료용품의 재원

자료	2007(달러)	2008(달러)
라이베리아 정부[a)]	1,000,000	1,000,000
유럽연합 집행위원회	0	0
미국 국제 개발 기구	0	0
에이즈·결핵·말라리아 퇴치를 위한 세계기금	1,292,000	2,000,000
GAVI	850,000	2,427,881
UNICEF[b)]	2,465,142	1,318,276
WHO[b)]	986,336	290,227
국제 연합 인구 기금	–	–
NGOs[c)]	2,840,010	2,840,010
신앙 기반 조직	–	–
매출(국립의약국에 의한 판매 현금 수익)[d)]	450,000	450,000
민간 본인부담금	–	–
국제 연합 라이베리아 지부	–	–
상업(파이어스톤)	–	–
총	9,883,488	10,326,394

자료: Osmond, O'Connell and Bunting(2007)
참고: – = 참고 자료 없음, NGO = 비정부기구
a) 보건부가 내년에도 동일한 수준의 재원을 유지하는 것을 기준으로 함.
b) 백신 및 예방접종에 대한 수치만 해당함.
c) 보건 관련 주요 NGO가 제출한 인터뷰 및 설문지를 기반으로 하며, 2008년에 남아 있는 동일한 수준의 재정을 기준으로 함.
d) 동일하게 유지되는 조달 가능한 미국 국립 의약품국의 현금 판매량을 기준으로 함.

것에 대한 비판을 받아왔다(Stiglitz 2002).

이런 경향은 이해할 수 있다. 우리는 의약품을 적절히 복용하면 장애와 사망을 줄일 수 있다는 점을 언급하면서 이 책을 작성하였다. 기부자의 관점에서는 그들 지원의 통계적 수혜자 수보다 수혜자가 (구체적으로) 누구인지 확인하고 싶어 한다. 이것은 많은 개인과 정부가 비용-편익이 좋은 사업보다, 우물에 갇힌 어린이들, 불타는 건물에 있는 노인들, 치료할 수 있지만 치료받지 않으면 치명적인 질병으로 고통받는 환자들과 같이 긴박한 위험에 처한 사람들을 (먼저) 돕도

록 이끈다(McKie and Richardson 2003). 만약 기부자가 저소득국가의 보건의료 재정체계 개혁을 돕는다면 평균적으로, 후자의 시민 중 일부는 혜택을 받을 것이다. 하지만 혜택을 받는 이들이 정확히 누구인지, 그들이 지원으로부터 정확히 어떤 혜택을 얻었는지 쉽게 알 수 없다. 대조적으로, 아르테미시닌 기반 병용요법(ACT)을 이용한 신속한 치료로 생명을 구한 뇌말라리아(cerebral malaria)[14] 아동 환자를 만나기 위해 일차 의료센터를 방문하는 기부자 대표들의 사례를 생각해 보자. 그런 환자들은 우리 바로 앞에 위험에 처한 사람을 돕고자 하는 인간의 근본적인 충동인 '구조의 원칙(rule of rescue)'에 내포된 도덕적 본능을 자극한다(제4장의 윤리에서 논의).

비록 한 국가에서의 모든 기부자 지원의 원천을 추정하는 것은 어렵지만, 유럽연합 집행위원회를 대신한 서아프리카의 라이베리아(Liberia) 공화국 자문 사절단의 경험에 근거한 최신의 추정치는 발생할 수 있는 의약품과 의료용품에 대한 재정 양상을 예시적으로 보여주고 있다. **표 7.1**은 국제기구와 비정부기구의 막대한 역할과 개인 본인부담금의 추정이 어렵다는 것을 보여준다.

국가 정책의 관점에서 외부 재정에 의존하는 것의 주된 단점은 통제력의 상실이다. 기부자들은 일반적으로 국가의 우선순위와 다를 수 있는 그들만의 의제를 가지고 있다(Perin and Attaran 2003). 이 문제는 소아마비 퇴치뿐만 아니라 HIV 분야에서 특히 문제가 되었으며, 국가들이 백신 및 면역 국제 연합(GAVI)으로부터 받는 예방접종을 확대 도입하도록 하는 압력에 반영되어 있다. 또한 자신들의 책임 요건을 충족하고자 하는 기부자들의 욕구로 인해 서류작업이 늘어나고 별도의 병행 공급망을 만들어내는 것으로 이어질 수 있으며, 이는 비용을 증가시킬 수 있다. 또 다른 문제는 많은 기부자가 다년간의 지원 방식을 선호하지 않아 중기계획을 세우는 것이 어렵다는 것이다. 따라서 다양한 재정의 출처는 체계 구조에 실질적인 영향을 미치며 상당한 관리 문제를 초래할 수 있다. **그림 7.2**에 보이

14) 뇌말라리아(CM: Cerebral Malaria)는 말라리아 원충(Plasmodium falciparum)이 초래하는 뇌증(encephalopathy)을 종합적으로 가리키는 용어이다. [옮긴이]

그림 7.2 케냐의 상품 물류 체계

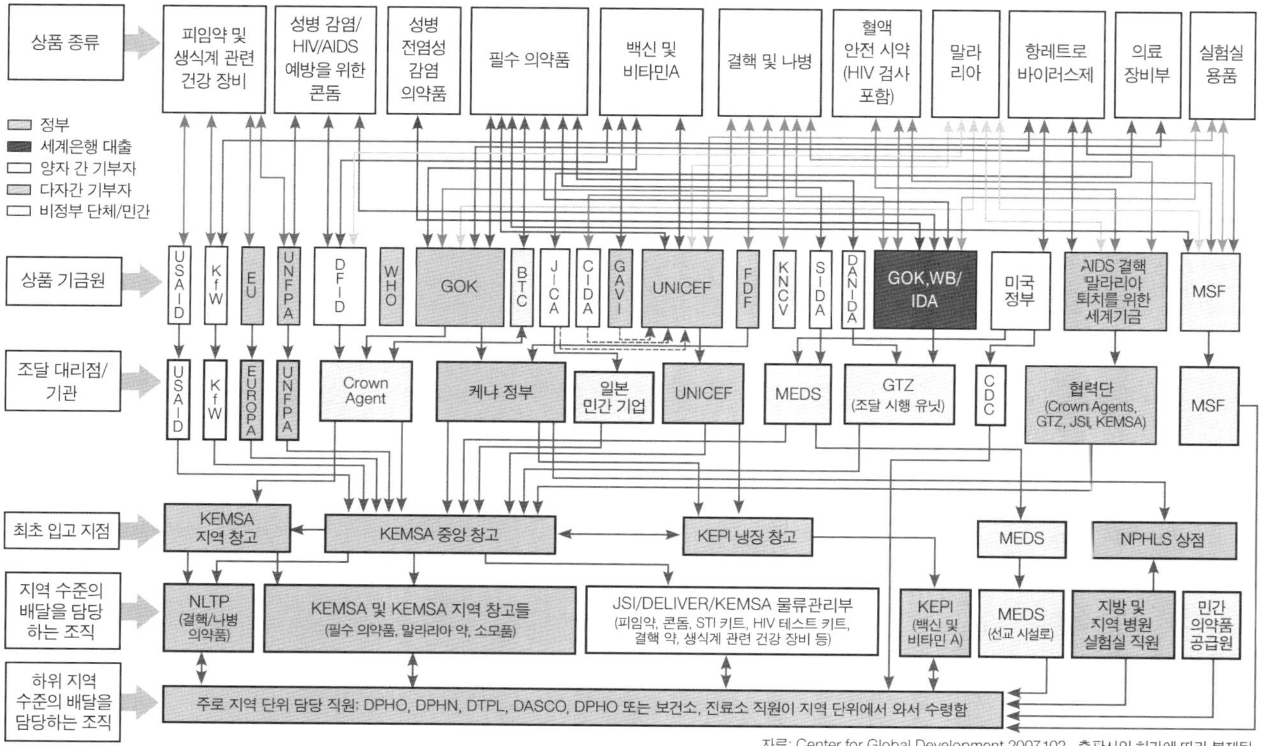

자료: Center for Global Development 2007,102, 출판사의 허가에 따라 복제됨

는 케냐의 복잡한 공급망 경로는 여러 나라의 압력에 대응하느라 발생한 전형적인 현상이다.

그러나 기부자들도 긍정적인 역할을 할 수 있다. 특히, 성실한 개혁가들이 지역 정치적 압력을 견뎌낼 수 있도록 돕고, 더 높은 수준의 전문성과 성과를 가진 전달체계 조직을 만들 수 있도록 지원할 수 있다. 노벨 경제학상 수상자인 토마스 셸링(Thomas Schelling)은 협상에서 굴복할 힘이 없는 것이 어떻게 이점이 될 수 있는지 탐구했다(Schelling 1956). '기부자들은 그것을 허용하지 않을 것이다'라는 반응은 그런 바람직한 무능력이 취할 수 있는 한 가지 형태이다.

약품비 재정의 선택지들

이 장의 서두에서 언급한 바와 같이, 서로 다른 약품비 재정 전략은 의약품의 접근, 사용, 비용에 큰 영향을 주고 의료 상황, 재정적 보호, 소비자 만족도에 영향을 미친다. 의약품 정책 전문가 아니타 와그너(Anita Wagner)는 **표 7.2**로 일부 의약품 재정 선택지들의 장단점을 비교했다. 와그너(Wagner)의 범주 중 '적절한 사용'은 건강 수준에 관한 결과 측정과 관련된 과정 지표로 간주할 수 있으며, 와그너의 그 하위 범주인 '적절한 비용/환자'는 우리의 범주 중 '재정적 보호'와 관련이 있다.

대부분 중·저소득국가에서는 민간보험이 거의 없고 기부자 재정이 국가의 통제 밖에 있다는 점을 고려할 때, **표 7.2**의 (우리가 논의한 6개 중) 네 가지 선택지에 초점을 맞추는 것은 타당하다. 와그너의 분석에 따르면, 국가에 대한 비용(부담)을 낮추는 것이, 특히 저소득국가들의 경우에는, 정부에서 어떤 의약품 재정 방식을 선택할 것인지에 관한 결정을 주도하였다. 관련하여 문제는 약품비를 세금으로 충당하는 것 외에 시민들을 위한 추가적인 지원을 제공할 수 있는 방법을 찾을 수 있는가이다. 우리의 검토에 따르면, 획기적인 방법(magic option)은 없다는 것이다. 사용할 수 있는 두 가지 방법은 사회보험(social insurance)이나 지역사

표 7.2 의약품 재정: 종류 비교

			합리적인 비용	
선택	**공평한 접근**	**적절한 사용**	**환자**	**국가**
조세 재원	++	+	++	–
본인부담금 납부	–	–	–	++
기부자 지원	++	+	++	++
사회보험	+	++	++	+

자료: Wagner 2006.
참고: – =일반적으로 달성되지 않음 + =다소 달성 가능성이 있음 ++ =상당히 달성 가능성이 큼

회 재정(community financing)이다. 유일한 다른 가능성은 모든 불평등과 위험으로부터의 보호가 부족한 채, 본인부담금 방식을 지속하는 것이다. 그리고 가나나 콜롬비아와 같은 국가의 경험을 기준으로 한다면, 중·저소득국가에서 저소득층에 대한 사회보험은 주로 일반 세수로 지원되어야 하며, 수익의 제한과 경쟁적 청구 형태와 같은 문제를 수반하게 될 것이다(Gottret, Schieber and Waters 2008).

그러나 독자들은 **표 7.2**가 '잠재적으로 달성할 수 있는' 것을 언급하고 있다는 점에 주목해야 한다. 우리의 경험에 따르면, 동일 정책의 결과 편차가 서로 다른 정책 간의 편차만큼 클 수 있다. 의약품 비용을 보장하는 사회보험 프로그램이 어떻게 구현되는가는 결과에 엄청난 영향을 미칠 것이다. 예를 들어, 어떤 의약품이 보험에서 보장되느냐에 따라 이익은 얼마나 광범위할 차이를 보일 것인가? 효과적인 제네릭 의약품에 대한 고가의 대체 의약품의 사용이 단계적 본인부담금(tiered co-payments)을 통해 이루어지지 않거나 억제될 수 있을까? 판매자가 부적절한 의약품보다 적절한 의약품을 판매하도록 예를 들어, 고정된 조제료 형태로 의약품값을 지불하는 것과 같은 정책을 장려하기 위해 어떻게 할 것인가? 저소득층의 보장 범위를 확대하기 위해 보험료와 본인부담에 대해서는 어떤 조처를 할 것인가? 어떻게 이 모든 것을 국가가 감당할 수 있는 재정 내에서 이루어질 수 있게 할 것인가? 이것들은 (현재의 경제난이 일단락된 후) 세계적으로 사회보험

의 확산이 현재의 속도를 유지한다면 국가들이 향후 몇 년 이내에 대답해야 할 질문들이다.

재정 요약

중·저소득국가가 일반적인 보건의료체계, 특히 의약품 부문의 재정에 대해 직면하는 딜레마에 대한 간단한 해결책은 없다. 가장 근본적인 어려움은 상대적인 재원 부족이다. 하지만 다양한 재정 대안들이 다소 효과적일 수 있다. 특히, 재정 선택지는 재정 부담의 분배와 한 국가가 시민들에게 제공하는 재정 보호의 정도에 큰 영향을 미칠 수 있다. 국가가 의약품 비용을 개인들의 본인부담금에 의존하고 싶어도 이 방법은 여러 가지 측면, 특히 형평성 측면에서 효과가 떨어진다. 그것은 특히 소득이 낮은 시민에게 접근 장벽을 만들고 할당 비효율을 조장하며, 재정적 보호를 제공하지 않는다. 그러나 일반 세수를 사용하는 것은 세수가 부족한 나라에서는 매우 어렵다. 전통적인 급여세 기반 사회보험(payroll-tax-supported social insurance)은 공적 부문이 상대적으로 작은 국가에서는 실현이 어려울 수 있다. 또한 기부자 재정은 추가적인 행정 복잡성과 국가 의사결정에 가해지는 외부 압력과 같은 단점이 있다.

요약하자면, 중·저소득국가는 의약품 재정 부족에 계속 직면할 가능성이 크다. 이것은 수많은 결론으로 이어진다. 첫째, 채택된 접근법과 관계없이 국가는 효율적이고 부패가 없는 방식으로 의약품 재정체계를 구현하기 위해 노력할 필요가 있다. 예를 들어, 사회보험 체계에서 보험금 청구 처리 과정에서 발생하는 사기를 방지하고, 합리적인 의약품 사용을 촉진하기 위한 통제와 장려책을 시행해야 함을 의미한다(사례 연구 J, 「가나 국민의료보험제도의 의약품 보장」 참조). 또한 새로운 재정 방식으로 전환하려는 개혁가들은 형평성 문제에 특별한 주의를 기울여야 한다.

우리가 이 장의 서두에서 말했듯이, 재정은 누가 무엇을 얻는지를 결정하는 중요한 요소이다. 보험이나 지역사회 재정을 통해 재정적 보호를 제공하고 접근 장벽을 낮추려는 모든 시도는 다양한 프로그램 설계의 세부 사항에 세심한 주의를 요구한다. 보험료는 소득에 따라 달라지는가? 소득이 가장 낮은 시민들을 위한 특별한 조치가 마련되어 있는가? 외딴 지역과 낙후된 지역은 추가적인 보상 지원을 받는가? 마지막으로, 재정 부족은 불가피하여서, 국가들은 가용할 수 있는 모든 재정을 가능한 한 가장 효율적이고 효과적인 방법으로 사용하는 데 큰 관심을 기울일 필요가 있다. 그렇게 하려면 의약품 부문 자체의 운용과 우리가 다음 장에 다룰 주제인 다른 네 가지 조종손잡이(Control knobs)의 기능에 주의를 기울여야 한다.

재정과 지불에 관한 사례 연구

Blanchet, Nathan, and Marc J. Roberts, "Drug Coverage in Ghana's National Health Insurance Scheme" 사례 연구 J.

참고문헌

Bozorgmehr, N. 2010. "Iran Cuts Send Diesel Price Soaring." *Financial Times*, December 20.

Carrin, G., M. P. Waelkens, and B. Criel. 2005. "Community-Based Health Insurance in Developing Countries: A Study of its Contribution to the Performance of Health Financing Systems." *Tropical Medicine and International Health* 10: 799–811.

Center for Global Development. 2007. *A Risky Business: Saving Money and Improving Global Health Through Better Demand Forecasts*. Washington, DC: Center for Global Development.

Gottret, P., G. Schieber, and H. R. Waters. 2008. *Good Practices in Health Financing*. Washington, DC: World Bank.

Govindaraj, R., and C. Herbst. 2006. "Impact of 'Marketizing' Organizational Reform on Public Sector Pharmaceutical Supply in Francophone Africa." Draft, Africa Human Development Department, World Bank, Washington, DC.

Kravitz, R. L., and S. Chang. 2005. "Promise and Perils for Patients and Physicians." *New England Journal of Medicine* 353: 2735–39.

Laxminarayan, R., and H. Gelband. 2009. "A Global Subsidy: Key to Affordable Drugs for Malaria?" *Health Aff airs* 28: 949–61.

McKie, J., and J. Richardson. 2003. "The Rule of Rescue." *Social Science and Medicine* 56: 2407–19.

McPake, B., K. Hanson, and A. Mills. 1993. "Community Financing of Health Care in Africa: An Evaluation of the Bamako Initiative." *Social Science and Medicine* 36: 1383–95.

Osmond, B., A. O'Connell, and R. Bunting. 2007. *Review of the Pharmaceuticals Area and Preparation of a Mid-Term Pharmaceuticals Policy and Implementation Plan for the Ministry of Health and Social Welfare, Liberia*. Consultancy on behalf of the European Commission. Draft fi nal report, April.

Périn, I., and A. Attaran. 2003. "Trading Ideology for Dialogue: An Opportunity to Fix International Aid for Health?" *Lancet* 361: 1216–19.

Quick, J. D., and R. B. Tolentino. 2000. *Global Comparative Pharmaceutical expenditures with Related Reference Information. Health Economics and Drugs*. EDM series No. 3. Geneva: WHO.

Schelling, T. C. 1956. "An Essay on Bargaining." *American Economic Review* 46: 281–306.

Seiter, A., and M. Gyansa-Lutterodt. 2008. "Policy Note: The Pharmaceutical Sector in Ghana." Draft, World Bank, Washington, DC, December.

Stiglitz, J. E. 2002. *Globalization and Its Discontents*. New York: W.W. Norton.

Tandon, A., and C. Cashin. 2010. "Assessing Public Expenditure on Health from a Fiscal Space Perspective." HNP Discussion Paper, World Bank, Washington, DC.

Uzuchukwu, B. S. C., L. O. Chiegboka, C. Enwereuzo, U. Nwoso, D. Okafor, O. E. Onwujekwe, N. P. Uguru, F. T. Sibeudu, and O. P. Ezeoke. 2010. "Examining Appropriate Diagnosis and Treatment of Malaria: Availability and Use of Rapid Diagnostic Tests and Artemisinin-Based Combination Therapy in Public and Private Health Facilities in South East Nigeria." *BMC Public Health* 10: 486.

Wagner, A. 2006. "Financing, Provider Payments, and Opportunities for Change in Insurance Systems." Presentation to the Flagship Course, Washington, DC, World Bank.

WHO (World Health Organization). 2008. "Sharing the Burden of Sickness: Mutual Health Insurance in Rwanda." *Bulletin of the World Health Organization* 86 (11):823–24.

8장

의약품 비용 지불방식

생산과 분배의 모든 체계를 이해하고 성능을 바꾸려고 할 때 경제학자들은 지불방식에 많은 주의를 기울인다. 그것은 지불 체계가 창출하는 인센티브가 개인과 조직의 행동에 크게 영향을 미친다는 믿음에서 비롯된 것이다. 실제로 이런 믿음을 요약하는 현재의 구호는 아이러니하게도 '현대의 황금률(the modern Golden Rule)'이라 불린다. 금을 가진 사람이라면 지불방식의 변경이 의약품 부문의 성과에 미치는 영향에 대한 규칙을 만들 것이며, 개혁가들은 다음 세 가지 유형의 거래에 주목해야 한다.

- 공공 부문 조달을 통한 지불방식
- 공급망을 따라 다양한 중개인이 수행하는 도매 지불방식
- 조제 현장에서 고객의 소매 대금 지불방식

이 장에서는 지불방식 조종손잡이 중 의약품과 소매 상담과 같은 일부 밀접하게 연관된 서비스에 대한 지불방식만 고려한다. 의약품 분야에서도 공공 부문 직원들에 대한 급여 지불 등과 같이 분명히 많은 다른 자금 흐름이 발생한다. 이런 것들은 다음 장의 조종손잡이 논의에서 다룰 것이다.

넓게 보면, 의약품 또는 기타의 모든 지불 체계는 ① 지불 기준 또는 단위 ②

각 단위에 대해 지불한 가격 ③ 해당 가격을 설정하는 방법이라는 세 가지 구성요소를 가지고 있다. 세 요소를 유념하는 것만으로도 어떤 문제는 일반적인 것보다 더 많은 관심이 필요하다는 것을 알 수 있다. 예를 들어 의약품 조달 정책을 고려할 때는 단위(unit)에 관한 질문이 자주 논의되지만, 소매 단계에서는 관심을 덜 받는다. 그러나 우리가 앞으로 보게 되겠지만, 개혁가들이 이끌어내고 싶어하는 선택지들도 있다. 마찬가지로, 흔히 가격 결정을 둘러싸고 소용돌이치는 이해관계자들의 강한 압력은 국가들이 그런 선택을 하는 기관과 과정의 설계를 진지하게 고려할 충분한 이유를 제공한다.

분석을 시작하기 전에 주의할 점이 있다. 개혁가들은 지불 체계가 만들어내는 인센티브의 힘이 상당한 문제를 초래할 수 있다는 것을 알아야 한다. 실제로 정책입안자가 도출하고자 하는 정확한 결과나 성과에 대해 비용을 지불할 수 없는 경우가 많다. 결과적으로, 돈을 받는 사람들은 제도의 정신보다는 형식에 따라 반응하고, 그들 자신의 이익에는 부합하는 방식으로, 즉 개혁가의 목적을 달성하지 못하는 방식으로 행동할 위험이 항상 존재한다. 예를 들어 약사가 수행하는 각 조제에 대해 고정된 조제 수수료를 받는다고 가정하자. 약사는 다양한 의약품을 판매할수록 다양한 수수료를 받을 수 있어서 구매자들이 부적절한 '다제약물복용'을 하도록 장려할 수 있다(제10장에서 논의한 바와 같이, 규제 제약에서도 유사한 문제가 발생한다).

이 장에서는 먼저 의약품 지불방식과 관련된 많은 과정에 영향을 미치는 부패문제를 포함하여 보건의료 부문 개혁의 맥락에서 지불방식의 일반적인 문제를 검토한다. 그런 다음 지불방식의 세 가지 주요 범주인 ① 고객 지불방식(customer payments), ② 도매 지불방식(wholesale payments), ③ 조달(procurement)에 대해 살펴본다. 이 장은 지불방식 조종손잡이와 관련된 정책 교훈에 대한 논의로 마무리한다.

의약품 지불방식 개혁과 건강 부문 개혁

다양한 의약품 지불방식 선택지의 실행 가능성은 흔히 보건 분야와 더 일반적으로 더 광범위한 정부 역량과 성과에 달려 있다. 개별 배송 기관은 재고와 지출을 추적할 수 있는 관리 정보 체계를 갖추고 있는가? 구매와 규제 시행 활동이 우수하고 공정하게 수행되고 있는가? 경찰과 법원이 시민들로부터 존경을 받는가? 이런 모든 요소는 의약품 정책입안자들이 이용할 수 있는 지불방식의 선택지에 영향을 미친다.

또한 의약품의 지불방식을 변경하는 것은 건강 체계의 다른 측면과 얽혀 있다. 그 결과, 그런 변화를 달성하려면 흔히 여러 개의 조종손잡이를 사용해야 하는 경우가 많다. 예를 들어 정부가 중앙집중식 조달방식에서 (재고 소진 상황을 줄이기 위해) 지역 보건소가 민간 도매업체로부터 일부 의약품을 구매할 수 있도록 허용하는 방식으로 전환하려고 한다고 가정해 보자. 이런 변화를 시행하려면 지역 보건소장에게 더 많은 권한을 부여하고 센터의 회계 체계와 재정 통제를 개선해야 할 것이다. 또한 보건소 책임자가 재고 소진 실적을 (예를 들어 시·도의) 상사에게 보고해야 하고 그 성과에 대한 책임을 져야 하는 경우, 이런 변화는 더 효과적일 수 있다. 이런 변경 사항은 모두 다음 장에서 논의할 조직 조종손잡이의 범위 내에 있다. 이와 유사하게 (소매가격 통제의 도입같이) 민간 부문 지불방식의 변경이 이루어져야 하는 경우, 정부는 일반적으로 그 업무를 수행하기 위해 규제 조종손잡이에 의존해야 할 것이다.

의약품 지불방식과 부패

최근 몇 년 동안 중·저소득국가의 부패는 세계은행과 WHO로부터 큰 주목을 받았다(Cohen, Mrazek, and Hawkin 2007). 이런 관심은 2004년에 시작된 세계보건기구의 「의약품에 대한 좋은 거버넌스 정책위원회(Good Governance for Medicines initiative)」에 잘 드러난다. 이 정책위원회는 부패에 대한 의약품 체계의 취약성을 평가하는 도구를 개발했다(WHO 2009). 위원회는 도구와 제안된 다양한 대응책의 효과를 평가하지는 않았지만, 성과를 개선하기 위한 핵심 조건으로 의약품 부문의 부패를 더욱 잘 통제해야 할 필요성에 대한 우려가 커지고 있음을 보여주고 있다.

의약품 개혁가들이 부패를 통제하려면 어떻게, 왜 그런 부패가 발생하는지에 대한 명확한 평가부터 시작해야 한다. 다른 행동과 마찬가지로 부패도 한편으로는 개인의 내적 신념과 가치, 다른 한편으로는 그들이 마주하는 외부 기회의 조합에 의해 나타난다. 사람들은 내부 또는 동기 측면에서 개인 이득, 당이나 파벌에 대한 정치 이득, 심지어 집단과 무리에 대한 의무감 등의 다양한 이유로 인해 부패한다(Smith 2008). 그런 동기들이 널리 퍼져 있어서 부패 또한 널리 퍼질 것이라 예상해야 한다.

기회 측면에서 의약품 지불방식은 부패의 기회를 제공한다. 특히 조달 단계에서 정부 의사결정자는 민간 당사자에게 상당한 수익을 창출하는 계약 기회를 제공한다. 잠재적 수혜자들이 부패한 관행을 통해 흔히 그런 결정에 영향을 미치려고 하는 것은 놀라운 일이 아니다.

이런 방식으로 문제를 제기하면 '탱고를 추려면 두 명이 필요하다'[1)]라는 부패에 관한 미국 법 집행부의 오랜 격언의 적용 가능성이 명확해진다. 또한 많은 국가에서 부패 방지를 해야 할 기관이 부패할 수 있는 까닭에 부패 방지 집행이 잘 안 될 수 있다(사례 연구 E, 「동아프리카니아의 의약품 조달」 참조). 또한 부패는 많은 나라에서 최고 국가지도자 수준에서도 일어날 수 있다. 독자들은 독일(헬무트 콜, Helmut Kohl)과 프랑스(프랑수아 미테랑, François Mitterrand)의 전 총리가 뇌물 스캔들에 휘말렸다는 사실을 기억해야 한다.

동기(사리사욕)와 기회(처벌의 위험성이 낮은 것 포함)를 살펴보면 조달 담당자들이 왜 부패 유혹에 빠지는지 이해할 수 있다. 그것은 특히 그들이 낮은 임금을 받

1) '손뼉도 마주쳐야 소리가 난다'라는 한국 속담과 비슷하다. [옮긴이]

을 때 그렇다. 이것은 마치 정부가 그들이 합리적인 생활 수준을 갖추기 위해서는 부패할 수밖에 없다는 것을 기대하는 듯 보인다.

부패를 통제하기 위해 개혁가들은 내부 동기와 외부 기회를 모두 바꿀 필요가 있다. 동기부여 측면에서 개혁가들은 책임감 있는 공무원들의 중요한 가치에 호소하고, 하나 이상의 더 광범위한 목적을 위해 부패에 저항하도록 촉구할 수 있다. (종교, 이념, 애국심, 전문성, 조직 충성도, 고객에 관한 관심 등 국가와 조직의 상황이 그러한 설득이 효과를 거둘지에 영향을 미친다). 보완적인 전략(complementary strategy)은 부패에 대한 보상방식을 바꾸는 것이다. 예를 들어 개혁가들은 투명성과 책임성을 높이고 효과적인 형사 사법 제도를 통해 보상과 벌칙을 부과하는 정부의 능력을 강화하는 새로운 행정 배치와 결정 과정을 만들어낼 수 있다.

그러나 독자들은 투명성과 책임성을 높이려면 정부 고위층의 정치적 지원이 필요하다는 점에 유의해야 한다(사례 연구 G, 「나이지리아의 위조의약품」 참조). 정치 지원은 효과적인 기관의 지도력과 많은 저소득국가에서 성취하기 쉽지 않을 수 있는 광범위한 사회적 합법성 상태가 필요하다. 수십 년의 식민주의, 정치에 대한 군사 개입, 형편없는 지배구조로 인해 공공 부문의 성공적인 성과에 대한 냉소적인 풍토를 낳았다(Smith 2008).

조달

조달에 대해 자세히 논의하기 전에 공공 부문과 민간 부문 조직에서 일반적인 상품을 구매하는 방식과 특히 의약품을 구매하는 방식의 차이에 주목할 필요가 있다. 공공 구매는 부패에 매우 취약하므로 일반적인 반응은 그런 결정을 내리기 위한 매우 공식적인 절차를 만드는 것이다. 공공 구매는 명시적·구체적 사양을 작성하고, 입찰 방식을 사용하고, 입찰을 평가하며, 구매는 일반적으로 사양을 충족하는 가장 낮은 입찰가를 제안한 약품을 구매한다. 그런 공식적인 절차들은 공무원의 재량권을 제한함으로써 그들의 부패 행위 기회를 제한하고자 하는 것이다.

게다가, 공공 부문의 구매 순환구조는 흔히 꽤 분절적이다. 필요한 기능(지출 승인, 수요 예측, 현재 재고 추적, 사용 가능한 대체 의약품 검토, 입찰 명세서 작성, 입찰 평가, 납품 질 확인, 지불 지출)은 일반적으로 재무부, 독립 의약품 규제 당국, 국가 구매 기구, 중앙 의료 상점, 보건 약국 부서 등 여러 부처의 여러 기관으로 나누어져 있다. 그 결과 공정 과정에 지연과 경직성이 발생한다. 구매 결정 후 한 국가에 의약품 도착까지의 기간이 6개월을 초과하는 것은 드문 일이 아니다.

HIV/AIDS 의약품의 조달 과정에 대한 한 검토에서 '조달 과정이 얼마나 잘 조직, 계획, 관리되었든 간에 예상치 못한 지연은 불가피하다(Chandani et al. 2009)'. 정부 재정이 부족할 때 재무부는 구매 순환구조의 시작조차 허용하지 않는 경우가 많다. 그리고 지불 지연을 경계하는 일부 잠재적 판매자들은 입찰 과정에 참여하기를 꺼릴 수 있다. 게다가, 최저 입찰자에게 입찰을 부여하는 국제 경쟁 입찰 절차를 사용하면 때때로 신뢰할 수 없는 공급자와 계약을 맺는 결과를 초래할 수 있다. 그렇게 되면, 2008년과 2009년 케냐와 우간다의 항말라리아 의약품에서 발생한 것처럼 지연, 재고 감소, 혼란을 초래할 수 있다(Tren, Hess, and Bate 2009).

대조적으로, 민간 부문 구매는 일반적으로 덜 공식적이고 구매자와 판매자 간의 더 큰 상호작용을 수반한다(Ballou-Ares et al. 2008). 민간 부문 조달에서 부패와 관련한 주된 문제는 기업의 경제적 성과를 극대화하는 (소유자들 또는 그들의 인센티브를 통한) 구매자의 큰 관심이다. 그들은 예기치 않은 상황이 발생했을 때 필수 투입물을 획득하는 조직의 능력이 판매자의 에너지, 역량, 호의에 의해 크게 좌우될 수 있다는 것을 알고 있다. 악천후, 자재 부족, 노동쟁의 또는 기계적 고장에 직면했을 때 그들의 공급자들은 적시에 납품을 보장하기 위해 무엇을 할 것인가?

이런 우려를 고려할 때 구매자는 공급자와의 신뢰와 상호 관계 형성을 중요하게 생각한다. 판매자와 좋은 경험을 한 구매자는 흔히 공식적인 입찰 과정 없이 같은 판매자로부터 다시 구매한다. 민간 부문 의약품 공급망 참여자들은 가격-

질 간의 절충과 판매자의 신뢰성을 고려하며 반드시 최저 입찰자를 선택하는 것은 아니다. 그들이 X에서 살 것인지 Y에서 살 것인지를 선택하는 것은 더 큰 활동 순환구조의 일부일 뿐이라는 것을 알고 있기에 계약 이행과 모니터링 과정에 큰 관심을 기울인다. 그들은 구매 결정 후에 일어나는 일이 그들의 활동을 성공적으로 수행하는 능력에서 매우 중요하다는 것을 잘 알고 있다. 더욱이, 그런 관계의 맥락에서 구매하는 것에 대한 사양은 논의의 여지가 있다. 판매자는 가격을 낮추거나, 배송 속도를 높이거나, 질을 개선하는 대안을 제시할 수 있으며, 가격은 협상을 통해 조정이 이루어진다.

엄밀히 따지면 의약품 조달 과정이 까다로운 것도 사실이다. 그 결과, 저소득 국가의 정부에게 가장 최고의 인재들이 기부 단체나 비정부기구 또는 영리 부문으로 더 높은 연봉을 받고 유인되는 경향이 있어 저소득국가 정부가 필요한 전문가를 생성하고 유지하기 어려울 수 있다. 특히, 제품 간 분자 수준, 용량 형태, 포장에서 잠재적인 경쟁 관계에 있는 외국 제조업체의 제품 간 차이를 고려할 때, 구매 사양을 결정하고 이런 조건에 대한 입찰을 해석하는 것은 상당히 복잡할 수 있다.

이런 문제의 예로는 국가가 흔하게 사용하지 않는 제형(예, 소아 용량)을 요청한 후 공급자를 거의 찾지 못한 경우, 혹은 입찰 조건과 일치하지 않는 제품, 예를 들어 공급자가 요구한 치료 과정 포장(course-of-treatment packaging)[2] 대신 한꺼번에 포장된 약(loose pills)을 입찰자가 제공했지만, 제품 납품 후까지도 그 불일치가 포착되지 않는 경우 등이 있다. 부적절한 입찰은 공급자가 자체 비용을 절감하여 그들의 이익을 증가시키는 것과 관련이 있으므로 구매자는 입찰을 주의 깊게 검토할 필요가 있다. 뒤늦게 문제를 발견하면 공급이 늦어지거나 재주문 시 공급망의 다양한 수준에서 심각한 혼란과 재고 소진 문제가 발생할 수 있다.

국제 시장에서 전문성이 가장 제한된 국가는 구매 활동을 촉진하기 위해 중개업자에 의존해야 할 수도 있다(사례 연구 E, 「동아프리카니아의 의약품 조달」 참조).

2) 환자가 약 복용 시 약의 용량과 용법을 확인할 수 있는 포장 방법 [옮긴이]

특히 저소득국가의 입찰 위원회는 구매할 수 있는 다양한 제네릭 의약품의 모든 잠재적 공급자를 알거나 접촉할 가능성이 작다. 특히 활성 성분을 구입한 후 최종 복용량을 제제화하여 포장하는 중간소득국가의 많은 판매자와 거래할 때 특히 그렇다. 그 결과 참가자들이 전 세계의 공개 입찰에 응하기 위해 다양한 제조업체의 제품을 조합하고 통합하려는 국제 의약품 중개사업(international medicines brokerage business)이 발전했다.

저소득국가 정부 내에 필요한 기술전문성을 갖추고 신뢰할 수 있는 조직을 만드는 것이 어려우므로 일부 개혁가들은 그런 기능들을 민간에 외주하도록 하였다. 그것은 잠비아와 같은 많은 나라에서 행해졌다. 그 후 「크라운 에이전트(Crown Agents)」와 같은 국제 법인은 관련 재무 관리 기능과 함께 다양한 조달과 공급망 활동을 담당한다. 중·저소득국가의 정부도 더 신뢰할 수 있는 공급처에서 구매하기 위해 국제 NGO 또는 정부 후원 공급업체와의 지속적인 관계를 모색해 왔다. 이런 관계는 다수의 구매가 발생할 수 있는 틀 계약의 형태를 취할 수 있다. 어떤 면에서 이것은 기업이 민간 부문에서 구축하는 일종의 구매자-판매자 관계(buyer-seller relationships)를 공공 부문에서 창출하려는 시도이다.

이 모든 전략은 단지 특정한 의약품을 구매하는 것에서 벗어나 기술적 조언, 거래관리, 의약품 배송 일체를 구매하는 것으로 변화하게 만든다. 그것들은 또한 가격 체계의 세 번째 구성 요소, 즉 가격 설정 방법의 변경을 포함할 수 있다. 경쟁 입찰도 그런 장치 중 하나이지만 단점이 있다. 틀 계약(framework contract)은 가격 설정을 바꾸어 협상과 더 유사하게 만들 수 있다. 미국 최초의 우주 비행사인 존 글렌(John Glenn)은 기분이 어떠냐는 질문을 받았고, 그는 "최저 입찰자가 제작한 수천 개의 부품을 가지고 시속 수백 마일로 굉음을 내며 우주로 날아가는 로켓 위에 앉아 있는 것이 어떻겠습니까?"라고 대답했다.

의약품 부문의 부패에 대한 검토에서 코헨과 동료들(Cohen, Mrazek, Hawkins, 2007)은 조달의 부패를 줄이기 위해 다음과 같은 구체적인 조치를 할 것을 제안했다.

- 조달 절차를 투명하게 만들고, 과정 전반에 걸쳐 공식적이고 공개적인 서면 절차를 따르며, 계약을 승인하기 위한 명시적 기준을 사용한다.
- 공급업체 선택을 충분한 근거를 가지고 하고 모니터링한다.
- 공지된 마감일을 엄격히 준수한다.
- 접수된 모든 입찰에 대해 서면 기록을 남긴다.
- 모든 참여 입찰자와 대중에게 심사 결과를 제공한다.
- 주요 조달 성과지표를 정기적으로 보고한다.

이런 제안의 근거가 되는 이론은 부패 기회가 입찰 과정의 투명성에 반비례하여 변한다는 것이다. 공개적으로 알리지 않은 입찰은 부패한 공무원들과 인맥이 있는 사람들이 기회를 가질 수 있게 만든다. 명시적 기준과 평가 공개는 심사위원회가 좋아하지 않는 입찰자에 대해 기술성을 이유로 거절하는 것을 더 어렵게 하도록 고안되었다. 세계가 세계화, 인터넷 시대로 빠르게 이동함에 따라 이런 문제 일부에 대한 기술적 해결책이 개발되었다. 전체 입찰 과정은 훨씬 더 광범위한 외부 조사를 받을 수 있는 방식으로 전자적 방식으로 수행될 수 있다. 게다가, 일단 한 국가의 입찰 절차가 공정하다는 평판을 얻으면 그것은 조직적으로 청렴한 다양한 공급자들을 끌어들일 가능성이 더 커진다. 과정이 공정하게 이루어지지 않을 경우, 청렴한 공급업체는 참여할 가치가 없다고 결론을 내릴 가능성이 크다.

그러나 투명성만이 유일한 해답은 아니다. 체계를 조작하려는 사람들은 그 방법 또한 알고 있다. 예를 들어, 중앙 매장이 출하를 지연시키거나 시설에서 갑작스러운 재고 소진이 보고되는 등, 현지 시장에서 '긴급' 조달이 필요한 문제를 발생시키기 위해 물밑 작업을 할 수 있다. 그런 구매 책임자들은 지역 공급자들로부터 리베이트를 갈취할 수 있다. 그런 관행에 대응하고 완전성을 확보하기 위해서는 더 나은 성과를 위해 헌신하는 최고위층의 강력한 경영 리더십이 필요하다.

조달의 중요한 측면은 공급되는 제품의 품질 검사이다. 판매자는 저렴하게 생산하거나 구입할 수 있는 제품을 제공함으로써 그들의 비용을 낮추려는 동기가 있다. 그리고 비용을 낮추는 한 가지 방법은 표준 이하의 의약품(substandard medicines)[3]을 공급하는 것이다. 일부 국가에서는 수출 의약품 제조업체에 대해서는 규제 정밀 조사의 수준을 낮추고, 따라서 뇌물 수수가 더 흔하다. 비밀리에 일하는 한 서아프리카 마약 규제 기관은 실제로 존재하는 유효 성분의 비율(0~100%)에 따라 약을 여러 가격에 판매하겠다고 제안한 공급자와의 대화를 녹음해서 보도하기도 했다.

이런 상황에서 국가 연구소가 수행한 시험의 신속성, 범위 및 기술적 질을 개선하기 위한 노력에 많은 국제적 관심이 집중되고 있다. 한 예로 1992년 이후 35개국 이상의 국가에서 미국 국제개발청(U.S. Agency for International Development, USAID)이 지원하고 미국 약전(U.S. Pharmacopeia)에서 시행하는 미국 의약품 질 촉진(Promoting the Quality of Medicines) 프로그램이 있다(http://www.usp.org/worldwide 참조). 그러나 실험실이 제대로 작동하고 부패의 영향으로부터 보호받으려면 관리적 노력이 필요하다. 또한, 신뢰할 수 있는 공급원을 식별하기 위해 많은 국제 장치들이 마련되었다. WHO 인증제도, 국가 간 공식 협력, 2001년 HIV, 결핵, 말라리아(WHO, 2004)의 의약품 생산에 있어, 질, 안전성, 효능, 우수 의약품 제조 및 품질관리기준(GMP)을 다루기 위해 만들어진 WHO의 「사전적격심사 프로젝트(Prequalification Project)」 등이 그것이다.

저소득국가는, 특히 중개자나 중개인에 의존할 때, 국제 시장에서 누구를 상대하는지 정확히 알기 어려울 수 있어서 검사가 특히 중요하다. 2008년 한 정부 관계자에 따르면, 시칠리아나 러시아 마피아와 관련된 공급업체나 더는 추적할 수 없는 업체로부터 의약품을 구매했다는 일화도 있다. 이런 사례들은 조달 과정의 본질적인 어려움과 비용 통제의 '기술적 효율성(technical efficiency)'[4] 목표를 충족하면서 공공 부문의 의약품 질과 가용성을 향상시키려면 저소득국가가 이

---

3) 관련 품질 기준 및 사양을 충족하지 않는 의약품 [옮긴이]

4) 최소한의 비용으로 상품과 서비스를 생산하는 상황. 공공의약품 부문에서 이는 가능한 가장 낮은 가격으로 의약품을 구매하고 공공 공급망의 운영 비용을 가능한 한 낮게 유지하여 배송 목표를 달성하는 것을 의미한다. [옮긴이]

에 더욱 많은 관심을 가져야 함을 보여준다.

도매 지불방식

일단 의약품이 한 나라에 들어오면 공공 또는 민간 공급망을 통해 이동한다. 사설 공급망은 상당히 다양하다. 한 수입업자가 50개국 이상의 수입국으로부터 의약품을 들여올 수 있다. 일부 수입업자는 특정 제조업체와 관계를 맺을 수 있으므로 (때로는 독점적인 협정 맺고 있을 수 있으므로) 각 도매업체가 완전한 제품 라인을 확보하고자 할 때 도매업체 간 중요한 거래가 발생한다. 수입업체에서 최종 판매업체로 제품을 이동하려면 두세 단계가 필요할 수 있다. (완벽한 제품 라인 구성에 필요한) 참가자에는 주요 항구나 공항 도시에서 운영하는 수입업자, 지방 수도의 지역 중개인, 그리고 아마도 지역 단위의 유통업자도 포함된다. 그러나 전체 유통망은 흔히 훨씬 더 복잡하다. 일부 대형 최종 판매자는 소규모 또는 더 많은 원격 의약품 판매소에 대한 도매상 역할을 하기도 한다. 실제 많은 나라의 의약품이 일반 제품군이 있는 상점에서 판매되기 때문에 (전문 상점도 있음) 일부 일반 도매상들은 그들의 고객들에게 의약품을 배포하기도 한다. 다른 나라에서는 주요 민간 부문 도매상들의 일부 또는 전부가 수직적으로 통합되어 소매 판매를 포함하는 과정의 모든 단계를 제공한다. 많은 나라에서 의약품 도매 사업의 다양한 단계는 경제학자들이 '고도 집중(high concentration)'이라고 부르는 현상을 보여준다. 즉, 사업 대부분이 소수의 기업에 의해 이루어진다. 의약품을 수입하고 도매하는 과정은 경제학자들이 '규모의 경제'라고 부르는 것을 즐긴다. 즉, 대기업의 (소량을 취급하는 소규모 기업보다) 평균 비용이 더 낮다. 대기업은 더 많은 양을 주문하고, 더 유리한 조건을 확보하며, 관리 비용을 더 많이 분산시킬 수 있으며, 더 정교한 재고 관리 체계를 제공할 수 있다. 이런 상황에서 규모가 작고 비용이 많이 드는 신규 업체가 성공적으로 경쟁하기 어렵다. 결과적으로, 작은 나라들은 흔히 소수의 주요 민간 부문 도매상만을 가지고 있다. 말단 유통망에도 거의 같은 논리가 적용된다. 시골 지역과 작은 마을에서는 흔히 한두 개 이상의 소매상들을 유지할 만한 사업이 거의 없다.

소수의 판매자가 시장을 지배할 때, 그들은 가격경쟁을 제한하기 위해 (명시적으로든 암묵적으로든) 담합의 유혹을 느낀다. 그들은 또한 그들의 지위를 보존하기 위해 새로운 진입자들을 저지하기 위한 일을 하고 싶어 한다. 예를 들어, 독점적 연락을 통해 소매업체와 제조업체를 묶고, 독점적 관계[5]를 유지하기 위해 대량 할인을 제공하며, 심지어 잠재적 경쟁업체(또는 고객)를 위협하기도 한다. 이런 상황은 민간 부문 구매자뿐만 아니라 제대로 작동하지 않는 공공 부문 공급망의 격차를 줄이기 위해 민간 공급원을 사용하려는 공공 구매자들에게도 문제를 일으킨다(Patouillard, Han-son, Goodman 2010).

도매 시장에서의 경쟁의 영향을 요약하는 한 가지 방법은 그것이 판매자 비용에 대한 백분율로 표시되는 판매자의 비용과 판매가의 차이, 즉 이윤(markups)에 어떤 영향을 미치는지 살펴보는 것이다. 이윤은 제품마다, 국가마다, 그리고 유통체계의 단계에 따라 매우 다양하다. 일반적인 경제적 주장은 시장에서 사업을 위해 경쟁하는 판매자의 수와 그들이 가격경쟁을 도구로 사용하는 정도가 이윤의 규모에 영향을 미칠 것이라고 주장한다. 도매업자는 소매업자가 더 높은 비용을 고객에게 더 쉽게 전가할 수 있을 것으로 믿는 곳에서 더 높은 이윤을 요구하기 때문에 제품 간 변동도 발생할 가능성이 있다. 때에 따라서는 가격이 10%에서 100%로, 심지어 그 이상까지 인상되는 경우도 있다. 그리고 그것들은 수입과 최종 판매 사이의 두세 단계를 거치는 제품들이다. 예를 들어, 가나의 의약품 가격에 대한 조사에서는 민간 부문에서 30-40%의 도매 이윤과 비슷한 소매 이윤을 확인했다. 공공 부문에서는 20%의 도매 이윤과 10%의 소매 이윤이 존재함을 확인했다(Medicine Prices in Ghana 2004).

이런 이윤은 민간 부문뿐 아니라 공공 부문에서도 발생하는데, 이는 다수의 저

5) 특정 시장의 판매자(주로 도매상)가 제조업체 및 소매업체와 해당 회사에만 판매하거나 해당 회사로부터만 구매하도록 계약함으로써 신규 진입자를 억제하고 경쟁을 제한하기 위해 사용하는 전술 [옮긴이]

소득국가가 현금 판매 방식으로 공공 분배체계를 운영하는 것과 관련이 있다. 즉, 환자들은 병원이나 보건소에 그들이 처방받은 약에 대해 돈을 지불해야 하고, 보건소는 그들이 받은 물품에 대해 지역 상점에 돈을 지불해야 하며, 지역 상점은 민간 부문과 마찬가지로 중앙 상점에 돈을 지불해야 한다. 부분적으로 이런 관행은 정부가 이용할 수 있는 자금 부족과 민간 부문 판매자를 끌어들이기 위해 동일한 지불 용의를 활용하려고 하는 그들의 바람을 반영한다.

또한 현금 판매 정책은 유통체계의 부적절한 운용자본이라는 만연한 문제를 해결한다. 운용자본은 도매 또는 소매 판매자가 재고를 구매하는 데 필요한 돈이다. 재고가 클수록, 그리고 더 느리게 팔릴수록('회전율') 더 많은 운용자금이 필요하게 된다. 만약 의약품이 공공 환경에서 무료이기 때문이거나 도난 또는 파손으로 인해 일반 판매로부터 현금이 들어오지 않는다면, 정부는 유통체계의 모든 단계에서 진열대에 있는 제품에 묶여 있는 많은 양의 자금을 보유하게 된다. 그리고 그것은 저소득국가의 정부들이 단순히 사용할 수 없는 자금일 수도 있다.

개별 제품 수준에서 도매 이윤을 결정하고 추적하는 것은 개념적이고 실질적인 어려움을 수반한다. 도매상들은 일반적으로 복잡한 마케팅 거래를 제안받으며 이는 다시 그들의 고객들에게 적용된다. 여기에는 여러 제품군에 걸친 대량할인, 여러 제품 구매에 대한 제품 일괄 판매, 판매자 제품에 대한 교차 보조금(cross-subsidies) 등을 포함한다. 그런 맥락에서, 특정 제품을 취득하는 원가와 그 제품의 판매에서 파생되는 수익을 결정하는 것은 부분적으로 의사결정에 사용되는 회계규약에 달려 있다. 또한, 가격 책정에 대한 비판을 피하려고, 소매 약국은 흔히 공표된 도매가격에 '자발적으로' 획일적인 이윤을 적용한다고 보고한다. 그러나 수사관들이 전국에 퍼져 있는 많은 작은 상점들에서 실제로 무슨 일이 일어나는지 파악하기는 어렵다.

체계의 작동 방식에 따라 각 단계에서 판매자나 구매자 중 한 명이 운송비를 부담한다. 흔히 판매자는 운송비를 납품 가격에 포함한다. 판매자의 이윤은 관리, 창고 보관, 운용자본 비용도 포함해야 한다.

때에 따라서는 선적운임은 무료인 상황(free on board, FOB)으로 판매된다. 수

표 8.1 11개국의 공공 및 민간 부문 누적이윤율(%)

국가	총누적이윤, 공공 부문	총누적이윤, 민간 부문
중국(산동)[a)]	24~35	11~33
엘살바도르[a)]	–	165~6894
에티오피아[a)]	79~83	76~148
인도[b)]	–	29~654
말레이시아[c)]	19~46	65~149
말리[a)]	77~84	87~118
몽골[b)]	32	68~98
모로코[c)]	–	53~93
우간다[b)]	30~66	100~358
탄자니아[a)]	17	56
파키스탄[c)]	–	28~35

자료: Cameron et al. 2009, 246. Elsvier의 허가를 받아 다시 인쇄했음.
참고: – 는 알 수 없음

a) WHO/HAI 표준방법론을 사용한 가격 구성요소 국가 조사. http://www.haiweb.org/medicineprices/
b) Kotwani and Levison 2007.
c) Levison 2008.

출국의 선박이나 비행기에 제품을 납품할 때 가격이 정해져 있고, 화물 운송은 고객의 책임이라는 의미이다. 일반적으로 해상 운송은 국가에 따라 5%에서 7%, 항공은 10%, 수입세는 10%에서 20%, 부가가치세는 4%에서 15%까지 가산된다. 이런 모든 비용을 고려할 때 소매가격은 제조자의 의약품 판매 가격의 1.5배에서 3배(또는 4-6배)까지 달라질 수 있다. 11개국의 공공과 민간 부문의 전반적인 이윤(markups)에 대한 일부 데이터는 **표 8.1**에 나와 있다.

이 장에서는 지불방식 조종손잡이에 대해 다루지만, 사설 유통 체인의 이익을 낮추기 위한 노력에는 다른 조종손잡이도 필요하다. 빠르고 쉬운 해결책은 없다. 한 가지 대응은 도매업자나 수입업자에 의한 최악의 반경쟁 행위를 해결하기 위해 법적 수단[6)]을 사용하는 것이다. 또 다른 대안은 효과적인 공공 또는 준공공 공급 체계(quasi-public supply system)를 만드는 것으로, 이 체계는 민간 판매자에게 경쟁력 있는 가격 압력을 가할 수 있다. 공공 부문에서 효율적으로 운영되기 어려운 점을 고려 시 최적의 방안은 공공소유권은 있지만, 민간 부문 법과 관리 구조로 운영되는 준국가기관이나 법인 설립이 포함될 수 있다. 우리는 그런 점에서 카메룬의 경험에 대해 다음 장에서 논한다. 그러나 많은 중·저소득국가의 취약한 형사 사법 체계와 배급사들이 그런 조치에 반대하기 위해 동원할 수 있는 상당한 정치적 힘을 고려할 때 두 가지 경로 중 하나를 성공적으로 추구하기는 쉽지 않다.

일부 최종 소비자 집단은 '후방 통합(backward integration)'[7]과 자체 대기업에 지배된 유통망의 높은 이윤 문제를 해결하고자 노력했다. 가나 종교 병원의 유통 체계가 그 예시이다(Seiter and Gyansa-Lutterodt 2008, 16). 이 접근법은 실행보다 제안하기가 더 쉽다. 저소득국가의 병원과 진료소는 이런 기능을 효과적으로 수행할 물류, 재고 관리, 구매 기술을 거의 보유하고 있지 않다. 시장에 처음 발을 들여놓았을 때, 그들은 또한 국제적인 공급자들과의 관계와 지식이 부족한 경향이 있다. 그러나 그런 지식과 관계는 구매자가 더 나은 조건을 얻고 함께 일할 수 있는 더 신뢰할 수 있는 파트너를 찾을 수 있게 해준다. 더욱이 그런 벤처기업에 대한 운용자본 요구사항은 상당하다. 저소득국가로 운송되는 의약품은 흔히 도착하기 몇 달 전에 값이 지불되어야 하며, 판매되고 이익을 얻기까지 몇 달이 더 지나야 한다. 이 모든 것이 운용자본[8] 요구를 증가시킨다. 우간다의 종교 기반 NGO 공급 체계인 Joint Medical Stores는 여전히 상당히 효과적으로 작동하고 있지만, 자금 조달 어려움은 가나 실험(Seiter and Gyansa-Lutterodt 2008, 16)을 침몰시켰다.

---

6) 미국에서는 '독점금지 정책(antitrust policy)', 유럽연합에서는 '경쟁 정책(competition policy)'이라고 불린다. [옮긴이]

7) 어떤 상품의 메이커가 그 부품이나 원자재 생산업자를 매수하거나, 도매업자 또는 소매업자가 메이커를 지배하에 두는 것 https://en.dict.naver.com/#/entry/enko/ae970f53d90a4e93a5e3ac2ef8adf0ea) [옮긴이]

8) 원료, 보조 재료, 연료와 같이 한 번 써서 그 가치가 생산물로 바뀌는 자본 https://ko.dict.naver.com/#/entry/koko/ac611350aa6049c88f4ac5f25e9c1d50 [옮긴이]

우리는 또한 공급망에서 활동하는 대리점은 도매업자만이 아니라는 점을 유념해야 한다. 제조사 대표들도 자사 제품을 밀어붙인다. 판매자는 경쟁업체 브랜드를 밀어내기 위해 판매자에게 판매량에 따른 리베이트 또는 추가 할인(또는 무료) 제품과 같은 보너스 또는 혜택을 제공할 수 있다. 처방 체계(prescription systems)가 작동하는 경우 제조업체는 의사에게 상당한 판매와 인센티브 노력을 유도할 충분한 이유가 있다. 그리고 가장 선진적인 나라들의 경험에 따르면, 이들 국가에서조차 의약품 지출에서 상당한 왜곡과 비용 증가가 있다는 것을 보여준다.

소비자 지불방식

도매상들처럼 의약품 소매업자는 일반적으로 이윤을 기준으로 그들의 가격을 생각한다. 소매 이윤은 15~35%, 심지어 100~500%까지 다양하다(Patouillard, Hanson, and Goodman 2010). 소매업자는 시간, 운영자본 및 시설과 같은 비용을 들이고 이익(margin)을 통해 수익(profit)을 창출한다.

가격 인상 접근법은 이윤에서 판매자의 비용과 판매 가격 사이에 더 큰 절대적인 차이를 만들기 때문에 즉각적으로 더 비싼 품목들을 판매하도록 하는 동기를 부여한다. 더욱이 판매자가 부담하는 비제품비용(nonproduct costs)은 제품비용과 상관없이 거의 유사하다. (더욱이) 재고를 유지하고 최종 판매를 완료하는 데 필요한 시간은 더 비싼 제품의 경우 같거나, 소비자들이 브랜드 제품을 구매하기 위해 설득력이 덜 필요한 경우에는 더 짧을 수도 있다. 보관을 위해 필요한 요구사항도 일반적으로 유사하다. 사실, 좀 더 비싼 재고자산을 유지하기 위해서는 더 많은 운용자본이 필요하지만, 특히 최종 판매 시점에 재고가 합리적으로 빠르게 회전할 때는 그 비용이 많지 않을 것이다.

또한 소매업자들은 더 비싼 선택에 대해 더 높은 이윤율을 적용할 수 있는데, 이것은 그런 상품들을 파는 데 추가적인 인센티브를 제공한다. 이런 관행의 이유는 더 높은 가격의 상품을 구매하는 고객들이 흔히 가격에 덜 민감한 경우가 많기 때문이다. 핵심 개념은 '수요의 가격 탄력성(price elasticity of demand)'이다. 가격탄력성은 전문 용어로 구매 수량의 변화율을 가격 변동률로 나눈 값이다. 가격변동보다 수량 변동이 크면 탄력성이 1보다 크고 수요 탄력성이 있다고 한다. 만약 수량이 % 단위로 가격보다 적게 변하면, 수요는 비탄력적이라고 한다.

수요가 비탄력적일 때, 똑똑한 판매자들은 특히 높은 가격을 부과하려고 한다. 가격에 민감하지 않은 구매자에게 가격을 올리면 구매자가 가격에 민감할 때 발생하는 것과 같은 총매출 감소 효과가 나타나지 않기 때문이다. 그래서 이윤극대화하는 가격이 더 높다. 실제로, 가격을 완전히 통제할 수 있는 독점자는 수요가 다소 탄력적으로 될 때까지 가격을 계속 올릴 것이다. 그 시점에 도달할 때까지, 그 어느 때보다 높은 가격을 계속 유지함으로써 그 어느 때보다 높은 총이익을 생산한다.

같은 논리로 인해 국제 의약품회사들은 고소득국가에서 가격을 더 높게 책정한다. 물론 고소득국가에 의료보험제도가 존재하면 고가의 약값의 상당 부분이 제3의 부담자에게 전가되기 때문에 환자들은 가격에 크게 민감하지 않다. 이와 대조적으로, 미국의 보험 미가입자의 경우는 높은 약값에 더 민감한 경향이 있으며, 이는 그들이 미국 환자를 대상으로 하는 멕시코나 캐나다의 시장이나 인터넷을 통해 더 낮은 가격의 제품을 찾도록 부추긴다.

판매자가 가격을 올리기 위해 행동을 조종할 수 있는 능력은 주어진 소매 시장에서 경쟁하는 판매자의 수에 달려 있다. 더 큰 도시는 더 많은 수의 약품 판매자가 있을 가능성이 크며, 그들은 모두 다른 판매자가 청구하는 가격에 반응해야 한다. 그러나 인구 밀도가 낮아짐에 따라 주어진 곳에서 여러 판매자를 지원하는 사업이 충분하지 않을 수 있다. 대부분의 시골 지역에서는 전문 판매자 한 명을 지원하기 위한 사업이 충분하지 않을 수도 있다. 대신 의약품 소매가 다양한 종류의 물건을 파는 일반 상점에서 이루어질 수 있다. 이런 상황은 사실상 판매자에게 지역 독점권을 부여하고 가격과 이윤에 대해 더 많은 통제권을 부여한다. 고객은 마을에서 찾은 가격이 마음에 들지 않는다면, 예를 들어, 가장 가까운 중

그림 8.1 국제 참조가격과 비교한 파키스탄 일부 의약품의 민간 부문 환자 측 가격

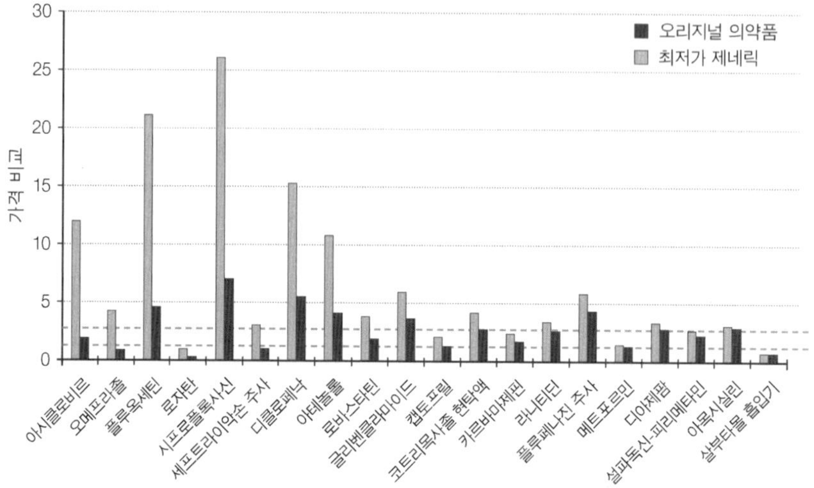

자료: 소비자 보호를 위한 네트워크 2008년 4월 국제 보건 행동 기구 및 WHO 동부 지중해 지역 사무소의 허가를 받아 재발행

참고: 가격 비교 수치는 파키스탄의 소매 약국에서 제품을 구입할 때 제품의 국제 참조가격 보다 더 비싼 횟수를 나타낸다.

간 크기의 마을에 있는 다른 판매자에게 가야 한다.

또 다른 복잡한 점은 많은 중·저소득국가에서 대도시의 의약품 공식 판매자(예, 약국과 의약품 판매자)는 노점상과 기타 비공식 판매자와 저가 제품을 두고 가격경쟁을 벌여야 한다는 것이다. 이는 공식 판매업자가 (경쟁력이 높은 곳일 경우) 저가 약품의 가격이나 이윤을 낮추거나, 아예 해당 약품을 모두 팔지 못하도록 압력을 가한다. 그것은 판매자들이 경쟁이 덜한 고급 제품을 판매하고자 하는 동기를 증가시킬 뿐이다.

그러나 WHO와 「국제건강행동협회(Health Action International, HAI)」 조사 자료에 따르면, 저소득국가의 민간 소매점에서 제네릭이 오리지널 제품보다 더 널리 이용 가능하다는 것을 보여준다. 아마도 그 이유는 많은 고객이 최고가 제품을 구입할 수 있는 능력이 제한되어 있기 때문일 것이다(Cameron et al. 2009, 243). **그림 8.1**은 국제 기준 가격과 비교하여 파키스탄의 민간 부문에서 가장 낮

표 8.2 중동 및 북아프리카의 선별된 의약품의 지불 가능성

병	치료 지불 가능성
호흡기 감염	요르단에서 1주일 치 오리지널 아목시실린 구입에 2.3일 치 수입
우울증	파키스탄에서 최저가 제네릭 플루옥세틴 1달 치 구입에 7.7일 치 수입 오리지널 플루옥세틴 1달 치 구입에 36.4일의 수입
궤양	최저가 제네릭 오메프라졸 1달 치 구입에 수단에서 2.9일 치 수입, 요르단에서는 7.7일 치 수입. 오리지널 의약품으로는 모로코에서 10.6일 치 수입, 파키스탄에서는 23.7일 치 수입

자료: Mirza 2008. 국제 보건 행동 기구 및 WHO 지중해 동부 지역 사무소의 허가를 받아 재인쇄 함

은 가격의 제네릭 의약품과 오리지널 의약품과의 가격 차이를 보여준다. 일부 제품의 경우 차이가 상당히 크며, 다른 제품의 경우 오리지널과 제네릭 제품의 가격이 국제 참조가격(international reference prices)에 근접한다.

의약품 지불 가능성을 연구하는 표준 방법론은 급여가 가장 낮은 공공 부문 노동자의 며칠 치 급여가 있어야 각종 의약품을 구입할 수 있는지 물어보는 것이다. 이 분석은 현재 세계 여러 국가에서 HAI와 함께 WHO에 의해 정기적으로 이루어지고 있으며, 이 방법은 유엔(UN) 내에서도 광범위하게 사용되고 있다(MDG Gap Task Force 2008). **표 8.2**는 중동 및 북아프리카 지역의 의약품 지불 가능성에 대한 최근 증거를 보여준다.

소매 수준에서 약을 더 저렴하게 구입하기 위해 사용할 수 있는 모든 선택지는 아쉬운 점이 있다. (예를 들어) 한 가지 접근법은 소비자들이 더 낮은 가격의 제네릭을 사용하도록 설득하는 것이다. 그러나 불량품이나 위조품이 흔하고 질에 대한 우려가 있는 환경에서 그것을 잘 해내기란 쉽지 않다. 제11장에서 논의된 바와 같이, 설득 조종손잡이(persuasion control knob)의 효과적인 사용은 대상 청중의 신념과 욕망을 이해하고 그들이 인식하고 경험하는 의사결정 문제에 대한 해결책으로써 원하는 반응을 정확히 파악하는 것으로 시작해야 한다.

또 다른 가능한 대응 방법은 건강 수준 목표 달성에 중요하다고 간주하는 의약품의 가격을 낮추기 위해 공공 보조금을 사용하는 것이다. 이 정책은 말라리아 치료를 위한 아르테미시닌 기반 병용요법(ACTs)의 사용을 장려하기 위해 저렴한

말라리아 의료 시설(Affordable Medicine Facility for Malaria, AMFM)을 제공하는 것이다. 그러나 이런 보조금은 소비자들이 의사결정의 전체 비용을 부담하지 않기 때문에 과도한 사용을 조장할 수 있다. 그런 위험으로 인해 일부 국가는 보조금 제품의 부적절한 남용을 제한하기 위해 규제적 제약조건, 즉, 규제 조종손잡이(regulation control knob)를 사용하거나 접근 제한 요건(gate-keeping requirements)을 두는 방식을 도입했다(10장 참조).

바람직한 소비 행동을 장려하기 위한 보다 순수한 지불방식 접근법은 단계적 본인부담금(tiered co-payments)이다. 이 계획에는 보험 가입 소비자가 권장 약품(흔히 제네릭 제품)에 대해 더 낮은(또는 심지어 무료의) 본인부담금을 부과하고 덜 권장하는 약품에 대해서는 더 높은 본인부담금을 부과하는 것이다. 이런 접근법은 미국의 보험제도에서 널리 사용하였으며 저소득국가의 공공 부문에서도 사용하였다. 단계적 본인부담금 체계와 함께, 전문가의 감독이 이루어지는 임상환경에서 사용되는 의약품 — 예: 항레트로바이러스와 결핵약 — 은 무료로 제공하고 환자는 다른 의약품에 대해서 고정 금액을 지불하는 방식을 취할 수 있다.

보험 맥락에서 또 다른 대안은 '참조가격제(reference pricing)'[9]라고 불리는 장치이다(López-Casasnovas and Jönsson, 2001). 의약품은 치료군으로 분류되며, 해당 군에 속하는 모든 의약품에 대해 보험 기금이 부담하는 가격에 한도를 설정한다. 해당 참조가격은 집단 내 최저가격일 수도 있고, 모든 관련 의약품 중 시중의 중간 가격으로 다소 높게 책정할 수도 있다. 개인은 참조가격과 소매가격 사이의 차액을 내야 한다. 많은 대안이 존재하는 의약품군의 경우 이 체계는 더 높은 가격을 선택한 제조업체가 그들의 가격을 참조가격 수준까지 낮추도록 장려하는 효과를 가질 수 있다.

참조가격제를 고려하는 저소득국가는 거의 없지만, 중산층 국가가 사회보험

9) 사회보험 시스템에서 의약품에 대해 지불하는 가격을 설정하는 방법. 의약품은 치료 등급으로 나뉘며, 정부는 해당 등급에 속한 모든 의약품의 가격을 기준으로 해당 등급에 속한 모든 화합물에 대한 가격(참조가격)을 설정한다. 그러면 소비자는 참조가격과 소매가격의 차액을 본인 부담으로 내야 한다. [옮긴이]

혜택을 확대하면서 이런 제도를 고려하는 경우가 늘고 있다. 전 세계의 경험은 이런 종류의 가격 책정 체계를 운영하는 것이 일으키는 상당한 기술적, 관리적 어려움과 논란을 보여준다. 제조업체들은 정부 관리들에게 그들의 보상을 극대화하기 위해 겉보기에는 모호해 보이는 기술적 세부 사항(예, 의약품 분류군의 크기)에 대해 공격적으로 로비할 충분한 이유가 있다.

그것은 가격 결정의 세 번째 요소인 가격 결정 과정(the price-setting process)에 대한 주의를 환기한다. 효과적인 참조가격제 체계를 운영하려면 기술적 역량뿐만 아니라 강력한 정치적 지원이 필요한데, 정치적 압력으로부터 의사결정을 분리하기 위해 설립된 전문가 패널의 구성원들이 압박을 받을 수 있고, 심지어 그들의 선택마저 이익집단에 의해 영향을 받을 수 있기 때문이다.

의약품 구매에 대한 사회보험의 적용 범위 확대는 정부에게 다양한 전략적 선택의 가능성을 열어준다(사례 연구 J, 「가나의 국민의료보험제도의 의약품 보장」 참조). 그러나 특히 구매자들이 덜 전문적인 곳에서 개혁가들은 '의도하지 않은 결과의 법칙(law of unintended consequences)'을 알아야 한다. 그것은 개혁으로 인해 부정적인 영향을 받는 사람들이 새로운 체계를 우회하는 방법을 모색하고 그 과정에서 그것의 효과를 감소시키는 것을 의미한다. 바로 국민의료보험제도가 필수의약품목록에 제품에 대한 가격 상한선을 정할 때 가나에서 일어난 일이 그 예이다. (가나 정부는 정부가 정한) 가격을 관철하기 위해 이들(필수의약품) 제품에 대한 환자의 본인부담을 금지했다. 일부의 경우, 제공자들은 (의료보험 급여) 목록에 있는 저렴한 제네릭 의약품의 판매를 중단하는 방식으로 대응했고, 대신 환자들에게 더 비싼 브랜드 의약품을 판매했다. 이를 통해 판매자는 본인부담금을 금지하는 규정을 준수하면서 상당한 이익을 얻을 수 있었다(Seiter and Gyansa-Lutterodt 2008, 23, 25).

마지막으로 생각할 수 있는 소매 지불방식은 가격 자체에 관한 것이다. 일부는 더 비싼 제품을 강요하기 위한 판매자의 동기를 줄이기 위해 더 높은 가격의 상품에 대해 더 낮은 이윤을 고집하는[10] 소매 이윤을 규제할 것을 제안했다. 다른 사람들은 이윤을 완전히 없애려고 노력하고 소매업자들이 원가에다 고정 분배 수수료를 더하여 판매하도록 제안했다. 이런 접근법들 모두 개별 제품의 원가를 정의하는 데 있어, 위에서 언급한 어려움에 직면할 수 있다. 또한 많은 국가에서 소매점의 수가 많고 기록이 잘 유지되지 않기 때문에 의약품 소매점을 감독하기도 쉽지 않다.

다른 대안은 단순히 민간 부문 가격 자체를 규제하는 것이다. 모든 곳이 아니더라도 최소한 제한된 수의 프랜차이즈 또는 인증된 약국에서 가격을 규제하는 것이다(사례 연구 F, 「탄자니아의 기초 의약품 판매소에서 공인 의약품 조제 판매소로의 전환」 참조). 그것은 이윤(margin)을 확인하기 위해 기록을 조사해야 하는 문제는 피할 수 있지만, 도매 비용에서 다른 상점 간 심각한 불평등을 일으킬 가능성이 크다. 이들 상점에 규제된 가격을 벽에 게시하도록 요구하는 것은 소비자들이 집행 일부를 떠맡는 부담을 지게 된다. (그러나) 기술적으로 가격 확인이 이윤을 확인하기보다 쉬우므로 보건부의 지방 공무원들이 그 일을 맡을 수도 있을 것이다. 이것은 검사와 집행의 물류 과정을 크게 단순화할 것이다.

마지막으로, 어떤 상황에서는 정부는 구매자가 아닌 판매자이며, 이는 정부 시설에 의한 자체 분배 활동을 통해 가장 두드러지게 나타난다. 그런 곳에서는 정부가 사람들이 지불하는 것을 통제할 수 있는데, 형평성 이유로 가격은 흔히 낮게 책정된다. 예를 들어 소매가격보다 훨씬 낮은 본인부담금이 그것이다. 정부가 더 큰 비용을 청구할 의사가 있는 경우, 환자가 가장 비용-효율적인 선택을 하도록 하기 위해 단계적인 본인부담금제도를 운영하는 것을 고려할 수 있다. 그리고 정부의 공급 체계가 충분히 광범위한 경우, 단계적 본인부담금제도는 민간 부문의 가격을 규율하는 데 사용될 수 있다.

그러나 현실적으로 세계은행 의약품 전문가인 안드레아스 세이터(Andreas Seiter)의 주장을 고려해야 한다. 그는 많은 나라의 공공의약품 부문이 어떤 의미에서 공급이 부족해질 운명에 처해 있다고 주장한다. 만약 공공의약품 부문이 전체 공급의 10%에서 20% 정도밖에 되지 않고 민간보다 더 저렴한 가격에 약을 제

10) 역진적 이윤 규칙들(regressive margin rules)

공한다면, 어떤 일이 일어날까? 세이터(Seiter)는 (일반적인) 상황에서 고객들은 공공 부문 의약품을 먼저 구매한 후 그들이 사지 못한 것을 구매하기 위해 더 비싼 민간 부문으로 간다고 주장한다. 공공 조달의 늦은 행정처리 속도와 경직성을 더하면, 잦은 품절이 발생할 가능성이 크다. 이는 정부가 직접 청구하는 가격을 정책 수단으로 사용할 수 있는 능력이 제한적이라는 것을 의미한다. 정확하게는, 정부가 많은 분야에서 주된 공급자가 아니기 때문이다.

지불방식 요약

이 장에서 언급한 대부분의 정책 시도들은 다음과 같은 특징을 공유한다. 즉 지불방식 조종손잡이를 사용하기보다는 지불방식 체계의 인센티브 효과를 변화시키기 위해 다른 조종손잡이를 사용하는 것에 관한 것이다. 다음은 그 부분적 목록이다.

- 규제(regulation)를 사용하여 소매가격 또는 이익을 통제하는 것
- 조직(organization)을 사용하여 구매 대행사의 기능을 향상하는 것
- 규제를 사용하여 도매 부문의 반경쟁적 관행에 대응하는 것
- 조직을 사용하여 준공공 또는 민간 공급망의 대안을 만드는 것
- 설득(persuasion)을 사용하여 저렴한 제네릭 의약품의 구매를 장려하는 것

요점은 정부가 구매 또는 판매를 수행하는 당사자일 때만 지불방식을 직접 사용할 수 있다는 것이다. 이 검토에서는 이를 적용할 수 있는 몇 가지 영역을 확인했다. 첫째, 정부는 비용이 지급되는 단위를 변경하고 틀 계약(framework contracts)을 사용할 수 있다. 또는 특정 구매 기능을 통해 해당 활동을 보다 효과적으로 수행할 수 있다. 마찬가지로, 정부가 보험 기금을 통해 의약품에 대한 비용을 지불하는 경우, 단계적 본인부담금제도(tiered co-payments)나 참조가격제

(reference pricing)를 활용하여 소비자의 선택을 보다 비용 효과적인 의약품으로 전환하도록 시도할 수 있다. 정부는 정부 시설에서 환자에게 약값을 청구하는 것에 대한 통제권을 가지고 있지만, 위에서 논의한 이유로 인해 그런 종류의 개입 영향은 제한적이다.

재정운용과 지불방식에 관한 사례 연구

Bannenberg Wilbert, and Marc J. Roberts. "Drug Procurement in East Africania." 사례 연구 E.

Blanchet, Nathan, and Marc J. Roberts, "Drug Coverage in Ghana's National Health Insurance Scheme." 사례 연구 J.

참고문헌

Ballou-Aares, D., A. Freitas, L. R. Kopczak, S. Kraiselburd, M. Laverty, E. Macharia, and P. Yadav. 2008. *Private Sector Role in Health Supply Chains*. New York: Rockefeller Foundation, Dalberg, and MIT-Zaragoza International Logistics Program.

Cameron, A., M. Ewen, D. Ross-Degnan, D. Ball, and R. Laing. 2009. "Medicine Prices, Availability, and Affordability in 36 Developing and Middle-Income Countries: A Secondary Analysis." *Lancet* 373: 240–49.

Chandani, Y., E. Takang, C. Allers, and C. McLaughlin. 2009. "HIV/AIDS Drug Procurement and Supply Chain Management." In *From the Ground Up: Building Comprehensive HIV/AIDS Care Programs in Resource Limited Settings*, ed. R. G. Marlink and S. J. Teitelbaum. Los Angeles, CA: Elizabeth Glaser Pediatric AIDS Foundation Publication. http://ftguonline.org/ftgu-232/index.php/ftgu/article/view/1954/3904. Accessed February 25, 2011.

Cohen, J. C., M. Mrazek, and L. Hawkins. 2007. "Tackling Corruption in the Pharmaceutical Systems Worldwide with Courage and Conviction." *Clinical Pharmacology and Therapeutics* 81: 445–49.

Kotwani, A., and L. Levison. 2007. "Price Components and Access to Medicines in Delhi, India." Unpublished manuscript.

Levison, L. 2008. "Investigating Price Components: Medicine Costs between Procurement and Point of Delivery." Draft report on initial fi eld studies. Unpublished manuscript.

López-Casasnovas, G., and B. Jönsson, eds. 2001. *Reference Pricing and Pharmaceutical Policy: Perspectives on Economics and Innovation*. Barcelona: Springer-Verlag Ibérica.

MDG Gap Task Force. 2008. *Delivering on the Global Partnership for Achieving the Millennium Development Goals*. New York: United Nations.

"Medicine Prices in Ghana: A Comparative Study of Public, Private, and Mission Sector Medicine

Prices." 2004. Accra: Ministry of Health and Ghana Health Service. http://www.fhaiarica.org/index.php?option=com_content&task=view&id=169. Accessed March 15, 2009.

Mirza, Zafar. 2008. "WHO Perspectives on Medicine Prices and Policies." Presentation to the Federal Ministry of Health, Islamabad, Pakistan, November 14. http://www.haiweb.org/medicine prices. Accessed March 14, 2009.

Network for Consumer Protection. 2008. "Medicine Prices, Availability, Affordability, and Price Components, Pakistan." Islamabad, Pakistan: Network for Consumer Protection, HAI, and WHO Regional Offi ce of the Eastern Mediterranean. http://www.haiweb.org/medicineprices/18112008/Pakistan-summaryreport-web.pdf. Accessed March 14, 2009.

Patouillard, E., K. G. Hanson, and C. A. Goodman. 2010. "Retail Sector Distribution Chains for Malaria Treatment in the Developing World: A Review of the Literature." *Malaria Journal* 9: 50.

Seiter, A., and M. Gyansa-Lutterodt. 2008. "Policy Note: The Pharmaceutical Sector in Ghana." Draft, World Bank, Washington, DC.

Smith, D. J. 2008. *A Culture of Corruption: Everyday Deception and Popular Discontent in Nigeria.* Princeton, NJ: Princeton University Press.

Tren, R., K. Hess, and R. Bate. 2009. "Drug Procurement, the Global Fund and Misguided Competition Policies." *Malaria Journal* 8: 305.

WHO (World Health Organization). 2004. "The WHO Prequalifi cation Project" Fact Sheet No.278. Geneva: WHO. http://www.who.int/mediacentre/factsheets/fs278/en/index.html. Accessed July 13, 2009.

______. 2009. *Measuring Transparency in the Public Pharmaceutical Sector: Assessment Instrument* (WHO/EMP/MAR/2009.4). Geneva: WHO.

9장

의약품 성과 향상을 위한 공공 부문 조직화

일반적으로 조직 조종손잡이(organization control knob)로 인해 의약품 부문 개혁과 보건의료 부문 개혁의 상호의존성을 직시하게 된다. 중앙 의약품 판매소(central medical store)나 국가 질 관리연구소 등 의약품 부문 핵심 조직 중 일부는 특화된 의약품 관련 기능을 하고 있다. 그러나 의약품을 주문, 보관 및 조제하는 보건소 등 많은 관련 조직들은 일반적인 의료전달체계 일부이다. (따라서) 그들의 행동은 더 넓은 체계에 영향을 미치는 행동들을 통해서만 변화를 만들어낼 수 있다.

이 장은 플래그십 틀인 '조직성과의 여섯 가지 핵심 요소'에서 파생된 일련의 개념을 사용하는 조직성과의 근원에 대한 일반적인 분석으로 시작한다. 그 다음, 기업화(corporatization), 계약(contracting), 분권화(decentralization), 새로운 공공 부문 경영(new public sector management), 가맹점화(franchising) 등 다양한 방식으로 의약품 부문의 조직구조를 변화시키는 일련의 개혁 방안에 대해 살펴본다. 이후 이 장은 필수의약품 목록(essential medicines lists)과 과정 개선(process improvement)이라는 두 가지 구체적인 기술에 대해 알아본 후, 이런 접근방식 중 하나를 사용하여 변화를 창출하는 경영상의 과제에 대한 논의로 마무리한다.

의약품 부문 성과: 여섯 가지 핵심 요소

의약품 관련 조직이 성과를 높이기 위해서는 실제로 그 일을 하는 사람들이 업무를 보다 효과적이고 성실하게 수행해야 한다. 이를 위해 중앙 의약품 판매소는 더 나은 재고 관리 체계가 필요하고, 질 관리연구소는 정교한 시험 장비가 필요하다. 그러나 이런 개선은 그 체계를 사용하는 노동자들이 더 나은 작업을 수행하고자 그것들을 사용하기를 원하는 경우에만 효과적일 것이다.

우리의 접근방식은 플래그십 틀을 조직성과 개선을 위한 '여섯 가지 핵심 요소'로 식별하는 것으로 요약할 수 있다. **그림 9.1**은 여섯 가지 핵심 요소의 상호관계와 체계 성과와의 관계를 보여준다. 인과 경로는 여섯 가지 핵심 요소가 현장 노동자들의 행동에 미치는 영향을 통해 알 수 있다. 궁극적으로 의약품 체계 성과를 결정하는 것은 재고 관리원, 약사, 배송 기사, 실험실 기술자, 검사관의

그림 9.1 조직성과에 대한 여섯 가지 핵심 요소

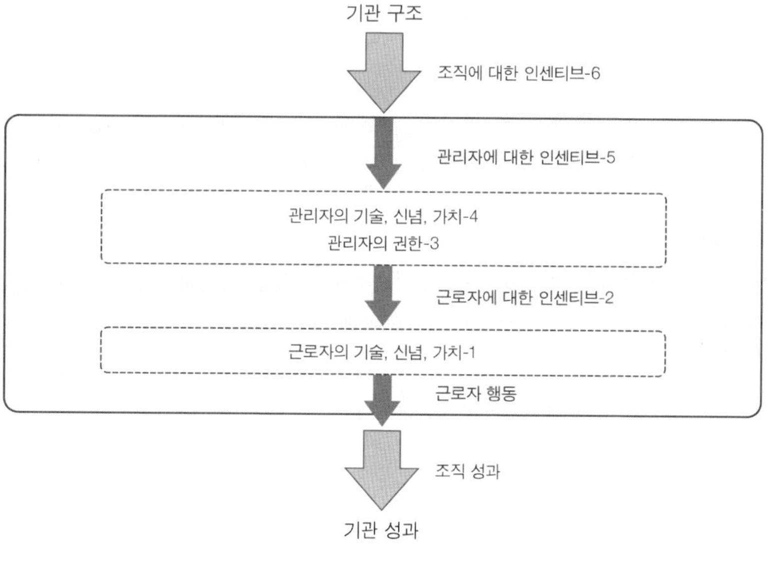

자료: 저자 설명

작업 행동이다.

노동자의 행동이 중요하기 때문에 현장 노동자들로부터 역으로 여섯 가지 핵심 요소를 고려할 수 있다. 처음 두 개의 핵심 요소는 그런 노동자에게 직접 적용되며, 앞 장에서 논의된 부패 문제와 같이, 내적 신념과 가치(핵심 요소 ①), 외부 인센티브(핵심 요소 ②)를 포함한다. 그러나 신념과 가치는 결정적으로 관리자에게 달려 있다. 관리자는 노동자에게 인센티브를 제공할 뿐만 아니라 지도력을 통해 노동자의 신념과 가치에도 영향을 미친다. 이런 작업을 수행할 관리자의 역량과 의지는 조직 내의 권한(핵심 요소 ③)과 관리자 자신의 기술, 신념, 가치(핵심 요소 ④)에 따라 달라진다. 그러나 관리자가 이 작업을 수행할 이유가 있는지, 즉 인센티브가 무엇인지(핵심 요소 ⑤)도 문제가 된다. 또한 관리자에 대한 인센티브는 아래에서 설명하는 것처럼 조직 전체에 대한 인센티브(핵심 요소 ⑥)에 따라 달라진다.

의약품 부문 성과: 노동자의 가치와 신념

경제학자들은 조직성과를 설명할 때 인센티브에 초점을 맞추는 경향이 있다. 그러나 경영 문헌에서도 동일하게 '큰 성과를 내는 조직'을 만들기 위한 전제 조건으로 직원의 동기부여를 강조하고 있다(Lawler, Mohrman, and Ledford 1995). 그 주장은 인센티브가 거기까지만 역할을 한다는 것이다. 바람직한 직원 행동의 많은 측면은 늘 확인되고 보상받기가 쉽지 않다. 직원들은 성실하게 일을 잘하고 싶어 해야 한다. 사람들이 세부 사항에 주의를 기울이고, 끝까지 따르고, 책임을 지는 양질의 업무는 그 자체로 목적이 되어야 하며, 직원들이 자신의 내부 동기에 따라 노력하는 것이어야 한다(Mills 1986).

직원들이 업무에 대해 가지는 가치와 신념을 결정하는 것은 무엇인가? 그것은 부분적으로 그들이 자라난 문화와 교육, 특히 그들의 전문 훈련이다. 일부는 자신의 선택이다. 개인은 활동, 문화, 보상이 일치하는 조직을 선호한다. 일단 어떤 사람이 특정 조직에 들어오면, 그들의 업무 경험을 통해 태도 형성 효과(attitude-forming effects)에 마주하게 된다. 예를 들어, 경찰은 인간의 본성에 대해 냉소적인 경향이 있다. 인생의 많은 부분을 나쁜 사람들을 상대하기 때문이다. 집단 규범을 수용해야 한다는 또래 집단의 압력도 있다. 그리고 조직에 남아 성공하는 사람들은 대체로 조직 문화에 잘 적응하는 사람들이다.

중·저소득국가의 의약품 공급망 활동에서 이런 과정들이 공공 부문 노동 인력에 어떤 영향을 미칠까? 모잠비크와 카보베르데의 보건의료 종사자들을 대상으로 한 연구는 그들이 공공 서비스의 규범과 생존을 위한 수단으로 의약품에 대한 접근을 사용하는 것 사이 개인적인 갈등으로 인해 어떻게 고군분투했는지 보여주었다(Ferrinho et al. 2004).

보건의료 종사자들과의 인터뷰에 따르면 의사들은 추가 수입을 창출하기 위해 의약품에 대한 특권을 사용하였다. 저자들은 "보건의료 종사자들은 정직한 공무원으로서 제대로 된 일을 하고 싶다는 자아상과 그 열망을 배반하게 만드는 잔인한 현실 사이에서 갈등을 겪는 것 같다. 이것이 야기하는 명백한 불안은 우리가 관찰할 수 있었던 중요한 소견이었다"라고 언급했다(Ferrinho et al. 2004, 5).

여러 가지 어려움에도 불구하고 많은 중·저소득국가에서 의료체계, 특히 의약품 공급 체계가 작동하는 것은 많은 직원이 성실하게 일하기 때문이다. 직원은 직업적 자부심, 국가적 충성도, 사명에 대한 믿음이 결합하여 제대로 기능하지 않는 조직 내에서 매일 고군분투한다. 성과를 개선하기 위해서는 개혁가들이 의약품 부문의 중요한 조직을 재설계하여 합리적인 수준의 청렴도와 노력이 예외가 아닌 표준이 되도록 해야 한다.

의약품 부문 성과: 노동자 인센티브

저소득국가의 의약품 부문 직원들은 상대적으로 낮은 급여를 받고 있으며, 그들이 받는 경영진의 관심과 감독 수준이 높지 않다. 성과에 따른 보상과 처벌은 제한적이며, 경직된 공무원 제도 때문에 승진이 노력과 연결되지 않는다. 여러분이 지역 상점의 직원으로서 기존 재고 수준에 따라 재주문 요청을 보내는 일을 맡고 있다고 가정해 보자. 실제 재고 확인을 하지 않고 대신 매달 동일한 재주문 요청을 보낸다면, 아무도 눈치채지 못할 것이고 방만한 행동으로 인해 처벌받을 가능성도 작을 것이다.

경제학자 앨버트 허시만(Albert Hirschman, 1970)은 자신의 조직에 불만이 있는 사람들은 '목소리'(즉, 항의)와 '출구(떠나기)' 중 하나를 선택할 수 있다고 했다. 부다페스트 젬멜바이스(Semmelweiss) 대학의 피터 갈(Peter Gaal)은 '내부출구(inxit)'라고 부르는 행동을 확인했다(Gaal and McKee 2004). 자신이 부당한 대우를 받고 있다고 느끼지만 다른 선택지가 없는 직원들은 조직에 남게 되지만 다양한 방식으로 체계를 악용할 것이다. 그들은 일찍 퇴근하고, 환자들에게 비밀 결제를 요구하고, 훔치고, 환자들을 자신의 개인 진료로 돌린다. 관리자를 포함하여 모든 사람은 낮은 급여로, 그리고 부분적으로는 그런 행동이 광범위해서 암묵적으로 받아들여진다는 주장으로 그들의 행동을 정당화한다.

이와 같은 양상은 궁극적으로 한 나라의 정치 지도자의 결정과 행동에 뿌리를 두고 있다. 다소 과도하게 단순화하면, 정치 지도자들은 공공 부문 활동을 통해 정치적 지원을 구축하기 위한 두 가지 광범위한 전략을 구사한다. 첫째, 고객과 고객 요구를 만족시키기 위해 노력할 수 있다. 이것을 '산출(output)' 또는 '좋은 서비스(good service)' 전략이라고 한다. 또는 직원들과 공급업체에게 '투입(input)' 또는 '후원(patronage)' 전략을 요청할 수 있다.

투입 전략은 많은 이점을 제공한다. 직원들과 업체는 고객보다 쉽게 구별되고 구성하기가 쉽다. 그들의 개별 지분은 크고 그들에게 발생하는 이익(또는 손실)은 목표로 삼고 조정하기가 더 쉽다. 이와는 대조적으로, 의약품의 가용성을 개선하여 정치적 지원을 끌어들이는 것은 어렵고, 시간이 오래 걸리며, 비용도 많이 든다. 정치 지도자들은 힘든 일을 하기보다는 돈을 지불 할 사람이나 친구, 가족, 정치적 동맹자에게 계약이나 약속을 할당함으로써 (사적 재산은 말할 것도 없고) 선거 자금과 정치적 지원을 더 쉽게 끌어들일 수 있다. 결과적으로 그들은 직원들에 대한 효과적인 성과기반 보상이나 처벌체계로 이어질 수 있는 효율성, 서비스, 부패 최소화에 대해 약속을 하지 않는다.

의약품 부문 실적: 관리자

결과적으로 발생하는 '서비스 균형 불량(poor service equilibrium)'은 효과적인 관리의 부족을 야기하고 반영한다. 개인적 친분과 정치적 기여를 통해 직위를 얻는 관리자는 관리 교육을 많이 받았거나 경영에 대한 높은 책임감을 가질 것 같지 않다. 또한, 많은 관리자는 관리업무를 수행하기 위한 도구를 거의 가지고 있지 않으며 인사, 예산, 구매 또는 정책에 대한 권한도 거의 없는 경우가 많다. 정부는 흔히 공공 부문 관리자가 부적절한 일을 하지 못하도록 좋은 것이든 나쁜 것이든 거의 모든 일에 대한 권한을 박탈하곤 한다.

권한의 부족은 책임의 부족과 연결되므로 미래의 발전이 관리 성과와 연결되지 않는다. 질 시험 연구소, 구매부서, 중앙 창고 또는 지역 상점으로 배송하는 부서의 관리자가 되는 것이 어떤 것인지 생각해 보라. 보통 관할 시설의 성과에 대한 월별 보고를 받고 그 성과에 대한 책임을 지는 보건부 고위 공무원은 없다. 게다가, 당신의 상사가 훈련되고 세련된 관리자인 경우는 드물다. 그러나 그것은 하위직 관리자의 성과를 개선하기 위해 지원과 기대의 효과적인 조합을 시행하는 데 필요한 이유다. 더욱이 이런 감독 없이는 경영 우수성에 대한 인센티브를 제공하는 장기적인 경력을 창출하기 어렵다.

책임감의 결여는 일반적으로 공공 부문의 최고위에서도 존재할 수 있으며, 이것으로 우리는 전반적인 정치적 지도력에 대해 다시 생각하게 한다. 국가 정치 지도부는 효과적인 공공 부문 서비스를 위해 보건부 장관이 정치적 압력을 넘어 그/그녀가 실제 성과에 대한 책임을 질 수 있도록 충분한 권한을 부여해야 한다. 그렇게 해야만 장관이 적절한 감독 준비를 할 명분이 생기고 지원할 수 있을 것이다. 일반적으로 장관은 유능하고 동기부여가 있는 사람들을 고위 감독직에 임명하고 부하 직원의 업무 수행에 대한 책임을 묻는다.

그러나 장관들은 중요한 경영 훈련이 부족하고 여러 목표와 자기 선거구를 위해 봉사해야 하는 복잡하고 큰 조직을 이끄는 경험이 거의 없는, 그저 유명하고 정치 권력자와 친분이 있는 의사들인 경우가 많다. 특히 새로운 보건부 장관들이 임기가 2년 이하일 때, 조직을 효과적으로 관리하고 이끄는 방법을 배울 수 있는 새로운 기회가 필요하다는 것이 세계적으로 점점 더 인식되고 있다.

의약품 조직에 대한 인센티브

보건의료체계의 구조는 의약품 부문의 조직에 대한 인센티브를 어떻게 창출하며, 이런 인센티브가 관리자를 위한 인센티브로 어떻게 변환할 수 있을까? 조직은 다음 세 가지 방법으로 자원을 획득한다. ① 조직은 상품과 서비스를 판매하여, 돈을 지불하는 고객을 만족시켜 이익을 얻을 수 있다. ② 조직은 정치 지도부가 활동을 지원하도록 설득하여 예산 과정에서 이익을 얻을 수 있다. ③ 조직은 이런 지원이 의제를 발전시킬 것이라고 기부자를 설득하여 기부자로부터 이익을 얻을 수 있다.

위의 세 가지 각각의 방법은 인센티브를 생성한다. 1990년대에 서아프리카 국가에서 중앙 의약품 공급 체계가 예산 기반에서 현금과 운송, 즉, 시장 기반 방식으로 전환되었을 때 그들의 행동은 민간 부문 판매자의 행동과 유사해지기 시작했다(Govindaraj and Herbst 2006). 제5장에서 논의한 바와 같이, 자금 조달과 관련하여 해외 기부는 기부자들이 부과하는 조건을 충족시키기 위해 (수혜국) 정부의 우선순위와 행동을 바꾸는 역할을 한다.

조직성과의 변화가 관리자의 인센티브로 전환되는지가 중요하다. 앞의 장에서 이와 같은 구조가 민간 부문 의약품 구매의 부패를 통제하는 데 중요하다고 언급하였다. 민간 부문에서 관리자는 조직의 이익 창출에 직접 참여한다. 많은 회사에서는 이와 같은 인센티브를 생성하기 위해 주식 또는 스톡옵션[1])으로 관리자에게 보상하거나 단위(수익) 성과에 따라 보너스를 제공한다. (하지만) 예를 들어, 은행가들이 신뢰할 수 없는 담보부 유가증권을 팔거나 의약품회사 대표들

1) 기업의 임직원이 일정 기간 내에 미리 정해진 가격으로 소속 회사에서 자사 주식을 살 수 있는 권리를 말한다. 주가가 오르면 오를수록 스톡 선택을 가진 임직원이 얻을 수 있는 이익도 커지기 때문에 실적에 이바지한 임원들의 보너스로 사용하는 기업이 많다. [옮긴이]

이 구매대행자에게 뇌물을 제공하도록 부추기는 등 그런 인센티브는 또한 부정적인 영향을 미칠 수 있다. 공공 부문에서 이런 성과기반 보상(performance-based rewards, 특히 수익 공유)은 구현하기가 어렵다. 그러나 성과기반 승진과 같은 효과적인 감독 구조는 성과를 만들 수 있다. 모든 인센티브가 현금일 필요는 없다. 성과 모니터링 체계[2])가 적용되면 장관의 축하도 큰 효과를 낼 수 있다.

성과가 개선될 수 있다고 믿지만, 오늘날 너무 많은 국가에서 의약품 부문의 성과가 이상적이지 않다는 것도 사실이다. 위에서 논의한 바와 같이, 너무 많은 직원이 최소한의 일만 하고 다양한 형태의 '내부출구(inxit)'에 관여한다(Ferrinho et al. 1998). 그 결과 공공 부문 의약품 중 상당수는 직원들 개인과 가족에게 재판매하거나 사용되는 '누출(leakage)'로 사라진다(실제로 상당수의 중·저소득국가에서는 보건부 장관들조차 재임 중 사적 관행을 지속한다). 노동자들과 그 가족들의 생활이 어려운 시골 지역(추가 고용 기회가 제한되어 있고, 환자들이 가난하여 상당한 '비공식 지불'을 제공할 수 없는 곳)에서는 흔히 자리를 비우거나 가끔만 모습을 보인다. 이런 상황을 해결하기 위해 개혁가들이 고려할 수 있는 조직 변화는 무엇일까?

자율성, 기업화 그리고 시장화

공공 부문 내의 개혁이 어렵거나 불가능해 보일 때, 한 가지 대안은 일부 활동(예, 구매 또는 중앙 공급)을 부분적 또는 전체적으로 공공 부문 밖으로 옮기는 것이다. 결과물은 다양한 용어로 알려져 있다: 준정부(parastatal), 반-공공(semipublic), 준독립(quasi-independent), 기업화(corporatized), 자율화(autonomous), 최근 사용하는 용어로 시장화(marketized)가 있다. 공공 부문에서 완전히 벗어난 조직은 흔히 '민영화(privatized)'로 특징되며, 이 용어는 영리, 비영리 목적을 모두 가진 기업

2) 고위 관리자가 조직의 여러 하위 단위가 효과적으로 기능하고 있는지를 판단할 수 있도록 일련의 지표와 측정값을 기록하고 보고하는 시스템 [옮긴이]

에 적용하였다.

이런 개혁의 목적은 공공 부문의 예산 책정, 구매 및 인사 정책에 대한 제한을 벗어나기 위한 것이다. 흔히 새로운 기업은 예산 절차를 통하지 않고 고객 또는 투자자로부터(민영화의 경우) 수익의 상당 부분을 조달해야 한다. 새로운 조직은 순수한 공공 부문 관료제에 비해 더 유연하고 효과적이며, 사업적일 것으로 기대된다. 관리자는 인사와 구매에 대해 더 큰 권한을 갖게 된다. 공무원과 공공 부문 노조 규정은 최소한으로만 지켜질 것이다. 새로운 단체에 주어지는 독립성과 유연성은 매우 다양하며, 정부는 일반적으로 궁극적인 통제권을 유지한다.

이와 같은 활동의 역사는 수십 년 전으로 거슬러 올라간다. 미국에서는 1930년대부터 정부가 항구, 고속도로, 공공 주택, 전력 생산과 기타 활동을 운영하기 위해 새로운 존재, 즉 '책임기관(authority)'이라고 불리는 것을 만들었다. 1980년대와 1990년대에는 이 모델이 뉴욕, 비엔나, 멜버른, 중국 홍콩 특별행정구 등의 병원에 적용되었다. 최근 영국에서도 이와 같은 전략을 추구했다. 세계은행은 카메룬과 세네갈, 부르키나파소에서 이루어진, 부분적으로 공공 부문 이외의 새로운 의약품 구매와 공급 조직을 만들기 위한 노력을 자세히 조사했다(Govindaraj and Herbst 2006). 케냐도 비슷한 단체를 만들었다(www.kemsa.co.ke).

새로운 조직을 만들어야 한다는 주장은 조직 문화, 즉 직원들과 관리자들의 관점과 가치뿐만 아니라 관리 권한의 문제와도 관련이 있다. 기부자들이 카메룬의 새로운 반-공공(semipublic) 의약품 구매 조직의 설립을 지원했을 때, 새로운 경영진은 완전히 새로운 직원을 고용하였는데, 의욕이 넘치는 사람들을 모집하고 민간 부문에서 많은 돈을 모으는 데 집중했다. 초기 평가는 조직의 기능이 향상된 것으로 나타났다(Govindaraj and Herbst 2006).

최근 몇 년 동안 다양한 공공-민간 혼합 조직이 생겼다. 예를 들어, 유럽에서는 많은 정부가 민간 기업에 대한 통제권을 갖고 민간 부문 법률에 따라 기업을 운영하고 있다(예, 이탈리아의 알리탈리아 항공사). 이를 결과적으로 '공기업'이라고 한다. 브리티시레일(British Rail)과 같은 이전의 국영 철도는 영리 법인으로 전환되었다.

의약품 부문 개혁가는 이런 노력으로부터 무엇을 배울 수 있을까?

- 이런 개혁이 제대로 이루어지면 상당히 효과적일 수 있다. 그러나 새로운 관리자가 후원, 부패, 편파를 제거할 수 있도록 하려면 높은 수준의 정치적 헌신이 필요하다.
- 새로운 조직에 대한 제어(즉, 거버넌스)가 중요하다. 카메룬 정부는 이사회 의석의 25%에 불과했고 기부자들과 고객의 목소리가 더 컸다. 대조적으로, 오스트리아 빈의 병원 개혁은 시의회가 병원 관리 임명에 대한 통제권을 유지하면서 운영이 이루어졌다.
- 새 경영진은 효과적으로 운영할 수 있도록 충분히 광범위한 권한을 부여받아야 한다. 관리자는 민간 부문 관리자가 누리는 모든 권한이 필요한 것은 아니지만, 공공 부문에서 전형적으로 나타나는 저성과균형(low-performance equilibrium)에서 조직을 탈피시킬 수 있는 권한이 관리자에게 필요하다.
- 새로운 기업이 시장의 압력에 노출되면 사회적 책임이나 공공 사명을 포기하게 될 위험성이 항상 존재한다. 이를 방지하기 위해서는 정부가 가치는 있지만, 수익성이 없는 활동에 보조금을 지급할 수 있어야 한다. 올바른 이사회를 선출하고, 양립할 수 있는 가치를 지닌 고위 경영자를 고용하는 것도 사회적 사명감을 심어주는 데 도움이 될 수 있다.

이와 같은 어려움을 서술하였지만, 우리는 이런 구조적 대안을 진지하게 고려할 가치가 있다. 예를 들어 라이베리아의 보건부는 지역사회 아웃리치 프로그램(Community Outreach Program)에 따라 필수의약품을 판매하는 3개의 소매 분점을 설립했다(Seiter 2009). 고품질 공급원의 표준화된 포장으로 민간 부문보다 훨씬 낮은 가격으로 약을 판매했다. 주 예산과 지불 체계의 불확실성으로부터 독립하여 소매 분점은 공급업체와 합리적인 상업적 계약을 체결할 수 있었고 재고 부족을 최소화하였다. 또한 소매 분점은 치료 과정 패키지만 판매하였다. 지역 시장에서 눈에 띄는 브랜드 정체성을 개발하기 시작했고 정부는 다른 분야로 그 역할의 확장을 모색하였다. 이것은 극히 일부 사례에 불과하지만 시사하는 바가 크다.

내부 계약과 외부 계약

공공 부문 경계에서 혼합된 실체를 만드는 것은 상당히 어려울 수 있다. 이 과정은 많은 시간이 걸릴 수 있으며, 국가 법률체계의 세부 조항에 따라 필요한 법률 구조를 공식화하는 데 어려움이 있을 수 있다. 개혁가들은 그들이 정치적 압력으로부터 완벽하게 독립적인 실체를 만드는 데 대해 지원할 생각이 없다고 믿을 수 있다. 또한 문제가 되는 운송, 창고 보관, 실험실 연구 등이 민간 부문에서 광범위하게 수행될 수도 있다. 이 경우 민간 부문과 계약하는 것이 합리적인 선택이 될 수 있다.

전 세계의 의약품 부문은 계약, 특히 실적 부진 위험을 계약자에게 전가하는 흥미로운 계약 사례가 있다. 예를 들어, 입항항에서 지역 센터로의 약물 운송은 계약으로 이루어질 수 있으며, 운송 회사는 실제로 전달된 약물에 대해서만 비용을 지불한다. 이는 절도의 위험과 이를 방지하기 위한 인센티브를 운송업체에 전가한다. 잠비아는 크라운 회사(Crown Agents)[3]와 계약을 통한 중앙 의약품 판매소의 민영화가 잘 작동되고 있는 것으로 보인다(사례 연구 D, 「필수의약품의 라스트 마일 실행계획: 잠비아 사례」 참조).

그러나, 계약을 맺는 것은, 전 세계적으로 일어난 수많은 사건이 암시하듯, 공공기관의 성과와 부정부패 위험을 모두 수반할 수 있다. 멕시코에서는 국가보험 개혁에 따라 주 정부가 민간 약국과의 계약을 도입하여 새 프로그램('Seguro Popular'로 알려짐)에 등록한 사람들에게 의약품을 제공했다. 할리스코주는 단일

---

3) 「크라운 회사(Crown Agents Ltd.)」 영국 런던에 본사를 두고 미국과 일본에 자회사를 두고 있는 비영리 국제 개발 회사이다. [옮긴이]

약국 회사를 고용해 의약품을 주 전역에 제공했다. 그러나 2009년에 그 회사의 선정, 금융 거래의 투명성, 의약품에 대한 높은 지출에 대해 의문이 제기되었다(Incongruencias en Contratos 2009).

많은 국가, 다양한 영역에서 이루어진 민간 부문과의 계약 경험에 따르면 개혁가는 그런 접근방식을 추구할 때 다음과 같은, 여러 가지 사항을 고려해야 한다.

계약과정은 여러 입찰자가 참여하고, 그 입찰자들이 공모하여 계약을 중단시키기 위해 담합하지 않을 때 더 잘 작동한다. 민간 독점 기업이나 담합 회원사와 계약하는 것은 일반적으로 좋지 않다. 왜냐하면, 그런 회사는 경쟁력 있는 가격을 제공할 필요가 없고, 실적이 좋을 필요가 없으며 계약 해지 위험에 직면할 가능성이 작기 때문이다.

계약은 요구되는 업무가 충분히 표준화되어 구체적으로 명시될 때 더 잘 작동한다. 또한 성과를 보다 객관적으로 관찰할 수 있다.

계약서를 작성하는 기관은 계약 과정에서 교육을 받고 경험이 풍부한 직원이 필요하다. 계약은 전문 기술과 적극적 의지가 필요하며, 이는 인력과 훈련 부족 또는 동기부여가 부족한 기관은 계약이 어려울 수 있다.

효과적인 계약을 위해서는 의미 있는 모니터링과 집행이 필요하다. 이런 절차는 그 체계 내에서 계약 이행을 시행하고 분쟁을 판결할 수 있는 효과적인 민법 체계를 가지고 있는 국가에서 가장 잘 작동한다.

분권화

지방분권은 최근 몇 년 동안 중·저소득국가의 정부 활동에서 두드러진 조직 개혁이었다. 건강을 포함한 많은 분야의 활동이 분권화되었다. 일반적인 이론은 정부의 하위 국가 단위는 지리적 크기가 작으면, 지역의 다양한 선호에 대응할 동기와 능력을 모두 갖추고 있으며, 그 지역들은 고객들에 대한 대응력을 가지고 더 효과적인 감독이 가능했다. 이미 연방제를 가지고 있는 더 큰 국가들에서 지방분권은 때때로 분리주의 위협에 대응하는 방법이었다(인도네시아와 스페인). 인도와 같이 이미 하위 국가 정부가 상당한 권한을 가지고 있는 경우, 지방분권은 때때로 훨씬 아래 지역 또는 지방 수준으로 권한을 이전한다.

의약품 부문에서의 분권 형태는 다양하다. 보건의료 부문이 전반적인 분권화에 참여하면 의약품 개혁에 많은 영향을 미칠 수 있다. 예를 들어, 의약품과 관련이 있는 가나의 의료보험제도는 지역 단위에서 시행되었다. 이 계획은 전국적으로 균등한 결과를 산출하지 못했다. 우크라이나와 같은 다른 국가에서는 의약품 등의 조달이 지방 수준으로 분권화되어 있다. (이럴 경우) 국가에서 지역사회 자금 조달 노력에 착수할 때 의약품 공급에 관한 결정과 책임은 훨씬 더 낮아질 수 있다. 일반적인 건강관리를 위한 지역사회 자금 조달 계획은 바마코 이니셔티브(Bamako Initiative)에서 영감을 받은 것으로 알려져 있다. 제7장에서 언급한 바와 같이, 그 계획은 1987년 말리의 바마코(in Bamako, Mali)에서 서아프리카 보건부 장관들 간의 합의가 이루어진 이후 착수된 프로그램을 포함한다. 지역사회 참여와 일차 의료를 강조한 전략의 핵심 요소는 지역 마을 수준에서 자체적으로 의약품 자금을 회전시키는 자기 자본(selffinancing)의 설립이었다(Hanson and McPake 1993).

분권화를 통해 우리는 무엇을 알게 되었을까?

- 분권화는 구매, 예산 책정, 인력 통제와 같은 '의사결정 공간'(Decision space)[4]의 다양한 차원을 포함한다. 분권화의 효과는 관리자가 어떤 권한을 가지고 있고, 어떤 기능이 분권화되어 있는지에 대한 세부 사항에 크게 좌우된다(Bossert, Bowser, and Amenyah 2003).
- 의약품 공급체계 내에서 일부 기능은 다른 기능보다 더 적절하게 분권화되어 있다. 예를 들면 보서트(Bossert)와 그의 동료들은 재고 관리와 요구사항을 중앙집중화하면 성능이 향상한다는 사실을 발견했다. 그러나 예산 삭감에 대응

4) 구매, 예산, 가격 책정, 인사 등 조직의 활동에 대해 관리자가 갖는 다양한 차원의 권한으로 Thomas Bossert가 제안한 개념이다. [옮긴이]

하여 예산을 재할당할 수 있는 더 많은 권한을 지역에 부여함으로써 성과도 향상되었다(Bossert, Bowser, and Amenyah 2003). 합리적인 결론은 일부 영역에서는 균일성이 중요하지만, 또 다른 영역에서는 그렇지 않다는 것이다.

- 주어진 패턴의 분권화 효과는 정치적 책임, 기술력, 문화적 규범 등의 측면을 포함하여 그것이 발생하는 맥락에 따라 달라진다. 결과적으로 같은 개혁도 나라마다 다른 결과를 낳을 수 있다.
- 기능이 분권화되면 분권화된 단위가 확장된 책임을 수행할 수 있도록 역량 개발과 책임 이전을 일치시키는 것이 중요하다.
- 지방분권은 후원과 부정부패가 지배하는 공공 부문에 대한 만병통치약이 아니다. 분권화가 특정 활동에 대한 의사결정 위치를 이동시킴으로써 감독 수준이 낮은 하위 단위에서 더 많은 부정부패를 초래할 수 있다.

분권에 관심이 있는 개혁가의 핵심 단계는 제안된 구조적 변화가 노동자의 행동에 어떤 영향을 미치는지 분석하는 것이다. 이는 제안된 개혁이 조직성과에 대한 여섯 가지 핵심 요소에 미치는 영향을 각각 조사함으로써 이루어질 수 있다. 예를 들어, 인도 케랄라에서는 보건소 의사를 고용할 수 있는 권한이 지역 마을 단위로 분권화되어 있다. 마을 지도자들이 의사가 좋은 서비스를 제공하는지 알고 있었기 때문에 서비스 질과 의사의 자리를 지키는 시간이 늘어났다. 게다가, 그 지도자들은 그런 성과에 대해 많은 관심을 가졌고, (새롭게) 고용 결정을 내릴 때가 되면 그 정보에 따라 행동할 준비가 되어 있었다(출처: 케랄라의 전 행정 책임자와의 개인 대담 2008).

이와 관련된 일련의 이슈는 생산 공정에서 규모의 경제(economies of scale)를 중심으로 형성된다. 대규모 활동이 비용을 낮춘다면 중앙집중화의 이점이 있다. 대규모 생산으로 인해 비용이 증가하는 경우, 즉 '규모의 비경제(diseconomies)'[5)]

5) 규모의 비경제는 경제학에서 비효율적인 요소로 인해 생산 규모를 확대할수록 단위당 생산비용이 오히려 증가하는 경우이다. 생산 규모가 커질수록 단위당 생산비용이 감소한다는 규모의 경제와는 반대되는 개념이며 산출률이 최적 수준을 초과하여 증가하면 단위당 평균원가는 점증적으로 증가한다.

로 이어진다면 그 반대다. 정보와 보고 체계의 경우, 중앙집중화가 만들어낼 수 있는 통일성(uniformity)에 대한 강력한 주장이 존재한다. 그러나 이는 다시 한번 강조하면, 실행이 중요하다. 시간과 공간에 걸쳐 신뢰성과 비교 가능성이 보장되려면 중앙에서 요구하는 보고 체계가 하위 직급의 노동자들에 의해 양심적으로 구현되어야 한다. 그렇지 않으면 관리자가 체계를 사용하여 저조한 성과를 식별하고 수정하는 능력을 상실하게 된다.

사회적 가맹점화[6)]

대안적인 조직 개혁 전략은 공공 부문의 활동을 민간 부문과 유사하게 만드는 것이 아니라, 그 반대이다. 즉 배송 체계 일부를 독립적인 영리 운영에서 사회적 책임이나 공공 부문으로 전환하는 것이다. '사회적 가맹점화(Social Franchising)'로 알려진 이 전략은 민간 부문 소매점과 브랜드 체인 간의 관계를 복제하려고 하는 것이다(Bishai et al. 2008). 운영자들은 가맹자, 즉 브랜드 소유자와의 관계를 관리하는 상호 협정을 맺는다. 소매업체는 교육, 시설 설계, 제품 구성, 서비스 조직의 기준을 충족시키는 것에 동의한다. 예를 들어 맥도날드와 같은 체인은 개별 운영자에게 투입물, 장비, 대출까지 제공한다. 그러나 현지 소유주는 고용된 관리자가 운영을 감독하고 매장을 성공적으로 만드는 것보다 훨씬 더 큰 인센티브를 가지고 있다.

사회적 가맹점화에서는 비정부기구(NGO) 또는 공공기관이 브랜드 소유자의 역할을 맡아 질을 보장하고 가격을 통제하기 위해 개별 매장에서 직원을 교육하

[옮긴이]

6) 양질의 의약품에 대한 접근성 향상과 같은 특정 사회적 목표를 달성하기 위해 중앙 조직(상표 소유자)과 특정 상품 또는 서비스를 제공하는 소매 사업자 그룹 간 일련의 관계를 형성하는 개혁 전략. 운영자는 특정 제품을 사용하고 특정 비즈니스 관행을 따르는 데 동의하고, 그 대가로 가맹점, 즉 상표 이름을 사용할 수 있는 권리와 제한된 유통 시스템의 일부임을 광고할 수 있는 권리를 부여받는다. [옮긴이]

고 감독한다. 그 대가로 개별 운영자는 브랜드 이름을 사용할 수 있다. 케냐의 건강 가게(Health Store) 가맹점화 접근방식에서도 볼 수 있듯이 브랜드 인지도가 높아지면 매출이 증가하여 브랜드 소매점이 되는데 필요한 추가적인 노력이 가치가 있을 것으로 기대된다(Fertig and Tzaras 2005)(사례 연구 F, 「탄자니아 기초 의약품 판매소에서 공인 의약품 조제 판매소로의 전환」 참조). 또 다른 두드러진 예는 인도에서 가장 가난한 3개 주 비하르(Bihar), 조하르한드(Jharkhand), 마디아프라데시(Madhya Pradesh)에서 운영되는 인도의 비정부기구인 야나니(Janani)이다. 야나니는 1996년 소외된 지역에 설계된 가족계획사업(family planning)에 중점을 둔 사회적 마케팅(Social marketing)[7] 프로그램으로 시작했다. 이 단체는 이후 가맹점화한 농촌 클리닉 네트워크로 확장되었다. 야나니의 독특한 특징은 워싱턴에 기반을 둔 사회적 마케팅 NGO인 DKT International[8]과의 제휴이다.

일부 중산층 국가에서는 멕시코의 약국 「파마시아스 시밀라레스(Farmacias Similares)」의 소매 체인과 같이 영리 목적의 개인 사업가들이 유사한 접근법을 취했다(Hayden 2007). 인도에서는 약국 체인인 「메드 플러스(MedPlus)」가 2006년에 운영을 시작하여 소비자에게 '질, 편의성, 저렴한 가격'을 제공했고, 소비자에게 자사 제품이 가짜 약이 아니라는 것을 확신시키고 '위험한 의약품 구매 근절'을 위해 노력했다. 이 기업은 '정품 의약품'을 보증하고 '24시 운영', '국제 질인증'을 가지고 있는 「아폴로 약국(Apollo Pharmacy)」과 같은 민간 병원 체인과 제휴한 약국을 포함하였으며, 인도의 민간 부문 소매 약국 체인을 확장하였다(Lowe and Montagu 2009).

인도 정부는 'Made in India'라는 라벨이 붙은 중국에서 제조된 가짜 의약품에 의해 생성된 부정적인 이미지에 대항하기 위해 평판이 좋은 인도의 약국 체인점

7) 상업 광고 및 마케팅 기법을 적용하여 개인이 사회적 목표를 발전시키는 방식으로 행동을 바꾸도록 영향을 미치는 것 [옮긴이]

8) http://www.janani.org DKT International은 사회적 마케팅을 통해 가족계획 및 HIV 예방을 촉진하는 자선 비영리 단체이다. 워싱턴 D.C.에 기반을 둔 DKT는 1989년 Phil Harvey가 설립하였으며 아프리카, 아시아 및 라틴아메리카의 90개국에서 운영되고 있다. [옮긴이]

을 나이지리아 등 아프리카 국가에 열도록 장려하고 있어서 이와 같은 접근방법은 공공 부문으로 확산되고 있다(Shankar 2009).

공공 부문의 새로운 관리방안 활용

최근 몇 년 동안 세계은행 및 기타 기관에서 '공공 부문의 새로운 관리(new public sector management)'(Shaw 1999)에 많은 관심을 보였다. 이 개혁은 위에서 제안한 것과 유사하게 공공 부문 조직의 결함에 대한 분석을 통해 시작되었다. 개혁은 공공 부문 조직을 변화시켜 현저하게 개선된 성과를 내기 위해 고안된 경영과 인센티브 개혁을 시행할 것을 제안하였다. 제안은 다음과 같이 광범위한 영역을 포함하고 있다.

- 수행 기반 예산 책정(Performance-Based Budgeting). 이 체계에서 조직은 과거 지원 수준이나 공인된 직위표 등과 같이 간단한 공식에 따라 재원을 조달할 수 없다. 대신, 예산은 성과 측정에 따라 상향 또는 하향 조정된다. 이는 여섯 가지 핵심 요소 중 가장 광범위한, 조직에 대한 인센티브(incentives on the organization)로 운영되도록 한다.
- 포괄적 예산 책정(Global Budgeting). 많은 공공 부문 조직은 자금이 특정 범주로 분리되는 매우 제한된 '품목명(line item)' 예산으로 운영된다. 따라서 관리자가 성과를 향상하는 방법으로 자원의 할당을 변경할 수 있는 능력이 제한된다. (이런 문제는) 여섯 가지 핵심 요소의 '관리 권한(managerial authority)' 요소에 따라 행동하고 관리자가 적절하다고 생각하는 대로 지출할 수 있는 예산을 제공함으로써 개혁을 이룰 수 있다. 중간 단계로 예산을 유연성이 있는 각 소수의 큰 범주로 나눌 수도 있다.
- 성과 인사관리(Performance Personnel Management). 이것의 목표는 단순한 연공서열규칙에서 유지와 승진을 분리하는 것이다. 대신 여섯 가지 핵심 요소

인 '노동자에 대한 인센티브(incentives to workers)' 요소를 적용하는 것이다. 성과 인사관리는 주기적으로 인사를 평가하고 그 결과에 따라 승진 여부를 결정한다.

- **공로수당 및 성과급**(Merit Pay and Pay for Performance). 평가 체계를 보완하기 위해 직원의 급여를 더욱 유연하게 운영한다. 연도별 급여 증액은 성과 평가에 따라 이루어지며, 보상의 일부 요소는 성과의 양과 질에 따라 지급된다.
- **관리 개발과 책임**(Management Development and Accountability). 핵심 단계는 경영 성과를 동시에 평가하고, 관리자에게 교육을 제공하며, 성과, 기술, 교육을 기반으로 체계적으로 승진시키는 체계를 마련하는 것이다. 이런 프로그램은 '관리자에 대한 인센티브'와 '관리자의 기술, 태도, 신념'에 모두 영향을 미친다.

개혁 제안 목록의 특징은 관리자에 대해 초점을 맞추는 것이다. 이것은 관리자들이 더 많은 권한을 갖고 더 많은 책임을 질 수 있도록 체계를 바꾸는 것이다. 관리자가 더 많은 권한을 갖게 되면, 관리자는 노동자에게 인센티브를 제공하고 채용, 선택적 유지, 영향력을 통해 노동자의 견해와 가치관을 바꾸는 데 도움을 줄 것이라 기대한다. 교육을 제공하고 인센티브를 늘리는 것은 관리자가 확장된 권한을 효과적으로 사용하는 데 도움이 된다.

일부 국가에서는 관리자들이 조직성과를 향상하는 능력을 높이기 위해, 이와 같은 개혁을 아이디어에 따라 일부 공공 부문 규칙을 변화시켰다. 예를 들면 사우디아라비아, 이집트, 필리핀의 특정 병원에서는 일부 직원을 공무원이 아닌 계약직으로 고용했다. 이를 통해 관리자는 성과가 만족스럽지 못할 때 재고용을 거부할 수 있을 뿐만 아니라 보상 수준과 조건에 대해 더 유연성을 갖게 된다. 마찬가지로, 조직은 본인부담금, 사용자 수수료, 개인 기부금에서 나온 돈은 이를 수집하는 조직이 보유할 수 있고, 별도의 '재단' 계좌에 예치할 수 있으며, 관리자는 이 계좌에서 구매 승인 제한 없이 지출할 수 있다. 그러나 다른 맥락에서 새로운 공공 부문 경영이 실행되려면 공무원, 공공예산 책정과 계약에 관한 법률을 개정해야 한다. 그러나 그런 주요 개혁의 복잡한 정치 상황을 고려할 때, 이는 보통 쉽지 않은 일이다.

필수의약품목록

우리는 필수의약품목록(EML)을 공공 부문 의약품 공급 체계의 운영을 길잡이하는 정책 도구로 본다(WHO 2007). 이러한 체계들에 대한 문헌은 광범위하고, 물질(substance)과 과정에 대한 것을 모두 포함한다(Laing et al. 2003; Reich 1987). 어떻게 약물을 목록에 추가해야 하며, 더 나은 대안이 있을 때 어떻게 제외하는가? (만약 있다면) 면제는 언제, 어떻게 해야 하는가? 필수의약품목록을 구성하는 과정에서 신중하게 선별된 임상 연구, 전문가 의견 및 소비자 선호는 어떤 역할을 하는가? 더 저렴한 제품 사용이 가능한 상황에서 새로운 약을 추가할 때 증가하는 비용과 편익을 고려하는 것이 얼마나 중요한가? 이것들은 필수의약품목록 정책을 효과적으로 만들기 위해 답변해야 하는 많은 질문 중 일부일 뿐이다. 이렇게 많은 질문에 답하기 위해서는 단순한 기술적 분석 이상의 것이 필요하다. 각각은 제4장에서 논의된 종류의 가치 균형과 윤리적 우선순위를 포함한다. 문헌에 근거하여 우리는 개혁가들이 다음의 항목에 주의를 기울일 것을 제안한다.

- 필수의약품목록이 제한된 국가의 자원으로부터 건강상의 이득을 최대화하기 위한 수단이 되려면, 목록은 의약품 분류 전반에 걸친 비용-효과가 주요한 고려 사항이 되어야 한다.
- 필수의약품목록에 포함하거나 제거할 의약품을 결정할 때, 객관적 평가 기준으로 설계된 임상시험을 위주로 고려해야 한다. 많은 국가에서의 경험에 따르면, 의약품 제조회사의 홍보 노력이 증거와 일치하지 않는 방식으로 전문가(의사), 대중의 태도에 큰 영향을 미칠 수 있음을 보여준다.
- 목록에 포함하는 것과 제외하는 결정은 논란의 여지가 있으므로 명시적 기

준 및 분석을 기반으로 개방적이고 참여적인 체계를 구성하는 것이 중요하다. 그 과정은 제4장에서 논의된 '합리성에 대한 책임(accountability for reasonableness)'의 기준을 충족해야 한다. 영국 「국립 보건·임상 우수연구소(National Institute for Health and Clinical Excellence)」[9]에서 이런 절차적 사항에 관해 확인할 수 있다.

- 모든 규칙은 면제와 특별대우에 대한 논란을 불러일으킬 것이다. 많은 국가에서 면제 절차는 매우 비공식적이다. (예를 들어, 누가 보건부 장관에게 접근할 수 있는 사회적·정치적 또는 경제적 지위를 가지고 있는가? 환자에게 필수의약품목록에 없는 약에 접근할 수 있도록 보건부 장관을 설득할 영향력을 가지고 있는가?). 그 대신, 공정한 절차를 진행하기 위해서는 결정에 대한 명확한 기준과 설명을 갖춘 공식적인 위원회가 구성되어야 할 필요성이 있음을 의미한다. 더욱이, 배급 절차에 대한 경험은 면제되는 총비용에 대한 예산을 미리 설정하는 것이 유용하다는 것을 제시하고 있다. 즉 청구할 수 있는 금액을 제한하고 정부의 전체 지출을 제한하는 것이다(Calabrese and Bobbitt 1978).

과정 개선의 잠재적 기여

최근 몇 년 동안 국제 기부자와 자문가는 공공 부문 의약품 공급망 개선에 관심을 집중하였다. 그 접근법의 지적 뿌리는 운영 연구(operations research)와 질 관리(quality management)이다. 이 접근법은 일반적으로 작업 수행 흐름의 분석으로 시작하여 결함과 장애가 발생하는 위치, 이유, 방법에 대한 분석으로 이어진다. 그다음, 경험이 많은 자문가가 과정에 참여하는 현지 전문가, 노동자와 협력하여 작업 수행 흐름, 의사결정 규칙, 작업 할당, 장비와 모니터링 절차의 변경 사항을 개발하고 권고하여 결함을 수정하고 성과를 개선한다.

---

9) http://www.nice.org.uk 참조 [옮긴이]

비록 이런 노력이 가치가 있을 수 있지만, 우리는 새로운 과정과 절차가 직원들이 성실하게 수행할 때만 효과를 얻을 수 있다는 점을 개혁가들이 기억하기를 바란다. 예를 들어, 한 국가에서 정기적으로 모든 보건소에 처방된 의약품 패키지를 보내는 것을 기반으로 하는 변함없는 '밀어내기(push)' 재고 관리 체계를 넘어서기를 원한다고 가정한다. 자문가는 의약품 사용 경향과 국가의 행정 자원에 따라 하나 또는 다른 '끌기(pull)' 체계를 추천할 수 있다. 예를 들어, 투빈 체계(two-bin system)[10] 또는 고정 재주문 날짜 체계(fixed reorder date system) 등이 그것이다(Muller 2003). 그러나 (민간 시장 전환을 위한 더 많은 공급품을 확보하기 위해) 주변 지역에서 과도하게 주문하면 새로운 체계가 계획대로 작동되지 않을 것이다. 이와 유사하게 공무원들이 경쟁 입찰에 들어가는 경우, 사업허가증 취소와 같은 보복으로 일부 공급업체들을 위협하면 새로운 전자 공개 입찰 체계가 훼손될 수 있다. 따라서 과정의 개선이 예상되는 이익을 실현하기 위해서는 다른 경영 개혁과 결합해야 한다. 그리고 그런 개혁 일부로서, 노동자들이 새로운 일상을 개발하는 데 참여하는 방식이 중요하다. 효과적인 참여는 현장의 지식을 활용하고 새로운 아이디어의 수용성을 구축하는 데 이바지한다.

이와 관련된 두 번째 요점은, 새로운 과정이 자체적으로 구현되지 않기 때문에 새로운 컴퓨터 체계, 소프트웨어 구입과 설치만으로는 충분하지 않다. 노동자는 새로운 장비에 대한 리본 절단 행사(출범식)보다 사용에 대한 훈련을 받아야 한다. 노동자가 새로운 기술을 습득하면, 민간 부문에서 더 많은 기회를 누릴 수 있어서 직원들 유지에 대한 고려도 필요하다. 이와 유사하게 최근 '건강을 위한 인적 자원'에 대한 논의는 의사, 간호사에 초점을 맞추는 경향이 있지만, 의약품 부문에서의 수행은 약사, 공급망 관리자, 실험실 기술자와 같이 눈에 잘 띄지 않는 노동자에 의해 크게 좌우된다. 그리고 **표 9.1**에서 볼 수 있듯이 많은 저소득국가에서 특히 공급이 부족하다.

10) 두 개의 상자를 이용하여 하나의 상자가 비게 되면 나머지 상자를 사용하는 동안 조달이 이루어지는 체계다. [옮긴이]

표 9.1 저소득 및 기타 국가에서의 인적 자원

	약사	의사	간호사
앙골라(1997)	0.00	0.08	1.15
볼리비아(2001)	0.55	1.22	3.19
보츠와나(2004)	0.19	0.40	2.65
브라질(2000)	0.30	1.15	3.84
중국(2001)	0.28	1.06	1.05
프랑스(2004)	1.06	3.37	7.24
인도(2005)	0.56	0.60	0.80
스웨덴(2002)	10.24	3.28	0.66
영국(1997)	0.51	2.30	12.12

자료: 세계보건보고서 2006, 190~98.
주: 인구 1,000명당 인력 수

[옮긴이] 한국 포함 저소득 및 기타 국가에서의 인적자원(2013-2021년)

	약사	의사	간호사
앙골라(2013-2021)	0.07	0.21	0.40
볼리비아(2013-2021)	0.22	1.01	1.53
보츠와나(2013-2021)	0.20	0.35	5.02
브라질(2013-2021)	0.34	2.14	5.51
중국(2013-2021)	0.32	2.39	3.30
프랑스(2013-2021)	1.06	3.32	12.22
인도(2013-2021)	0.86	0.73	1.73
스웨덴(2013-2021)	1.61	7.06	21.59
영국(2013-2021)	0.85	3.17	9.17
한국(2013-2021)	0.77	2.51	8.53

자료: World Health Statistics 2023, Country, area, WHO region and global health statistics, https://www.who.int/data/gho/publications/world-health-statistics
주: 인구 1,000명당 인력 수

마지막으로, 생산물을 생산하기 위해 일련의 반복적인 작업이 필요한 공급망을 조립 공정(assembly line)으로 생각하는 것이 도움이 될 수 있다. 이런 과정에서 전체 성능은 가장 약한 고리, 가장 느리거나 성능이 낮은 하위 과정에 의해 제약을 받는다. 따라서 가장 약한 고리를 개선하면 체계 성능을 향상할 수 있다. 예를 들면 최근 잠비아의 보건소 품절 원인을 분석한 결과, 지역 매장으로 배송되는 시점까지는 원활하게 수행되었으나 해당 기관에서 보건소로 배송되는 과정에서 문제가 있었던 것으로 파악되었다(Ballou-Aares et al. 2008). 그러나 가장 부진한 고리가 수정되면, 다음으로 부진한 고리의 기능 수준에 따라 개선 정도가 제한될 것이다. 그리고 가장 약한 고리가 아닌 과정을 개선하는 것은 가장 문제가 되는 단계의 오류가 해결될 때까지 전체 성능에 거의 영향을 미치지 않을 수 있다. 예를 들어, 주변 지역으로 공급품을 배송하지 못하면 더 많은 의약품을 해당 국가로 가져오는 것은 도움이 되지 않는다.

변화 과제

국가가 어떤 전략을 선택하든 변화를 이끄는 관리자들은 두 가지 저항 요소를 해결해야 한다. 하나는 심리적인 것이다. 새로움에 대한 두려움, 미지에 대한 불안, 익숙한 일상이 편안함이 그것이다. 또한 노동자들은 과거 성취에 자부심을 느끼고 변화가 필요하다는 주장에 내포된 비판에 거부감을 느낄 수 있다. 다른 하나는 실용적인 것이다. 즉, 지위, 소득, 변화가 가져올 수 있는 영향의 손실을 피하려는 욕구이다. 이는 또한 새로운 역할, 방법, 기술을 배우는 데 필요한 시간과 노력을 낭비하지 않으려는 욕구와 연결될 수 있다. 노동자들은 새로운 재고 관리 체계에 숙달할 수 없을까 봐 두려워할 수 있으므로 실용적인 문제도 심리적인 측면이 있다.

변화에 노련한 관리자는 두 가지 저항에 대해 모두 잘 대응한다. 새로운 압력이 기존 방식을 지속 불가능하게 만들고 있다고 설득하면서 변화의 필요성을 전달한다. (따라서 위기는 직원들에게 변화의 필요성을 설명하는 데 유용할 수 있다). 또한 이런 관리자는 노동자의 정당한 이익을 보장하고 유능하고 성실한 직원이 새로운 제도에서 제 역할을 할 수 있도록 하며, 직원들과 자주 소통하려고 노력한다. 정보가 없다면 두려움과 무성한 소문은 격차를 메우고 일반적으로 더 많은 저항을 일으킬 것이다. 관리자는 노동자의 두려움과 불안에 공감할 필요가 있다. 관리자는 변화가 죽음이 아닌 탄생, 끝이 아닌 시작처럼 보이도록 노력해야 한다.

관리자는 새롭고 더 나은 방식을 수용하는 직원들의 가치와 헌신에 호소하기 위해 노력해야 한다. 그들은 직원들이 업무에 대한 자부심과 좋은 서비스를 제공함으로써 느끼는 만족감과 연결되도록 노력해야 한다. 결국 의약품 공급 체계가 잘 작동하게 하는 것은 더욱 긍정적인 사회적 가치가 있다. 그런 접근법은 대부분 사람은 그들의 일이 가치 있고, 가치 있다고 느끼기를 원한다는 것을 이용한다. 경영학 문헌에서 '비전', '임무', '가치', '지도력'이라는 제목 아래 직원들이 자신의 직무를 새로운 관점에서 볼 수 있도록 돕는 과정이 바로 그 과정이다(Senge 1990).

조직 요약

조직 조종손잡이를 사용한 시도에 대한 우리의 검토는 동일한 조언을 제공하는 것으로 돌아왔다. 즉, 작업을 수행하는 사람들의 행동이 변화되지 않는 한 성과는 변하지 않으리라는 것이다. 여섯 가지의 핵심 요소가 변경되지 않는 한 행동은 변화되지 않는다. 외부 기회와 인센티브, 조직의 관리자와 노동자의 내적 신념, 기술, 가치가 반드시 변화해야 한다. 분권화, 민영화, 기업화, 내부 경영 개혁 등 제안한 모든 변화의 시도는 이와 같은 기준에 따라 검토할 필요가 있다.

개혁가는 새로운 체계와 과정의 구현을 촉진하기 위한 전략이 필요하다. 개혁가는 제안된 변화가 더 나은 결과로 이어질 방법과 이유에 관해 설명할 수 있어야 한다. 단, 그 설명은 국가와 조직의 사회적, 문화적, 정치적 맥락에서 의미가 있어야 한다. 조직 조종손잡이를 사용하는 것은 로켓 과학만큼 어려운 것은 아니지만, 무기력하거나, 조직 현실에 정직하게 직면하기를 거부하는 사람들을 위한 것도 아니다.

조직화에 관한 사례 연구

Kopczak, Laura Rock, Prashant Yadav, and Marc J. Roberts. "Last Mile Logistics for Essential Drugs: The Case of Zambia." 사례 연구 D.

Ervin, Tory, and Marc J. Roberts. "Converting Basic Drug Shops to Accredited Drug Dispensing Outlets (ADDOs) in Tanzania." 사례 연구 F.

참고문헌

Ballou-Aares, D., A. Freitas, L. R. Kopczak, S. Kraiselburd, M. Laverty, E. Macharia, and P. Yadav. 2008. *Private Sector Role in Health Supply Chains*. New York: Rockefeller Foundation, Dalberg, and MIT-Zaragoza International Logistics Program.

Bishai, D. M., N. M. Shah, D. G. Walker, W. R. Brieger, and D. H. Peters. 2008. "Social Franchising to Improve Quality and Access in Private Health Care in Developing Countries." *Harvard Health Policy Review* 9: 184–97.

Bossert, T. J., D. M. Bowser, and J. K. Amenyah. 2003. "Is Decentralization Good for Logistics Systems? Evidence on Essential Medicine Logistics in Ghana and Guatemala." *Health Policy and Planning* 22: 73–82.

Calabrese, G., and P. Bobbitt. 1978. *Tragic Choices*. New York: Norton.

Ferrinho, P., W. V. Lerberghe, M. R. Julien, E. Fresta, A. Gomes, F. Dias, A. Gonçalves, and B. Bäckström. 1998. "How and Why Public Sector Doctors Engage in Private Practice in Portuguese-Speaking African Countries." *Health Policy and Planning* 13: 332–38.

Ferrinho, P., M. C. Omar, M. D. Fernandes, P. Blaise, A. M. Bugalho, and W. V. Lerberghe. 2004. "Pilfering for Survival: How Health Workers Use Access to Drugs as a Coping Strategy." *Human Resources for Health* 2: 4.

Fertig, M., and H. Tzaras. 2005. *What Works: HealthStore's Franchise Approach to Healthcare*. Washington, DC: World Resources Institute.

Gaal, P., and M. McKee. 2004. "Informal Payments for Health Care and the Theory of 'Inxit.'" *International Journal of Health Planning and Management* 19: 163–78.

Govindaraj, R., and C. Herbst. 2006. "Impact of 'Marketizing' Organizational Reform on Public Sector Pharmaceutical Supply in Francophone Africa." *Africa Human Development Department*, World Bank, Washington, DC.

Hanson, K., and B. McPake. 1993. "The Bamako Initiative: Where Is It Going?" *Health Policy and Planning* 8: 247–54.

Hayden, C. 2007. "A Generic Solution? Pharmaceuticals and the Politics of the Similar in Mexico." *Current Anthropology* 28: 475–95.

Hirschman, A.O. 1970. *Exit, Voice, and Loyalty: Responses to Decline in Firms, Organizations, and States*. Cambridge, MA: Harvard University Press.

"Incongruencias en Contratos del Seguro Popular en Jalisco." 2009. *El Informador*. Guadalajara, Jalisco, Mexico. http://www.informador.com.mx/jalisco/2008/64632/6/incongruencias-en-contratos-del-seguro-popular-enjalisco.htm. Accessed March 17, 2009.

Laing, R., B. Waning, A. Gray, N. Ford, and E.'t Hoen. 2003. "25 Years of the WHO Essential Medicines Lists: Progress and Challenges." *Lancet* 361: 1723–29.

Lawler, E. E., S. A. Mohrman, and G. E. Ledford. 1995. *Creating High Performance Organizations*. San Francisco: Jossey-Bass.

Lowe, R. F., and D. Montagu. 2009. "Legislation, Regulation, and Consolidation in the Retail Pharmacy Sector in Low-Income Countries." *Southern Medical Review* 2 (2): 35–44.

Mills, P. 1986. *Managing Service Industries: Organization Practices in a Post Industrial Economy*. Cambridge, MA: Ballinger.

Muller, M. 2003. *Essentials of Inventory Management*. New York: AMACOM, American Management Association.

Reich, M. R. 1987. "Essential Drugs: Economics and Politics in International Health." *Health Policy* 8: 39–57.

Seiter, A. 2009. "Liberia Mission Report, Update on Pharmaceutical Sector Governance and Management Issues." World Bank, Washington, DC.

Senge, P. M. 1990. *The Fifth Discipline: The Art and Practice of the Learning Organization*. New York: Random House.

Shankar, R. 2009. "Govt Begins to Establish Indian Pharmacy Chains in Africa to Counter Issue of Fake Drugs with 'Made in India' Label by China." Pharmabiz.com, September 21. http://www.gnaipr.com/Articles/govt.pdf. Accessed November 18, 2009.

Shaw, R. P. 1999. *New Trends in Public Sector Management in Health: Applications in Developed and Developing Countries*. Washington, DC: World Bank Institute.

WHO (World Health Organization). 2006. *World Health Report 2006: Working Together for Health*. Geneva: WHO.

______. 2007. *WHO Model List of Essential Medicines*, 15th List. Geneva: WHO.

10장

규제를 통한 의약품 부문 성과의 개선

제2장에서 논의한 다양한 시장실패는 중·저소득국가의 의약품 부문에서 매우 흔하다. 제한된 경쟁은 흔히 높은 가격으로 이어지고 부정직한 거래 관행은 신뢰할 수 없는 질로 이어진다. 조제자가 받는 인센티브는 소비자의 정보 부족과 결합하여 의약품의 오남용을 조장한다. 이런 문제는 결과적으로 좋지 않은 결과로 이어진다. 시민들의 만족도와 재정 보호 효과가 감소한다. 의약품 질 저하와 접근성 감소는 사람들의 건강 수준을 저하한다. 그러나 사람들은 단지 아파서만이 아니라, 건강이 더 나아질 수 있다는 희망으로 질이 불확실한 의약품을 계속해서 구매한다.

이런 어려움에도 불구하고 전 세계는 의약품 부문의 성과를 개선하기 위해 민간 부문을 더욱 활용하는 데 관심이 있다. 물론 많은 나라에서 의약품의 공급과 구매 대부분은 민간 부문에서 이루어진다. 그렇다면 정부가 직면한 문제는 이러한 활동들을 재구성하여 공공의 목표를 더 발전시키기 위해 무엇을 할 수 있는가이다. 이 장에서는 이 질문에 대한 답변을 검토한다. 이 장은 규제 조종손잡이(regulation control knob)라는 제목 아래 민간 부문 시장의 실패를 해결하기 위해 정부가 취할 수 있는 다양한 개입을 다룬다.

논의를 위해 제2장에서 언급했듯이 우리는 '규제'라는 용어를 의약품 개혁 행동에 대한 강요에 의존하는 국가의 행동을 의미하는 데 사용한다. (인센티브는 제8장에서 다루었고 행위자들의 행동을 바꾸도록 설득하기 위한 노력은 다음 장에서 다룬다). 따라서 규제는 본질적으로 어느 정도의 갈등과 저항을 수반한다. 그 이유는 규제 대상자는 일반적으로 자기 행동을 바꾸고 싶어 하지 않기 때문이다. 그들이 행동을 바꾸고 싶었다면 이미 할 수 있었고 규제 노력은 불필요했을 것이다.

그러나 어떤 경우에는 일부 규제 대상자가 경쟁 전략으로 특정 규제에 우호적이거나 심지어 그것을 제안할 수 있다. 예를 들어, 약사와 대형 약국은 모든 의약품 판매자가 약사 고용을 의무화하는 것을 선호할 수 있다. 유사하게 국내 제네릭 경쟁자들이 새로운 규정을 준수할 전문성을 가질 가능성이 더 작아서 다국적 기업들은 더욱 까다로운 약물 등록 요건을 선호할 수 있다. 이런 경우 규제기관이 가장 고려해야 할 것은 새로운 규정으로 인해 불이익을 받는 사람들이다.

그림 10.1에 나와 있는 것처럼 의약품 규제는 규제 순환구조에서 일련의 과제를 수반한다. 대부분 작업은 상당한 기술적 전문성과 관리 노력이 필요하다. 첫째, 정부는 규제를 결정하고 규칙을 작성해야 한다. 예를 들어, 가격 규제기관은 참고가격제 일부로서 어떤 의약품이 각각 '치료적으로 동등한 군(therapeutically equivalent class)'에 속하는지 결정해야 한다. 이런 결정은 실제로 어렵고 논란의 여지가 있을 수 있는데 이는 '치료 동등성'이라는 용어의 해석이 주관적이기 때문이다. 일단 규칙이 규제 대상자들에게 전달되면 효과적인 조사와 집행 체제를 구축하기 위해 부패와 전복의 위험에 대응하기 위한 전문가와 헌신적인 관리가 필요하다. 또한 표준 이하의 약물을 시험하기 위한 적절한 실험실 시험 장비와 인력 자원이 필요하다. 제재를 가하기도 쉽지 않다. 흔히, 경찰과 법원은 전적으로 협조적이지 않거나 신뢰할 수 없는 때도 있다(사례 연구 G, 「나이지리아의 위조의약품」 참조). 마지막으로 규제 이니셔티브에 대한 수준 높은 평가를 설계하고 구현하려면 통계적 정교성뿐 아니라 자원과 정교한 예측이 필요하다.

규제 대상자의 일부 또는 전부가 규제 체제에 대한 불만으로 규제 순환구조의 모든 단계에서 저항하려고 할 수 있다. 그들은 규제 개시를 저지하고, 입법과 규칙 작성에 영향을 미치며, 요구사항을 덜 엄격하게 만들고, 예산을 제한하거나

그림 10.1 규제 순환구조

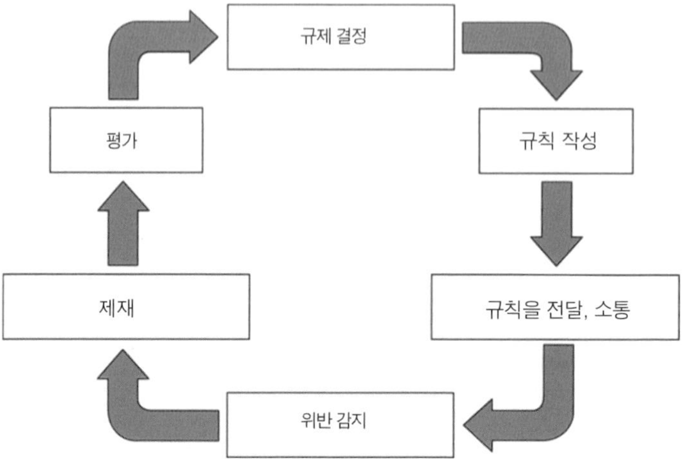

검사관(심지어 판사)을 매수하여 집행을 저지하려 한다. 실제로 규제 대상자들이 자신들에게 동의하는 사람들을 주요 관리 직책에 배치함으로써 규제기관을 '포획'하는 사례가 전 세계에 존재한다(Stigler 1971년).

성공적인 규제를 위한 조건

모든 규제 노력은 몇 가지 기본적인 어려움이 있다. 첫째, 사람들이 현실을 설명하는 데 사용하는 언어는 일반적으로 현실 그 자체보다 정확하지 않다. 예를 들어, 규제에 따라 제조업체는 의약품을 준비할 때 충전재의 '안전하지 않은' 수준의 오염을 방지해야 한다. 그러나 어떤 물질로 인해 어떤 수준의 오염이 '안전하지 않은' 것인가? 마찬가지로, 한 국가의 약물감시 프로그램이 병원에서 모든 '심각한 약물 관련 이환율 및 사망률 합병증'을 보고하도록 요구하는 경우, 해당 맥락에서 '심각한'은 무엇을 의미하는가? 소매점 포스터에 '명확하게 읽을 수 있고 눈에 띄게' 보조금을 받는 상품 가격 목록을 표시하도록 요구한다는 것은 무엇을 의미하는가?

우리는 요점을 과장하려는 것이 아니다. 모든 경우가 모호한 것은 아니다. 죽음은 '심각한' 합병증이고, 반면 포스터는 '눈에 띄게 표시'되지 않는다. 그러나 규칙의 단어가 관련 모호성을 해결하지 못하고, 명확하게 구분하기 어려운 경우의 예가 많다.

언어적 모호성 외에도 규제기관은 흔히 절차적 모호성에 직면한다. 의약품의 오염 테스트에서 정확히 어떤 기계 또는 실험실 절차를 사용해야 하며 어느 정도의 신뢰성을 만족해야 하는가? 검사관이 공장의 우수 의약품 제조 및 품질관리기준에 만족하지 못한다면 어떤 것에서 충분하다고 판단하고 어느 시점에서 주요 수리를 위해 공장을 폐쇄하도록 명령하는가?

이런 만연하고 피할 수 없는 모호성은 규제 당국이 상당한 규제 재량권을 가지고 있다는 것을 의미한다. 실제로 규제 당국은 각각의 경우에 법과 규칙이 무엇을 요구하고 위반이 발생했을 때 어떤 결과를 부과할 것인지를 결정할 수 있어야 한다. 결과적으로 규제 체제가 어떻게 구현하는지에 대한 세부 사항은 규제 체제가 만드는 결과에 매우 중요하다. 유능하고 헌신적인 관리자만이 우리가 논의하고 있는 재량권이 적절하게 사용되는지 확인할 수 있어서, 이는 기관의 지도력과 경영진이 실제로 일어나는 일에서 중요하다는 것을 의미한다.

이런 동일한 모호성은 규제 당사자들이 법의 의도가 아닌 문구 수준에서만 준수할 수 있는 여지를 남긴다. 규제로 인한 행동 왜곡과 그로 인해 발생할 수 있는 의도하지 않은 결과는 항상 위험하다. 필수의약품에 대한 가격을 제한하면 소매업체는 재고를 확보하지 않음으로써 가격 제한에 대응할 수 있다. 약사가 계속 교육 과정에 참여하도록 의무화하면 이에 대응하여 제약회사는 교육 과정을 제공하고 이를 제품을 판매하기 위한 홍보 수단으로 삼을 수 있다. 또 다른 예로 일부 국가에서는 특허 만료 후 최초의 제네릭 경쟁자가 시장에 진입할 수 있는 보호된 기회를 제공하기 위해 규제를 사용했다. 그러나 어떤 경우에는 원 특허권자가 이 기회를 이용하기도 한다. 특허권자 자신의 '브랜드 제네릭'을 구축하여 장기적인 경쟁을 약화시키고 가격 차별을 누릴 수 있다(Reiffen and Ward 2007).

이런 예에서 알 수 있듯이 성공적인 규제 체제를 설계하려면 규제 대상이 취하는 가능한 반응에 대해 노련한 대응이 필요하다. 또한 국내와 국제 경험에서 배우고 규제 대상자의 반격에 대응하여 정책을 재조정하려는 의지가 필요하다. 이것이 바로 **그림 10.1**에서 과정이 순환으로 나타나는 이유이다.

규제기관은 규제 대상이 규제 준수를 피하기 위해 벌이는 속임수에 대처할 준비를 해야 한다. 예를 들어, 규제 대상 기관은 제조 기록이나 내부 시험 결과를 위조할 수 있다. 수익 규제를 쉽게 하려고 고안된 비용 회계 보고서를 조작할 수도 있다. 속임수를 통해 규제를 피할 가능성은 크다. 그런 속임수는 감지하기 어려울 수 있으며 성공하면 보상이 상당할 수 있다.

따라서 규제기관은 규제 준수를 모니터링할 수 있는 데이터와 해당 데이터의 사용 가능 여부를 고려해야 한다. 규제기관은 대안적인 모니터링 방법의 비용과 신뢰도, 그리고 규제 대상이 자료수집 과정에서 얼마나 필사적으로 저항하는지를 고려할 필요가 있다. 예를 들어, 규제 대상 기업은 그들 자체의 목적을 위해 관련 자료를 수집하고 있는가? 가격에 대한 필수 공지 사항을 게시하지 않는 것처럼, 위반에 대해 쉽게 알아차릴 수 있는가? 또는 일부 의약품의 활성 성분함량 미달처럼 위반 감지에 비용이 많이 드는가? 이 모든 고려 사항은 규제 프로그램을 시작하기 전에 규제기관 분석 목록에 포함되어 있어야 한다.

정부는 규제 대상자들의 예상되는 반격을 어떻게 저지할 수 있을까? 성공적인 규제를 위한 조건은 그 질문에 대한 답에 기초한다. 다음의 다섯 가지 영역에서 적극적인 조치를 하면 성공적인 규제를 위한 조건을 조성하는 데 도움이 된다.

① **정치적 지원**(Political support). 규제기관은 정부 관료 기관의 일부이다. 정치 지도자들이 실제로 규제기관이 영향력을 행사하는 것을 원하지 않는 한 규제기관이 효과적으로 기능하기 어렵다. 정치 지도자들은 자신들이 임명한 관리자, 제공하는 자원, 저항을 유발하는 기관의 행동에 대한 지원을 통해 기관 성과에 영향을 미친다.

② **기관 지도력**(Agency leadership). 효과적인 규제기관은 유능하고, 헌신적이고 때로는 용감한 사람을 그들의 리더로 둔다. 유능한 리더십이 있어야 규제기관이 전문적인 청렴성과 공유된 사명감을 추구하는 조직 문화를 발전시킬 수 있다. 정치 지도자는 그런 개인을 찾아 임명하고 그들의 성과에 따라 지원과 보상을 제공하고 인정해야 한다.

③ **적절한 자원**(Adequate resources). 어려운 규제업무를 수행하려면 검사관, 검사, 전문가, 검사장비와 정보 체계와 같은 자원이 필요하다. 충분한 자원이 없는 기관은 효과적인 규칙을 수립하거나 집행을 통해 신뢰할 수 있는 억제력을 확보하기 어렵다.

④ **기술적 완결성**(Technical competence). 많은 규제 활동은 규칙 작성과 시행에서 높은 수준의 기술적 전문성이 필요하다. 중·저소득국가에서는 낮은 급여와 열악한 근무환경 때문에 필요한 지식과 경험을 갖춘 이들을 공무원으로 고용하기가 쉽지 않다.

⑤ **사회적 적법성**(Social legitimacy). 집행력은 잠재적 위반자가 체포되어 처벌받을 가능성이 매우 클 때 규정 준수에 영향을 미친다. 그러나 모든 사람이 규칙을 어기면 처벌받을 확률은 매우 낮아진다. 위반이 너무 많으면 이를 처벌할 집행자가 충분하지 않을 수 있다. 위반 횟수를 줄이는 것은 어느 정도 자발적인 준수 여부에 달려 있다. 규제 대상의 대부분은 할 수 있는 한 최선을 다하려고 노력하는 시민들이다. 규칙이 합리적으로 공정하고 합법적인 사회적 목적에 부합한다고 믿는다면 적어도 그중 일부는 규제 요건을 지킬 것이다. 그러면 위반율이 충분히 낮아져서 적발 위험이 상당히 줄어들 것이다. 이런 규정 준수를 촉진하는 사회적 적법성은 검사관, 검사, 판사들이 적극적으로 규칙을 시행하도록 동기를 부여하는 데 도움이 된다.

이상의 검토는 효과적으로 규제를 달성하는 것이 항상 쉬운 것은 아니라는 것을 보여준다. 더욱이 시행되지 않거나 시행할 수 없는 규제를 제정하는 것은 역효과를 초래한다. 이는 모든 규제 활동에 대해 냉소를 야기하고 규제 위반 문화를 만들어낸다. 모든 사람은 정부 규칙을 엄격하게 받아들이지 않고 무시해도 된다는 것을 알게 된다.

이런 교훈은 의약품 분야의 규제를 전략적으로 사용해야 함을 의미한다. 개혁가들은 스스로 다음과 같은 질문을 할 필요가 있다. 규제를 효과적으로 사용할 수 있는 곳은 어디인가? 우리나라에 필요한 전문 지식이 어디 있는가? 필요한 자원, 정치 지원, 사회 정당성을 어디에서 얻을 수 있는가? 이를 염두에 두고 규제 당국은 먼저 '낮은 가지에 달린 열매(the low-hanging fruit)'1)에 초점을 맞춰야 한다. 이것들은 가장 낮은 비용(경제적, 사회적, 정치적 비용 포함)과 가장 대중적인 지원으로 행동에 성공적으로 영향을 미칠 수 있는 규제 대상이다. 이런 접근방식은 일부 초기 규제 성공으로 이어질 수 있으며, 대중의 수용도를 높이고 정치적 지원을 강화할 수 있다. 또한 이는 다시 기관의 자원과 사기를 높이고 향후 더 중요한 규제 개입을 가능하게 하는 데 도움이 될 수 있다.

그런 관점에서 의약품 정책입안자들은 몇몇 의약품 규제가 강력한 대중의 지지를 끌어낼 수 있다는 점에서 다행이다. 관련 판매자와 공급자를 제외하고 사회에서는 가치 없는 위조의약품의 판매나 건강에 좋지 않은 오염 물질을 함유한 제조 시설에 대한 지원은 거의 없을 것이다. 이것은 최근 중국인들이 명확하게 얻은 교훈이다(Yardley and Barboza 2008).

제품 질 규제

의약품 부문 전반에 걸쳐 발생하는 시장실패의 핵심은 소비자가 구매하는 제품의 질을 판단할 수 없는 것이다. (최종 소비자뿐만 아니라 공급망의 다양한 지점에서 그럴 수 있다). 이런 소비자의 판단 불가에 대해 공중보건 전문가의 대상 의약품 규제에 관한 주장은 간단하다. 그들에게 의약품 정책의 목표는 건강 수준을 개선

1) '따기 쉬운 열매'라는 뜻으로, 손쉽게 결과를 얻을 수 있는 영역을 뜻한다. [옮긴이]

하는 것이며, 따라서 의약품의 안전과 효능을 보장하는 것은 명백한 규제 목표이다. 이는 위해와 낭비되는 자원을 최소화하고 최대의 건강 이득을 창출하기 때문이다.

그러나 일부 경제학자뿐만 아니라 소비자의 선택을 존중하기를 원하는 일부 철학적 자유주의자들에게도 이 문제는 나소 복잡할 수 있다는 점을 주목해야 한다. 제4장에서 논의한 바와 같이 이런 관점은 (시민의 건강보다는) 시민의 행복을 높이거나 시장에서 원하는 것을 선택할 수 있는 권리를 존중하는 데 초점을 맞추고 있다. 어떤 경우든지 시민들이 원하는 것을 사도록 내버려 두는 것은 어떨까?

자유 시장 옹호자에게도 호소해야 하는 의약품 질 규제에 대한 한 가지 주장은 실수 비용(mistake costs)과 거래 비용(transaction costs)[2]이다. 실수 비용은 구매가 불만족스러울 때 시민들이 겪는 손실이다. 거래 비용은 실수 비용을 최소화하기 위해 시민들이 구매 결정에 쏟는 시간과 노력이다.

사람들이 굳이 선택하지 않는 위험하거나 효과가 없는 제품을 금지하는 규정은 모든 사람이 사용할 수 있는 제품을 걱정 없이 선택할 수 있게 한다. 구매자는 실수를 방지하기 위해 노력을 덜 들이고 총거래 비용은 낮아진다. 또한 소비자는 크게 노력하지 않아도 실수를 덜 할 수 있으므로 실수 비용이 낮아진다. 규제기관이 오염된 인슐린이나 역가가 낮은 항생제를 제거하면 위험하고 효과가 없는 제품으로 사람들의 건강이 악화하지 않고 많은 사람이 스스로 제품의 질을 확인해야 하는 거의 불가능한 일에서 벗어날 수 있다(실제로 이렇게 하기 어렵기 때문에 소비자들이 브랜드명을 구매 가이드로 삼는 결과를 초래한다).

그러나 의약품 분야에서 제품 다양성을 제한하는 모든 규제가 그렇게 간단하지는 않다. 첫째, 어떤 전략이 건강 수준을 최대로 향상할 것인지 명확하지 않다. 예를 들어, 한 국가에서 의약품 판매자에 대한 교육 요구사항을 높인다고 가정하자. 그러면 소비자에게 제공하는 조언의 질이 향상될 수 있다. 그러나 판매자 수

2) 선택 식별, 정보 획득, 협상 참여 비용을 포함하여 구매자와 판매자가 의사결정과 합의에 도달하기 위해 투입하는 시간과 노력 [옮긴이]

가 줄어들고 접근성이 감소할 수 있다. 여러 경우에서 두 효과 사이의 균형을 어떻게 맞춰야 할까?

더욱이 건강 수준을 지향하는 정책과 시민의 만족도를 목표로 하는 정책 사이에 긴장이 발생할 수 있다. 일부 소비자는 자신이 사는 제품에 대한 완전한 지식이 있음에도 불구하고 전통 약초와 같이 규제기관이 시장에서 제외하기를 원하는 품목을 원할 수 있다. 이 경우 정부는 사람들에게 그들이 원하는 것을 제공해야 할까(주관적 공리주의), 아니면 전문가들이 그들의 건강에 가장 이바지할 것이라고 믿는 것을 제공해야 할까(객관적 공리주의)? 경제적 관점과 공중보건 관점 사이에서 사람들의 욕구와 필요 사이의 긴장은 의약품 규제 분야에서 계속되는 불일치의 원인이다.

동시에 저가 제품 구매자들은 일반적으로 자신이 사는 제품에 대한 효과적인 질 규제를 원하고 있으며 특히 가격이 크게 인상되지 않는 방식으로 수행할 수 있을 때 더욱 그렇다. 그들은 유해 물질로 오염된 의약품이나 유효 성분이 거의 또는 전혀 없는 위조의약품에 돈을 쓰는 것을 원치 않는다. 실제로 형평성 관점에서 보면 이미 사회, 경제 측면에서 소외된 사람들이 저가 제품을 선택할 가능성이 더 크므로 저가 제품의 질을 정확히 보장하는 것이 특히 중요하다.

그러나 "허가된 의약품 판매소가 맥주와 꿀을 주성분으로 하는 약초 강장제를 판매하도록 허용해야 하는가?"라는 질문을 가정해 보자. 또는 몇 년 전 중국 홍콩 특별행정구에서 서양에서 숙련 받은 의사들이 했던 것처럼, 의료계가 전통적인 치료사의 활동을 제한하기 위한 규제 조치를 제안한다고 가정해 보자. (이런 경우는, 앞의 예처럼) 규제기관이 제거하도록 제안한 제품을 알면서도 선호하는 고객이 거의 또는 전혀 없는 경우와는 달리 적절한 규제 정책이 명확하지 않을 수 있다. 이런 문제에 대응하여 여러 아시아 나라에서는 전통 한방 의료 종사자에 대해 훈련과 면허 요건을 제도화하고 있으며 인도의 아유르베다 의료(Ayurvedic medicine)[3] 종사자에게도 유사한 요구사항이 있다(Chopra 2003; WHO 1998; 사례

3) 인도권의 전통 의학 [옮긴이]

연구 C 참조 「대한민국의 의약 분업」).

질에 대한 우려는 등록 시점, 생산·수입 시점, 정부 구매 시점, 공공과 민간 공급 전반에 걸쳐 여러 지점에서 발생한다. 규제가 덜하거나 가격이 낮고 질 낮은 제품이 여러 지점에서 체계로 유입되면 제품 가용성이 높아져 시장에서 더 광범위한 질 문제가 발생할 수 있다. 예를 들어, 이런 가용성은 제조업체가 낮은 질의 대안을 제공함으로써 생산비용을 더욱 절감할 수 있어서 우수한 제조 관행에 투자하지 않으려는 환경을 조성할 수 있다.

이런 개요를 통해 의약품의 질 보장 관련 주요 규제 작업을 규정할 수 있다:

해당 국가에서 판매할 수 있는 의약품 결정. 논리적으로 등록은 모든 국가의 의약품 규제 체계가 수행해야 하는 첫 번째 기능이다. 가난한 나라에서 그것은 힘든 일일 수 있다. 등록은 신약의 이득과 부작용에 대해 상충하는 과학적 견해를 검토하는 것이 필요하다. 또한 복잡한 정책 결정, 즉 서로에 대한 좋은 결과와 나쁜 결과를 균형 있게 조정하고 이미 시판 중인 의약품의 결과와 비교해야 한다. 이러한 결정은 미국 식품의약국(FDA)과 같이 자금이 풍부한 기관에서도 어렵다.

가난하고 작은 국가들은 여러 가지 쉬운 방법과 비용 절감 방법을 사용할 수 있다. 이들이 FDA나, 호주, 일본, 유럽연합의 해당 기관에 제출된 데이터를 보고한 그대로 받아들일 수 있는가? 이들은 위험과 이익 사이에서 발생하는 균형이라는 측면에서 의사결정 과정이 국가 고유의 정책 선호도를 반영하는 것처럼 보이는 선진국을 찾을 수 있는가? 이들은 부족한 전문 기술 지식을 모아 이웃과 협력하여 여러 관할 구역에서 그 과정을 단 한 번만 거치게 할 수 있는가? 모든 규제 활동과 마찬가지로 등록 활동도 효과적인 질 개선을 위해서는 기관 지도력, 적절한 자원, 기술전문성, 그리고 논란이 발생하면 의미 있는 수준의 정치적 지원이 필요하다.

많은 국가에서(예, 가나) 의약품 등록 절차는 신청자의 수수료로 자금이 충당되고 있다는 사실에 주목해야 한다(Seiter and Gyansa-Lutterodt 2008. 6.). 이는 투명성과 책임성을 통해 대응해야 하는 영역을 부패에 명백하게 취약하게 만든다. 회의는 개방적이어야 하고 의사결정의 타당성이 명확해야 하며 보고서를 쉽게 확인할 수 있어야 한다. 이런 요건은 제조사업체와의 기밀 유지 계약으로 인해 많은 국가에 공개할 수 있는 것에 제한이 있지만, 인터넷이 가용한 시대에는 바로 전 시대에 비해 충족하기가 더 쉬워졌다.

의약품이 적절히 제조되는지 확인. 이런 요건은 구매를 공공 또는 민간 부문에서 했는지와 상관없이 수입품과 현지 제조한 의약품 모두에 적용한다. 공공 부문의 경우 입찰자의 사전 자격(예를 들어, WHO)이 하나의 선택지이다. 다른 하나는 공급업체의 우수한 제조 관행을 보장하는 기능을 수행하는 정부나 비정부단체 중개자를 통해 구매하는 것이다. 그러나 '우수 의약품 제조 및 품질관리기준(good manufacturing practice, GMP)'이라는 용어는 다소 애매한 용어이며 WHO가 명확한 요건을 공표하기 위해 노력했지만, 실제로는 그 기준이 전 세계에 공통으로 정의되거나 적용되지 않는다(Cohen, Mrazek, and Hawkins 2007). 수입국이 원산국의 검사 체제에 의존할 수 있는지는 수입국의 규제 체제, 기술력, 부패 수준에 달려 있다. 나이지리아가 약간 그런 시도를 했지만(사례 연구 G, 「나이지리아의 위조의약품」 참조), 해외 지사를 두어 (의약품 생산국의) 제조업의 실태를 직접 확인할 수 있을 만큼 여력이 있는 중·저소득국가는 거의 없다.

대부분 중·저소득국가의 현지 생산은 단순 의약품 제조 또는 수입한 활성 성분과 기타 재료를 제형화하고 포장하는 것으로 제한한다. 그러나 이런 덜 복잡한 생산시설의 규제조차도 기술적으로 쉽지 않다. 제조업체가 규제 체제를 진정으로 수용하는 경우, 검사는 보다 지원하는 기능을 수행할 수 있다. 관계가 적대적일 경우, 적절한 억제 효과를 생성하기 위해서는 검사는 주기적이고 예고 없이 시행되어야 한다. 등록의 경우와 마찬가지로, 잘 관리되고 충분한 자원이 있으며 사명감이 강한 기관만이 그런 검사가 만들어내는 유혹을 견딜 수 있다.

질을 확인하기 위한 제품 시험. 제품 시험은 국가의 의약품 공급의 질 보장을 목표로 하는 모든 규제 체제의 중요한 부분이다. 제품 시험은 수입항이나 공장

입구뿐만 아니라 공급망을 따라 여러 지점에서 이루어져야 한다. 모조품은 일반적으로 승인된 경로를 통해 들어오지 않으므로 해당 심사 지점을 통과하지 않는다. 특히 열대 기후에서는 부적절한 보관 및 취급으로 인해 공급망 초기에 수행되는 선별 검사로는 포착할 수 없는 제품 질 저하가 발생할 수 있다.

앞서 설명한 바와 같이, 등록과 제조 관행의 규제와 관련하여, 기술적 전문성의 필요성, 부패 가능성, 기관의 사명 지향성을 유지하는 어려움이 존재할 수 있다. 이런 어려움을 생각할 때, 기술전문성을 창출하고 정치적 영향으로부터 보호하기 위해 이전 장에서 논의한 다양한 선택(공무원 제도 외 계약 직원이나 국가시험연구소의 민영화 포함)을 고려해야 한다. 유사하게 제품 시험을 위한 지역 협력 가능성을 탐색하는 것이 합리적일 수 있다.

위조 방지 노력의 사회적 합법성을 강화하고 제한된 기관 자원을 보완하는 한 가지 방법은 소비자를 기준 미달 및 위조의약품을 식별하는 과정에 참여시키는 것이다. 그런 체계의 예로는 가나의 「의약품 질 및 정보 프로그램(Drug Quality and Information Program, DQI)」이 있으며, 이 프로그램은 미국 국제개발청(the U.S. Agency for International Development)의 자금으로 미국 파마코피아(U.S. Pharmacopeia, 비영리 과학단체)의 지원을 받아왔다(U.S. Pharmacopeia 2009). DQI 프로그램은 가나에 5개의 감시 시설을 설치했는데, 시민들은 질 검사를 위해 의심스러운 약을 이곳으로 가져올 수 있다. 이 프로그램은 최근 노바티스 코아템(Novartis Coartem) 항말라이아제(아르테미시닌 기반 병용요법)의 가짜 제품을 발견해 정부가 도소매 약국에서 위조품을 압수하고 소비자들에게 경고하는 정보 캠페인을 벌였다.

소매점에서의 질 보장. 소매 수준에서의 질 규제는 집행자가 광범위하게 분권화된 다수의 소규모 기업을 관리해야 할 필요가 있다. 이런 현장을 순시하는 검사관은 이들의 주의를 딴 데로 돌리려는 노력에 반복적으로 노출되어 부패의 기회가 많이 증가하지만, 검사관을 감독하기는 어렵다.

이 문제에 대한 한 가지 접근방식은 정부 공인 민간 의약품 판매소 체계를 개발하는 것이다(사례 연구 F, 「탄자니아의 기초 의약품 판매소에서 공인 의약품 조제 판매소로의 전환」 참조). 이 전략은 시골 지역의 기존 민간 부문 판매점을 개선하고 도시 외곽지역에 사는 사람들이 양질의 처방 및 비처방 약품의 확장된 목록에 접근할 수 있도록 보장하는 방법이다. 이 접근방식은 빌 & 멜린다 게이츠 재단(Bill and Melinda Gates Foundation)이 지원하고 매사추세츠주 케임브리지에 있는 컨설팅 회사인 「Management Sciences for Health」이란 기관이 구현한 프로젝트인 「의약품 접근 강화 전략(Strategies for Enhancing Access to Medicines, SEAM)」에서 개발했다. 이 프로젝트에는 강력한 집행 구성요소가 포함되어 있다. 그러나 인증된 상점의 모든 소유자는 정직하게 운영되는 체계로부터 (질에 대한 공유 평판을 통해) 이익을 얻기 때문에 표준 시행의 대립적인 성격이 다소 완화된다.

의약품 판매소 조사관(drug shop inspector)으로 일하는 것이 어떠한가 생각해 보면 시행 과정에 대한 역설적인 깨달음을 얻을 수 있다. 억제를 통한 순응은 작은 위반에도 큰 처벌을 가함으로써 가장 잘 달성할 수 있다고 생각하지만, 실제로는 그렇지 않다. 집행은 인간이 하는 과정이고 조사관과 판사에게 불공정해 보이는 과도한 처벌은 위반을 보고하지 않거나 처벌을 받지 않게 할 뿐이다. 그것은 특히 큰 벌금을 부과해 시골에서 유일한 의약품 공급 지점을 폐쇄하는 일과 같은 사회적 비용을 수반할 때는 더욱 그렇다.

예를 들어, 규제 당국이 일부 제조 규제 체제에서 발생하는 사소한 규칙 위반을 자체 보고하도록 규제하는 경우 이 점은 더욱 중요하다. 자가 보고 위반에 대한 처벌이 크다면 그런 보고는 분명히 발생하지 않을 것이다. 대신 처벌은 범죄에 적합해야 한다. 사소한 위반에 대한 벌칙은 정확한 감시와 집행을 장려하기에 충분할 정도로 작아야 한다.

정확한 표시 기재와 상품명. 질 시험 과정은 상품명과 표시 기재의 여러 측면에서 정확한지 확인하는 과정으로 보완해야 한다. 정확한 표기는 위조자에 의한 피해를 최소화하고자 하는 정부와 주요 국제 제조업체들의 이해관계를 모두 강력하게 충족시킨다.

여기서도 몇 가지 잠재적인 기술 수정 사항을 사용할 수 있다. 바코드와 홀로그램과 같은 장치는 이미 사용되고 있는데 이는 자금이 풍족하지 않은 위조자가 복제하기 어렵기 때문이다. 식별 신호를 방출하는 레이블에 포함된 작은 무선 송신기인 무선인식기술(Radio-Frequency Identification, RFID) 태그도 관심을 끌고 있다. 대부분 소비자는 자신이 지불하고 있다고 생각하는 것을 얻는 데 관심이 있어서 구매자들이 의심스러운 제품에 대해 문의할 수 있는 소비자 정보 캠페인과 직통전화는 그런 전략의 유용한 보완책이다(아제르바이잔에서 시행)(Cohen, Mrazek, and Hawkins 2007). 휴대전화의 보급이 확산하면서 소비자들이 이런 검사 기능을 수행하는 것이 더 쉬워졌다. 그렇지만, 새로운 기술의 도입은 소비자를 교육하고 동원하기 위한 노력을 병행해야 한다.

위조 방지 규제에 대한 나이지리아의 경험은 무엇이 가능한지를 보여준다(Raufu 2006). 1990년대에 식품의약품관리청(National Agency for Food and Drug Administration and Control, NAFDAC)의 신임 국장은 약물 위조를 없애기 위한 적극적인 노력을 주도했다. 항만과 공항에서 검사가 증가했다. 허가받지 않은 수입품을 압수했다. 도시의 대형 의약품 시장을 예고 없이 방문하여 미등록 물질과 가짜 의약품을 대량으로 소각했다. 지역사회 동원 노력에는 학교 기반 조직이 포함되었다. 결국 합법적인 판매업자는 불법 수입업체를 적발하고 규제기관이 이들을 식별하는 데 도움을 주었다. 이 모든 것이 높은 수준의 정치 지원, 전담 기관 지도력, 추가 기술 자원과 기부 단체의 지원 덕분에 가능했다. 그 결과 위조의약품 사용이 많이 감소했다(일부 추정에 따르면 일부 나이지리아 시장에서 판매되는 의약품의 80%에 달함)(사례 연구 G, 「나이지리아의 위조의약품」 참조).

그러나 현실적인 어려움도 발생했다. 규제 압력으로 식품의약품관리청 직원이 개인적인 위험에 처하기도 했다. 감독에 대한 암살 시도가 있었고 여러 사무실이 불탔다. 경찰과 사법부의 부패는 주요 위조범을 처벌하려는 노력을 약화했다. 10년 동안 약 50건의 기소만이 성공하였고, 대형 의약품 시장은 각각 6개월 동안만 문을 닫았다가 나중에 문을 열었고 다시 번창했다.

사용 규제

전 세계적으로 축적된 증거는 의약품의 오남용이 많다는 것을 보여준다. 중·저소득 지역에서는 처방전 요건에 따른 사용 통제가 거의 시행되지 않기 때문에 오남용 행태가 복잡하다. 비록 상황은 각 나라의 경제 발전 수준에 따라 다르지만, 많은 의약품 판매자들은 정식 상점을 운영하는 업체들조차도 등록이 안 되거나 규제를 받고 있지 않다. 그리고 심지어 한 국가 내에서도 도시 주변의 빈민가나 시골 지역보다 도시 중심에서만 공식적인 공급이 이루어진다. 이렇게 다른 상황에서 규제를 이용하여 사람들이 의약품을 사용하는 방식을 바꾸는 것은 상당히 어려울 수 있다. 민간 부문 의약품에 대한 시민의 자유로운 접근을 제한하는 것은 사회적 정당성을 가지고 있지 않기 때문에 정치적으로 매력적이지 않은 경향이 있다. 소비자들이 자신들이 지불하고 있다고 생각하는 것을 확실히 얻기 위해 규제를 사용하는 것이 한 가지 방법이다. 그들이 원하는 것을 얻지 못하도록 그들이 기꺼이 비용을 지불할 의사가 있을 때 규제를 사용하는 것은 완전히 다른 문제이다.
고소득국가에서는 의약품 사용에 영향을 미치기 위해 다음과 같은 세 가지 규제 정책이 널리 사용되고 있다.

시설 허가. 허가는 공급망의 다양한 단계에서 어떤 조직이 어떤 기능을 수행할 수 있는지를 제한하는 것을 포함한다. 대부분의 선진국에서는 특정 의약품의 판매를 앞에서 언급한 허가요건을 갖춘(인력요건 포함) 약국에 제한하고 있다. 많은 중·저소득국가에는 유사한 법률이 있으나 효과적으로 시행하는 경우는 거의 없으며 조직적인 판매소뿐 아니라 거리와 지역 시장에서 의약품을 판매하고 흔히 공식적인 교육을 거의 받지 않은 직원들이 의약품을 판매한다.

전문 면허. 전문 면허 규정은 교육과 때로는 별도의 시험을 요구하는 등을 통과한 사람들만으로 특정 기능을 수행할 수 있는 사람의 자격을 제한한다. 많은 중·저소득국가에서 전문 약학 교육은 상대적으로 달성하기 어려운 높은 지위의 전문 자격으로 대부분의 의약품 소매 판매자는 취득하기 어렵다.

처방 요건. 처방 요건이 있는 중·저소득국가에서는 이것이 효과적으로 시행되지 않는 경우가 많다. 그리고 의사가 없는 지역에서 그런 규칙을 시행하면 사람들이 필요한 약을 구할 수 없게 된다. 또한 많은 중소득국가(일부 고소득국가 포함)의 공공 의원은 진료 시간이 매우 짧을 수 있으며, 방문 때마다 여러 가지 처방을 제공하는 경우가 많다. 이런 유형은 특히 공공 공급자의 처방으로 저가 의약품을 구할 수 있거나 보험금 상환을 받을 수 있는 경우에 발생할 가능성이 크다. 이는 해당 지역의 의사들이 약품 사용에 관해 효과적인 조절 역할을 거의 하지 않고 있다는 것을 의미한다.

이런 일반적인 접근방식을 구현하는 것이 어렵다는 것은 과잉 사용과 과소 사용, 오남용을 다루려는 규제기관이 더 선별적이고 표적화된 전략을 따를 필요가 있음을 시사한다. 이는 문제가 가장 심각할 여지가 있는 특정 조건과 의약품에 초점을 맞추는 것이다. 그런 접근법 중 하나가 특정 의약품의 판매 조건을 제한하는 것이다. 결핵 약물에 대한 접근을 위해 직접 관찰 치료(directly observed treatment, DOT)[4]나 보조 아르테미시닌 기반 병용요법(ACT)에 대한 접근을 위한 사전 진단 테스트를 요구하는 것이 그 예이다. 또 다른 대안은 치료 단위의 포장(course-of-treatment packaging)을 요구하는 것처럼 일부 의약품의 판매 형태를 제한하는 것이다. 세 번째 전략은 특정 의약품의 조제자를 제한하는 것이다. 예를 들어 르완다와 같은 일부 국가는 선택된 고비용 의약품만 지역병원의 처방을 받아 조제한다. 마찬가지로 일부 국가에서는 특정 소매업자(일반적으로 높은 수준의 훈련을 받은 소매업자)만 제한된 의약품 목록을 판매할 수 있도록 허용하고 있다.

이런 모든 노력은 아무리 적당하다 해도 집행의 어려움을 겪는다. 이는 보편적인 처방전 요건을 부과하려는 시도에 비해 많은 것을 노력하지 않기 때문에

4) 결핵약 복용을 직접 옆에서 지켜보는 방법을 말한다. [옮긴이]

(역설적으로) 시행이 이루어지고 있는 것일 수 있다. 또한 그런 노력이 수용되기 위해서는 공교육과 행동 변화에 대한 노력이 확실히 보완되어야 한다(제11장에서 논의됨).

가격 통제를 위한 규제

두 가지 광범위한 규제 전략이 의약품 소매가격에 영향을 미칠 수 있다. 첫 번째는 시장의 구조와 그 시장에서 판매자의 행동을 변화시켜 경쟁을 증가시키는 데 중점을 둔다(여기서 '구조'란 경쟁업체와 경쟁 제품의 수와 그 상대적인 시장 점유율을 의미한다). 이 접근방식은 일반적으로 '반독점(antimonopoly)' 또는 '경쟁 정책(competition policy)'이라고 한다. 두 번째 접근법은 가격과 이익을 직접 규제하는 것이다.

반독점 정책은 많은 중·저소득국가의 의약품 분야에서 거의 사용되지 않았다. 예외적으로 남아프리카공화국은 경쟁 위원회(the Competition Commission)가 에이즈 의약품에 대한 접근 확대를 위한 노력에서 중요한 역할을 했다(Commission Questions Conduct 2003). 제8장에서 언급했듯이 작은 국가에서는 규모의 경제(economies of scale)가 도매 수준의 판매자 수를 제한한다. 그와 같은 힘이 또한 더 큰 도시 지역을 제외한 모든 지역에서 소매 경쟁을 억누른다. 경쟁업체가 노골적인 반경쟁 행위(예, 입찰 담합과 신규 업체 위협)에 가담하는 경우 규제 개입의 기회가 일부 존재할 수 있다. 그러나 주요 공급망 회사는 흔히 경제적으로 중요하고 정치적으로 잘 연결되어 있다. 따라서 규제기관은 그런 조치를 하기 전에 적절한 정치적 지원을 받고 있는지 확인하는 것이 좋다. 규제기관은 필요한 법적 구조가 매우 정교하고 모든 상황에 존재하는 것은 아니기 때문에 그런 계획에 대한 적절한 법적 근거를 확보해야 한다.

가격과 이윤의 규제는 다양한 방법으로 이루어질 수 있다. 때때로 필수의약품 목록에 있는 일부 또는 모든 제품에 대한 가격 규제의 형태를 취한다. 때로 이것은 공적 보험 기금이 지불할 최고가격을 정하는 방식을 취하기도 한다. 때로는 도매상에 지불하는 가격과 소매 수준에서 부과되는 가격 사이의 이윤을 규제하기도 한다. 최근, '역진 이윤(regressive margins)'이라고 불리는 이 규정의 특정 형태에 대한 관심이 증가하고 있다. 그것은 고객에게 더 높은 가격과 더 높은 이윤을 강요하려는 소매상들의 인센티브에 대응하는 방법으로 낮은 가격의 제품에 더 높은 비율의 이윤을 허용하는 것이다.

포괄적이고 정교한 가격 통제 체계는 선진 경제에서도 시행하기 어려운데 이런 체계가 없다면 규제 당국은 어떠한 가격이나 이윤 통제 체제에서도 왜곡이 일어날 것을 예상해야 한다. 많은 소매점이 소규모로 운영되고 정교한 기록이 부족한 (대부분의 거래가 현금으로 이루어지는) 중·저소득국가에서는 이윤 통제의 조사와 집행이 어렵다. 지불 방식에 관해 제8장에서 논의한 바와 같이, 가장 성공적인 노력은 보조금을 받는 제품의 판매자가 해당 품목의 가격을 표시하고 준수하도록 요구하는 것이다. 이를 통해 위에서 설명한 바와 같이, 구매자가 제품 질보다 판매자의 행동을 관찰하기가 훨씬 쉬운 영역에서 고객이 시행에 참여할 수 있다.

또 다른 전략은 제품과 서비스의 보증된 질로 약간 더 높은 가격을 허용할 수 있는 사회적 프랜차이즈 또는 인증 이니셔티브를 사용하는 것이다. 두 가지 예시가 탄자니아의 공인 의약품 조제 판매소(Accredited Drug Dispensing Outlet, ADDO)와 파키스탄의 그린스타(Green Star) 네트워크이다.[5)]

규제 요약

중·저소득국가에서 의약품 부문을 규제하기는 쉽지 않다. 충분하게 숙련된 인력을 확보하고, 정치적 지원을 보장받으며, 적절한 법적 틀을 정비하고, 부패 없는

5) 이런 대안에 대한 자세한 정보는 의약품 접근 강화 전략 프로젝트, http://www.msh.org/seam 및 사례 연구 F, 「탄자니아의 기초 의약품 판매소에서 공인 의약품 조제 판매소로의 전환」을 참조할 것

조사를 시행하는 것은 모두 어려운 일이다. 효과적인 공공 부문 조직을 만드는 데 필요한 조종손잡이에 대한 제9장의 모든 권고는 여기에서도 강력하게 적용된다. 시험소 운영 등 일부 규제업무는 민영화 또는 위탁을 고려할 가치가 있다. 규제기관이 어떤 형태를 취하든 규제 재량권과 규제 대상자 중 적어도 일부에 의한 반대라는 만연한 문제가 발생할 것이다. 이는 효과적인 기관의 지도력과 고도의 정치적 지원이 성공에 필수적이라는 것을 의미한다.

이런 어려움을 강조하는 것은 국가들이 의약품 규제를 피해야 한다고 제안하는 것이 아니다. 결국 의약품 규제에 대한 전략적 접근을 가능한 한 쉽게 취할 수 있는 것부터 시작해야 한다는 것이다. 논의된 사례 중 일부에서 알 수 있듯이, 정치와 대중의 지지는 특정 종류의 규제 노력, 특히 위조와 저질 의약품을 대상으로 한 노력을 통해 얻을 수 있다. 이런 문제에 대한 효과적인 조치는 건강 수준과 시민의 만족도 모두에서 의미 있는 이득을 창출할 수 있다. 그러나 강제성이 없는 규제는 법치와 정부의 조치에 대한 경멸만 낳을 뿐이다. 규제 사업(regulatory enterprise)은 이런 스스로 만든 부담과 씨름하지 않더라도 이미 매우 어렵다.

규제에 관한 사례 연구

Ervin, Tory, and Marc J. Roberts. "Converting Basic Drug Shops to Accredited Drug Dispensing Outlets in Tanzania." 사례 연구 F.

Moore, Eric O., Michael R. Reich, and Marc J. Roberts. "Counterfeit Medicines in Nigeria." 사례 연구 G.

참고문헌

Chopra, A. S. 2003. "Āyurveda." In Medicine Across Cultures: History and Practice of Medicine in Non-Western Cultures, ed. Helaine Selin, 75–83. Norwell, MA: Kluwer Academic Publishers.

Cohen, J. C., M. Mrazek, and L. Hawkins. 2007. "Corruption and Pharmaceuticals: Strengthening Good Governance to Improve Access." In The Many Faces of Corruption: Tracking Vulnerabilities at the Sector Level, ed. J. E. Campos and S. Pradhan. Washington, DC: World

Bank.

"Commission Questions Conduct of Anti-Retroviral Companies." 2003. Competition News, The Official Newsletter of the Competition Commission, edition 14, December, 1-2. http://www.compcom.co.za/resources/Comp%20Com%20News%20(Dec)2003.pdf. Accessed March 16, 2009.

Raufu, A. 2006. "Nigeria Leads Fight against 'Killer' Counterfeit Drugs." Bulletin of the World Health Organization 84: 690.

Reiffen, D., and M. R. Ward. 2007. "'Branded Generics' as a Strategy to Limit Cannibalization of Pharmaceutical Markets." Managerial and Decision Economics 28: 251-65.

Seiter, A., and M. Gyansa-Lutterodt. 2008. "Policy Note: The Pharmaceutical Sector in Ghana." Draft, World Bank, Washington, DC.

Stigler, G. 1971. "The Theory of Economic Regulation." Bell Journal of Economics and Management Science 2: 3-21.

U.S. Pharmacopeia. 2009. "Counterfeit Antimalarial Drug Discovered in Ghana with Aid of USP Drug Quality and Information Program." Press Release, July 22. U.S. Pharmacopeia, Rockville, MD.

WHO (World Health Organization). 1998. Regulatory Situation of Herbal Medicines: A Worldwide Review. Geneva: WHO.

Yardley, J., and D. Barboza. 2008. "Despite Warnings, China's Regulators Failed toStop Tainted Milk." New York Times, September 27, A1.

11장

의약품 사용에 영향을 주는 설득의 사용

시민이 의약품을 구입하고 사용하는 방법을 바꾸도록 설득하거나 의사와 약사가 환자와 소비자에 대해 서로 다르게 상호작용하도록 설득하기는 쉽지 않다. 공중보건에서 개인의 행동을 바꾸려는 시도가 오랫동안 성공하지 못했는데, 이는 단지 더 나은 정보를 제공하는 것이 원하는 변화를 만들어낼 것이라는 잘못된 믿음에 기인했기 때문이다. 실제로, 행동은 어떤 상황에 대해 누군가가 가지고 있는 정보보다 훨씬 더 많은 힘에 영향을 받는다. 공중보건에서 흡연 통제가 성공했듯이, 모든 범위의 인과적 요인들이 고려되고 작용할 때 행동이 바뀔 수 있다. 이 장의 서두는 의약품 사용을 포함하여, 모든 인간의 행동을 유도하는 몇 가지 동기들에 대해 논의한다. 이후, 사회적 마케팅(social marketing) 분야에서 행동에 영향을 미치는 데 필요한 몇 가지 일반적인 교훈을 탐구한다. 이런 교훈은 중·저소득국가에서 의약품 부문의 성과에 중요한 행동들을 바꾸는 데 적용한다.

의사결정의 요소들

인간 의사결정의 몇 가지 측면은 특히 의약품 사용에 대한 환자의 선택과 관련이 있다. 즉 우리의 분석 능력의 한계, 그런 한계로 인한 의사결정 규칙의 역할, 감정과 본능의 역할이다.

사실, 인간은 아주 복잡하지 않은 결정이라도 이를 하기 위해 다양한 결과를 저울질하는 데 그다지 능숙하지 않다. 우리의 분석 능력은 실제로 상당히 제한적이다. 여러 차원이 있는 결과를 비교하기는 더욱 쉽지 않다. 특히 한 가지 선택이 한 방면으로는 더 낫지만 다른 선택이 다른 방면으로 더 나은 경우에 그러하다. 관련 결과가 완전히 알려지지 않았거나 불확실할 때, 우리가 신중하게 비교할 수 있는 능력은 순식간에 한계에 이른다.

중·저소득국가의 의약품 구매자들이 항상 직면하는 결정들을 살펴보자. 그들은 특정 약을 구입하기 위해 약국 등의 의약품 판매소에 가서 세 가지의 선택권이 있다는 사실을 알게 된다. 고가의 오리지널 브랜드, 중가의 브랜드 제네릭, 저가의 비브랜드 제네릭이다. 구매자들은 많은 의문에 직면한다. 서로 다른 약리학적 특성을 가질 수도 있고, 가지지 않을 수도 있는 언뜻 보기에 덜 매력적으로 보이는 비브랜드 제네릭 제품을 구매해서 돈을 아끼는 것이 가치가 있는가? 아니면 더 높은 가격의 브랜드 제네릭이 더 나은 품질을 가질 가능성이 있는가? 만약 그렇다면, 그 잠재력은 있지만 불확실한 혜택이 가격 차이와 어떻게 비교되는가? 마지막으로, 안전하기 위해 오리지널 브랜드 제품에 훨씬 더 많은 돈을 내는 것이 가치 있는 일인가, 아니면 그것이 오히려 위조의약품일 가능성이 더 있는가?

복잡한 선택을 하기 위하여 '결정 분석(decision analysis)'으로 알려진 공식적인 방법이 존재한다. 그러나 이런 작업에는 많은 시간, 노력, 정교함과 더불어, 상당한 양의 '얻기 어려운' 데이터가 필요하다. 방금 설명한 결정의 종류에 대한 간단한 분석조차도 이 분야의 대학원 과정에서 우수한 논문이 될 수 있다. 형식적인 방법은 대학 교육을 받고, 대규모로 거래하는 전문 구매자가 중요한 결정을 내리는 데 도움이 될 수 있으나, 소매 의약품을 구매하는 개별 소비자에게는 실용적이지 않다.

완전한 '합리적인' 분석이 자신의 능력을 초과하고, 구매에 전념할 시간이 몇 분밖에 없는 상황에서 실제 사람들은 어떻게 결정을 내리는가? 한 가지 일반적인 방법은 '결정 규칙(decision rules)' 또는 표준 운영 절차(standard operating procedures)를 사용하는 것이다. 시간이 지남에 따라, 사람들은 반복적인 결정에 대해 비교적 간단한 접근방식을 개발하는 경향을 보였으며, 그들은 그것에 대해 많이 고민하지 않고 그 접근방식을 이용한다. 의약품의 예로는 '가장 싸거나 가장 비싼 제품을 사지 말고, 인지도가 높은 브랜드 제품으로, 너무 지저분하거나 가짜처럼 보이지 않는 포장에 들어 있는 제품 중에 찾아라'가 그것이다. 그 결정 규칙이 완전히 의식화되지 않을 수도 있다는 것을 주목하라. 소비자에게는 그것이 합리적인 타협을 하는 것처럼 보일 수 있다.

소비자가 거의 의식하지 못할 정도로 일상화된 선택의 유형들은 습관으로 여겨질 수 있다. 사람은 일상에서 행동할 때, 습관에 의존한다. 습관은 우리가 삶을 살아갈 수 있게 해주고, 꼭 필요한 경우에 사용할 수 있도록 우리의 관심과 의식적인 의사결정 능력이 필요한 경우 사용하게 한다.

브랜드 충성도는 그런 습관의 한 예이다. 특정 브랜드 이름이 알려져 있고 익숙한 경우 소비자들은 흔히 다소 반사적으로 해당 제품을 선택한다. 그것은 많은 의사결정 노력을 들이지 않고(일부는 경험에 근거하고 일부는 다른 사람들의 경험을 반영하는 평판에 근거한다) 선택하는 방법이다. 많은 중·저소득국가들에서 원조 브랜드 외에도 상대적으로 확립된 많은 제네릭 제품들은 전문 판매가가 '브랜드 식별(brand identification)'이라고 부르는 상당한 수준에 도달해 있다.

시간이 지남에 따라 소비자들은 만족스러운 결과로 이어지지 않으면 결정 규칙을 재조정할 수도 있다. 노벨 경제학상 수상자인 허버트 사이먼(Herbert Simon, 1956)은 이 과정을 '만족하기(satisficing)'라고 불렀다. 내가 더 부유해지거나 더 가난해지거나, 어떤 선택에 대해 나쁜 경험이 있거나, 충동적으로 결정을 내렸는데 좋은 결과가 나타나거나, 그 어떤 것이라도 의사결정 규칙을 바꾸게 할 수 있다.

삶의 어느 한 부분에서든, 어느 때든, 나의 결정 규칙은 나에게 최상의 결과를 주지는 않는다. 일반적인 경제 모델의 가정(assumptions)과 달리, 나는 내 이익을 '최대화(maximizing)'하고 있지 않다. 하지만 내가 사용하는 규칙들은 충분히 만족스러운 결과를 낳기 때문에, 그것들을 개선하기 위해 노력하는 것 외에 차라리 다른 것을 하는 데 시간을 소비한다. 나는 약국에서 몇 분 정도 시간을 보낸 후 물건을 산다. 그것에 종일을 투자하지는 않는다. 대신, 나는 일하러 가거나 쇼핑을 더 하러 가거나, 집에 가서 가족을 위해 저녁을 만든다. 하지만 만약 내가 기침 시럽 대신 항암제에 대한 중대한 결정에 직면한다면, 나는 (그간의) 내 결정 규칙을 한쪽으로 밀어놓고 대신 가능한 선택들에 대한 추가적인 고려와 분석을 해볼 수 있다.

개인의 특정 결정 규칙은 그들의 생각, 이론, 접근의 일반적인 체계에 의해 형성된다. 결정을 내릴 때마다 첫 번째 원칙으로 돌아가 '병이 악령에게서 나온다고 믿고 동네 무당과 상의해야 할까? 아니면 병균이론(germ theory of disease), 즉 약국에 가야 한다는 사실을 받아들여야 하나?'와 같은 기본적인 질문을 다시 할 수는 없다. 대신, 아이가 열이 날 때, 약국에 가서 약을 사 온다는 좀 더 구체적인 결정 규칙은 내가 좀 더 일반적인 질문에 대해 하는 암묵적인 대답을 반영할 가능성이 크다. 다음은 다른 예이다. 많은 다른 문화에서 추정되듯이, 좋아 보이고 냄새와 맛이 좋은 약이 나에게 좋을 것으로 생각하는가? 아니면 소수의 몇 문화에서 추정되듯이, 나에게 나쁘다고 생각하는가? (18세기 및 19세기 유럽과 미국에서의 불쾌한 맛이 나는 피마자유 복용에 대한 의존도를 생각해 보라). 우리는 모두 세상이 어떻게 돌아가는지에 대한 광범위한 믿음을 가지고 있고, 그런 믿음은 우리가 일상 활동에서 하는 많은 것들에 대한 기초 또는 틀을 제공한다.

이런 신념은 가족, 학교, 종교 기관, 또래, 대중 매체와 같은 많은 장치로 전달된다. 우리의 신념 체계의 다른 측면은 종교, 이념, 과학, 전통, 사회 규범이다. 이것이 뭐라고 불리든, 그런 기본적인 믿음은 개인의 선택에 있어 강력한 결정 요인이 될 수 있다. 시민의 의약품 소비 행태를 바꾸도록 설득하고 싶은 개혁가는 시민들이 효과적으로 행동을 바꾸기를 원한다면, 시민의 믿음과 지속성에 대해 알아야 한다.

마지막으로, 개인은 감정과 충동에 의해서도 큰 영향을 받는데, 특히 빠르게 결정해야 하고, 어렵고 감정적으로 충전된 상황에서 내려지는 결정에서 더욱 그려하다. 다윈(Dawin) 이래로, 진화에 관심 있는 과학자들은 이런 충동은 인간 존재의 초창기에 발현된 생존 가치 때문에 인간의 뇌에서 단단하게 연결되어 있다고 주장했다. 짝짓기와 육아에서부터 사회적 협력과 위험에 대한 반응에 이르기까지 기본적인 욕구와 추진력을 둘러싼 인간의 행동 대부분은 이런 힘을 반영한다. 그것은 우리의 즉각적이고 본능적인 반응과 특정한 상황에서 우리가 경험하는 강한 감정에서 자신을 드러낸다.

최근의 연구는 또한 이런 반응 중에서 인간은 일부 학자들이 '도덕적 충동(moral impulses)'이라고 부르는 일련의 반응을 하고 있다는 것을 보여주었다(Buss 2005; Hayser 2006). 이것은 어려움에 처한 사람들을 기꺼이 돕겠다는 의지, 공정함, 위계질서에 대한 존중, 집단 정체성에 대한 의식, 그리고 '자연적이지 않은' 또는 '도덕적이지 않은' 것으로 보이는 일부 관행에 대한 깊은 혐오를 포함하고 있다. 그것이 언제든지 표현되는 방식은 한 사람이 성장한 문화로부터 깊은 영향을 받는다. 예를 들어, 다른 인종이나 민족 집단의 누군가가 도움이 필요한 '사람'으로 보이는가? 그러나 이것들과 다른 기본적인 충동은 아무리 변형되거나 형상화되더라도, 항상 작동한다.

의약품 구매 행동에 영향을 미치기 위해서는 그런 감정과 충동을 고려해야 한다. 예를 들어, 아이가 아플 때 감정이 그 자리를 차지할 수 있다. 가난한 부모들이라도 값비싼 브랜드 제품의 약을 구매하기로 결정할 수 있다. 그 이유는 질병과 치료에 대한 그들의 일반적인 생각으로는 비싼 약이 더 효과적일 것이라고 믿고, 아이를 구하기 위해 그들이 할 수 있는 모든 것을 하고 싶어 하기 때문이다. 이는 자연스럽고, 일반적이며, 강력한 인간의 반응이다.

설득의 사용: 사회적 마케팅의 시사점

최근 몇 년 동안, 대중에 대한 설득 활동을 형성하기 위한 상업적인 광고와 마케팅의 교훈을 다루는 대규모의 문헌이 등장하였다. '사회적 마케팅(social marketing)'으로 알려진 이 접근법은 인간면역결핍바이러스(Lamptey and Press 1998), 담배 통제(Muller-Riemenschneider et al. 2008), 식이요법(Walsh et al. 1993)을 포함한 공중보건에서의 행동 변화 중 많은 영역에 적용되었다. 사회적 마케팅에서의 통찰력은 설득을 통해 행동을 변화시킴으로써 의약품 부문의 성과를 개선하려는 노력에서 중요한 의미가 있다. 의약품에 대한 사회적 마케팅 접근법은 부분적으로는 의약품 산업의 강력한 상업적 마케팅에 대응하기 위해 고안되었다(Angell 2004). 그리고 의약품에 대한 사회적 마케팅 접근법은 각기 다른 목표들을 성취하기 위해 이용되는 상업적 마케팅 방법으로부터 배웠으며, 이는 학술적 세부 사항의 실천으로 잘 드러난다(Soumerai and Avorn 1990).

첫째, 기본적인 행동은 바꾸기 어려우므로 설득 노력이 실제로 사람들의 선택에 영향을 미치려면 단순히 데이터를 제시하는 것을 넘어 신중하게 사회적 마케팅을 설계해야 한다. 습관, 더 넓은 신념, 결정 규칙과 선택은 본능과 감정의 역할 때문에, 대상 청중에게 새로운 정보를 주는 것만으로는 영향을 크게 미치지 않는다. 상업적인 마케팅은 정보 제공에만 의존하는 경우가 거의 없다. 마찬가지로, 의약품 부문에서의 행동을 형성하도록 설계된 사회적 마케팅은 반드시 다양한 설득 방법을 사용해야 한다.

사회적 마케팅 문헌의 두 번째 결론은 성공적인 마케팅은 제품 디자인에서 시작된다는 것이다. 의약품 부문 개혁의 경우, 개혁가가 영향을 끼침으로써 사람들이 채택하도록 바라는 행동은 '제품'이다. 그 제품은 대상 고객의 구성원이 이미 가지고 있는 동기, 생각, 신념에 반응해야 한다. 대상 청중에게 그들이 감정적으로 원하지 않고 습관적으로 머뭇거리는 것을 하게 하는 것은 영향력을 행사하는 효과적인 방법이 아니다. 효과적인 설득을 위해서는, 고객의 목표를 달성하는 방법으로 판매자가 고객의 관점에서 문제에 대한 해결책으로 원하는 행동을 제시해야 한다. 음주운전을 줄이기 위한 하나의 성공적인 캠페인에서는 '친구라면 친구가 음주운전을 못 하게 한다'라는 구호를 사용했다(Smith, 2006). 그 캠페인은 광고 위원회와 미국 교통부가 초점을 음주자에서 비음주자 친구[1])로 옮기고 집까지 안전하게 태워주는 사람으로 전환하기 위해 계획되었다(NHTSA,[2]) 2011). 이를 통해 사람들에게 술을 끊게 하기보다는 그들이 할 수 있는 구체적인 행동을 제시하였다. 청소년을 대상으로 한 이 캠페인은 젊은 운전자들이 또래들을 매우 아끼고 자신과 같은 사람들의 제안에 가장 잘 반응한다는 것을 보여주는 연구에 바탕을 두고 있었다. 이 캠페인은 전 세계적으로 널리 받아들여졌다.

둘째, 마지막 예에서 알 수 있듯이, 효과적인 사회적 마케팅은 올바른 종류의 홍보를 진행하기 위해 대상 고객에 대한 정교한 이해가 필요하다. 그것은 시장 조사를 하고 목표 청중을 특정한 신념과 가치를 공유하는 별개의 집단, 즉 '(작은) 시장 단위(market segments)'로 나누는 것을 의미한다. 이런 구별되는 시장 단위는 제품을 홍보하기 위해 별도로 이해하고 다루어야 한다. 예를 들어, 분석가는 항생제의 과잉 처방을 다룰 때 의사, 환자와 이들의 상호작용에 별도의 주의를 기울여 이들의 기대와 행동을 바꾸는 방법을 이해할 필요가 있다(Hamm, Hicks, Bemben 1996). 연령, 소득, 교육, 질병 등에서 차이가 있는 환자들은 항생제 사용에 대한 신념이 다를 가능성이 크다. 그리고 그런 차이는 결국 각각 특징적인 행동 변화 접근법이 필요할 것이다(사례 연구 H, 「페루에서 항생제 사용의 변화」 참조).

사회적 마케팅의 세 번째 중요한 교훈은 메시지가 전달되는 장소와 관련이 있다. 여기서 우리는 '생활 경로 지점(life path points)'의 중요성에 주목한다. 즉, 대상 청중의 구성원들이 하루를 보내는 방법과 그들에게 도달하기 위해 메시지를 배치할 수 있는 위치에 주목한다. 예를 들어, 「풀뿌리 축구 동호회(Grassroot Soccer)」란 조직은 아프리카 젊은이들이 축구 경기를 직접 뛰고 시청하기 위해 많이 참여하고 있다는 사실을 관찰하였다. 그래서 그들이 HIV 없는 세상에서 살 수 있도록 도와주기 위해 HIV 예방을 위한 생활의 기술과 지식을 개발시키는 작업에 '축구의 힘'을 사용하였다(www.grassrootsoccer.org 참조).

대중 매체의 접근법과 대변인을 선택하는 데도 같은 논리를 적용한다. 만약 대상 시청자가 텔레비전을 가지고 있지 않다면, 아마도 라디오를 사용할 수 있을

---

1) '지정운전자(designated driver)'라 일컫는 비음주자 친구 [옮긴이]

2) 미국도로교통안전국(National Highway Traffic Safety Administration) [옮긴이]

것이다. 만약 그들이 텔레비전을 가지고 있고 특정 드라마를 본다면, 주요 메시지를 대본에 포함하는 것이 가능할 수도 있다. 10대들에게 다가가고 싶다면 유명 록스타나 스포츠 선수를 이용하라. 미국의 유명한 마약 퇴치 캠페인은 대통령의 부인인 낸시 레이건(Nancy Reagan)의 '그냥 싫다고 해! (Just say no!)'라는 메시지를 담았다. 비록 '사용하지 않음(no-use)' 접근법이 미국에서 정부 및 비정부 프로그램 모두에서 매우 인기를 끌었지만, 1991년도에 진행된 체계적인 연구 고찰은 "사용하지 않는 접근법(no-use approach)이 대안적 접근법보다 더 성공적이거나 심지어 그 자체로 성공적이라는 증거는 없다"고 결론 내렸다(USGAO,[3] 1991: 44).

사회적 마케팅의 네 번째 중요한 교훈은 가격 문제와 관련이 있다. 단순한 관점은 낮은 가격 또는 심지어 마이너스 가격, 즉 보조금이 제품의 사용을 장려하는 가장 좋은 방법이라는 것이다. 어떤 경우에는 그것이 사실일 수도 있다. 예를 들어, 말라리아 예방을 위한 모기장 관련 일부 연구는 특히 최저소득층에서 가격이 소폭 상승했음에도 구매가 급격히 감소했음을 보여준다(Cohen 및 Dupas 2010). 그러나 다른 사례는 추가적인 구성요소가 없는 간단한 제품 기부 프로그램은 성공을 거둘 가능성이 작다는 것을 보여준다. 예를 들어, 멕티잔 기부 프로그램(Mectizan Donation program)[4]은 그 프로그램의 성공을 위해 아프리카 회선사상충(Onchocerciasis)[5] 통제 프로그램을 통해 구축된 주요 국가 및 지역 조직과 결합하여 지역사회를 동원하고, 교육에 대한 주요 노력을 포함하는 지역사회 주도 치료(community-directed treatment)라는 복합적인 노력을 발전시켰다(Hodgkin et al. 2007).

다른 사례에서 낮은 가격은 고객에게 질이 좋지 않다고 알리거나 부적절한 사

---

3) 미국 회계감사원(U.S. Government Accountability Office) [옮긴이]

4) 다국적 제약회사 MSD의 멕티잔(Mectizan®, 성분명 invermectin) 기부 프로그램은 1987년 사상충증이 퇴치될 때까지 필요로 하는 모든 사람에게 약물을 무료 기부하겠다고 선언하였다(https://url.kr/y9iq8c). [옮긴이]

5) 회선사상충증(Onchocerciasis)은 기생충인 온코세르카블루스균에 감염되는 것으로 강맹증이라고도 한다. 증상은 심한 가려움증, 피부상태악화, 영구실명을 포함한 시각장애이다(https://url.kr/6t EZ4l). [옮긴이]

용이나 사재기를 장려하므로 오히려 역효과를 낼 수 있다. 시장 조사를 이용하여 서로 다른 시장 영역의 가능한 반응을 식별하여 이해하고, 이런 다양한 영역에 맞게 캠페인을 조정하는 것은 다른 설득 요소만큼이나 가격 설정에서도 중요하다(참고로, 설득 노력의 일환으로 가격을 고려하는 것은 지불방식 조종손잡이를 사용하는 방향으로 개혁가를 움직이는 것으로 이해될 수 있으며, 행동을 변화시키는 방법으로 인센티브를 창출할 수 있다).

사회적 마케팅의 이 네 가지 교훈은 마케팅 노력의 네 가지 핵심 요소인 제품, 홍보, 장소, 가격을 반영한다. 사회적 마케팅은 공중보건에서 여성의 HIV 감염 예방을 위한 마이크로비사이드(microbicides)[6]와 같은 새로운 종류의 제품을 소개할 때 특히 중요할 수 있다(사례 연구 I, 「남아프리카공화국에서 마이크로비사이드 도입을 위한 준비」 참조). 네 가지 요소의 올바른 조합을 찾는 것은 의약품 부문의 주요 행위자, 특히 의사와 환자의 행동에 성공적으로 영향을 미치는 데 매우 중요하며, 다음에서 논의할 것이다.

의약품 부문에서의 행동 변화

인간의 의사결정과 사회적 마케팅에 대한 간략한 검토를 통해 중·저소득국가뿐만 아니라 많은 고소득국가에서도 행동의 변화가 큰 영향을 미치는 의약품 부문의 세 가지 영역을 살펴볼 필요가 있다. 해당 세 영역은 ① 환자의 치료법 탐색 행동, ② 처방과 조제 관련 보건의료 전문가의 행동, ③ 환자 순응 행동이다.

치료법 탐색 행동

환자가 치료를 받기로 결정했다면 치료를 위해 어디로 가야 할지 결정해야 한다.

6) 에이즈 예방 치료용 살균제 [옮긴이]

중·저소득국가에서는 공공 부문과 영리 민간 부문 사이에서 선택이 이루어질 가능성이 크다. 환자들은 신앙 기반시설이나 안전한 비정부기구 이용도 가능할 것이다. 많은 중·저소득국가의 공공 부문은 질이 낮아서 환자는 비용이 더 들더라도 다른 치료기관으로 가도록 부추겨진다. 예를 들어, 파키스탄에서는 공중보건의료체계가 제공하는 치료는 무료이지만, '의약품의 불충분한 공급과 실험실 장비와 의료진의 부족으로 인해 정부 소유의 병원과 보건시설은 소비자들에게 적절한 의료서비스를 제공하지 못한다'. 그 결과, 파키스탄에서 민간 진료(private practice)는 '보건의료체계의 중추'로 자리 잡았다(Nizami, Khan, and Bhutta 1996, 1133).

일단 소비자들이 민간 부문에서 치료받기로 결정하면, 최하위 소득층의 사람들은 흔히 민간 의약품 판매자들로부터 직접 의약품을 구입한다. 그렇게 하면 그들이 약값에 더해서 공공 또는 민간 진료소에 지불할 진찰료를 아낄 수 있다. 이 선택을 하는 소비자들은 흔히 해당 의약품 판매자가 공인된 약사가 아니더라도 그에게 조언을 구한다. 가난한 고객들은 보통 시골 지역이나 도시 근교 빈민가의 유일한 판매자인 소규모 또는 비공식 판매자로부터 의약품을 사게 된다. 이런 비공식 판매자는 대개 몇 년 동안 생업에서 터득한 것 이외의 기술적 경험이 거의 없음에도 불구하고 비공식적인 진단과 권장하는 치료방식을 포함한 조언을 제공한다. 이는 합리적인 의약품 사용을 조성하기 위해 고안된 상황이 아니다.

나이지리아 상점에서 의약품 구매에 관한 연구는 대부분 판매자와 구매자 간의 상호작용(약 70%)이 단순히 요청한 제품을 판매하는 것과 관련된 것으로 나타났다. 그러나 상호작용의 20~30%는 어떤 약을 복용해야 하는지, 약을 어떻게 복용해야 하는지, 그리고 질병에 관한 질문을 주고받는 것과 관련이 있었다(Brieget et al. 2004). 해당 연구가 내린 결론은 상점의 고객 대부분은 '그들이 구매하고자 하는 제품을 사전에 알고 있었다'는 것이었다. 하지만 고객들은 또한 그 상점들을 질병과 치료에 대한 조언과 정보의 원천으로 본다는 것이었다. 후자의 역할은 공공보건 의료 전문가들이 상점을 행동 변화를 위한 사업의 장소로 인식하도록 도와주었다(Goel et al. 1996).

소비자는 구매할 약을 어떻게 선택하는가? 우선 앞서 논의한 바와 같이, 모든 나라의 소비자들은 브랜드 충성도에 어느 정도 영향을 받는다. 만약 그들이 과거에 수입 브랜드 항생제로 좋은 경험을 했고, 해당 제품이 지인들 사이에서 좋은 평판을 받고 있다면, 그 제품을 다시 사지 않겠는가? 비브랜드 제네릭 의약품을 구매할 때 소비자들은 맛, 냄새, 외관, 포장, 가격과 같이 관찰이 가능한 특성에 의존할 수 있다. 그와 같은 행동은 대체로 더 잘 포장되고 더 매력적으로 보이는 약이 아마도 더 엄격한 기준에 따라 생산되었을 것이라는 믿음을 반영한다. 그것은 어리석은 결정 원칙도 아니다. 외부 포장과 내부 질 간의 상관관계가 완전하지는 않지만, 상관관계가 없는 것도 아니다. 제5장의 질에 대한 논의에서 언급했듯이, '임상 질'의 지표로서 '서비스 질'의 측면에 대한 의존은 많은 보건의료 시장의 보편적인 특징이다.

가난한 사람이 힘들게 번 돈을 의약품에 쓸 때, 그들이 진통제, 항히스타민제, 항우울제, 항생제와 같이 효과가 명확하게 보이는 제품을 선호하는 것은 당연하다. 이런 인식은 일반적으로 다양한 형태의 치료에 대한 다양한 선호, 신념과 연관이 있다. 다양한 선호의 예로는 설사 치료에 경구 수분보충염(oral rehydration salts)보다 항생제에 대한 선호, 감기와 호흡기 감염 치료에서 항생제 선호, 알약보다 주사제에 대한 선호, 발열의 추정 치료 시 말라리아 치료제에 대한 선호 등이 있다.

이런 맥락에서 플라시보 효과(placebo effect)라고 알려진 힘을 기억하는 것이 중요하다. 즉, 의약품 효과에 대한 믿음이 환자가 경험하는 증상 완화를 형성한다는 것이다(Beecher 1955). 따라서 주사가 '더 효과적'이라고 믿는 환자들은 자기 경험을 통해 그런 믿음을 확인했을 가능성이 크다. 이런 모든 요소를 고려하여, 개발도상국에서의 의약품 구매에 대한 한 비평에서 '상당 비율의 환자들이 그들에게 소용이 없으며 해가 될 수 있거나, 인간 병원체에 대한 항생제 내성에 기여할 수도 있는 의약품에 부족한 자원을 소비하고 있다'라고 결론지었다(Trostle 1996).

이런 행동들을 바꾸기 위해 개혁가는 무엇을 할 수 있을까? 소비자 대상 사회적 마케팅을 통한 개입은 다른 개혁의 노력을 보완하는 방식으로 설계할 필요가 있다. 예를 들어, 상당수의 국가에서는 잠재적인 말라리아 증상에 대한 항생제 내성의 발생을 억제하기 위해서 소비자들에게 아르테미시닌 기반 병용요법(artemisinin-based combination therapies, ACTs)을 제공하기 전에 신속진단검사(rapid diagnostic tests, RDT)를 하도록 권하는 사회적 마케팅을 사용하려고 노력했다. 그리고 사실, 열이 있는 아이의 어머니가 아르테미시닌 기반 병용요법(ACTs) 의약품을 사기 전에 신속진단검사를 받도록 요청하면 검사 결과가 음성일 때, 즉 아이가 말라리아에 걸리지 않았을 때 어느 정도의 비용을 절감할 수 있다는 이점이 있다. 그러나 이 일련의 행동 변화 사업이 아이의 어머니 동기에 완전히 반응하려면 약사는 어머니(그리고 열병에 걸린 아이)에게 제공할 다른 무언가를 가지고 있어야 한다(Gordon 2010). 이 예에서 알 수 있듯이, 환자의 행동을 변화시키는 것은 보건의료 종사자, 의사, 약사, 의약품 판매자의 행동도 변화시켜야 하기 때문에 복잡하다.

보건의료 전문가의 행동

보건의료 전문가뿐만 아니라 의약품을 판매하는 많은 비면허 종사자들도 환자들이 의약품을 사용하는 방법에 많은 영향을 미친다. 그들의 영향력은 상담, 간호, 처방 관행을 통해서 뿐만 아니라 판매 과정에서 조언을 제공하는 형태로 행사된다. 의약품을 조제하는 것이 의료 종사자들에게 여러 가지 목적을 제공한다는 점을 인식하는 것이 중요하다. 트로설(Trostle)이 언급한 바와 같이, "의료 종사자들은 치료하기 위해 약을 사용하기도 하지만, 또한 진료 중단을 알리고, 추가적인 수입을 창출하며, 전문적인 명성을 유지하고, 환자의 충성도를 높이기 위해 약을 사용하기도 한다(Trostle 1996, 1117)." 이것이 성공하려면 공급자의 행동을 변경하려는 개입이 가지는 이와 같은 복잡성을 고려해야 한다.

중·저소득국가에서 의료 종사자들의 처방과 조제 양상을 바꾸기 위한 많은 시도들이 이루어져왔다. 예를 들어, 인도네시아에서의 사업은 공공보건 시설에서 주사 과다 사용을 줄이는 것을 목표로 하였다(Hadiyono et al. 1996). 해당 연구는 공중보건 시설 환자의 60%가 치료 목적으로 주사를 맞았다고 보고했다. 이 사업은 경제적 비용뿐만 아니라 임상적 위험의 이유로 주사를 줄이려고 했다. 환자-제공자 집단에서의 논의는 환자 믿음에 대한 처방자의 가정(assumptions)에 이의를 제기하고, 주사에 대한 과학적 정보를 제시하며, 올바른 행동에 대한 동료 규범(peer norm)을 확립하는 데 사용되었다. 24개 공중보건소에서 진행된 무작위 배정시험은 개입이 이루어진 보건소의 주사 사용과 처방 당 평균 의약품 수를 크게 줄였다. 이런 사업은 소규모에서는 효과적일 수 있으나, 행동 변화 노력을 체계 전체 수준으로 확장하고, 시간이 지나도 효과를 유지하여 변화가 지속되고 원래의 양상이 다시 나타나지 않도록 하여야 한다는 두 가지 주요 과제를 남겨놓고 있다.

의료체계의 구조는, 특히 여러 아시아 나라에서처럼 의사가 직접 조제하는 것을 허용할 때 의사들에게 특정 의약품 처방이나 과다 처방에 대한 강력한 동기를 부여할 수 있다. 이에 대응하기 위하여, 최근 몇 년 동안 아시아 국가는 처방과 조제를 분리하기 위해 많은 노력을 하였다. 목표는 일반적으로 더 고가의 의약품과 더 많은 양의 의약품을 처방하도록 하는 재정적 유인을 제거하는 것이었다(사례 연구 C, 「대한민국의 의약 분업」 참조). 그러나 실제로 그런 입법 변화의 결과는 엇갈렸다. 예를 들어 대만의 한 연구에 따르면 두 기능을 분리하면서 진료소 방문 시 처방전을 받을 확률이 34%로 이전보다 17% 감소하였고, 방문 당 의약품 지출은 36%로, 이전보다 12% 감소하였으나, 진료소 방문 당 전체 지출은 줄지 않았다(Chou et al. 2003).

환자 순응 행동

공중보건 분야 전문가를 크게 좌절시키는 의약품에 대한 소비자 의사결정의 한 측면은 권장 용량과 용법에 대해 만연하게 나타나는 낮은 환자 순응도(patient adherence)이다. 특히, 두드러지는 첫 번째 예는 소비자가 항생제 사용을 조기에 중단하거나, 필요하지 않을 때 사용하는 것이다. 두 번째 예는 소비자가 만성질환 치료제 복용을 중단하거나, 권장량보다 더 적은 양을 복용하는 것이다.

이런 결정은 흔히 환자의 관점에서 정당화되는 것처럼 보인다. 만성질환 치료제는 비싸고 부작용도 있을 수 있기 때문이다. 아마도 환자가 처음부터 증상이 없었기에 약이 효과가 없는 것처럼 인식되어 낮은 환자 순응도가 더 나빠질 수 있다. 그와 비슷하게, 일단 항생제가 명백한 증상들을 없앴다면, 굳이 하루에 여러 번 항생제를 복용하는 것을 기억해야 하는 번거로운 일을 할 필요가 있는가? 사용하지 않은 약을 나중에 사용할 수 있도록 보관하면 소비자는 항생제가 다시 필요할 때 추가로 약을 사는 수고와 비용을 절약할 수 있으므로 이런 접근은 특히 매력적으로 보일 수 있다. 게다가, 치료의 조기 중단이 약물 내성에 미치는 영향은 환자들에게는 부수적인 결과이다.

만성질환 환자들의 낮은 복약 순응도는 전 세계적으로 나타나는 문제이다. 선진국에서는 당뇨병, 고혈압, 심장병과 같은 만성질환에 대한 장기 요법 순응도가 평균 50% 정도로 추산된다. 개발도상국에서는 그 비율이 훨씬 낮다(Sabate 2003). 또한 순응도 문제는 HIV/AIDS, 결핵과 같이 장기간 치료가 필요한 감염성 질환에서도 중요하다. 그리고 항생제 내성의 발달은 2011년 세계 보건의 날을 항생제 내성에 집중하기로 한 결정에서 알 수 있듯이, 전 세계의 많은 심각한 질환에서 중대한 문제이다(WHO 2011).

환자의 행동 변화를 장려하기 위한 한 가지 접근방식은 공동체/지역사회 기반의 집단 과정(community-based group processes)을 사용하는 것이다. 훈련된 진행자가 이끄는 집단 토론은 참가자를 위한 새로운 규범을 만들고 특정 의약품 또는 조건과 관련된 행동의 변화를 유도하는 데 도움이 될 수 있다. 예를 들어, 인도네시아는 어머니 집단에게 일반의약품 구매 시 제품설명서를 검토하고 정보에 근거한 결정을 내리는 방법을 가르치기 위해 대화형 집단 논의를 사용하였다. 이런 노력은 어머니들이 의약품을 구매하는 방식에 변화를 가져왔고, 중복되는 제품의 수를 감소시켰고, 월간 브랜드 의약품 구매 개수를 5.3개에서 1.5개로 감소시켰다(Suryawati and Santoso 1997).

포괄적인 지역사회 기반 접근법의 또 다른 예는 아이티(Haiti) 시골의 동반자[지역 보건의료 종사자(accompagnateurs)]의 동원을 통해 HIV 치료를 준수하도록 보장하는 노력이다(Koenig, Leandre 및 Farmer 2004). '파트너스 인 헬스(Partners in Health)'[7]가 주최한 이 프로그램은 환자의 가정에 에이즈, 결핵, 성병에 대한 통합적인 예방과 치료를 제공하기 위해 동반자가 매일 방문했다. 해당 돌봄은 마을, 가족, 진료소를 연계하는 지역사회 종사자들의 조정으로 사회적 지원과 의학적 치료를 결합했다. 지역사회 구성원들에 의한 가정 방문 설득을 통해 치료법에 대한 높은 수준의 순응도와 더불어, 검사된 환자 검체의 86%에서 바이러스가 감지되지 않는 수준의 결과를 나타냈다. 이 접근법의 성공은 1990년대 가난한 국가들의 인간면역결핍바이러스 치료에 대한 전 세계적인 태도 변화에 기여했다.

설득에 대한 요약

이 장에서는 의약품 부문에서 체계 성과의 개선을 목적으로 한 행동 변화를 위해 설득을 사용하는 것이 중요하다는 것을 보여주었다. 관련 행동에는 사람들이 치료법을 찾는 방법과 장소, 보건의료 전문가가 의약품을 처방, 조제 하는 방법, 환자가 약을 복용하기 위해 권장되는 요법을 따르는 순응도가 포함된다. 즉, 개인의 행동을 바꾸도록 설득하는 것은 의약품 부문 개혁가들이 흔히 직면하는 주요 과제이다.

또한 이 장은 설득을 통해 행동을 변화시키려는 노력이 이 책에서 논의된 다른 조종손잡이의 사용을 필요로 한다는 것을 보여준다. 예를 들어, 가격이 소비자 행동에 어떻게 영향을 미치는지 또는 상환율이나 이익률이 처방 행위에 어떻게 영향을 미치는지 고려할 때 지불방식 조종손잡이를 다룰 필요가 있다. 규칙(공인

7) 폴 파머(Paul Farmer), 오펠리아 달(Ophelia Dahl), 토마스 화이트(Thomas J. White), 토드 맥코맥(Todd McCormack), 짐 용 킴(Jim Yong Kim)이 1987년에 설립한 국제 비영리 공중보건단체이다 https://www.pih.org/ [옮긴이]

약사가 없는 소매점에서 특정 의약품의 판매 금지와 같은 규칙)의 변경을 시행하는 방안을 검토할 때는 규제 조종손잡이의 사용과 시행 문제와 관련이 있다.

특정 집단의 행동을 바꾸자는 제안은 정치적, 윤리적 딜레마를 야기할 수 있다. 예를 들어 처방과 조제를 분리하는 의약 분업을 통해 의사의 행동을 바꾸려는 노력은 회원의 이익을 보호하고자 하는 의사 협회의 정치적 반대에 직면하는 경우가 많다. 그리고 특정한 가정 기반 행동(Home-based behaviors), 예를 들어 유아의 영양 기준을 시행하는 조건으로 현금 보상을 제공하는 계획은 일정 수준의 현금 보상이 매우 가난한 사람들에게는 강압적 성격을 가지는 것은 아닌지 그런 종류의 압력이 윤리적으로 허용될 수 있는지에 대한 윤리적 의문을 제기할 수 있다. 간단히 말해서, 설득 조종손잡이를 사용하는 것은 이 책에서 각기 서로 다른 부분에서 제기된 문제들이 어떻게 상호작용하고 의약품 부문의 성과를 개선하기 위해 함께 고려되어야 하는지 보여준다.

설득에 관한 사례 연구

Guyer, Anya Levy, and Michael R. Reich, "Changing the Use of Antibiotics in Peru." 사례 연구 H.

Guyer, Anya Levy, Michael R. Reich, Marc J. Roberts, and Pamela Norick. "Preparing for Microbicide Introduction in South Africa." 사례 연구 I.

참고문헌

Angell, M. 2004. "Excess in the Pharmaceutical Industry." *Canadian Medical Association Journal* 171: 1451–53.

Beecher, H. K. 1955. "The Powerful Placebo." *Journal of the American Medical Association* 159: 1602–06.

Brieger, W. R., P. E. Osamor, K. K. Salami, O. Oladepo, and S. A. Otusanya. 2004. "Interactions between Patent Medicine Vendors and Customers in Urban and Rural Nigeria." *Health Policy and Planning* 19: 177–82.

Buss, D. M., ed. 2005. *The Handbook of Evolutionary Psychology*. Hoboken, NJ: John Wiley and Sons.

Chou, Y. J., W. C. Yip, C. H. Lee, N. Huang, Y. P. Sun, and H. J. Chang. 2003. "Impact of Separating Drug Prescribing and Dispensing on Provider Behaviour: Taiwan's Experience." *Health Policy and Planning* 18: 316–29.

Cohen, J., and P. Dupas. 2010. "Free Distribution or Cost-Sharing? Evidence from a Randomized Malaria Prevention Experiment." *Quarterly Journal of Economics* 75 (1): 1–45.

Goel, P., D. Ross-Degnan, P. Berman, and S. Soumerai. 1996. "Retail Pharmacies in Developing Countries: A Behavior and Intervention Framework." *Social Science and Medicine* 42: 1155–61.

Gordon, M. 2010. "Diagnosis in the AMFm." Presentation at the Fourth Meeting of the Case Management Working Group, July 6–7. Geneva: AMFm. http://www.rbm.who.int/partnership/wg/wg_management/ppt/4cmwg/20MGordon.pdf. Accessed March 4, 2011.

Hadiyono, J. E. P., S. Suryawati, S. S. Danu, Sunartono, and B. Santoso. 1996. "Interactional Group Discussion: Results of a Controlled Trial Using a Behavioral Intervention to Reduçe the Use of Injections in Public Health Facilities." *Social Science and Medicine* 42: 1177–83.

Hamm, R. M., R. J. Hicks, and D. A. Bemben. 1996. "Antibiotics and Respiratory Infections: Are Patients More Satisfi ed When Expectations Are Met?" *Journal of Family Practice* 43: 56–62.

Hauser, M. 2006. *Moral Minds: How Nature Designed Our Universal Sense of Right and Wrong*. New York: HarperCollins.

Hodgkin, C., D. H. Molyneaux, A. Abiose, B. Philippon, M. R. Reich, J. H. Remme, B. Thylefors, M. Traore, and K. Grepin. 2007. "The Future of Onchocerciasis Control in Africa." *PLoS Neglected Tropical Diseases* 1 (1): e74. doi:10.1371/journal.pntd.0000074.

Koenig, S. P., F. Léandre, and P. E. Farmer. 2004. "Scaling-Up HIV Treatment Programmes in Resource-Limited Settings: The Rural Haiti Experience." *AIDS* 18: S21–S25.

Lamptey, P. R., and J. E. Press. 1998. "Social Marketing Sexually Transmitted Disease and HIV Prevention: A Consumer-Centered Approach to Achieving Behaviour Change." *AIDS* 12 (Suppl 2): S1–9.

Müller-Riemenschneider, F., A. Bockelbrink, T. Reinhold, A. Rasch, W. Greiner, and S. N. Willich. 2008. "Long-Term Eff ectiveness of Behavioural Interventions to Prevent Smoking among Children and Youth." *Tobacco Control* 17: 301–12.

NHTSA (U.S. National Highway Traffi c Safety Administration). "What Is a Designated Driver Program?" http://icsw.nhtsa.gov/people/injury/alcohol/DesignatedDriver/intro1.html. Accessed February 26, 2011.

Nizami, S. Q., I. A. Khan, and Z. A. Bhutta. 1996. "Drug Prescribing Practices of General Practitioners and Paediatricians for Childhood Diarrhoea in Karachi, Pakistan." *Social Science and Medicine* 42: 1133–39.

Sabaté, E., ed. 2003. *Adherence to Long-Term Therapies: Evidence for Action*. Geneva: World Health Organization.

Simon, H. A. 1956. Models of Man. New York: John Wiley.

Smith, W. A. 2006. "Social Marketing: An Overview of Approach and Effects." *Injury Prevention* 12: i38–i43.

Soumerai, S. B., and J. Avorn. 1990. "Principles of Educational Outreach 'Academic Detailing' to Improve Clinical Decision Making." *JAMA* 263: 549–56.

Suryawati, S., and B. Santoso. 1997. "Self-Learning for Self-Medication: An Alternative to Improve the Rational Use of OTCs." Paper Presented at ICIUM Conference, Chang Mai, Thailand, April.

Trostle, J. 1996. "Inappropriate Distribution of Medicines by Professionals in Developing Countries."

Social Science and Medicine 42: 1117–20.

USGAO (U.S. General Accounting Offi ce). 1991. *Drug Abuse Prevention: Federal Efforts to Identify Exemplary Programs Need Stronger Design*. GAO/PEMD-91-15, p. 44. Washington, DC: USGAO.

Walsh, D. C., R. E. Rudd, B. A. Moeykens, and T. W. Moloney. 1993. "Social Marketing for Public Health." *Health Affairs* 12: 104–19.

WHO(World Health Organization). 2011. "World Health Day – 7 April 2011."http://www.who.int/world-health-day/2011/en/index.html. Accessed February 27, 2011.

12장

결론

의약품 부문을 개혁하는 것은 일반적으로 어렵고 힘든 일이다. 하지만 우리는 그것이 충분히 할 만한 가치가 있는 일이라고 믿는다. 우리가 제1장에서 주장했듯이, 현대 의학은 전 세계 수백만 명들의 건강 수준을 향상할 수 있는 큰 잠재력을 가지고 있다. 여러 국가의 문제는 의약품 부문을 구성하는 복잡한 일련의 제도들이 그것을 필요로 하는 사람들에게 지나친 재정적 부담을 주지 않는 방식으로 적절한 의약품을 공급하는 일을 그리 잘하지 못한다는 것이다.

의약품 시스템에 관해 생각하기

의약품 시스템은 공공 및 민간 생산과 구매의 혼합, 광범위한 정부 규제 활동, 널리 분권화된 여러 공급망, 복잡한 국제 및 국내 시장, 소비자 사이의 강력한 문화 패턴, 당황스러우리만큼 복잡한 양자 및 다자간 혼합물이다. 여기에 국제 비정부기구, 종교 기반 의료 시스템, 시민사회 조직, 전문 협회와 훈련기관을 추가하면 그 복잡성이 압도적일 수 있다.

더욱이 이 복잡성 안에서, 참가자마다 서로 다른 목표와 관심사를 가지고 있다. 민간 부문 사업은 주로 이익에 초점을 맞추지만, 일반적으로 서로 경쟁하기 때문에, 어떤 부문의 이익이 많을수록 다른 부문의 이익은 줄어든다. 공공기관들은 사회적 사명이 있지만, 그들은 종종 자금, 권위, 정치적 지지를 받기 위해 경쟁한다. 기부자들조차 그들의 운영 이사회의 비전을 위해 봉사하거나 (그들을) 후원하는 정부의 우선순위에 응답해야 하는 등, 그들만의 특별한 관심사와 문제를 가지고 있다.

이러한 모든 (공공과 민간) 조직의 개인들은 자신의 경제적·직업적 이익에 대해 걱정한다. 그들 중 다수는 구매자에게 의약품에 대한 접근권을 제공하거나 공공 부문을 위한 국가의 구매 규칙을 홍보하는 것과 같은 특정 사회적 목표에 전념할 수 있다. 하지만 그들은 그러한 목적을 추구하면서 큰 유혹과 좌절에 직면할 수 있다. 그러한 유혹과 좌절은 적절한 약이 실제로 가장 도움을 얻을 사람들에게 전달될 가능성을 낮추는 행동으로 이어질 수 있다.

아픈 사람들과 그 가족들은 정부가 이러한 질병을 완화할 수 있는 약에 대한 접근을 보장해 주길 원한다. 더욱이, 그들은 큰 재정적 부담 없이 접근하기를 원한다. 물론 소비자들은 시장에서 제공되는 제품의 품질과 가격에 관심을 가질 것이다. 그러나 그들의 믿음과 상황에 따라, 그들은 일부 기술관료들이 '합리적 사용(rational use)'[1]이라 정의하는 것을 따르려고 그들의 행동을 변화시키는 데 열성적이지 않을 수 있다.

이러한 엄청난 복잡성에도 불구하고, 우리는 잘 설계되고 효과적으로 시행되는 공공 정책을 통해 한 국가의 의약품 시스템의 성과가 개선될 수 있다고 굳게 믿는다. 좋은 개혁 패키지를 설계하기 위해서는 훈련된 사고와 시스템에 대한 깊은 이해 모두가 필요하다. 이러한 이유에서 우리는 개혁 과정에서 지역적 지식이 수행하는 필수적인 역할을 강조하면서도, 동시에 플래그십 틀(the Flagship Framework)을 효과적인 개혁 아이디어 개발을 위한 방법으로 사용하는 것이 가

1) 환자가 임상적으로 적절한 가장 비용이 적게 드는 대체 의약품을 올바른 용량으로 적절한 기간 사용하는 것 [옮긴이]

치 있다고 강조한다.

이 틀이 가르쳐 주는 것을 검토하기 전에, 우리는 독자들에게 냉정하게 한 가지를 상기시키고자 한다. 우리는 좋은 개혁을 이루는 것이 매우 어렵다는 것을 잘 알고 있다. 그 어려움으로 인해 많은 이들이 그러한 노력을 시도하는 것을 단념할 수 있다. 그러나 개혁에 실패하면 잠재적으로 피할 수 있는 모든 고통과 함께 저조한 실적을 영속시킬 뿐이다.

과정의 단계들

- 목표를 명확히 하라. 여러분이 개혁의 과정에 착수할 때, 의약품 시스템은 다양한 목표을 위한 수단이고 그 목표들이 서로 충돌할 수 있다는 것을 기억하라. 이것이 개혁가들이 목표를 명확히 하는 것부터 시작해야 하는 이유다. 그들은 시스템의 성능이 어떻게 부족한지, 그러한 결함 중 어떤 것을 개선의 우선순위로 선택해야 하는지 확인할 필요가 있다. 개혁 과정을 움직이는 것은 건강 상태인가, 아니면 재정적 보호인가, 아니면 시민의 만족인가? 그리고 그러한 목표들의 어떤 측면들, 어떤 집단들의 개혁 성패를 평가할 것인가? 우리는 또한 정치적 현실과 윤리적인 선호가 선택에 미치는 역할에 대한 성찰을 해야 한다.
- 진단을 정직하게 수행하라. 주요 성과 상의 문제가 확인되면 '진단을 위한 여행(diagnostic journey)'을 시작하라. 이시카와(Ishikawa)가 조언한 대로 "다섯 번의 왜(Ask why five times)?"를 묻는다. 주의 깊게 진단 나무(diagnostic tree)를 수행하고 체계의 작동 상태를 파악할 때까지 성능 저하 원인과 그 원인의 원인을 찾아낸다. 우리가 말했듯이, 추측하지 말고 근거에 기반을 둔다. 자신에 대한 이해를 증진하게 하여, 자기 나라의 상황에 대한 깊은 이해도 없이 당신에게 무엇을 할 것을 요구하는 모든 '정책 옹호자들'로부터 자신을 보호하라.

- 당신의 국가 상황에서 작동할 수 있는 계획을 개발하라. 국가마다 규모, 역학(epidemiology), 사회적 응집력(social cohesion), 경제 발전 수준, 행정 역량, 민간 의약품 부문의 고도화 수준, 농촌 지역의 인구 밀도 등이 다양할 수 있다. 개혁은 그 상황을 반영하는 방식으로 설계될 필요가 있다. 약사는 몇 명인가? 휴대전화기를 사용하는 사람의 비율은 얼마나 되나? 공공 부문 근로자들이 일정 정도 존재하는가? 지역 행정 역량이 상대적으로 유능한가? "악마는 세부 사항에 있기" 때문에, 개혁에 관한 한 광범위한 접근방식을 선택하는 것은 정책 설계 과정의 끝이 아니라 시작이며, (광범위한 전략뿐만 아니라) 세부 내용은 상황에 맞는 방식으로 선택할 필요가 있다.
- 정치를 받아들여라. 우리는 의약품 부문 개혁이 필연적이고 당연하게 정치적 과정이라고 거듭 주장해 왔다. 민주주의를 믿는 사람들에게, 개혁 노력에 내재한 가치문제를 해결하는 유일한 합법적인 방법은 적절한 정치과정을 통해서이다. 경쟁적인 선거가 없는 상황에서도 관료 조직 내의 정치적 과정은 개혁가들의 생각이 받아들여져 실행 여부를 결정할 것이다. 그것은 개혁가들이 정치적 기술을 필요로 하고 정치적으로 행동할 의지가 있어야 한다는 것을 의미한다. 실질적인 제도적 변화를 만들고자 하는 사람들은 이해관계자 분석을 수행하고 명확한 정치 전략을 개발할 필요가 있다. 그리고 기억하라. 개혁의 정치에 대해 생각할 시간은 그 계획이 개발되는 동안이다. 또한, 계획이 어떻게 개발되는가는, 특히 주요 이해 당사자들이 어떻게 참여하는지는 정치적 전망에 상당한 영향을 미칠 것이다.
- 실행에 집중하라. 계획이 효과적으로 실행될 수 없다면 훌륭한 계획을 세워도 소용이 없다. 다시 말하지만, 정치에 대해 걱정이 필요한 때와 같이, 실행에 대해 걱정을 시작해야 하는 때는 설계 단계부터이다. 그것이 세부 사항에 대한 걱정이 중요한 한 이유 중 하나다. 그러나 계획 설계만이 실행에 영향을 미치는 유일한 것은 아니다. 정치적 리더십과 유능한 기관 운영, 충분한 자원도 핵심적 요소들이다. 관리와 자원이 부분적으로 리더십에 의존할 가능성이 크다는 것을 명심하라. 서비스 제공과 규제 기능을 모두 수행하는 기관이

조직 효율성의 여섯 가지 핵심 요소에 주의를 기울여 설계, 조직, 관리되어야 한다는 점은 아무리 강조해도 지나치지 않다. 기술적 해결책과 정교한 과정은 저절로 구현되는 것이 아니다. 모든 개혁은 궁극적으로 일선 실무자들의 행동에 달려 있다. 그리고 그들의 행동과 그에 따른 성공적인 실행은 개혁을 현실화시킬 책임이 있는 관리자들의 자질에 의해 결정적으로 좌우된다.

- **실수로부터 배워라.** 우리가 이 장의 첫머리에서 간략히 기술한 의약품 시스템의 복잡성은 개혁이 그들의 설계자들이 예상한 대로 정확히 이루어지지 않을 것임을 시사한다. 이 분야의 많은 행위자는 예상치 못한 방식으로 행동하고 반응하면서 자신들의 이익을 방어할 것이다. 이것은 두 가지 의미가 있다. 첫째, 진지하고 정직한 평가 메커니즘을 준비하는 것이 필요하다. 너무 잦은 평가는 정부 조치를 정당화하거나 감사를 피하려고 고안된 것이다. 그러나 진정한 투명성은 그와는 정반대를 요구한다. 더욱이, 만약 그 실수들이 무엇이었는지를 확인하는 과정이 없다면 어떻게 실수로부터 배울 수 있을까? 둘째, 개혁가들은 적어도 부분적으로는 실패할 준비가 되어 있어야 한다. 즉, 그들은 일부 목표에 대한 성과가 기대에 미치지 못하고 추가적인 개혁과 조정이 필요하다는 사실을 예상해야 한다. 그것은 건강 정책 개혁이 순환적이라는 사실을 다시금 상기시킨다. 그리고 실제로, 우리가 모두 알다시피, 오늘의 해결책은 내일 있을 문제의 근원이다.

마무리 말

마지막으로, 의약품 부문의 개혁 작업이 그렇게 도전적이고, 보람 있고, 중요한 이유는 무엇인가? 우리는 이 책의 첫머리에서 의약품은 시민의 안녕(well-being)에 진정으로 중요한 기여를 할 수 있다고 주장했다. 그래서 이 분야의 기능을 향상하기 위해 일하는 사람들은 정말로 중요한 일을 하고 있는 것이다. 둘째, 가장 취약한 사람들이 의약품에 효과적인 접근할 수 있게 하는 것은 우리 자신의 윤리 측면에서 특히 시급하고 칭찬받을 만한 일이다. 세계의 안녕과 기회의 분배는 매우 불평등하다. 그리고 우리는 (이 책의 저자와 독자들처럼) 그 분포에서 상대적으로 괜찮은 위치에 있는 사람들이 심각한 박탈감에 시달리는 우리 동료 인간들의 운명을 개선하기 위해 무엇을 할 수 있는지 진지하게 고민해야 한다고 믿는다. 셋째, 의약품 부문 개혁은 이 모든 어려움과 좌절에도 불구하고 개인적으로는 큰 만족감을 줄 수 있는 영역이다. 지성, 열정, 상상력, 비판적 사고가 모두 실질적인 변화를 만들 수 있다. 이 작업을 하는 것은 정치와 경제, 사회적·문화적 신념, 생물학적 과정, 조직역동학, 철학적 헌신 등 매우 복잡한 시스템의 많은 측면을 이해해야 한다. 그것은 리더십과 장인 정신을 위한 기회를 제공하고, 진정으로 할 가치가 있는 일을 하는 과정에서 배우고 창조할 기회를 제공한다. 그것은 세상 모든 형태의 일들이 줄 수 있는 것이 아니다.

유감스럽게도 우리는 개혁가들이 직면할 정치적·윤리적·실용적인 딜레마에 대해 간단하고 명쾌한 해결책을 제공할 수 없다. 또한 의약품 부문의 성과를 최대화하기 위해 조종손잡이를 조정하는 단일한 공식의 방법도 없다. 그러나 우리는 관련된 문제에 대한 명시적인 토론과 공공적 숙고가 개혁가들이 좋은 결정을 내리는 데 도움이 될 뿐만 아니라 민주적인 책임의 조건을 충족시키는 데 도움이 될 수 있다고 믿는다.

궁극적으로, 개혁가들은 조종손잡이를 잘 사용하기 위해서 경험과 연습이 필요하며, 그것이 우리가 사례들을 책에 포함시킨 이유이다. (사례 속) 이야기는 지식을 포착하고 전달하는 중요한 장치이며, 우리는 독자들이 그들 자신의 개혁 노력을 진행하면서 그들 중 일부를 다시 읽고 도움을 받게 되길 바란다. 그러나 개혁의 방법을 공부하는 책이라도 할지라도 여기까지만 할 수 있다. 결국, 문제는 "어떻게 이러한 생각들을 당신의 특정한 사회적·경제적·정치적 맥락에서 실제로 적용할 수 있는가?"이다. 그런 점에서 우리의 조언과 아이디어가 도움이 되길 바란다. 의약품 부문의 성과와 형평성을 개선하고자 개혁의 길을 가는 여러분의 건투와 행운을 기원한다.

부록

사례연구 A

남아메리카의 필수의약품목록

사례연구 B

스리랑카에서 미소프로스톨의 등록

사례연구 C

대한민국의 의약 분업

사례연구 D

필수의약품의 라스트 마일 실행계획:
잠비아 사례

사례연구 E

동아프리카니아의 의약품 조달

사례연구 F

자니아의 기초 의약품 판매소에서
공인 의약품 조제 판매소로의 전환

사례연구 G

나이지리아의 위조의약품

사례연구 H

페루에서 항생제 사용의 변화 사례연구

사례연구 I

남아프리카공화국에서 마이크로비사이드 도입을 위한 준비

사례연구 J

가나 국민의료보험제도의 의약품 보장

사례 연구 A.

남아메리카의 필수의약품목록

이 사례에서 고려해야 할 질문

이 사례는 제4장에 제시된 윤리 분석 문제들과 관련이 있다.

- 필수의약품목록*에 대한 결정은 사람들이 원하는 대로 제공하는 '주관적 공리주의' 정책과 반대로 비용-효과성과 필요를 고려하는 '객관적 공리주의'의 생각이 어느 정도까지 영향을 미쳐야 할까? 이런 대안들은 어떻게 남아메리카의 필수의약품 목록의 결정에 영향을 미칠까?
- 잠재적 이익을 고려할 때, 모든 시민을 동등하게 고려해야 할까, 아니면 '평등주의적 자유주의' 원칙을 따라 가난하고 소외된 사람들의 복지를 개선하는데 우선순위를 두는 것이 중요할까?
- 매우 비싸지만, 치명적인 질병을 치료하기 위한 유일한 대안인 '구조 의약품' 사례의 경우에 국가는 비용을 지출해야만 할까?
- 이런 결정에 있어 전통적인 문화 사상은 어떤 역할을 해야 할까?
- 장관은 '합리성에 대한 책임(accountability for reasonableness)'의 관점에서 어떻게 하고 있을까? 장관은 새로운 목록에 대한 결정을 하고 난 후에는 무엇을 해야 할까?

---

* 조달, 보험 환급, 의료진 처방 또는 민간 의약품 부문의 규제와 같은 하나 이상의 의사결정 분야를 안내하기 위해 국가 정부(및 기타 기관)가 작성한 의약품 목록이다. [옮긴이]

이 사례는 아냐 귀어(Anya Levy Guyer)와 마크 로버츠(Marc J. Roberts)가 준비하였다, 이는 행정적 상황에 대한 효과적 또는 비효과적인 처리의 예시라기보다는 강의 시간에 일어나는 토론을 위한 기초 자료를 제공하는 것으로 목표로 작성되었다.

서론

가상의 남아메리카 나라의 보건부 장관인 수산나 메디나 박사(Susana Medina, M.D)는 방금 읽은 기사에 대해 곰곰이 생각해 보았다. 그녀와 미국에서 같이 공부한 친구가 진자메일로 보낸 보스턴 글로브(Boston Globe)의 기사는 코스타리카(Costa Rica)에 있는 한 아이에 관한 이야기인데 이 아이는 희귀하고 치명적인 질병인 고셔병(Gaucher's disease)을 앓고 있었다. 그 병은 새로 개발된 매우 비싼 바이오의약품을 이용해 치료할 수밖에 없는 병이었다(Heuser 2009). 그 기사는 그 의약품의 제조사인 젠자임(Gezyme)사의 도움으로 소녀의 부모가 코스타리카 정부를 상대로 (이 약을 이용한) 치료를 받기 위해 코스타리카 헌법의 인권 조항을 근거로 코스타리카 정부에 대한 소송을 어떻게 제기하였는지 설명하고 있었다.

장관은 코스타리카의 그 환자와 가족에 대해서 별로 동정심을 느끼지 않았다. 상대국은 남아메리카보다 더 작고, 더 단일 인종의 부유한 나라였다. 장관은 주요 도시에 살고 있는 유럽인의 후손인 도시인들에게 착취하고 있다고 느끼며 실제로 그렇게 착취당하며 살아온 오지에서 격리되어 살아가는 원주민의 필요에 균형을 맞추면서 크고 거대한 국가를 상대해야 했다. 메디나 박사를 포함한 최근 진보적인 정부 이사들의 진심 어린 노력에도 불구하고 원주민들은 여전히 사회, 경제 및 건강 지표 등 대부분에서 도시인들보다 많이 뒤처져 있었다.

젠자임사가 치료제를 구입하도록 압박을 가할 또 다른 나라들을 찾고 있는 동안 그녀는 남아메리카가 코스타리카의 다음 차례가 될 수도 있다는 것을 깨달았다. 왜냐하면 헌법에 코스타리카와 비슷한 인권 조항이 포함되어 있기 때문이었다. 메디나 박사는 그런 요구가 외딴 지역에서 근무하는 의료진에게 제공하는 새로운 '오지(hardship location)' 상여금을 위한 지출의 상당액을 포함하여, 시골 지역의 서비스를 개선하려는 보건부의 노력에 필요한 재원으로부터 자금을 빼앗아 갈 것을 우려했다. 이런 문제를 해결하는 그녀가 결정한 가장 좋은 방법은 정부 프로그램이 다루는 의약품에 대해 체계적이고 합리적인 논의를 하는 것이다. 그러면 그 과정을 통해 어떤 (재정지원) 거부라 할지라도 상황을 고려하고 기준에 근거하여 결정할 수 있게 된다.

장관은 한숨을 쉬며 휴대전화를 들고 보건부의 의약품과 소모품 부서(Pharmaceuticals and Consumables Division, PCD)장에게 전화를 걸었다. 그가 전화를 받았을 때 그녀는 "저는 방금 코스타리카에서 젠자임사의 노력에 관한 기사를 읽었습니다. 제가 생각하기에 우리의 필수의약품목록을 갱신할 때가 된 것 같습니다"라고 말했다. 장관은 공공 체계가 나라의 전체 의약품 공급 중 약 30%만 제공하였고 필수의약품목록을 민간 부문의 생산과 수입을 제한하기 위해 사용하지 않았다는 것을 알고 있었다. 하지만 그 30%는 저소득층과 농촌 주민들에게 특히 중요했다.

필수의약품목록

WHO는 '필수의약품'을 '인구의 우선적인 건강관리 요구를 충족시키는 의약품'으로서 정의한다. 책임 있는 보건 당국은 지역 조건과 가치에 따라 '만족', '우선순위', '필요'를 정의해야 한다. 필수의약품목록은 이런 생각들을 실행하는 방법이다. 담당 기관은 각각의 제형, 용량, 용도와 함께 치료 범주별로 인구집단이 이용할 수 있는 의약품 목록을 작성한다.

세계보건기구는 필수의약품목록이 (그 지역에서) 가장 많이 퍼진 질병과 비용효율적인 의약품을 모두 반영해야 한다고 주장한다. 세계보건기구는 국가와 기관의 목록 개발을 위한 지침 역할을 하는 전 세계의 '모델 목록(Model List)'을 정기적으로 업데이트한다. 필수의약품목록은 다양한 방법으로 사용할 수 있다. 정부는 이를 이용해서 공공 진료소와 병원에 어떤 약을 비축할지 결정할 수 있다. 사회의료보험이 있는 국가는 이 목록을 이용하여 어떤 의약품을 (의료보험 급여에) 포함할지 결정하는 데 사용할 수 있다. 또한 예를 들어, 국가에서 등록할 의약품에 대한 결정을 통해 민간 분야에도 적용할 수 있다.

국가 필수의약품목록 갱신

5개월 후 장관과 의약품과 소모품 부문 책임자, 세계보건기구 지역 사무국 대표, 필수의약품목록(Essential Medicines List, EML) 검토 위원회의 위원들은 회의 테이블의 세 면에 둘러앉았다. 테이블을 마주하는 네 번째 면에는 약 50명이 앉을 수 있는 많은 의자가 줄지어 있었다. 방 뒤편에는 텔레비전 카메라 2대와 신문 및 라디오 기자들이 모여 있었다. 국가 필수의약품목록 갱신에 관한 공청회였다.

갱신 과정은 이미 두 단계를 거쳤다. 첫 번째로 의약품과 소모품 부문의 기술 직원들, 다른 위원회 위원, 컨설턴트들이 만나 같은 사회경제적 상황에 있는 다른 국가의 목록, 세계보건기구 모델 목록, 기존 필수의약품목록을 비교하여 검토하였다. 기존의 목록은 몇 년 동안 수정되지 않았고 목록의 약은 주로 흔한 감염병을 치료하기 위한 기본적인 제네릭 제형의 단일 화합물이었다. 인슐린, 콜레스테롤 치료제로서 단순 스타틴(statins), 이뇨제 같은 기초 고혈압 치료제 등 만성질환 치료제도 목록에 포함되어 있었다.

위원회는 의료계와 산업계, 시민사회단체로부터 다른 의약품을 목록에 추가하자는 제안을 많이 받았다. 논의 중인 주요 사항은 다음과 같다.

- 심혈관질환과 당뇨병에 대한 새로운 치료법[안지오텐신 수용체 차단제(angiotensin receptor blockers) 같은 최신고혈압 치료제[1] 와 합성 인슐린)]
- 남아메리카에서 흔한 암의 화학요법
- HIV/AIDS 치료와 산모로부터 아기에게로의 수직 전염 방지를 위한 레트로바이러스 치료제
- 결핵을 포함한 항생제 내성 감염병에 대한 2차 치료법
- 고정 용량 아르테미시닌(artemisinin) 기반 복합 말라리아 치료제

---

1) 안지오텐신 수용체 차단제 약물 중 로자탄(losartan)이 1995년에 최초로 미국에서 승인받아 사용하기 시작하였고 그 이후 같은 계열 약물이 승인받았다. [옮긴이]

- 다양한 주사제와 이식 피임약뿐 아니라, 가족계획을 위한 자궁 내 피임기구 및 차단 피임법, 응급 산부인과 진료를 위한 미소프로스톨(misoprostol)
- 어린이용 항생제와 말라리아 치료제
- 주요 우울증과 정신 질환의 심리 치료 약물
- 유행성 독감에 대한 바이러스 치료제
- 완화 의료를 위한 서방형 모르핀(Prolonged-release morphine)
- 전통적인 공동체에서 많이 사용하는 다양한 약초 강장제

정부의 경제전문가들은 이 모든 의약품을 국가보건체계를 통해 승인하고 이를 필요로 하는 모든 국민에게 제공할 경우, 공공의약품 비용은 3배가 되고 의약품에 할당되는 국민 보건 예산의 비중은 14%에서 40% 이상으로 증가할 것이라고 분석했다. 명백하게도 그것은 가능하지 않았다.

이 과정의 다음 단계는 대중의 의견을 모으기 위한 현장 캠페인이었다. 보건부는 정부 부처 홈페이지에 다양한 제안을 하고 라디오에 공익 방송을 한 것 외에도 남아메리카 국민을 대표하는 시민사회단체들과 접촉했다. 보건부는 이 문제에 대해 잘 모르는 단체와 함께 정책분석 워크숍을 하여 이들이 효과적으로 참여할 수 있도록 하였다. 서면 답변을 요청했고, 대중들을 이 청문회에 참여하도록 초대하였다.

(야당 언론은 장관의 워크숍 활동에 대해 비판하였는데, 사람들은 그녀를 '편향적'이며 '계급 분열을 조장한다'고 주장했다. 그녀는 텔레비전 인터뷰 진행자에게 그들이 제작한 정교한 자료들을 고려할 때, 전문가들과 기업 조직들은 정부로부터 어떠한 도움도 필요하지 않았다고 신랄하게 대답함으로써 자신을 변호했다).

공청회

복지부의 노력으로 다양한 사람들이 청문회에서 발언할 수 있었다. 참석자는 자신감 많은 의대 교수와 환자단체 대표, 의약품업계 임원 등이었다. 또한 천주교

사제들과 청바지와 니트 차림의 지역사회 조직가들, 휠체어를 탄 사람들, 중앙에는 생년월일과 사망일이 적힌 친척의 얼굴이 그려져 있는 옷을 입은 한 가족도 참석했다. 정장을 입은 사람도 있었고, 전통의상을 입은 사람도 있었고, 이제 막 버스에서 내려 화장실에서 옷매무새를 다듬는 사람도 있었다.

각 연사에게는 위원회에서 발언할 수 있는 시간이 3분씩 주어졌다. 그 후에 위원회는 실행 가능하고 저렴한 필수의약품목록을 결정하기 위해 제안서들을 분류하였다.

청문회의 일부 진술들

- 국립지방병원 원장. "우리 병원에 오는 환자들의 가장 흔한 질환에 대한 치료 의약품도 목록에 포함해야 합니다. 저희 소아병동은 폐렴, 위장 질환과 말라리아를 앓고 있는 어린이들로 가득 차 있습니다. 성인 병동은 대부분 중증 심장병, 당뇨병과 말라리아로 인한 합병증을 앓고 있는 환자들이 많습니다. 많은 사람을 치료하기 위해서는 약국에 안전하고 효과적인 치료제가 항상 필요합니다. 저희가 환자들에게 '그것은 희귀질환입니다. 저희가 할 수 있는 것은 아무것도 없습니다'라고 말할 때 그들은 이해합니다. 하지만 우리가 '당신은 말라리아에 걸렸지만, 우리가 드릴 수 있는 유일한 약에 내성이 있습니다. 다른 곳에서 더 비싼 약을 사 오세요'라고 말하면 환자들은 좌절합니다. 지역사회의 사람들은 국립병원을 죽으러 가는 곳으로 생각하는 지경에 이르렀습니다."
- 여성단체 대표. "가족계획과 여성의 생식건강을 위한 모든 제품 목록을 필수의약품목록에 포함해야 합니다. 너무 오랫동안 우리나라는 성에 대한 편견이 만연해서 여성 관련된 의약품이 목록에서 제외되어 있었습니다. 하지만 이것은 여성에 관한 문제만이 아닙니다. 건강이 좋지 않으면 여성이 국가 발전에 이바지하기 어렵습니다. 18세에서 49세 사이의 여성들 중 거의 75%가 정규직 또는 비정규직 부문에 고용되어 있습니다. 그리고 모든 연령대의 여

성과 소녀들은 가정과 지역사회에서 무급노동을 많이 하고 있습니다. 이제 여성 장관이 생겼으니 여성의 권리가 국가보건체계에 의해 인정되고 보호되도록 앞장서 주시길 부탁드립니다."

- 백혈병으로 숨진 아이의 아버지. "딸이 13살에 아프기 시작해서 2년 뒤 죽을 때까지 저희는 도와달라고 애원했습니다. 저희는 국회 대표단에 전화했고 비록 몇 달이 걸렸지만, 그분은 저희가 이 수도에서 미국 최고 의사들을 만나게 해주셨습니다. '그분들은 좋은 의사들입니다. 미국과 유럽에서 수련을 받았고 최신의학을 알고 있습니다'라고 말씀하셨습니다. 하지만 의사 선생님이 우리에게 딸을 낳게 할 수 있는 유일한 약의 가격을 말씀해 주셨을 때 우리가 할 수 있는 것은 아무것도 없었습니다. 치료비용은 나와 나의 아내, 형제들이 10년 동안 벌 수 있는 것보다 더 많습니다. 이제 저는 매우 똑똑하고, 아름답고, 의욕적인 딸 카르멜라를 잃었습니다. 존경하는 장관님, 딸은 농담으로 우리나라 최초의 여성 대통령이 되고 싶어 했기 때문에 장관님이 대통령이 되지 않기를 바란다고 했습니다. 너무 화가 나지만 딸은 치료받을 권리가 있었고, 살려고 노력했지만, 뜻대로 되지 않았습니다. 우리나라는 인권을 존중하는 나라라고 말합니다. 그렇다면 카르멜라를 치료하는 데 우선순위를 두었어야 합니다. 저에게 가장 힘든 것은 만약 제가 부자였다면 딸이 오늘 저희와 함께 할 수 있었다는 것입니다. 남아메리카는 저를 실망하게 했고 저도 딸을 실망하게 했습니다."
- 가톨릭 사제. "이곳은 가톨릭 국가이고 우리의 정책은 우리의 가치를 반영해야지, 고귀한 생명을 파괴하는 데 사용할 수 있는 위험한 물질을 사용하게 해서는 안 됩니다. 예를 들어, 필수의약품목록에 미소프로스톨을 포함하면 안 됩니다. 출산 중에 과다출혈을 하는 여성의 생명을 살릴 수 있는 다른 방법들이 있습니다. 하지만 이 미소프로스톨은 위험한 약입니다. 낙태를 위해 불법적으로 널리 사용되고 있습니다. 마찬가지로, 우리는 모르핀이 죽어가는 사람들을 빨리 죽게 하는 데 사용된다는 것을 알고 있습니다. 태아나 노인을 죽이는 데 국가 예산을 쓸 수는 없습니다. 예산은 우리 국민을 살리는 데 써야

합니다. 임신을 막음으로써 신의 뜻을 방해해서는 안 됩니다. 그 대신 산전 치료와 일차의료, 흔한 질환에 대한 의약품, 아픈 사람들에게 영적 구원을 주는 것에 초점을 맞춰야 합니다."

- 남아메리카 빈민협회 대변인. "이 나라에서 가난한 사람들은 건강이 안 좋고 의료혜택을 받기 힘들어 큰 고통을 받고 있습니다. 부자들은 원하는 것을 살 수 있지만, 필수의약품목록은 가난한 사람들에게 비타민과 식이보충제뿐만 아니라 특히 설사병, 호흡기 감염과 결핵에 대한 치료도 보장해야 합니다. 부자들은 아플 때 일반 약국에 가지만, 우리 가난한 사람들은 아플 때 아이들에게 하루 한 끼를 먹일지 공공병원에서 약을 살지 선택해야 합니다. 우리가 아프지 않아도 아이들에게 영양가 있는 밥을 먹일 여유가 없습니다. 저희는 수돗물도 안 나오는 판잣집에서 삽니다. 고기나 신선한 채소를 살 여유가 있겠습니까? 어떻게 보건부는 가난한 어린이들이 제대로 성장하도록 필요한 비타민과 미네랄을 얻지 못하는데 국제적 회사들이 돈을 벌 수 있게 고급 의약품에 돈을 쓸 수 있습니까? 그리고 어떻게 의사들이 저희가 수천 년 동안 알고 사용해 온 치료법을 무시하고 많은 사람이 의존하는 값싼 약초 강장제 공급을 거부할 수 있습니까?"
- 제네릭 의약품 제약회사의 CEO. "이 필수의약품목록은 단순한 의료 문제가 아니고 경제적인 문제이기도 합니다. 비용적인 문제에서 효과가 입증되고 저렴한 제네릭 제형으로 구할 수 있는 의약품만 필수의약품목록에 들어가야 합니다. 그래야 국가의 경제복지를 증진할 수 있습니다. 특허 받은 고가의 약품을 필수의약품목록에 올리는 것은 의약품에 대한 우리의 국가 예산 중 너무 많은 부분을 해외의 다국적 제약회사로 보내는 것을 의미합니다. 이와는 대조적으로, 국내 제네릭 의약품 기업은 많은 사람을 고용하고 있고 많은 생명을 구할 수 있는 믿을 만한 저렴한 제품을 제공하고 있습니다. 저희는 보건부가 대체품이 없는 수입 약품 몇 가지를 목록에 넣고 싶어 하는 것을 이해합니다. 하지만 그 물질들이 사회의 생산적인 구성원들의 질병 부담을 줄이는 데 큰 효과가 있을 때만 넣어야 합니다."

- 국립대 심장내과 교수. "저는 대학 의과대학 동료들을 대표해 연설하러 왔습니다. 적어도 우리 병원의 입장에서는 필수의약품목록의 전체 개념을 다시 생각해 볼 필요가 있다고 생각합니다. 저희는 국립 병원입니다. 하지만 우리는 가장 잘 훈련되고 경험이 많은 의사들입니다. 의사이신 메디나 장관도 아시잖아요, 저희 학생으로 지내면서부터요, 아주 훌륭한 학생이셨죠. 저희가 이곳 남아메리카에서 계속 최고의 의료진으로 있으려면 저희 지식과 판단력을 자유롭게 사용해서 환자들에게 최고의 치료를 제공해야 합니다. 현재 필수의약품목록에서 유일한 고혈압 치료제는 시대에 뒤떨어진 이뇨제입니다. 예, 맞습니다. 그것들은 특허권이 없고 매우 저렴합니다. 예, 임상시험에서 (효과가) 잘 나타납니다. 그리고 어떤 사람들은 특허에서 곧 풀릴 예정인 스타틴만 추가하면 된다고 말합니다. 하지만 임상시험에서는 평균 효과만 봅니다. 의사가 임상적 판단으로 베타차단제(beta blockers), 안지오텐신 전환효소억제제(angiotensin-converting enzyme inhibitors), 안지오텐신 수용체 차단제(angiotensin receptor blockers)와 같은 가장 현대적인 치료법을 특정 환자에게 처방할 수 없다면 저의 모든 수련과 경험이 왜 필요하겠습니까? 다른 학과에 있는 제 동료들도 그렇게 생각합니다. 수련병원은 규정에서 면제하거나 규정을 변경해야 합니다."
- 재무부의 경제학자. "이런 결정들이 매우 어렵다는 것을 압니다. 하지만 정부는 국가의 한정된 자원을 고려해야 합니다. 이것을 책임감 있게 하는 유일한 방법은 과학적으로 접근하는 것입니다. 비용 효과적인 분석을 하는 거지요. 영국의 국립보건임상연구소(National Institute for Health and Clinical Excellence)가 사용하는 것과 같이 사용한 돈의 기준 단위당 질보정생존년(Quality Adjusted Life Years)의 관점에서 기준을 설정해야 합니다. 그리고 보건부는 그 기준선 이상의 객관적인 임상 증거가 있는 치료법만 승인해야 합니다. 다른 방식으로 접근한다면 특별한 치료제에 대한 끊임없는 로비활동이 이루어질 것이고 선택이 되지 않은 단체는 결정이 편파적이었다고 비난할 것입니다. 반면 명확한 규칙은 건전한 과학에 기초하고 있어서 사회 모든

사람에게 정확히 설명하고 변호할 수 있습니다."

청문회는 몇 시간 동안 계속되었고 위원회 대부분은 증인들에게 지속적인 주의를 많이 기울였다. 하지만 텔레비전 제작진은 처음 중요한 사람들 몇 명이 발언을 한 후 짐을 싸서 떠났다. 편집 기자들은 시민단체 대표들의 발언 후 인터뷰를 위해 더 오래 머물렀다. 다음 날 위원회와 자문위원들은 회의실에서 다시 만나 제시된 견해를 검토하고 논의하여 필수의약품목록을 변경하는 절차를 시작했다.

참고문헌

Heuser, Stephen. 2009. "One Girl's Hope, A Nation's Dilemma." *Boston Globe*, June 14, A1.

남아메리카 사례에 대한 고찰

공청회에서 증언을 듣고 의약품 지출의 우선순위를 정하는 것은 어려운 문제이다. 자원이 제한적이기 때문에 일반적으로 사용할 수 있는 재원으로 수용할 수 있는 것보다 더 많은, 그럴듯한 요구자와 대변인이 있다. 게다가 주장자들은 서로 다른 철학적 입장을 가지고 있다. 재무부는 객관적 공리주의자들이 선호하는 가성비가 좋은 약품을 밀고 나간다. 가톨릭 신부는 자신의 특수한 공동체주의의 시각으로 이야기한다. 어떤 사람들은 입장이 여러 가지이기도 하다. 가난한 사람들을 옹호하는 사람들은 비용 대비 효과가 좋은 것을 지지하지만, 또한 국민이 원하는 주관적인 공리주의적 목표를 지지한다.

모든 사람이 말하는 것을 그대로 받아들일 수는 없다. 분명한 경제적 이해관계가 있는 사람들(국내 의약품회사)이나 조직적 이해관계가 있는 사람들(의대 교수)조차도 자신들의 이익을 보다 보편적인 호소력으로 정당화할 필요가 있다고 여긴다. 젠자임이 고가의 복합제 판매에 앞서 헌법상 권리 조항을 이용하고 있는 것도 비슷한 예이다. 의대 교수가 말하듯 '제일 좋은' 최신의 고가 의약품을 제조사가 여러 다양한 방식으로 지원하는 것은 많은 나라에서 드문 일이 아니다.

이런 결정은 감정이 깊이 관련되어 있어서 더 어려워진다. 정부가 치명적인 질병이 있는 사람들을 위해 치료비를 마련하는 것을 거절하는 것은 매우 어려운 일이다. 이는 '구조의 원칙(rule of rescue)'을 위반하는 것이다. 그러나 장관은 반대편의 윤리적 주장도 알고 있다. 예를 들면, 이런 '구조' 지출을 늘리려면 눈에 띄지 않는 다른 시민을 보호하는 프로그램으로부터 자금을 빼와야 하기 때문이다(더 많은 직원이 시골 지역에서 일하도록 하기 위해 주는 상여금 같은 재원에서 가져와야 한다).

결국, 장관(그리고 그런 결정에 관여하는 이 책의 독자)은 그런 결정을 일관성 있고 방어적으로 내리기 위해 자신의 철학적 신념을 통해 생각하려고 노력하는 것이 현명할 것이다. 우리는 제5장 끝에서, 건강 수준의 이득을 극대화하지만(즉 비용-효과 분석 사용하지만), 그것을 형평성에 대한 고려와 균형을 맞추는 한 가지 가능한 입장을 제시했다. 교수(그리고 다국적 제약회사), 신부, 죽은 소녀의 아버지가 그런 접근법에 가장 불만족스러워할 것이다. 그리고 그들의 정치적 자원을 고려했을 때 장관은 필요한 지원을 받으려면 이 정치를 제대로 하는 것이 최선이다. 그녀는 '합리성에 대한 책임감'을 바탕으로 한 접근방식을 꽤 잘 사용했지만, 위원회의 보고서에는 광범위한 설명과 정당성이 필요하다. 장관은 정치적 지원을 운에 맡기기보다는 그 과정에서 주요 유권자 단체들로부터 지지를 받도록 하는 것이 현명할 것이다.

사례 연구 B.

스리랑카에서 미소프로스톨의 등록

이 사례에서 고려해야 할 질문

이 사례는 제4장에서 제시한 의약품 정책에 대한 윤리적 분석 문제와 관련이 있다.

- 여러 공리주의자, 자유주의자, 공동체주의자들은 이 문제를 어떻게 볼 것인가?
- 특히 미소프로스톨(misoprostol) 등록에 누가 찬성하고 반대 했을까?
- 스리랑카 현 정부의 애국적, 민족주의적, 반서구적 선전(rhetoric)을 생각해 보자. 우리가 논의한 윤리적 틀에서 그것은 어디에 해당할까?
- 스리랑카에서 미소프로스톨 등록에 대한 인권을 주장하고 싶다고 가정해 보자. 대중과 정치적으로 가장 잘 받아들일 수 있도록 그런 관점을 어떻게 구성할 수 있을까?

미소프로스톨은 프로스타글란딘(prostaglandins)이라는 약물 종류에 속한다. G.D.시얼(Searle, 현재 Pfizer의 일부)사가 이 약물을 개발했고 미국은 1988년에 사이토텍(Cytotec)이란 상품명으로 사용을 승인했다. 초기 이 약물은 진통제를 사용하는 환자에게 발생하는 약물 유발 위궤양 치료에 사용되었다. 이 약은 곧 다른 성질을 가지고 있음이 밝혀졌고, 임신 실패 후 자궁 안 물질의 배출과 분만 유도를 위해 전 세계적으로 널리 사용되었다. 그것은 또한 낙태를 유도하기 위해 단독으로 사용하거나 미페프리스톤(mifepristone, 미국에서 RU-487로 알려짐)과 함

이 사례는 람야 쿠마르(Ramya Kumar)와 마이클 라이히(Michael R. Reich)가 준비했다. 이것은 행정적 상황의 효율적 또는 비효율적인 처리를 설명하기보다는 학급 토론의 기초로 사용하기 위한 것이다.

께 사용된다.

또한, 미소프로스톨은 현재 특허가 끝났고 저렴하며 실온에서 안정적이며 투여하기 쉬워서 응급 산과 진료에 쉽게 접근할 수 없는 국가에서 산후 출혈(postpartum hemorrhage, PPH)을 치료하는 데 널리 사용된다. 산후 출혈 치료에 다른 대안인, 예를 들어, 옥시토신(oxytocin)을 사용할 수 있는 상황에서 WHO는 미소프로스톨 사용을 권장하지 않는다(WHO 2009b). 2005년에 미소프로스톨은 분만 유도를 위한 WHO 필수의약품목록에 포함되었으며 의학적 유산을 위한 미페프리스톤과 함께 사용된다(WHO 2006). 복합 제제 목록에는 '국내법이 허용하고 문화적으로 허용되는 경우'라는 부가 설명이 포함되었다. 세계보건기구의 필수의약품 선택과 사용에 관한 전문가 위원회는 2009년에 미소프로스톨의 사용범위에 불완전 유산을 포함하도록 권장사항을 확대했다(WHO 2009a).

서론: 스리랑카

스리랑카는 인도 남동부 해안에서 떨어진 인도양에 있는 타원형에 가까운 모양의 섬으로 인구 약 2,000만 명의 중·저소득국가이다. 싱할라족(Sinhalese)은 인구의 약 4분의 3을 구성하고 소수 민족의 상당 부분은 타밀족(란칸족Lankan과 인디언 타밀족 Tamils)과 이슬람교도(Muslims)이다.[1] 대부분의 싱할라족은 불교도이고 타밀족은 힌두교도이다. 상대적으로 적은 기독교 인구는 싱할라족과 타밀족으로 구성되어 있으며 대부분이 로마 가톨릭(6%)이다.

이 섬은 16세기 초에 처음으로 포르투갈인, 17세기 중반에 네덜란드인, 19세

1) 2001년 인구조사는 25개 구 중 18개 구에서 실시되었으며, 나머지 구들은 내전으로 인해 인구조사에서 제외되었다. 이 지역에 거주하는 사람들은 주로 타밀족과 이슬람교도들이며, 따라서 인구조사 결과는 인구의 민족적, 종교적 분열을 정확히 반영하지 못한다. 1981년 통계에 따르면, 인구의 민족 분류는 다음과 같다. 74.0%의 싱할라족, 12.7%의 스리랑카 타밀족, 5.5% 인도 타밀족, 7.1%의 이슬람교도, 0.3%의 버저족, 0.3%의 말레이인, 0.3%의 다른 작은 집단들, 0.2%의 사람들이 있다. 1981년 인구조사에서 종교에 관한 분류는 다음과 같다. 불교 69.3%, 힌두교 15.5%, 이슬람교 7.6%, 기독교(로마 가톨릭 포함) 7.4%였다.

기 초에 영국인에 의해 식민지가 되었다. 1948년 독립하여 영국식 이름인 실론(Ceylon)을 계속 사용했다. 1960년대에는 세계 최초의 여성 총리인 시리마보 반다라나이케(Sirimavo Bandaranaike)가 비연맹운동의 선두주자가 되어 사회복지 확대와 함께 국가의 경제 참여 확대를 기반으로 한 경제 전략에 착수했다. 1970년대 후반, 이 나라는 경제 자유화와 친서방적인 외교 정책을 채택했다. 또한 1972년 스리랑카라는 새로운 이름을 사용하여 공식적으로 스리랑카민주사회주의공화국(Democratic Socialist Republic of Sri Lanka)으로 알려졌다. 헌법은 평등권과 고문으로부터의 자유를 보장하지만, 생명권이나 건강권을 보장하는 명시적 조항은 없다.

2009년 5월 마힌다 라자팍(Mahinda Rajapaksa) 대통령이 이끄는 정부는 타밀일람 해방 호랑이(Liberation Tigers of Tamil Eelam, LTTE)[2]를 물리치고 30년 동안 나라를 황폐화한 내전을 종식하였다. 대통령은 5년 전에 무장 반군단체와의 협상을 전제로 집권했지만, 시간이 지남에 따라 그의 정부는 점점 더 군사적 해결책을 추구했다. 이 분쟁은 1950년대 이후 스리랑카가 타밀 소수 민족의 소외에 대한 반응에서 비롯되었다.

전쟁이 끝난 후 정부의 행동에 대한 비판자들은, 특히 민간인과 반군(LTTE)이 점점 더 작은 거주지에 함께 모여들었던 마지막 단계에서, 전쟁 범죄의 혐의를 제기하였다. 2010년 6월 반기문 유엔 사무총장은 분쟁의 마지막 단계에서 국제 인권 및 인도법 위반 혐의에 대한 책임에 대해 자문을 제공할 전문가 패널을 임명했다.

이런 주장은 정부와 연맹국들로부터 좋은 반응을 얻지 못했다. 전쟁이 끝날 무렵, 반군 거주지에서 민간인을 돕기 위한 국제사회의 개입을 정부와 동맹을 맺은 많은 사람이 반군을 지원하는 것으로 인식했다. 국제적 개입에 대한 이런 견해는 2002년 노르웨이가 추진한 평화 과정의 실패에서 비롯되었다. 스리랑카 내

2) 타밀일람 해방 호랑이는 스리랑카의 무장 반군 단체이다. 이 단체는 1970년 이래 힌두교계 타밀족(18%)이 스리랑카 정부에 맞서 싸웠지만, 정부군에 항복하였다. [옮긴이]

에서 외자 지원을 받는 비정부기구(NGO), 특히 인권(또는 여성 인권) 의제를 가진 기구를 포함한 국제사회가 의심의 대상이 되었다. 정부는 싱할라-불교(Sinhala-Buddhist) 민족주의를 내세워 권력을 공고히 하려고 노력했다. 또한 언론 매체와 기타 공공기관을 통제하기 위해 억압적인 전술을 사용하고 있다는 주장에 직면했다. 2010년 11월 마힌다 라자팍(Mahinda Rajapaksa)은 그해 1월에 실시한 선거에서 58%의 득표율을 기록하며 두 번째 대통령 임기를 시작했다.

스리랑카의 모성 건강

스리랑카는 코스타리카, 인도의 케랄라 주와 함께 낮은 비용으로 건강에서 괄목할 만한 발전을 이룬 가난한 나라의 예로 자주 인용된다. 2008년 국내총생산(GDP)의 4%가 보건 부문에 지출되었으며(WHO 2011) 다수의 국민 건강 지표들이 매우 좋은 편이다.

스리랑카는 모성 건강에서도 인상적인 업적을 남겼다. 스리랑카는 2015년까지 모성 건강 증진이라는 제5차 밀레니엄 개발 목표를 달성하는 것을 목표로 하고 있었다. 2008년 산모 사망률(MMR)은 10만 명당 39명으로 남아시아 지역(WHO 2011)에서 가장 낮았다. 2006-07년(Sri Lanka 2008) 인구보건조사에서는 내전으로 심각한 피해를 본 북부 주 5개 구역을 제외하면, 숙련된 보건 요원이 참석한 출생률과 보건시설에서 출산한 출생률은 모두 98%로 예외적으로 높았다. 그러나 이 수치는 전국 평균이며, 일부 가난한 지역은 그렇지 않았다. 예를 들어, 가정 분만율의 전국 평균이 4%였을 때 2003년 북부 만나르(Mannar)주 지역은 38%였다(Ministry of Healthcare and Nutrition 2007). 2005년 산모사망율의 전국 평균이 출생아 10만 명 중 44명이었을 때, 우바(Uva)주 모네라갈라(Moneragala) 지역의 산모 사망률은 128명이었다(Family Health Bureau and UNICEF 2009).

20세기 전반부 스리랑카의 모성 건강의 발전은 무엇보다도 무상 의료서비스의 제공, 의료 시설의 확장, 여성의 사회적 지위 향상에 기인한다. 최근에는 응급 산부인과 진료 서비스(수혈 시설, 효과적인 의뢰 체계, 산모 사망 감시 체계 구축 포함)

의 확장이 산모 사망률의 추가 감소에 기여하는 것으로 확인되었다(Family Health Bureau and UNICEF 2009).

스리랑카의 낙태법 및 낙태

스리랑카의 형법은 1883년에 제정되었으며, 그 이후로 거의 변화가 없었다. 낙태는 여성의 생명을 구하기 위해서만 허용된다. 1995년 형법에 대한 일련의 수정안이 제안되었을 때 이 법을 자유화하려는 시도가 있었다. 제안된 수정안의 3항에 따르면, 강간, 근친상간, 심한 선천적 기형이 있는 경우 낙태를 허용할 수 있었다. 의회는 해당 단락을 제외하고 제안된 형법의 모든 수정안을 통과시켰다.

일부 국회의원들은 가톨릭과 이슬람의 관점에서 수정안에 대해 의문을 제기하며 3항에 대해 반대하였다(Government of Sri Lanka 1995). 한 의원은 "낙태를 합법화하거나 낙태에 관한 기존 법률을 자유화하려는 모든 시도는 사회 각계각층에서 강력히 반대할 것"이라며 "이 나라 국민의 사회문화의 기본에 영향을 미칠 것"이라고 말했다. 그 의원은 기독교인, 불교도, 이슬람교도, 힌두교도 모두가 '생명 지상주의'를 믿는다고 덧붙였다. 다른 의원들은 이 법을 자유화하면 여성들 사이에서 '문란한 행위'가 증가할 것을 우려하였다. 1995년 이후 낙태법을 자유화하려는 시도는 더 이상 없었다.

안전하지 않은 낙태가 산후 출혈, 임신성 고혈압, 심장병에 이어 산모 사망의 주요 원인이었으나 (낙태의 자유 허용 법률조항을 뺀) 1995년과 같은 법개정이 이루어진 것이다. 스리랑카는 높은 MMR[3] 접종률을 달성했지만 매년 약 150명의 산모 사망 중 약 15~20명의 산모가 안전하지 않은 낙태로 인해 사망하고 있다.

이런 사망은 부분적으로 안전하지 않은 낙태가 실제로 매우 흔하기 때문에 발생하며, 실제로 매일 약 500~750건의 낙태가 이루어지는 것으로 보인다. 1990년대 후반 유엔인구기금(UNFPA)이 지원한 연구에서는, 낙태율이 가임기 여성

3) MMR은 각각 홍역(Measle), 이하선염(Mumps), 풍진(Rubella)을 말한다. [옮긴이]

1,000명당 45명, 농촌 거주 기혼 여성들 사이에서는 이보다 훨씬 더 높은 것으로 추산하였다(Rajapaksa 2002). 낙태를 원하는 여성을 대상으로 한 최근 연구는 연구표본의 50% 이상이 가족수를 줄이거나 (생활) 공간을 확보하기 위해 낙태를 원하는 것으로 보고하였고, 이는 낙태가 가족계획 방법으로 널리 사용되고 있는 현실을 반영했다(Thalagala 2010).

낙태가 불법인 상황에도 불구하고 최근까지 스리랑카에서 낙태 서비스는 합리적으로 이용 가능하다. 국제 비정부기구(NGO)인 마리스톱스인터네셔널(Marie Stopes International)[4]이 운영하는 체인 진료소는 성과 생식의 건강관리 서비스를 전문으로 하며 낙태 서비스를 제공하였다. 이런 절차는 '월경 조절(menstrual regulation)'이라는 명목으로 수행되었다. 2007년까지 스리랑카 정부는 국내에서 20년 이상 운영해 온 진료소를 눈감아 왔다. 그러나 그 해에 정부가 갑자기 진료소를 폐쇄하면서 낙태에 대한 접근성이 훨씬 낮아졌다. 이런 움직임은 로마 가톨릭 교회의 압력, 특히 로마 가톨릭 신자인 영부인 시란티 라자팍사(Shiranthi Rajapaksa)를 통해 정부에 접근한 것으로 생각되며, 세계적인 낙태 반대 단체의 압력 때문이라고 많은 사람이 해석했다. 그녀가 이 단체와 만난 것은 스리랑카에서 발행된 로마 가톨릭 정기 간행물(Bastians 2007)에 보도되었다.

2010년 안전하지 않은 낙태에 대한 보건부의 견해는 스리랑카의 제한적 법률이 의료체계를 통한 안전한 낙태 서비스 제공을 금지하고 있다는 것이었다. 대신, 보건부는 가족계획 서비스와 낙태 후 관리에 대한 접근성을 향상하는 데 중점을 둔 프로젝트를 개발했다.

스리랑카 낙태법 개혁 지지

스리랑카 가족계획협회(Family Planning Association of Sri Lanka, FPASL)의 웹사이

4) 2020년 11월까지 마리스톱스인터네셔널로 불리던 MSI리프로덕티브초이스(MSI Reproductive Choices)는 전 세계 37개국에서 피임 및 안전한 낙태 서비스를 제공하는 국제 비정부기구이다. [옮긴이]

트는 안전하지 않은 낙태에 대한 인식을 높이고 '특정 상황에서' 안전한 낙태 서비스를 옹호함으로써 협회의 목표가 '안전하고 합법화된 낙태에 대한 접근권과 안전하지 않은 낙태 발생률 감소를 보장하는 것'이라고 명시하고 있다(FPASL 2011). 이는 강간, 근친상간, 심각한 선천적 이상이 있는 경우 낙태를 허용하도록 법을 개정하는 것을 옹호하는 입장이었다. 가족계획협회는 미소프로스톨에 대해 어떠한 공개적인 진술도 하지 않았다.

1999년 스리랑카 여성 비정부기구(NGO) 포럼이 시작한 낙태법 개혁에 대한 공개 토론을 위한 미디어 캠페인 외에는 1995년 이후 낙태 문제와 관련하여 여성 단체 간 조직화는 거의 이루어지지 않았다. 미소프로스톨 등록은 2010년 의제에 없었다.

의사들은 안전하지 않은 낙태가 공중보건 문제라는 것은 동의하지만, 스리랑카에서 낙태법 개혁의 필요성에 대해 의견이 분분한 것으로 보인다. 정책입안자들은 의료계의 지원이 개혁을 옹호하는 데 결정적으로 중요하다고 생각한다.

스리랑카의 국가 의약품 정책

스리랑카는 진보적인 의약품 정책의 '글로벌 선구자(global pioneer)'로 불려왔다(Reich 2005). 1970년 최초의 국가 정책은 정부의 저가 제네릭 의약품 구매를 늘리고, 국내 시장에서 민간 제품의 수를 줄이며, 브랜드명 의약품의 사용을 줄임으로써 이 부문을 합리화하기 위해 개발되었다. 1971년 국가의약품공사(State Pharmaceutical Corporation, SPC)가 설립되어 1973년까지 모든 의약품 수입을 통제했다. 1977년에는 새 정권의 경제 정책을 반영하여 민간 부문의 의약품 수입이 허용되었지만, 국가의약품공사(SPC)는 계속해서 정부 병원에 의약품을 공급했다.

현재는 국가에 등록된 의약품만 합법적으로 수입될 수 있다. 정부는 보건부의 스리랑카 국가 의약품규제당국(National Drug Regulation Authority, NDRA)을 통해 약물 등록을 통제한다. 국가 의약품규제당국의 활동은 1980년에 제정된 화장품, 기기 및 의약품 법에 따라 진행한다. 등록 신청서는 의약품 평가분과위원회

(Drugs Evaluation Subcommittee)의 검토를 거친 후, 결정은 보건부 장관에게 조언하는 기술 자문 위원회에 전달된다. 위원회는 등록에 대한 최종 결정을 내리고 일반적으로 소위원회의 결정에 동의한다. 세계보건기구 필수의약품목록에 있는 약물은 일반적으로 논란 없이 의약품규제당국에 등록되었다.

법적 관점에서 미소프로스톨 등록을 지지하는 이들은 여성의 생명을 구하기 위해 낙태를 허용하는 현행법 조항에 따라, 미소프로스톨의 등록이 정당화되고 낙태 허용 조건에 해당되는 여성들이 약을 이용할 수 있다고 믿는다. 미소프로스톨의 등록은 공공의료시설에서 옥시토신을 쉽게 구할 수 없는 스리랑카 지역에서 산후 출혈에 대한 치료를 제공하기 위한 근거로써 정당화될 수 있다.

스리랑카에서 미소프로스톨의 가용성

미등록 상태에도 불구하고 (미페프리스톤과 마찬가지로) 미소프로스톨은 이용 가능하며 민간 부문과 정도는 덜하지만, 정부 부문에서도 사용되고 있다. 즉, 두 개의 별개 공급망이 작동한다.

첫째, 미소프로스톨은 인도와 파키스탄에서 스리랑카로 밀수입된 것으로 보이며, 그곳에서 는 약물이 등록되어 저렴한 가격에 쉽게 구할 수 있다. 이 약은 대부분의 약국에서 OTC[5]로는 구입할 수 없지만, 특정 약국과 특별한 '관계'가 있는 의사가 처방전을 작성하면 그 처방전으로 구입할 수 있다. 밀수된 의약품은 법 집행이 취약한 국가의 주변 지역에서 터무니없이 비싼 값으로 특정 약국에서 직접 구할 수 있다. 최근 신문 기사에서는 미페프리스톤과 미소프로스톨의 복합요법을 1만 스리랑카 루피(약 100달러)에 구입할 수 있다고 보고했다(Mohamed 2010).

미소프로스톨과 미페프리스톤은 제약회사 영업 직원이 이 의약품을 처방하는

5) OTC(over-the-counter)는 소비자가 처방전 없이 약국에서 직접 선택하여 구매할 수 있는 의약품을 뜻한다. [옮긴이]

민간 부문 산부인과 의사에게 직접 공급하는 경우가 많다. 개인 의원의 의사는 낙태 유도 등 여러 가지 상황에 단독으로 또는 미페프리스톤과 함께 미소프로스톨을 사용한다. 정부 의료기관은 미소프로스톨을 덜 사용하며, 사용하는 경우 '프로스타글란딘'으로 처방된다. 정부 기관에서 미소프로스톨은 일반적으로 '불완전'하고 '실패한' 지연유산 치료에만 사용된다.

보건부는 등록되지 않은 사용에 대해 우려를 표명하는 것 외에, 스리랑카에서 미소프로스톨을 등록해야 할 필요성에 대해 공개 성명을 발표하지 않았다(Perera 2010). 스리랑카에서는 미소프로스톨을 규제하지 않는다는 점을 고려할 때 국내로 유입되는 제품의 안전성을 평가하기 어려우며 현재 여성이 사용할 수 있는 제품의 질에 대해서도 알려진 바는 거의 없다.

미소프로스톨 등록 시도

2010년, 한 의약품회사가 미소프로스톨[6]을 등록하기 위한 신청서를 의약품 규제 당국에 제출했다. 의약품 평가분과위원회는 신청서를 검토하였으며, 스리랑카 산부인과 대학(Sri Lanka College of Obstetricians and Gynaecologists, SLCOG)의 추천을 받기로 하였다. 관행은 아니지만, 의약품 평가분과위원회 내에서 의견 충돌이 있을 때, 이 같은 권고안을 모색한다. 2010년 11월, 스리랑카 산부인과 대학은 미소프로스톨을 등록하되 공공 부문을 통해서만 사용하도록 권고했다.

한 달 후인 2010년 12월 의약품 평가분과위원회는 신청서를 검토하기 위해 모였다. 위원회는 산부인과를 비롯하여 다양한 임상 분야의 전문성을 갖춘 의사들뿐만 아니라 다양한 보건의료 전문가 집단을 포함했다. 위원회의 위원 중 약 절반은 여성이었다.

회의에서 미소프로스톨 등록에 대해 위원들의 의견이 일치하지 않았다. 일부

6) 미소프로스톨은 위, 십이지장궤양의 치료, 비스테로이드성 항염증제로 인한 위, 십이지장염 또는 궤양의 예방 및 치료에 사용하는 약물로 합성 프로스타글란딘 E1 유사체로서 위점막 보호 효과를 가진다. [옮긴이]

위원들은 스리랑카 산부인과 대학의 권고에도 불구하고 격렬하게 반대했다(미소프로스톨 등록을 지지하면 일부 위원들이 재정적 손실 가능성이 있음에도 불구하고 SLCOG이 이 권고를 지지했다는 점은 흥미롭다). 결국 위원회는 결정을 보류하기로 합의했다. 이 결정은 기술 자문 위원회로 보내지지 않았고 검토될 가능성이 낮아 보인다.

의약품 평가분과 위원회 위원들은 미소프로스톨 사용의 부작용과 합병증에 대한 우려를 제기하였다. 낙태 유도를 위한 약물의 광범위한 사용 가능성은 논의되지 않았다. 이번 결정에는 미소프로스톨이 진통 유도에 사용되어 산모 사망자가 2명이나 발생한 사례가 크게 작용한 것으로 보인다. 이와 같은 주제의 논의는 의료계와 보건 당국 관료들에게만 국한된 것으로 보인다. 여성인권운동가들과 의약품 산업계는 참여하지 않았다(의약품 산업계는 기술자문위원회에 참가하지만, 의약품 평가분과 위원회는 참가하지 않았다).

의사결정에 영향을 미칠 수 있는 요인들

의약품 규제당국 소위원회 심의 실적이 공개되지 않아 소위원회에서 어떤 논의가 있었는지 정확히 알 수 없다. 그러나 의약품 등록 과정에 참여하는 정책입안자들은 미소프로스톨이 등록되지 않은 이유에 대해 상반된 의견을 가지고 있다. 한 가지 가능성은 분과위원회 위원들이 '부적절한' 사용으로 인한 합병증에 중점을 두고, 낙태 문제는 고려조차 하지 않은 것이다. 그러나 다른 박식한 관측통들은 낙태 문제가 결정에 묵시적으로 영향을 미쳤다는 의견이다.

의료계에서는 미소프로스톨의 등록을 반대하는 여러 주장이 있는데 이는 진정성 있게 받아들여질 수도 있고, 다른 의제를 은폐할 수도 있다. 일부 사람들은 불법적인 낙태가 약물 등록에 장벽이 되지 않는다고 생각하지만, 의료계에서는 미소프로스톨을 등록하는 것 자체가 불법이라고 생각하는 사람들도 있다. 어떤 사람들은 시설에서의 출산 비율이 높고 병원에서 옥시토신의 활발한 가용성을 고려하였을 때, 분만 후 출혈(Postpartum hemorrhage, PPH) 수술을 위해 미소프로스톨을 등록할 필요성이 있는지 의문을 제기한다. 이들은 분만 후 출혈로 인한 산모 사망은 병원에서 적절한 치료가 지연된 결과라고 주장한다. 낙태의 불법성이 필연적으로 낙태하기 어렵게 만든다는 점을 고려할 때, 안전하지 않은 낙태로 인한 산모 사망률 감소는 미소프로스톨을 등록하는 것으로 달성할 수 없다고 주장한다.

또한 의료계가 외래환사를 기준으로 여성들에게 이런 약을 제공하는 것에 대해 실질적인 관심이 있는지에 대한 의문도 제기된다. 냉소주의자들은 낙태약에 대한 접근은 현재 의사들에게는 불법이기 때문에 훨씬 더 수익성이 좋은 낙태 서비스를 제공하는 독점권을 약화할 수 있다고 주장한다.

그렇다면 왜 의약품 평가분과위원회 회의에서도 낙태가 논의되지 않았을까? 문화적 또는 사회적 보수주의가 회원들의 결정에 영향을 미칠 수 있을까? 이런 의약품이 제공하는 더 큰 성적 해방의 가능성은 전통적인 가족 구조 내에서 어머니로서 여성의 역할에 큰 가치를 부여하는 보수적인 사회에는 위협일 수 있다.

추가적인 지지를 위해 할 수 있는 것은 무엇일까?

지지자들이 안건을 재개하기를 원한다면, 어떻게 할 수 있을까? 반대자들은 분만 후 출혈을 치료하거나 분만을 유도하기 위해서 미소프로스톨이 필요하지 않다고 주장할 것이다. 그러나 스리랑카에는 미소프로스톨에 대한 수요가 분명히 존재한다. 연구에 따르면 국내로 밀반입하거나 의약품사가 유통하는 미소프로스톨의 암거래가 활발하다는 것도 알 수 있다. 또한 산부인과 의사들은 스리랑카 산부인과 대학이 등록 후 공공 부문을 통해서만 사용하는 것을 권고하는 방식으로 제한적인 지지를 표명하고 있다.

미소프로스톨 등록에 관한 주장을 피해를 줄이고 더 안전한 낙태 서비스를 제공하는 것에 초점을 맞출 수 있다. 하지만 그것은 전체 낙태 문제에 관한 논쟁을 재개하는 것을 의미할 것이다. 그것은 여성 인권의 관점에서 이루어질 수 있다. 스리랑카는 경제, 사회, 문화의 권리에 관한 국제규약과 여성에 대한 모든 형태의 차별 철폐에 관한 협약에 서명했다. 그러나 오늘날 스리랑카에서 그런 논의의 여지가 있을까?

스리랑카 가족계획협회는 강간, 근친상간, 심각한 선천적 기형이 있는 경우 낙태를 허용하는 삭제된 3항의 재도입을 공개적으로 옹호해 왔다. 그러나 이 단체의 활동을 제외하고, 이 문제에 대한 추진은 상당히 제한적이며, 미소프로스톨 결정에 대한 공개적인 논의는 많지 않다. 실제로 일부 정치 관측통들은 오늘날 스리랑카의 분위기가 이 문제를 제기하는 데 도움이 되지 않는다고 주장한다. 현 정권이 애국심과 민족주의를 공론화하면서 인권(여성인권 포함) 주장이 점점 더 '서구적'으로 간주되어, 거슬리는 것으로 인식되고 있다. 그리고 로마 가톨릭 교회와 영부인의 제휴가 있다.

감사의 말

이 사례는 2011년 1월 스리랑카의 정책입안자들과의 직접 인터뷰 자료를 포함하였다. 이 책의 저자들은 당시 인터뷰에 응한 사람들의 협조에 감사한다.

참고문헌

Bastians, D. 2007. "The Uterus Wars. Inside an Abortionist's Lair." *The Nation* (Colombo), December 2.

Family Health Bureau and UNICEF(United Nations Children's Fund). 2009. *Overview of Maternal Mortality in Sri Lanka 2001-2005*. Colombo: Ministry of Healthcare and Nutrition.

FPASL(Family Planning Association of Sri Lanka). 2011. "Strategic Focus." http:// www.fpaSriLanka.org/strategic_focus.php. Accessed March 12, 2011.

Government of Sri Lanka. 1995. *Parliamentary Debates (Hansard)*. September 19, 89-128.

Ministry of Healthcare and Nutrition. 2007. *Medium Term Plan on Family Health 2007-2011*. Colombo: Family Health Bureau.

Mohamed, R. 2010. "The World's First Abortion Pill Gains a New Lease on Life in Sri Lanka." *Sunday Leader* (Ratmalana), October 31.

Perera, S. 2010, "Mifepristone and misoprostol Sold on the Sly." *The Island* (Colombo), October 9.

Rajapaksa, L. C. 2002. "Estimates of Induced Abortions in Urban and Rural Sri Lanka." *Journal of the College of Community Physicians of Sri Lanka* 7: 10-16.

Reich, M. R. 2005. "The Politics of Health Reform in Developing Countries: Three Cases of

Pharmaceutical Policy." *Health Policy* 32: 47-77.
Sri Lanka. Department of Census and Statistics and Ministry of Healthcare and Nutrition. 2008. *Demographic and Health Survey 2006/07. Preliminary Report (Draft).* Department of Census and Statistics, Colombo. http://www.statistics.gov.lk/social/DHS%20Sri%20Lanka%20 Preliminary%20Report.pdf. Accessed March 6, 2011.
Thalagala, N. 2010. *Process, Determinants, and Impact of Unsafe Abortions in Sri Lanka.* Colombo: Family Planning Association of Sri Lanka.
WHO(World Health Organization). 2006. "The Selection and Use of Essential Medicines, Report of the WHO Expert Committee, 2005." Geneva: WHO. http://whqlibdoc.who.int/trs/WHO_TRS_933_ eng.pdf. Accessed on March 11, 2011.
______. 2009a. "WHO Model List of Essential Medicines 16th List." http://www.who.int/selection_medicines/committees/expert/17/sixteenth_adult_list_en.pdf. Accessed February 27, 2011.
______. 2009b. "WHO Statement Regarding the Use of misoprostol for Postpartum Haemorrhage Prevention and Treatment." Statement WHO/RHR/09.22.
______. 2011. "Global Health Observatory." http://www.who.int/gho/en/. Accessed February 26,2011.

스리랑카 사례에 대한 고찰

이 사례는 의약품 정책 결정의 윤리적 분석에 대한 몇 가지 중요한 점을 설명한다. 첫째, 제4장에서 논의된 기본적인 윤리적 관점과 실제로 이루어진 정책 결정은 전혀 서로 부합하지 않는다. 때로는 서로 다른 윤리적 관점이 같은 정책적 결론을 도출하기도 한다. (반면) 같은 관점을 가진 사람들도 해석이나 이해의 작은 차이로 인해 다른 결론에 도달할 수도 있다.

스리랑카에서 미소프로스톨을 등록할 때, 대부분 공리주의자와 자유주의자는 등록을 지지할 것이다. 이 사례는 너무 명백해서 객관적 공리주의자, 주관적 공리주의자는 논의를 많이 할 필요가 없다. 미소프로스톨 등록은 주관적인 공리주의자들을 기쁘게 하는 방식으로 만족도를 높일 것이다. 이 약의 광범위한 불법 사용이 이를 보여준다. 또한 객관적인 공리주의자들에 의해 평가된 바와 같이, 부정적인 결과를 줄이는 데 도움을 줌으로써 건강 수준을 개선할 수 있다.

권리에 기반을 둔 견해도 미소프로스톨 등록을 선호할 것이다. 부정적인 권리에 초점을 맞춘 자유주의자들과 부정과 긍정의 권리를 모두 찬성하는 평등주의적 자유주의자들 모두 미소프로스톨 등록을 지지할 것이다. 개인이 의약품에 접근을 못 하게 하는 것은 여성이 자신의 신체를 통제할 수 있는 권리를 침해하는 것이며, 이것은 두 종류의 자유주의자 모두에게 가치가 있다. 게다가, 평등주의적인 자유주의자들은 낙태 서비스에 대한 접근이 시골 지역의 가난한 여성들에게 특히 어렵다는 점에 주목한다. 이들은 밀수된 미소프로스톨에 대한 접근이 어려운데, (반면 경제적으로 여유가 있는 사람들은) 불법으로 공급되는 약을 일반적으로 개인 병원의 의사나 의사가 작성한 처방전이 있는 약국에서 직접 구할 수 있기 때문이다. 따라서 평등주의적 자유주의자들은 미소프로스톨 등록을 지지하는데, 이는 평등주의적 자유주의자들의 주된 관심사인 사회경제적으로 하위 계층에 있는 사람들의 복지를 향상하기 때문이다.

낙태를 도덕적 잘못으로 보는 다양한 공동체주의자들은 미소프로스톨 등록의 주요 반대자이다. 그들의 일부는 인간이 살아가는 데 (신성한) 하나의 올바른 방법이 있으며 그것이 무엇인지 알고 있다고 믿는 보편적 공동체주의자들이다. 또 다른 일부는 스리랑카가 고유한 역사와 문화에 기초한 도덕적 비전을 지키고 옹호해야 한다고 믿는 상대적 공동체주의자들이다. 그 비전이 보편적이지는 않지만, 그 나라의 독특한 사회의 모든 구성원에게 적용된다는 것이다. 현 정부는 싱할라-불교 민족주의와 관련되어 미소프로스톨 등록의 반대 입장에 있다.

그러나 이들 집단 내에서도 불일치는 존재할 수 있다. 의료계 일각에서는 객관적인 공리주의의 건강 극대화 관점을 수용하는 분위기다. 그러나 그들은 특정한 스리랑카의 상황에서 미소프로스톨을 등록하는 것은 불필요하며, 득보다 실이 많을 것이라고 주장하는 것 같다. 이는 동일한 결과 지표를 수용하는 결과주의자들(공리주의자들) 사이에서도 대안 조치의 가능한 결과에 대한 다양한 예측과 그에 따른 의견 불일치가 여전히 발생할 수 있다는 점을 보여준다.

마찬가지로, 모든 공동체주의자도 등록 반대 입장을 받아들이지는 않을 것이다. 페미니즘의 여러 학파는 보편적 공동체주의 형태이다(모든 보편적 공동체주의자들이 미덕을 구성하는 것에 동의하는 것은 아니다). 그리고 페미니스트 신념의 지지자들은 분명히 미소프로스톨 등록을 선호할 것이다.

마지막으로, 어떻게 미스프로스톨 등록의 옹호자들이 스리랑카의 상황에서 설득력 있는 주장을 할 수 있을까? 의회에서 가장 큰 목소리를 내는 보편적 공동체주의 반대자들(1995년 낙태법 개혁에 반대했던 기독교와 무슬림 의원들을 포함)을 설득하려는 시도는 성공하지 못할 것 같다. 신이 당신에게 올바른 삶의 방법을 알려줬다면, 당신은 가족계획협회(Planned Parenthood)의 공식 발표를 듣고 마음을 바꿀 것 같지 않다. 다른 윤리적 견해를 가진 사람들의 행동을 통제하려고 해서는 안 된다고 제안하는 것은 엄격한 종교 신자들에게는 통하지 않고 상대적으로 온건하고 관대한 신자들에게만 호소력을 가질 것이다.

이상의 고찰은 스리랑카의 상황에서 미소프로스톨에 대한 정책 변화를 가져오는 방법에 대한 몇 가지 아이디어로 마무리 하고자 한다. 우리는 이 아이디어가 스리랑카의 환경에서 의미가 있을지 알 수 없다. 하지만 (제11장의 설득부분에서 논의한 바와 같이) 우리는 논쟁에 대한 보다 일반적인 요점을 설명하기 위해서 이 아이디어를 제안한다. 사람들에게 '당신이 틀렸다'라고 단지 말하는 것만으로 그들의 생각을 바꾸는 것은 매우 어렵다. 더욱 생산적인 접근방식은 자신이 옹호하는 견해 또는 행동이 실제로는 자신의 상황과 요구와 일치한다는 것을 이해하도록 하는 것이다.

예를 들어, 스리랑카에서 한 가지 접근방식은 스리랑카답지 않은 낙태권리가 아니라 오히려 서구(영국)의 법에 뿌리를 둔 낙태의 금지를 주장하는 것이다. 보완적인 주장은 서구사상이 국가 문화와 맞게 선택적으로 채택될 필요가 있다는 제안이다. 스리랑카의 높은 여성 문맹률, 우수한 모성 건강 지표, 세계 최초의 여성 총리가 있다는 사실을 고려하면, 미소프로스톨 등록 옹호자들은 스리랑카가 다른 곳보다 여성의 권리가 더 발달했다고 주장할 수 있다. 따라서 미소프로스톨 등록은 지역 전통을 존중하고 여성의 사회적 지위를 증진하기 위한 국가의 오랜 노력을 지속하는 하나의 방식으로 여겨질 수 있다.

사례 연구 C.

대한민국의 의약 분업

이 사례에서 고려해야 할 질문

이 사례는 제6장에서 개혁의 정치적 관리에 관해 논의한 문제들과 관련이 있다.

- 사례의 마지막에 나오는 문제에 대해 먼저 이해관계자 분석을 해보자. 핵심 집단은 누구인가? 각각의 권한, 입장, 그리고 책임을 구분해 보자.
- 다음으로 이길 가능성이 있는 연합에 대해 생각해 보자. 어느 반대집단의 입장을 바꾸거나 반대를 줄일 수 있을까? 어떻게 지지자들의 힘과 영향력, 또는 책임감을 높일 수 있을까?
- 마지막으로 대통령과 그의 보좌관들은 연합을 구성하기 위해 어떤 정치적 전략을 쓸 수 있는가? 다른 정책 분야에 개혁안이나 트레이드오프를 제시할 수 있는가? 입장을 바꾸도록 설득할 만한 단체가 있는가? 어떻게 국민에게 호소해야 개혁에 대한 지지를 높일 수 있을까?

1960년대부터 대한민국의 보건 정책입안자들은 의약품의 처방과 조제를 분리하자는 의견에 대해 논의해 왔다. 그러나 의약품 판매 수익에 따라 수입이 달라지는 약사와 의사 모두가 반대했고 타성에 젖어 수십 년 동안 이 의견은 거의 설득력을 얻지 못했다. 그러나 1980년대 후반 이 문제는 점점 많은 정책적 관심을 받기 시작했다. 1993년 한약과 관련된 격렬한 정치적 논란이 발생하였고 그

아냐 레비 귀어(Anya Levy Guyer)와 마크 로버츠(Marc J. Roberts)가 이 사례를 만들었다. 이는 행정 상황이 효과적인가 아닌가에 대한 예시라기보다는 수업 토론의 기초로 사용하기 위해 만들었다.

로 인해 이 문제는 정책 의제로 주목받게 되었다(Kim and Ruger 2008).

1993년의 논란은 한국의 전통적인 한방의료 행위(2000년 전 중국에서 유래)와 관련되어 있다. 특히 한방 교육을 받지 않은 약사들이 한방 제품을 처방하고 조제할 수 있는가? 수년간의 격렬한 법률적, 입법적, 정치적 갈등 끝에 시민사회단체인 경제정의실천시민연합은 한의사들과 약사들 간의 타협을 도왔다. 1993년 12월에 입법된 최종 협정에서 면허가 있는 한의사들만이 한약재를 처방할 수 있는 새로운 제도를 5년 안에 시행할 것을 명시했다. 그리고 새로운 면허 종류로 면허를 받은 한약사만이 한약을 조제할 수 있게 되었다.

이 협정은 또한 정부가 1999년 7월까지 한국 보건의료체계에서 모든 의약품의 처방과 조제를 분리하는 표준 구조를 제정하는 법안을 통과시키겠다는 약속을 포함했다. 처방은 의사만 할 수 있고 조제는 약사만 할 수 있게 되었다. 이 결정은 급격한 정치적 격변과 전환의 시기에 놓인 한국에서 약의 처방과 조제에 관한 갈등이 지속되는 발판을 마련했다.

배경

1953년 한국 전쟁의 휴전 이후, 대한민국 정부는 전쟁으로 인해 황폐해진 나라를 회복시키기 위해 사회기반시설을 재건하고 경제 성장을 촉진하는 데 많은 투자를 했다. 비생산적으로 보였던 보건의료는 주로 민간 부문에 맡겼다. 나라가 발전함에 따라 보건 분야는 의사들의 병원, 약사들의 지역 약국, 한의사들이 지배하게 되었다. 한국 의사들은 국민을 치료해서 존경을 받았고 보통 환자의 건강을 책임지는 사람으로 생각되었다. 동시에 보건의료는 대부분 영리사업이었다.

1977년 정부는 정부 및 산업 종사자들을 위한 국민의료보험제도를 수립했고 1989년에는 지역 및 고용주 기반의 보험 사회 네트워크를 통해 모든 국민에게 보험 혜택을 확대했다. 의사들에게는 정부가 행위별 수가를 지불했다. 처음부터 많은 의사는 치료비가 부족하다고 생각했다. 대한의사협회의 지도부는 이 수수료가 '서비스 비용의 80% 미만'이라고 말했다(Lee 2004). 한편 한국은 상대적으로 의사가 부족했기 때문에, 약사(특히, 농촌 지역)는 흔히 약을 조제하고 판매함으로써 일차의료 공백을 메웠다. 약사는 간단한 상담을 해주고 특정 제품(개인 경험, 입소문 추천, 제조사 광고에 근거)을 사려고 온 고객에게 제품을 판매했다.

보험제도는 또한 의사(그리고 약사)가 조제 하는 의약품에 대해 의사가 지불한 가격보다 더 높은 비율로 지불 보상을 했다. '의약품 이윤(drug margin)'으로 알려진 이 가격 차이는 개인 병원을 운영하는 의사들의 수입 중 거의 절반에 해당했다.

국내 의약품업계는 이 모델을 적극적으로 지원했다. 주로 소규모 회사들로 구성된 국내 산업은 특허가 없는 의약품의 복제품을 전문적으로 생산했다(한국은 1986년까지 물질특허를 보호하는 법이 없었기 때문이다). 이들 기업은 시장 확대 및 유지를 위해 의사와 약사에 대한 대폭적인 할인 및 수수료에 의존했다(Cho 2001).

1999년의 상황

처방과 조제를 분리하는 시작 시기인 1999년을 2년 앞두고 중대한 정치적 전환이 일어났다. 1997년 12월 아시아 경제 위기 속에서 한국은 대통령 선거를 치렀다. 두 명의 후보가 보수당의 표를 나누면서 오랜 야당 정치인인 김대중이 당선되었다. 1998년 2월 그의 취임은 전후 한국에서 여당에서 야당으로의 첫 평화적 정권교체였다(Frängsmyr 2001).

그 선거는 한국의 시민 문화를 변화시켰다. 오랫동안 민주주의를 위해 일해 왔던 시민단체들은 김대중(DJ)과 그의 당을 강하게 지지하였다(당시 당명은 새정치국민회의였으나 나중에 민주당으로 개명하였다). 이런 단체들은 김대중 대통령이 강조하는 시민사회가 정책과 정치에 참여할 수 있는 공간을 만드는 것을 지지한 학계 및 사회진보주의자들에 의해 주도되었다(Kwon and Reich 2005). 대한의사협회와 대한약사회를 포함한 다른 협회들은 그 단체들의 지도자들이 정당 정치에 관여하면서 정당들과 연결되었다.

김 대통령은 1993년 법에서 요구한 의약 분업을 포함한 '100가지 개혁 정책'을 내걸고 선거운동을 벌였다. 1999년 중반까지 완료하라는 법적 명령과는 별개로 이 정책은 대통령 선거에서 DJ를 지지했던 시민사회 단체의 지도자들 사이에서 인기를 끌었고 그들은 DJ가 약속한 개혁 정책을 홍보하기 시작했다.

김 대통령은 취임 직후 지지자들에게 그가 제안한 보건의료 개혁을 발전시키도록 도와달라고 요청했다. 그는 보건부 차관을 위원장으로 하는 처방과 조제의 분리를 위한 계획을 수립하기 위해 보건의료 정책 전문가들로 구성된 운영 위원회를 소집하였다. 위원회는 학계, 부처 관료와 시민사회 대표 2명(경제정의실천시민연합과 한국소비자연맹 소속) 등 20명의 위원으로 구성되었다. 1998년 5월 말에 작업을 시작했으며 1998년 8월 24일 네 번째 회의에서 제안된 정책이 합의되었다(기본 원칙과 분업의 범위를 포함한다). 시행일은 1년 후인 1999년 7월 1일로 예정되었다.

개혁 지지자들은 당시[1]의 현 제도가 여러 문제를 안고 있다고 주장했다. 첫째, 의약품의 오남용(과도한 지출과 항생제 내성 증가에 기여)을 촉진했다. 의사와 약사의 의약품 수익과 직접 판매는 양측 모두가 많은 약을 환자에게 공급하도록 경제적 인센티브를 부여했다. 둘째, 처방과 조제가 혼합된 미분업 체계에서는 환자가 받는 의약품이 적절한가에 대해 서로 다른 전문가의 교차 확인이 이루어지지 않았다. 셋째, 미분업 체계는 제약기업 간 치열한 경쟁을 부추겼고, 기업은 제품 판촉을 위해 의사와 약사에게 많은 할인을 해주고 리베이트를 통해 이익을 제공하였다. 그 결과, 신제품의 연구개발에 투자를 소홀히 하고 홍보에만 과도한 지출을 하게 되었다. 마지막으로 미분업 체계에서 소비자들은 의약품에 대한 적절한 정보를 받지 못했다. 의사들은 일반적으로 환자에게 약이 어떤 약인지 또는 어떤 부작용이 발생할 수 있는지를 알려주지 않고 여러 제품을 조제했다. 이 '다제약물복용'[2]은 의사로부터 여러 약을 받기를 기대하는 환자들의 믿음을 충족시

1) 의약 분업 전에는 병원과 약국에서 처방과 조제가 분리되지 않고 의약품이 환자에게 제공되는 구조였다. [옮긴이]

2) 다제약물복용(Polypharmacy)이라는 용어의 사전적 의미는 첫째, 다중약물요법 또는 다제투여로 번

켰고 개업의들의 수입을 증가시켰다. 또한 이런 정보의 부족으로 약사와 의사가 의학 지식을 독점하고 그들의 지위를 보호할 수 있었다.

개혁가들은 새로운 정책이 다음과 같은 긍정적인 효과가 있을 것이라고 주장했다.

- 의약품 거래를 투명하게 한다.
- 경제적 인센티브로 인해 발생하는 이해 상충을 제거한다.
- 약사가 의사의 처방을 검토할 수 있는 의약품 처방 감사를 도입한다.
- 소비자에게 제공되는 정보의 질을 향상시킨다.
- 잘못된 인센티브를 제거하여 의약품의 오남용을 줄인다.
- 더 나은 질의 의료서비스에 기여한다.
- 환자의 만족도를 높인다.

반면 의사들은 특히 보험제도가 그들의 서비스에 비해 낮은 수준으로 보상해 주기 때문에 수입이 현저히 줄어들 것을 우려하여 개혁에 반대했다. 많은 의사는 환자들이 약국에 가서 바로 약을 살 수 없다면 자신들이 더 많은 환자를 진료하게 될 것이라고 믿었다. 그러나 그만큼 약품 판매 수익의 손실을 보상할 수 있을지 의심했다. 따라서 그들은 개정으로 진료에 대한 지불보상수가를 많이 받기를 원했다.

그러나 대한의사협회는 국민이 의사의 수입(감소)에 크게 신경 쓰지 않는다는 것을 인지했다. 그래서 공개적으로는 환자의 안전과 편의라는 다른 이유로 개혁을 반대했다. 대한의사협회는 이제 환자들은 약을 구하기 위해 병원과 약국을 방문해야 하며 가장 믿을 만한 가정의에게서 더는 약을 구할 수 없다고 말했다. 그러나 대한의사협회의 입장은 모든 회원이 개원의가 아니었기 때문에 다소 복잡

역되는 것으로 동시에 여러 가지 약물을 투여하는 것, 둘째, 과잉 투약으로 번역되는 것으로 과다한 양의 약물을 투여하는 것을 말한다. [옮긴이]

했다. 또한 의료 전문 분야(소아내과, 내과, 정신과 등)와 기관 환경(병원 등)에 기반을 둔 하위 집단이 포함되어 있었다. 그들 모두가 개원의와 같은 경제적 이해관계를 가지고 있었던 것은 아니다.

약사들도 마찬가지로 자신들의 판단에 따라 처방약을 제공하는 것이 이제는 허용되지 않을 것이라는 사실에 분노했다. 개혁이 이루어지면 일차의료 제공자로서 역할을 할 수 없어서 자율성과 전문적인 지위, 수입을 위협한다고 여겼다. 어떤 이들은 만약 약사들이 환자와 건강 돌봄의 관계를 맺지 않는다면 대기업 집단에 유리하게 되어 개인 약사가 운영하는 소규모 약국의 기반이 약화하는 것을 우려했다(Kwon 2003). 대한약사회는 또한 의료기관을 약국에서 완전히 분리하여 의사들이 자신의 가족 소유의 약국으로 환자를 보낼 수 없도록 해야 한다고 주장했다. 많은 약사는 의사들이 더는 약을 팔 수 없게 되는 새로운 계획에 따른 이점도 있다고 보았다. 그러나 많은 약사에게 그것은 새로운 제도가 만든 역할의 변화를 보상하기에 충분하지 않았다.

도전 과제

개혁안이 공개적으로 발표되었을 때 많은 의사와 일부 약사는 국회의원들에게 강하게 반대 의사를 전했다. 처음에는 강한 반대에 부딪혀 전문가 위원회의 안이 국회에서 부결됐다. 그러나 1999년 7월까지 처방과 조제의 분리를 시행하라는 1993년의 법적 명령은 여전히 유효했고 시일이 촉박했다.

김대중 대통령은 다음에 무엇을 할지 결정할 때, 제안된 개혁이 자신과 그의 당이 이루고자 하는 진보적이고 민주적인 정책의 좋은 본보기가 될 수 있다는 것을 알았다. 오랜 세월의 반대 끝에 그리고 5년밖에 되지 않는 임기 안에 김 대통령은 포괄적 개혁을 할 준비가 되어 있었다. 그는 특히 정부가 건강관리에 대해 (시장 중심보다는) 규제적 접근을 해야 할 때라고 느꼈다. 그러나 더 긴 정치적 미래를 두고 있는 당내 어떤 부류들은 다른 시각을 보이며 의료계의 반감을 샀다.

여러 방안을 검토하던 중에 김대중 대통령과 그의 팀은 의사와 약사의 문제뿐만 아니라 여러 중요한 사람들과 관련된 복잡한 정치 상황에 직면하게 되었다.

- 보건복지부. 김 대통령의 전임자 중 아무도 보건의료 정책에 많은 관심을 두지 않았기 때문에 부처 관료들은 오랫동안 하향식 정책 과정을 고수해 왔다. 개혁위원회를 이끄는 차관의 역할에도 불구하고 보건복지부 대부분 사람은 이 같은 급진적 변화의 실현 가능성에 대해 회의적인 시각을 가지고 있었다. 보건복지부 관료들은 또한 수년간 의료제공자, 의약품 제조업체, 유통업체와 긴밀한 관계를 발전시켜 왔다. 그들은 그 관계를 계속 유지하고 싶어 했다. 이런 태도를 보면 왜 그들이 의사들의 의약품 판매에서 최대 허용 이윤을 24%로 정한 기존 법을 시행하지 않았는지 알 수 있다(Kwon 2003).
- 시민 단체. 당시 설립된 비정부단체는 주로 진보적인 학자들에 의해 주도되었으며, 이들의 전문성은 그 단체에 상당한 정당성을 부여했다. 그들은 기존 체계의 왜곡된 인센티브에 대한 분석을 기반으로 일반적으로 개혁에 강력하게 찬성했다. 시민단체는 민주주의를 옹호한 경험이 있고 언론과의 협력에 정통했다. 그러나 그들은 일반 대중의 기반은 충분하지 않았다.
- 의약품 산업. 기존의 의료인이 처방하고 조제하는 제도는 국내 의약품회사와 잘 맞았다. 의약품회사들은 의약품의 질 관리를 잘하지 못했고 비용효율적인 면에서도 성과를 내지 못했지만, 의사와 약사에게서 이익을 많이 얻었다. 의약품회사들은 연구개발을 거의 하지 않았기 때문에 주로 다국적 기업들로부터 신규 브랜드 상품(의약품)들을 수입했다. 그러나 국내 기업들이 의사들과 약사들에게 더 큰 약 이윤을 제공했기 때문에 그 시장은 제한적이었다. 그러므로 다국적 기업들은 의사들이 더는 그런 인센티브를 받지 못할 것이기 때문에 개혁으로부터 이익을 얻을 가능성이 있었다. 하지만 그들은 소비의 변화 가능성에 대한 대중의 관심을 끌면서 반대를 불러일으키고 싶지 않았다.
- 일반 대중. 많은 한국인은 약값이 비싸고 의사가 처방을 많이 해서 불만이 많았다. 그리고 의사들은 수입이 많고 국민건강을 보호하는 정책에 반대하기

때문에 그들을 비난했다. 그러나 국민들은 어느 병원이나 약국에서든 약을 살 수 있는 편리성을 선호하고 있었다.

당신이 대통령과의 고위급 참모 회의에 참석하여 다양한 집단의 입장을 검토한다고 생각해 보라. 김 대통령 비서관은 북한과 안보 문제를 논의하기 위해 긴급회의가 소집되었다고 토론을 중단시켰다. 그러나 대통령은 회의장을 나서면서 당신과 다른 사람들에게 개혁 정책을 진전시킬 수 있는 전략을 설계해 달라고 요청했다.

참고문헌

Cho, B.-H. 2001. "Doctors on Strike: Conflict of Interests in Medical Policy Reform." *Korea Journal* 41 (2): 224-43. http://www.ekoreajournal.net/upload/html_20030820.org/HTML4128. Accessed September 1, 2009.

Frängsmyr, T., ed. 2001. "Kim Dae-jung: The Nobel Peace Prize 2000." Les Prix Nobel. The Nobel Prizes 2000. Stockholm: Nobel Foundation, 2001. http://nobelprize.org/nobel_prizes/peace/laureates/2000/dae-jung-bio.html.Accessed September 25, 2009.

Kim, H.-J., and J. P. Ruger. 2008. "Pharmaceutical Reform in South Korea and the Lessons It Provides." *Health Affairs* 27 (4): w260-w269.

Kwon, S. 2003. "Pharmaceutical Reform and Physician Strikes in Korea: Separation of Drug Prescribing and Dispensing." *Social Science and Medicine* 57 (3): 529-38.

Kwon, S., and M. R. Reich. 2005. "The Changing Process and Politics of Health Policy in Korea." *Journal of Health Politics, Policy and Law* 30 (6): 1003-25.

Lee, W.-J. 2004. "What Drove Korean Doctors into the Streets?" *Virtual Mentor* 6 (January). http://virtualmentor.ama-assn.org/2004/01/msoc1-0401.html. Accessed September 2, 2009.

한국 사례에 대한 고찰

이번 사례는 정책개혁의 정치학을 분석하는 기회를 제공한다. 한국에서 의약 분업을 어떻게 추진할지 고민하는 첫걸음은 반대파와 지지자에 대한 이해관계자 분석(stakeholder analysis)[3]을 하는 것이다.

의약 분업의 가장 큰 반대 집단은 대한의사협회였는데 주요 관심사는 회원들이 의약품 조제로 이익을 얻을 수 없게 됨으로써 수입이 줄어드는 것을 걱정하는 것이었다. 대한의사협회는 상당한 조직적 자원(돈과 국민)과 대중과의 신뢰도, 국회의원에 대한 용이한 접근성에 힘입어 주요 정치세력이 되었다. 결국 그들은 정책을 중단시키기 위해 그 자원들을 이용해서 공공 파업을 진행했다.

대통령과 그의 조언자들은 정책에 관한 대한의사협회의 반대에 어떻게 대처했을까? 한 가지 방법은 의사들이 약을 조제하지 못하게 되어 잃은 수입을 보상하기 위해 보험제도 안에서 의료서비스에 대한 지불보상을 늘리는 것이었다.

또 다른 잠재적 반대파는 국내 의약품 산업이었다. 경쟁이 치열한 소규모 기업들로 이루어진 이 큰 집단은 개혁 과정에 영향을 미치기 위해 스스로 조직하고 활동하는 것이 어려웠다. 다국적 의약품사들과의 이해관계가 달라서 국내 제조사들의 영향력이 크지는 않았다.

약사들은(의사들이 더는 약을 조제할 수 없게 되었을 때) 조금이나마 경제적으로 이득을 얻기 희망했지만, 지위와 영향력을 잃을 것을 걱정하고 경쟁적인 혼란의 가능성을 우려했다. 약사회는 의견이 분분해서 어느 쪽에도 강하게 입장을 제시하지 않았다.

대통령의 당과 당이 내세우는 개혁운동에 연계된 시민사회단체가 이 정책의 가장 강력한 지지층이었다. 그들은 군사 정부에 저항하고 민주화를 위해 싸웠던 한국의 젊은 세대였다. 그들은 한국의 새로운 민주주의가 공공 정책 영역에 시민사회가 참여하도록 한 것을 환영했다. 이들은 전문기술을 이용했고 대중 기반이 많지 않았음에도 정책 입안 과정에 바로 접근할 수 있었다. 이들 시민단체의 주된 정책은 의사와 약사 모두가 맞닥뜨린 관심사를 제거하는 것이었다. 그들은 제공자들이 누릴 수 있는 수익이나 리베이트와 상관없이 처방과 조제를 결합한 체계를 종료해서 환자들이 적절한 약을 받을 수 있게 되기를 원했다.

---

3) 정책 입안자가 직면한 정치적 상황을 분석하는 접근방식으로 주요 개인 및 조직 행위자, 그들의 정치적 자원, 입장, 특정 이슈에 대한 그들의 헌신 정도를 파악하는 데 기반한다. [옮긴이]

다국적 제약사들은 개혁안이 채택되는 동안 의사들의 반감을 사지 않도록 정책 논의에서 낮은 자세를 유지했다.

이후 한국에서 일어난 일

한국 의회는 2000년 초, 그해 7월에 시행할 예정이었던 개혁법을 통과시켰다. 정부는 의사협회와 22%의 의료비 인상을 포함한 협상이 성공했다고 생각했다. 그러나 의사들은 협상에 따르지 않고 4월, 6월, 8월, 10월에 일련의 파업을 했다. 파업은 의료체계의 70%에서 90%를 중단시켰고 정부는 두 번째 파업 이후 6월에 대한의사협회 지도자들을 공정거래 및 독점금지법 위반 혐의로 체포했다. 그래서 대중들이 파업으로 인한 혼란에 점점 더 불만이 커지고 있음에도 불구하고 의사들은 더욱 급진적으로 바뀌었다. 그러나 많은 시민은 합리적인 수입을 원하는 의사들의 열망에 공감하게 되었다.

2000년 10월에 44%의 의사 진료비 인상을 포함한 타협을 하였고 약사는 브랜드 의약품을 제네릭 의약품으로 대체할 수 없게 되었다. (한국 의료행위에서 큰 역할을 했던) 주사제도 새로운 제도에서 면제되어 의사가 주사를 계속 처방하고 조제할 수 있게 되었다. 이런 개혁에 대한 혼란은 정치적 지형과 다른 보건의료개혁의 실현 가능성을 크게 변화시켰다. 그 결과, 행정부는 행위별 수가 제도를 사례기반 또는 입원기반 체계로 바꾸려는 계획을 추진할 수 없었다.

한국에서 의약 분업 정책이 시행된 후 의사들은 브랜드 의약품의 처방을 늘렸다. 이로 인해 의약품비 지출이 상당히 증가했고 한국 시장에서 다국적 기업의 역할이 크게 증가했다. 개혁은 의사들에게 보상해 주기 위해 수수료를 인상하였고 이로 인해 국가 의료보험제도에 상당한 재정적 부담을 가져왔다.

사례 연구 D.

필수의약품의 라스트 마일 실행계획: 잠비아 사례

이 사례에서 고려해야 할 질문

이 사례는 제9장에서 제시된 조직 변화의 문제와 관련 있다.

- 잠비아는 왜 보건소가 아닌 지역 단위에서 의약품 재고를 유지할 수 있었을까?
- 보건소에서 의약품 재고의 보고와 주문을 할 수 없는 이유는 무엇이었나?
- 문제를 해결하기 위해 고려되고 있는 세 가지 선택의 장단점은 무엇인가?
- 모든 선택에서 공통으로 나타나는 조직 변화의 어려움은 무엇이며, 이를 어떻게 극복할 수 있었는가?

2007년 초기에 잠비아의 수도인 루사카에서 컨설턴트 프라샨트 야다브(Prashant Yadav)는 약국회사(Medical Stores Limited, MSL)[1]의 물류 이사인 톰 브라운(Tom Brown)과 함께 MSL에서 운영하는 국가 물류창고에 앉아 잠비아의 보건의료서비스 공급을 제한하고 있는 공급망 체계에 대해 생각했다.[2] 잠비아의 건

이 사례는 로라 록 코프작(Laura Rock Kopczak), 프라산트 야다브(Prashant Yadav), 마크 로버츠(Marc Roberts)가 준비했다. 행정 상황의 효과적/비과적 대응을 설명하기보다는 토론의 기초로 사용하고자 만들어졌다. 제시된 사실과 수치는 사실과 다를 수 있다.

1) 잠비아 루사카의 약국회사 [옮긴이]

2) 준정부 기관 대행사지만, MSL은 영국에 본사를 둔 크라운 에이전트(Crown Agents)에서 운영하였다. [옮긴이]

그림 D1 현행 공중보건 부문 유통체계

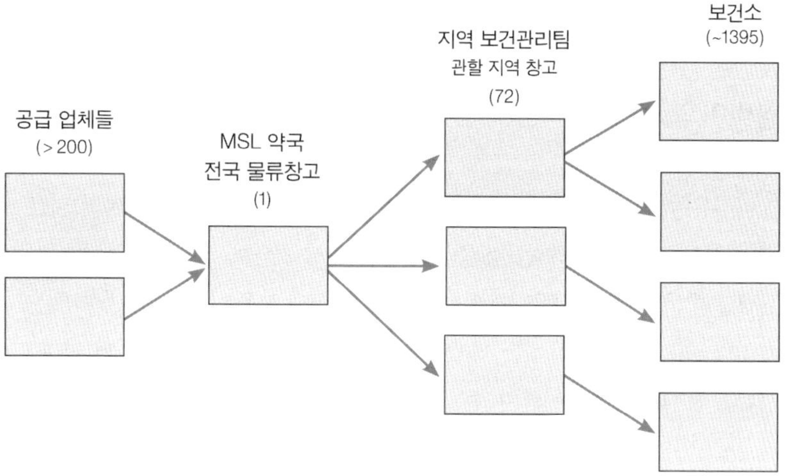

자료: 프라샨트 야다브(Prashant Yadav)
기록: =지역 보건관리팀(District Health Management Team, DHMT); MSL=Medical Stores Limited

강 문제에 대처하기 위해서는 넓고 주로 시골 지역에 흩어져 있는 1500개 이상의 보건소에 다양한 제품을 제공해야 했다. 일부 제품은 안정적으로 공급되고 있었지만, 보건소 재고 감소 현황에 대한 수치는 참담했다. 특히, 보건소에 말라리아 치료제가 부족해 환자들은 건강이 나빠지고 민간 부문에서 수준 이하의 치료를 받아야 했다. 스페인 사라고사 전문대학(MIT-Zaragoza) 국제 물류 실행계획 프로그램의 공급망 관리 담당 교수인 프라샨트 야다브는 이런 문제를 해결하기 위해 잠비아 정부와 긴밀히 협력하고 있는 팀의 일원이었다. 이 팀에는 MSL의 톰 브라운(Tom Brown), 국제 은행을 운영하는 모니크 블레더(Monique Vledder), 영국 국제개발부의 마이클 보로위츠(Michael Borowitz), 존스노사(John Snow Inc)의 동료들이 있었다.

3주 동안 재공급과 배송 과정을 계획한 후, 야다브는 '제품'이 지역 수준의 상점으로 흘러가고 있지만, '라스트마일(last mile)'3)이 보건소로 전달되지 못하고 있음을 관찰했다(**그림 D1** 참조). 팀은 그 문제를 어떻게 해결할지에 대해 많은 아이디어를 냈지만, 그들이 제안한 어떤 해결방안도 잠비아의 상황과 보건부의 제한된 예산 내에서 작동해야 한다는 것을 알고 있었다.

잠비아의 보건의료

잠비아는 72개의 구역으로 구성된 저소득국가이며, 육지로 둘러싸인 넓은 고원에 위치한다. 인구 1160만 명 중 38%만이 도시 지역에 살고 있으며 87.4%는 하루 2달러 미만으로 생활하고 있다. 출생 시, 남녀 모두의 평균 기대수명은 약 43세이다. 2004년 잠비아에는 350만 명의 말라리아 환자가 있었다. 약 110만 명의 사람들이 HIV/AIDS 질환자였으며, 그중 75,000명만이 항레트로바이러스 치료를 받고 있었다.

공공 부문은 가장 큰 보건의료서비스 제공자이며(전체 시설의 85%), 잠비아 교회 건강협회(Churches Health Association of Zambia, CHAZ)와 광산회사에서 운영하는 병원이 그 뒤를 잇는다(표 D1 참조). 원래 광산회사들은 직원들을 위해 병원 운영을 시작했지만, 지금은 준공공의 지위를 가지고 있으며, 많은 회사가 공공기관으로부터 의약품을 공급받고 있다. 그에 비해 영리 목적의 민간기관은 적다. 공공시설은 전국에 걸쳐 있다. 선교 시설은 시골 지역에 집중되어 있으며, 광산 병원은 코퍼벨트(Copperbelt) 지역에 있다. 국제 비정부기구는 콩고민주공화국, 앙골라와 국경을 맞대고 있는 일부 지역에서 보건시설을 운영하고 있다.

잠비아의 공공 부문은 관할 지역 센터에 있는 일반 지역병원과 종합 병원으로 구성되어 있다. 일반적으로 구마다 최소 20개 이상의 1차 보건소(health center)가 있지만, 그 수는 지역마다 다르다. 또한 일부 지역은 매우 제한된 범위의 서비스를 제공하는 소규모 보건진료소(health post)를 가지고 있다.

개인 진료소와 병원, 소매 약국은 수도인 루사카와 코퍼벨트 지역에 집중되어

3) 대부분 국가가 미터법을 사용하지만, '라스트마일(last mile)'이라는 용어는 공급망 관리에 사용되는 기술 용어이다. 구체적으로, 전체 물류 과정에서 제품을 소비자에게 전달하는 최종 단계를 의미한다. [옮긴이]

표 D1 보건의료시설

유형/수준	공공 부문	선교회	개인 진료소	합계
병원	53	27	17	97
보건소	1,052	61	97	1,210
보건진료소	19	0	1	20
합계	1,124	88	115	1,327
합계(%)	85	7	9	100

자료: 잠비아 공화국 2006.

있다. 또한 의약품은 약국과 루사카 주변의 시골과 판자촌 지역의 '칸템바(kantembas)'라고 하는 비공식 판매소에서 처방전 없이 판매된다.

MSL 약국은 공공 부문 의료 시설을 위한 보관 및 유통 서비스를 제공한다. 잠비아 교회 건강협회는 지역 주민들을 위해 의약품 조달, 저장, 유통을 제공한다. 추정치에 따르면, 잠비아 보건의료의 20~30%가 잠비아 교회 건강협회를 통해 제공되지만, 그 비율은 시골 지역에서 훨씬 더 높다.

공공 부문 조달

야다브는 지난 7년 동안 일어난 공급망 개선에 고무되었다. 잠비아는 많은 기부자로부터 의약품 구매를 위한 자금을 지원받아서 자금 조달과 조달 과정이 분절화되었다. 그 결과, 2002년에 조달기술 실무집단(Procurement Technical Working Group, PTWG)이 설립되었고, 보건부와 자금 제공자 간의 운영 협조가 크게 개선되었다. 또한 잠비아는 중앙집중식, 책임 있고 효율적인 자금 조달을 촉진하기 위해 2005년에 의약품공급예산 라인(Drug Supply Budget Line, DBL)을 만들었다.

보건부 내 의약품 부서는 다양한 수직적 질병 프로그램에 대해 국가 프로그램 관리자와 협의하여 수요 예측을 수행했다. 이런 예측은 MSL의 재고 수준 보고서와 보충 요청과 함께 조달 계획을 수립하는 데 사용되었다. 입찰은 잠비아 국가입찰위원회(Zambia National Tender Board, ZNTB)와 보건부에 의해 승인되었다.

일부 기부자들은 잠비아가 국제 조제협회(International Dispensary Association, IDA)나 유엔아동기금(United Nations Children's Fund)과 같은 국제 비영리 조달 기관(international nonprofit procurement agent)을 통해 구매하도록 요구했다.

야다브는 긴 조달 시간 리드타임(lead times)[4]과 연간 입찰의 이용으로 인해 잠비아가 실제 필요에 맞게 조달을 조정할 수 있는 능력이 제한된다고 주장했다. 그런데도 조달기술 실무집단과 의약품공급예산 라인의 계획은 제품 가용성을 크게 향상하였다.

공공 부문에서는 MSL 약국이 의약품 및 기타 공급품의 수령, 보관, 초기 유통을 관리했다. 정부 예산이 MSL 약국의 운영비를 지원했다. 자본 투자는 운영 수익에 대한 차입을 통해 조달되었으며, MSL 약국 이사회는 이를 주기적으로 평가하였다. 이런 투자로 인해 최근 MSL 약국에서 10톤 트럭 14대를 마련하여 물리적인 인프라를 개선하였다.

준정부 기관 대행사로서 MSL 약국은 일부 주요 영역에서 민간기업처럼 행동할 수 있다. MSL 약국은 직원들에게 성과급을 제공하고, 고용과 해고에 유연성을 가지며, 운반선의 글로벌 위치 추적 체계와 같은 기술에 상당한 투자를 할 수 있었다. 최근 1년 동안 20개 필수의약품의 가용성을 조사한 결과, 해당 기간에 2개의 의약품만 품절된 것으로 나타났다.

유통 과정

MSL 약국은 지역 매장과 병원에 대한 유통을 담당했다. 지역 매장에서 보건소로의 유통은 각 지역 보건관리팀(District Health Management Team, DHMT)의 책임이었다. 지역 보건관리팀은 다양한 공급 과정을 통해 보건소에 의약품을 공급했다:

4) 리드타임(lead times)은 상품의 주문일시와 인도일시 사이의 기간을 말한다. 생산 리드타임은 생산을 계획하여 공정에 착수하는 시점부터 제품이 완성되어 완제품 창고에 입고되는 시점까지 기간이다. [옮긴이]

- **키트 기반 밀기(push) 배송.**[5] 잠비아는 20개의 기초 의약품과 봉합제, 반창고, 경구수분보충염 등 52개 품목의 1차 보건의료 키트를 사용했다. 키트는 두 달 동안 일반적 진료의 필요를 충족시킬 수 있는 적절한 양을 제공한다. 키트는 1년에 두 번 공급업체로부터 받아 MSL 약국 창고에 보관되었다. 보건부는 진료소의 규모, 서비스 지역, 그리고 과거 사용실적에 따라 각 진료소에 특정한 개수의 키트를 할당했다. MSL은 각 지역 매장에 매달 배송했다. 지역에서는 매달 진료소에 차례로 배송이 이루어졌다. 소비실적 자료가 수집되지 않았기 때문에 키트가 실제 요구와 얼마나 일치하는지 아는 방법은 없었다.
- **끌기(Pull) 기반 공급.**[6] 항레트로바이러스제(ARVs)를 제외하고 키트가 아닌 제품의 경우, 지역은 MSL 약국에 매달 주문하고, 키트와 함께 월간 배송을 받았다. 지역에서 키트의 품목에 대한 미충족 수요가 있는 경우, 해당 품목을 '보충 의약품(supplemental drugs)'으로 주문했다. 지역들은 예정된 배송일자에 맞추기 위해 적시에 주문을 해야 했다. 전화나 팩스로 MSL 약국에 주문을 전달하거나, MSL 약국 배송 기사에게 요청서를 전달했다.

  보건소는 필요에 따라 해당 지역에 주문해야 했다. 배송 또는 픽업은 예정이 아닌 '필요에 따라' 이루어졌다. 끌기 기반 공급 체계 아래 제공되는 제품은 지역 단위에서는 안정적으로 재고가 있었지만, 보건소에서는 주문이 이루어지지 않아 품절인 경우가 많았다.
- **말라리아 밀기-끌기 체계.** 수직형 말라리아 프로그램은 아르테미시닌 기반 병용요법(ACT)인 새로운 권장 약물, 코아르템(Coartem)®을 배포하고 제품을 지역 단위로 배송하기 위해 밀기 체계를 사용하여 신속진단키트의 배포를 시

---

5) 밀기(push) 방식의 과정은 효율적으로 비용을 절감할 수 있는 장점이 있지만, 리드타임이 길고 재고가 누적되기 쉬우므로 관리가 필요하다. [옮긴이]

6) 끌기 방식의 과정은 소비자 수요에 의해 결정되는 주문 생산 방식을 의미하며 다양한 요구를 충족할 수 있으나 예상되는 수요를 파악하는 것이 중요하고 복잡성이 높은 만큼 리드타임 관리가 필요하다. [옮긴이]

작했다. 국립 말라리아 통제 프로그램은 매달 필요한 양을 추산하고 MSL 약국에 해당 양을 각 지역으로 배송하도록 하였다. 이어 지역 상점에서 보건소까지는 끌기 체계가 사용되었다. 그러나 많은 보건소에서 제품을 적시에 또는 적절한 수량으로 주문하지 않아 공급 부족 및 새로운 치료방법의 적용이 지연되었다.

- 인간면역결핍바이러스/항레트로바이러스제 직접 공급. MSL 약국은 잠비아의 200개의 항레트로바이러스 치료소에 직접 항레트로바이러스제와 다른 HIV/AIDS 의약품을 공급한다. 매달 항레트로바이러스 치료소는 정해진 날짜까지 MSL 약국에 주문하고, 이곳에서는 특별 물류 실행계획 관리부서가 각각을 검증하고 포장했다. 그 후에 의약품은 항레트로바이러스 치료소 또는 그 지역 상점으로 보내졌다. 이 과정은 잘 수행되었는데, 그 이유는 부분적으로 현장에 특별 기부 자금이 있고, 직원들과 장비들이 잘 갖춰져 있으며, 상대적으로 현장의 개수가 적었기 때문이다. USAID/DELIVER 프로젝트는 이 체계의 설계와 운영에 중요한 역할을 했다.
- 사전 배치(Prepositioning). 매년 홍수로 인해 특정 보건소에 연락이 닿지 않는 경우가 있었다. 이 센터들은 장마철이 시작되기 전에 의약품 재고량을 '사전 배치'해야 했다. 일반적으로 사전 배치될 수량은 정확한 재고 데이터 없이 지역 보건관리팀에 의해 임시로 결정되었다. 보건소의 제한된 저장 용량으로 인해 사전 배치가 제한되었다.

보건소 공급의 도전 과제

지역 상점에서 보건소로 장비를 가져오기는 쉽지 않았다. 짐이 적고, 목적지가 분산되어 있으며, 비도로용 차량을 이용하여 통과해야 하는 경우가 많았다. 지역 단위에서는 사용할 수 있는 차량이 충분하지 않았고, 열악한 도로와 부적절한 유지 관리로 인해 차량은 정기적으로 고장 났다. 지역에는 적절한 교통 예산이 없었기 때문에 일부 지역은 필요한 보급품을 배분하기 위해 군대나 비정부기구에

그림 D2 건강 부문의 채워지지 않은 관리직군

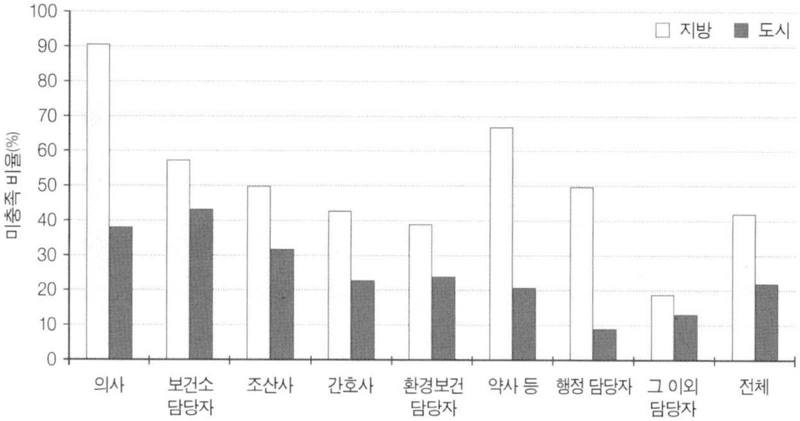

자료: 저자의 간행물

도움을 요청했다.

보건소 직원들은 매우 제한된 예산으로 보조 품목을 사기 위해 지역 상점을 방문했다. 설문에 응한 보건의료 시설의 약 25%가 부채가 있다고 보고했으며, 많은 부분이 운송과 연료비용과 관련 있었다. 일부 보건의료 시설은 지역 보건관리팀에서 차입할 수 있지만, 부채로 인해 운송 계약 능력이 제한된 곳은 재고 부족 문제가 더욱 악화되었다.

지역과 보건소 간 통신은 오래되고 제대로 작동하지 않는 무선 체계와 보건소 담당자의 개인 휴대전화(일부 보건소를 사용하는 경우 보조금 지원)에 의존하므로 어려웠다. 대부분 지역은 휴대전화 보급률이 높았지만, 여전히 일부 원격 의료센터는 네트워크에 연결되지 않았다.

특히 시골 지역 보건소는 인적 자원도 매우 부족했다. 의사 공석 90%, 약사 공석 65%를 포함하여 모든 직책의 절반 이상이 시골 지역에서는 채워지지 않는다(**그림 D2** 참조). 그 결과, 재고 추적, 재주문, 다른 중요하지 않은 활동이 흔히 무시되었다. 모든 지역과 보건소는 주문과 재고 관리에 대한 명확한 지침이 포함된 물류 실행계획 교육을 받았지만, 시골 지역 보건소는 이런 정책을 잘 준수하지

표 D2 공급망 개선 대안

해결방안 제시	장애 요인
MSL 약국 상점에서 진료소로 직접 배송	MSL 약국 소유 10t 트럭 14대는 시골길을 다닐 수 없다. 운송비용이 많이 증가할 것이다.
상업 물류 기업에 배송 위탁	"보험 문제가 발생한다. 화재가 발생하면 … 보험은 정부에서 가입해야 한다." "시골 지역까지 배송할 수 있는 타사 물류 회사가 없다. 기업들은 코퍼벨트와 리빙스톤[7] 지역에만 간다."
항레트로바이러스제 모델 복제	다른 진료소들은 항레트로바이러스제를 취급하는 200개의 진료소만큼 능력이 없다.
보건소 재고 수준 향상	보건소에는 공간이 부족하다. "나는 이미 각 침대 밑에 의약품을 놓았다."
관할 지역 담당자가 보건소를 직접 방문하여 재고 관리 및 필요한 것을 전달	담당자가 추가 작업을 수행하기 위해 추가 급여를 받거나 추가 권한을 행사할 수 있는가?

자료: 저자

못했고, 기록이 제대로 유지되지 않았다. 그 결과, 보건소에서 어떤 결정을 내리는지에 대한 정보가 거의 없었다.

개선을 위한 선택

연구팀은 수행할 수 있는 조치에 대해 보건의료체계의 다양한 사람들에게 의견을 요청했다(표 D2 참조). 연구팀은 많은 논의 후 세 가지 선택을 고려하였는데 모든 선택은 보건소의 재고 수준을 향상하기 위해 지역 보건관리팀 또는 MSL 약국의 역할을 강화하는 것을 포함했다.

- 선택지 1: 지역의 역량 강화. 첫 번째 선택은 지역의 정보 처리, 재고 관리, 배송 능력을 향상하는 것이다. 지역은 새로운 직원 직책인 '물품 기획자(commodity planner)'가 배정되고 배송용으로 지정된 추가 차량을 받는다. 보건소는 장비를 계속 구하면서 재고 수준과 사용량을 보고하고, 휴대전화기나 무

선 통신을 사용하여 15일 간격으로 물품 기획자에게 추가 주문을 한다. 물품 기획자는 지역의 재고 수준을 계획하고 MSL 약국에 장비를 주문한다. 장비는 지역 매장에서 보건소까지 지정된 차량을 이용하여 배송될 것이다.

이 선택지를 채택하면 72개 구역에 장비를 갖추는 데 많은 자원이 필요하다. 보건부는 새로운 직원을 고용하고, 훈련하고 약 150대의 차량을 조달해야 한다. 또 다른 어려움은 지역 물품 기획자를 위한 최상의 조직 상황과 보고 관계를 파악하는 것이다. 기획자는 지역 보건관리팀과 MSL 약국에 모두 잘 협력해야 하지만, 누구에게 보고해야 하는가?

MSL 약국의 일원이 되면 더 나은 조정, 감독이 이루어질 것이고 성과 인센티브를 제공할 수 있을 것이다. 그러나 지역 보건관리팀은 이것을 전력 손실로 볼 것이다. 지역 약사 역할도 불분명했다. 약사들이 지방 내의 지역 물품 기획자들을 감독할 책임이 있는가? 예를 들어, MSL 약국 직원은 공공부처의 차량을 운전할 수 없다.

- 선택지 2: 관할지역 교차 도킹(District Cross dock).[8] 두 번째 선택지는 현재 적용 중인 항레트로바이러스제 체계 버전으로, 관할지역은 '교차 도킹' 또는 환승 지점 역할을 할 것이다. 주문 수량에 대한 의사결정은 지역 단위에서 MSL 약국으로 이전된다. MSL 약국에서 관할지역 특정 보건소(또는 지역병원)로 미리 포장되어 할당된 재고를 전달한다. 이런 패키지는 (배송이) 보류되지 않고 즉시 전용 차량에 적재하여 예정된 진료소로 신속하게 배송된다. 선택지 1과 같이 각 구역은 재고를 수집하고 정보를 사용하여 MSL 약국에 전달하기 위해 물품 기획자를 배치한다. MSL 약국은 보건소 주문 수량을 파악하기 위해 추가 재고 조사 인력이 필요하다.

  지역 보건관리팀이 이와 관련된 심각한 손실에 대해서 어떻게 반응할지는 또

7) 코퍼벨트는 잠비아를 구성하는 10개 주 중 1개이며, 리빙스톤은 잠비아 남동부에 있는 도시로 남부주의 주도로 시골 지역이 아닌 곳으로 잠비아의 주와 도시의 예를 사용한다. [옮긴이]

8) 교차 도킹(District Cross dock)은 제조업체나 제조업체의 운송수단에서 고객이나 다른 운송 수단으로 직접 화물을 옮기는 물류 관행이다. 중간에 저장 공간이 거의 없거나, 전혀 없다. [옮긴이]

다른 주제이다. 전국 지역 매장에서 '주문품을 모아서 출하하는 오더피킹(order picking)[9]'이 어떻게 발생할지는 추가 과제로 놓여 있다. 현재 키트에 제공된 50개 품목을 개별적으로 조달하는 것은 부처의 조달 기능을 압도할 가능성이 있었다. 따라서 가장 효율적인 방안은 계속하여 MSL 약국이 키트를 조달한 후, 키트가 도착하였을 때 개봉하여 의약품을 재분배하는 것이다. 그러나 일부는, 상황에 대해 이해하지 못하는 워싱턴 또는 제네바 출신의 사람들이 정부가 키트를 구입하고 해체하는 '회계 유형'을 일종의 부정부패 관행으로 볼 것이라고 우려하였다.

- **선택지 3: '자동판매기(Vending Machine)' 모델.** 다른 두 가지 선택지와 마찬가지로 이 세 번째 선택지도 각 지역에 물품 기획자와 지정된 배송 차량 두 대를 준비해야 한다. 물품 기획자는 보건소의 재고 수준을 확인하기 위해 배송을 따라다닐 것이다. 배송 차량에 운반된 공급품에서 즉시 보충이 이루어진다. 물품 기획자는 지역에서 보유할 재고를 계획하고, 주문하고, 보건소 재고 데이터를 MSL 약국에 전송한다. 이 방안을 구현하기 위해서는 배송 차량이 전체 품목의 적절한 재고를 운반할 수 있을 만큼 충분히 있어야 하며, 계획 비용을 추가해야 한다. 또한 각 진료소에서 걸리는 시간도 증가하여 배송의 효율을 저하할 수 있다.

  일부 사람들은 정부의 모니터링과 평가 체계가 추적 약물의 작은 영역을 평가하는 것에 기반을 두고 있어서 물품 기획자가 다른 공급품들의 배송을 희생시키면서 이와 같은 품목을 많이 운반하는 것을 우려하였다. 많은 사람이 정기적으로 의약품의 수거와 구매, 사교 활동을 병행하면서 지역에 방문하는 것을 좋아했기 때문에 진료소 직원들은 반대할 수도 있다. 또한 '키트 손상' 문제도 발생할 것이다.

9) 오더피킹이란 고객의 주문에 응하여 주문품을 모르고 출하하는 것으로 다품종 소량의 경우 오더피킹은 창고 작업 중에서 매우 중요한 작업이다. [옮긴이]

결론

세 가지 선택지 중 어느 것이든 적절한 추가 자금, 개혁을 실현하기 위한 정치적 의지와 필요한 변화를 이행하기 위한 충분한 기술적, 조직적 역량이 필요하다. 다양한 저항의 원인도 다루어야 하는데, 특히 새로운 직원들이 기존의 관료적 구조와 어떻게 관련이 있을지에 대한 여러 방면의 우려가 있기 때문이다. 식당에서 프라샨트 야다브와 톰 브라운이 차를 마시면서 또 한 가지 우려한 사안은 실제로 일을 하는 최전선 직원 수준에서 조직이 어떻게 운영될 것인가이다. 특히 지역과 보건소 수준에서 개혁을 효과적으로 시행할 수 있는 능력과 동기가 존재했는가? 현행 제도에서 보건소가 낮은 질의 주문 업무를 하는 것은 몇 가지 해결되지 않은 구조적 문제가 있음을 시사한다. 야다브(Yadav)는 이 질문에 대한 답을 알지 못했고, 누구에게 물어봐야 할지도 확신할 수 없었다.

참고문헌

Republic of Zambia, Ministry of Health. 2006. *Health Sector Annual Review Report 2005*. Lusaka: Republic of Zambia.

잠비아 사례에 대한 고찰

이 사례를 읽으면 잠비아의 시골 지역에서 공중보건센터의 자원이 얼마나 부족한지 알 수 있다. 센터의 90%는 담당 의사가 부족하고, 전체 직책의 절반은 관리되지 않는다. 선교 의료 시설이 시골 의료 시설에서 큰 역할을 하는 것이 이상한가? 실제로, '밀기(push)' 키트 기반 체계에 크게 의존하는 기존의 약물 유통체계는 이와 같은 상황에 대한 대응으로 보인다. 그것은 기존의 약물 유통체계의 개입 없이 보건소에 기본적인 공급물품과 의약품을 전달하도록 고안되었다. 실제로 보건소에서 필요한 주문을 효과적으로 발주하지 못하여 추가 주문을 위한 '끌기(pull)' 체계와 말라리아에 대한 아르테미시닌 기반 병용요법을 공급하는 별도 체계가 모두 무너진 것으로 나타났다. 휴대전화의 보급률이 어느 정도 갖추어진 나라라면, 최근까지만 해도 문제였던 통신은 더는 문제가 되지 않을 수 있다.

야다브(Yadav)와 그의 팀에서 제시한 모든 아이디어는 지역 물품 기획자의 역할을 통해 지역 단위의 역량을 강화하는 것이다. 첫 번째 선택에서 물품 기획자는 15일마다 보건소에 연락하여 중앙 의료 공급에 대한 계획을 세우고 주문한다. 그런 다음 각 지역은 주문 물품을 포장하고 배송한다. 두 번째 선택에서 지역 물품 기획자가 정보를 수집하고 전송하지만, 모든 보건소 물품의 선별과 포장은 중앙에서 수행하며, 환적(transshipment)을 위해 미리 포장된 상태로 지역에 배송된다. 세 번째 선택은 실제로 물품 기획자가 보건소에 가서 직접 평가하고 보완할 수 있도록 하는 것이다.

주요 문제가 각 지역의 재고를 추적할 수 없는 것이라면, 세 번째 선택만이 문제에 실제로 대응할 수 있다. 앞의 두 가지 선택지에서 지역 물품 기획자는 여전히 휴대전화를 통해서 보건소 직원들이 재고 수준을 평가하고 보고하도록 노력한다. 그들이 기존 보고 체계에서 왜 지금보다 더 효과적으로 반응하는지는 분명하지 않다.

세 번째 선택을 구현하는 데 있어 어려움은 재정과 조직의 측면이다. 70여 개 관할지역으로 보건소 재보급을 위한 재고를 운반하려면 상당히 크고, 많은 차량이 대거 필요하며, 큰 비용이 소비되고 유지보수가 어려울 것이다. 한 지역에서 차량이 한 번에 며칠 또는 몇 주 동안 고장 나면 어떻게 되겠는가?

또한 이런 선택지 중 하나는 기존 조직 체계를 재조정하는 것이다. 새로운 물품 기획자는 갑자기 의약품 공급을 통제하는 권한을 갖게 되어 그 지역에서 가장 영향력 있는 사람이 될 것이다. 지역 보건관리팀, 특히 지역의 리더와 지역 약사가 이런 결정에 만족할까?

새로운 직책이 실제로 크라운 에이전트(Crown Agents)의 계약에 따라 운영하는 준공공 중앙약국체계(quasi-public central medical stores system)의 조직 구조 내에 있다면, (지역 리더와 약사들의) 분노 또는 완전한 협력 결여라는 위험에 직면할 것이다. 그리고 새로운 담당자가 팀에 보고하는 경우, 기술적으로 전문적이고 부패가 없는 계획을 이행할 수 있도록 보장하는 것은 무엇일까?

따라서 이 사례는, 조직 기능의 모든 문제와 마찬가지로, 기술 공급망 문제가 일선 노동자의 행동으로 귀결한다는 것을 분명하게 보여준다. 문제는 항상 모든 개혁이 조직성과의 여섯 가지 핵심 요소에 어떤 영향을 미칠 것인가 하는 것이다. 이 경우 특히, 관련이 있는 문제는 보건소 담당자들에게 주는 인센티브이며, 다른 한 편으로는 그들의 기술과 가치이다. 관련된 다양한 조직이 새로운 협정을 수용하기 위해서는 중요한 변경 관리 업무(change-management tasks)가 수행되어야 한다. 새로운 자재 취급 체계, 흐름도 및 새로운 재정렬 계획은 자체적으로 구현되지 않는다. 야다브가 식당에 앉아 있는 동안 인간의 차원에 대해 걱정한 것은 옳았다. 왜냐하면 그것은 그가 궁극적으로 많은 지역에서 시도하기로 한 자동판매기 모델의 효과를 쉽게 훼손할 수 있기 때문이다.

동아프리카니아의 의약품 조달

이 사례에서 고려해야 할 질문

이 사례는 8, 9, 10장에서 논의된 부패 문제와 조직 및 규제 문제를 다룬다.

- 왜 동아프리카니아 정부는 이 브로커와 거래하게 되었을까? 그리고 왜 정부의 여러 기관은 이 상황에 대처하기 위해 아무것도 하지 않으려 했는가?
- 부패 외에 어떤 요인들이 작용했는가?
- 만약 당신이 이 사건에 관여하게 된 국제 자문이라면, 무엇을 다르게 할 수 있었을까?
- 향후 동아프리카니아의 조달이 더 효과적으로 이루어지기 위해서는 무엇이 필요할까?

동아프리카니아는 가상의 국가로, 역사적으로 보건부의 한 부서에서 담당하던 의약품 공급에 어려움을 겪은 사례가 있는 저소득국가이다. 2004년, 마지막 입찰 이후 오랜 시간이 흘렀고, 의약품 재고는 바닥나고 있었다. 하지만 국가의 재정이 너무 부족해서 재무부는 보건부에 신약 조달을 위한 자금이 부족함을 전달하였다. 국제 기부자들에게 호소한 결과, 영국 국제개발부(Department for International Development in the United Kingdom, DFID)는 일부 필수의약품 구매를 위해서 긴급히 270만 달러를 제공하기로 합의했다.

누가 실제로 의약품을 공급했는가?

의약품을 얻기 위한 입찰은 국가의 일반 구매 기관인 동아프리카니아 국가 입찰 위원회(East Africania National Tender Commission)가 실시했다. 입찰에 대한 회신은 6주 이내에 이루어져야 한다는 일반적인 규정이 있었다. 그러나 전혀 명확하지 않은 이유로, 입찰 위원회는 입찰 마감 후 결정을 발표하는 데에 두 달이 걸렸다. 계약 대다수는 영국 내 사업체인 월드와이드 브로커리지(WorldWide Brokerage Ltd)사와 진행했으며, 현재 동아프리카니아의 공공 의원과 병원의 의약품 공급이 시급하였기 때문에 항공 화물 배송비를 추가로 지급하였다.

추가적인 지연 기간 후에 항공 화물이 아닌 해상 컨테이너를 통하긴 하였지만, 보건부의 중앙 의약품 판매소에 제품이 도착하기 시작했다. 모두 유케이팜(UKPharm)에서 온 것으로 상표가 표시되었다. 그러나 해당 표시는 중앙 의약품 판매소에 소속된 두 명의 약사를 어리둥절하게 하였다. 왜냐하면 배송에 수반된 서류들에는 해당 회사명이 기재되어 있지 않았기 때문이다. 그들은 입찰 서류, 공급된 제품의 실험실 검사를 보고하는 분석 증명서, 그리고 수출 정부의 의약품 규제 당국이 발급하고 해당 제품이 현지 규정에 따라 생산되었음을 증명하는 의약품 인증서, 이 세 가지 서류를 참고하였다.

동아프리카니아의 누구도, 그리고 그 국가의 국제적인 의약품 자문 중 누구도, 유케이팜에 대해 들어본 적이 없었다.[1] 월드와이드가 해당 상황에 대해 질문을 받았을 때, 그 회사는 명함에 직함이 '질 보증 수석 이사'로 기재된 대표 직원을 동아프리카니아로 보냈다. 그의 첫 번째 일정은 중앙 매장의 제품들을 검사하고 단지 그 목적으로 그가 가지고온 것으로 보이는 라벨을 사용하여 모든 상자에 월드와이드로 라벨을 다시 붙이는 것이었다. 그 후, 그는 의약품 구매와 질 관리에 관련된 여러 사무실과 기관들을 방문하기 시작했는데, 이는 해당 기관들과 안면

1) 월드와이드(WorldWide)는 동아프리카니아에서 이전에 사업을 한 적이 있으며, 세계은행 조달을 통해 그 국가와 그 이웃 국가들에 의약품을 공급하였다. [옮긴이]

을 트고, 추가적인 어려움이 발생할 경우를 대비한 의사소통 채널을 만들기 위해서라고 설명하였다.

지역 약사는 점점 더 의구심을 가지게 되었고 관련 서류들을 더 자세히 들여다보기 시작하였다. 그들은 발견한 사실로 인해 완전히 혼란스러웠다. 예를 들어, 입찰의 주요 구성요소 중 하나는 1500만 개의 아목시실린 캡슐이었다. 입찰 서류, 분석 증명서, 의약품 인증서 등 세 가지 핵심 문서에는 월드와이드나 유케이팜 명칭이 포함되어 있지 않고 오히려 다른 세 개의 회사 이름, 파마진(Pharmgene), 바이오켐(Biokem), 피토켐(Phytokem)이라고 기재되어 있었다. 다른 물질들에 대한 문서를 살펴본 결과 비슷한 결과가 나왔다. 문서들에는 항상 적어도 두 개의 다른 회사 이름이 있었는데, 그 중 월드와이드나 유케이팜은 없었다(64개 제품 중 16개의 제품은 분석 증명서마저 누락하였다). 다양한 나라의 언어로 된 상당히 많은 회사 이름들이 문서들의 여러 곳에 기재되어 있었고, 그중 몇몇은 약사나 그들의 고문들에게 전혀 알려지지 않은 회사들이었다.

그들의 자문의 도움으로 약사는 그들이 누구와 거래하는지 알아내기로 하였다. 첫 단계는 월드와이드의 웹사이트를 방문하는 것이었다. 이를 통해 전화번호, 회사 직원, 회사 주소 등과 같은 몇 가지 기본적인 정보를 알 수 있었다. 그러나 이 상황을 계속 파헤치자 해당 사이트는 갑자기 비밀번호로 보호되었고, 그들은 그 사이트에 접근할 수 없었다.

그러나 그들이 입수한 정보에 따르면 월드와이드의 회사 주소가 월드와이드의 이사로 등록된 한 개인의 집 주소와 동일했다. 기업들이 입찰 과정에 참여하기 위한 자격조건으로서 갖춰야 했던 우수 유통관리기준(Good Distribution Practice) 증명서는 해당 이사가 사는 작은 영국 마을의 상공회의소에서 이사의 집 주소에 대하여 발급한 것으로 밝혀졌다. 계속 조사하고자 하는 의지가 있던 약사들과 그들의 고문들은 월드와이드의 재무제표를 인증한 것으로 보이는 회계법인을 추적하였다. 구글과 전문 연락 책자를 아무리 검색해도 영국에는 해당 회계법인이 없었다. 그리고 그 회계법인에서 준비한 것으로 보이는 서류들에 명시된 전화번호는 월드와이드와 같았다.

질 문제

통상적인 관례대로 동아프리카니아의 의약품 규제 당국 부서인 동아프리카니아의 국립연구소는 구매한 제품을 검사하기 시작했고, 초회 검사를 위해 양이 많은 물질 중 12개를 선택하였다. 12개 중 2개는 검사에 불합격하였고, 월드와이드는 계약에서 요구하는 대로 그 제품들을 교환하는 데 동의하였다. 월드와이드의 대표(첫 도착 후 6주 후에도 그는 여전히 해당 국가에 머물고 있었다)는 국립연구소가 수행한 작업의 정확성에 대해 우려를 표명하면서 다음 검사에서 기술적인 문제들을 해결하는 데 도움을 주겠다고 제안하였다. 그 후 연구소는 2차 검사에서 52개 제품이 모두 질 검사를 통과했다고 보고하였다.

규제의 막다른 골목

약사들은 이 모든 것에 대해 의문이 들고 우려하여, 각자의 보건부 보고 체계의 몇 단계 위에 호소해 보았지만 거절당하였다. "그 약은 이곳에 있고, 유통되었으며, 사람들은 그들이 원하는 것을 얻고 있습니다"라는 설명만 들었다. 그들은 질 문제에 관한 추가 연구가 완료될 때까지 월드와이드에 대한 최종 대금 10% 지급을 보류할 것을 제안하였다. 이에 대한 보건부의 반응은 분노와 불신이었다. '왜 문제를 일으키는 건가요?'라는 질문을 받았다. '당신들은 정치적으로 반대파와 연맹을 맺고 있습니까? 다른 공급업체와 관계가 있습니까?' 결국 그들은 자신들의 입장이 위험에 처해 있다는 것을 알고, 더 이상의 노력을 진행하지 않고 지켜보기로 하였다.

국제 고문들은 현재 벌어지고 있는 일이 덜 노출되고 있다고 느꼈으며, 이로 인해 상당히 불안함을 느꼈다. 그들은 이런 상황의 정보를 정부의 여러 곳에 전달했다. 의약품 규제 당국에 확인한 결과, 공급된 제품 중 일부가 수입 당시 실제로는 등록되지 않은 것으로 드러났다. 그러나 당국은 이 문제와 더불어 다양한 표기(라벨링)의 혼동 및 문서 불일치에는 전혀 관심이 없어 보였다. 고위 관리들 중 한 명은 해당 약을 다른 연구소에서 재검사해야 한다는 제안을 강력하게 거부했다.

국가입찰위원회도 관심을 보이지 않았다. 입찰 기록상에는 다른 몇몇 경쟁자들이 서류상의 기술적인 이유로 실격되었다고 기재되어 있었다. 그러나 한 위원은 의약품이 입찰 서류에 명시된 것과 다른 출처에서 온 것은 '사소한 기술적'인 문제이며, 문제의 문서들은 경쟁 입찰 평가에서 사용되지 않았기 때문에 부정행위와는 무관하다고 주장했다.

국제개발부에 해당 문제 제기

이 시점에서, 좌절감에 빠진 국제 고문들은 돈을 기부한 기부자를 참여시키기로 하였다. 국제개발부의 대표자들은 그들의 모든 문서를 검토한 결과, 그 문제를 조사하기로 동의하였다. 그들은 먼저 영국의 관련 기관인 의약품 및 보건의료제품규제청(Medicines and Healthcare Products Regulatory Agency, MHRA)에 가서 우수 유통관리기준 인증서가 의약품 및 보건의료제품규제청 요건과 일치하지 않는다는 것을 확인했다. 실제로 월드와이드는 입찰서가 제출된 지 한 달이 넘도록 영국 도매업 허가를 신청하지도 않았다. 의약품 및 보건의료제품규제청은 만약 해당 의약품이 유럽연합 국가로 수출되었다면, 그 문서들의 부정행위가 법 위반으로 해석되었을 수 있다고 결론지었다. 그러나 영국법에는 유럽연합 외 다른 곳으로의 수출에 관해서는 유사한 금지조항이 없었다. 의약품 및 보건의료제품규제청은 동아프리카니아 정부로부터 정식으로 불만을 접수해야만 추가적인 진행이 가능하다고 밝혔다.

이어 기부자 대표들은 보건부와의 면담을 요청했고, 이 자리에서 모든 사실을 상세히 검토한 뒤 추가 조사 결과가 나올 때까지 마지막 10% 대금을 지급하지 않도록 요청하였다. 기부자들은 계약이 실행된 직후 그리고 제품이 배송되기 전에 월드와이드가 대금의 90%를 받은 은행 지급보증서의 진위에 대해 의문이 제기되었기 때문에 이것이 특히 시급한 것으로 보았다. 정부 부처 대표들은 이에 동의하였다. 재경부는 은행 지급보증서를 영국 국제개발부로 송부하기로 합의하고, 입찰 위원회가 이 문제를 추가 조사하도록 해달라는 요구에 동의했으며 부패방지위원회에 넘기는 것에도 동의하였다.

그리고 현재는?

다음 달 이후, 영국 국제개발부는 다음과 같은 사실을 발견하였다. ① 합의된 대금 지급 동결에도 불구하고 월드와이드는 마지막 10% 대금을 받았고, ② 부패방지위원회는 조사를 정당화할 충분한 증거가 제시되지 않았다고 판결했으며, ③ 입찰위원회는 모든 관련 규칙과 규정을 준수했다고 판결했다. 게다가 영국 국제개발부는 월드와이드로부터 은행 지급보증서 원본을 소실하여 결국 약속했던 사본을 전달받을 수 없음을 통보받았다.

동아프리카니아 사례에 대한 고찰

이 사태의 근본적인 문제는 여러 이익집단 간의 복합 효과에 있는 것으로 판단된다. 하나는 의심할 여지없이 동아프리카니아 정부의 만연한 부패 행태이다. 입찰위원회는 몇몇 입찰자들을 실격시켰고, 결정을 지연시켰으며, 자체 규정들을 전혀 고려하지 않고 자신들이 한 일을 정당화하였다. 이와 같은 맥락으로 정부가 재검사를 완강히 거부한 것에 비추어볼 때, 두 번째 회차의 제품 검사 결과 적합을 누가 믿을 수 있을까? 게다가 보건부와 부패방지위원회도 행동하려 하지 않았다. 이를 통해 이 배임이라는 거미줄이 동아프리카니아의 정부 내 어디까지 올라갔는지 궁금하게 만든다.

분명히 중개인 측이 법을 회피하거나 위반하려는 의지도 그 상황에 필수적이었다. 이 회사의 업무는 영국 문서부터 시작하여 재무제표, '잃어버린' 은행 지급보증서, 분석증명서, 제출한 의약품 인증서 등에 이르기까지 적절한 기준에 부합하는 것이 거의 없었다. 이 회사는 심지어 대표 직원을 파견하여 라벨을 바꾸고 부패한 거래의 완료를 직접 감독했으며, 아마도 필요했던 마지막 보상을 제공했을 것이다.

이런 유형의 중개인들은 일부 저소득국가의 의약품 구매 관행들 덕에 생성되는, 고장 난 '조직 생태' 때문에 살아남을 수 있다. 각국은 정기적으로 자금을 충당하지 않는다. 예측이 잘 안 되고 유출된다는 것은 공공 부문에서 정치적으로 부끄러운 재고 소진이 간헐적으로 발생하여 비상 상황을 초래한다는 것을 의미한다. 기부자들은 인도적인 이유로 도움을 주기 위해 개입하지만, 반식민지적 반발을 일으킬 것을 우려하여 구매 과정을 직접 통제하기를 꺼린다. 그 과정들 자체가 완전히 투명성이 없다. 시간이 지남에 따라 합법적인 판매자들은 그들이 상당한 뇌물을 제공하지 않는 한 성공할 가능성이 거의 없다는 것을 알고 그런 국가들의 입찰에 응하는 것조차 꺼린다. 결국 해당 분야는 월드와이드와 같은 회사들에 개방된다.

특정 제조업체도 이 체계의 일부이다. 인도나 중국과 같은 지역의 일부 제네릭 의약품 생산자들은 표준 이하의 제품을 생산하여 월드와이드와 같은 중개업자들에게 상당히 할인된 가격에 판매하려고 한다. 의약품의 증명서를 발급할 권한을 가지고 있는 몇몇 인도의 주 정부들은 제품이 수출 대상일 때 실제 질 검사 없이 서류에 서명하는 것으로 악명이 높다.

구매 측면에서, 국가입찰위원회는 부패를 막기 위해 고안된 엄격한 절차들을 이용하지만, 오히려 이는 모든 사람을 흔히 무의미한 절차들에 가두어 놓는 역할을 할 뿐이다. 또한 다양한 상품을 구매하는 기관은 일반적으로 의약품 구매에 대한 전문 지식을 많이 가지고 있지 않다. 취득해야 할 다른 물질들이 많은 상황에서 30개의 다른 입찰을 관리하려고 한다면 입찰 위원회도 버거울 것이다. 그리고 그들이 전 세계에 흩어져 있는 어떤 상품의 어떤 공급자들이 신뢰할 수 있는 업체인지 어떻게 알 수 있을까? 결국 신뢰할 수 없는 판매자와 장비가 부족하고 비윤리적인 구매자 사이의 상호작용 위에서 이런 종류의 중개 업무가 번창할 수 있는 것이다.

'모든 체계는 당신이 관찰한 결과를 생산하도록 완벽하게 설계되어 있다'라는 것이 질 관리의 자명한 사실이다. 그리고 이는 이 예시의 경우에도 그러하다. 동아프리카니아의 부패가 만연해 있는 것을 고려할 때, 국제 고문들은 누구에게 가더라도 큰 성과를 거두지 못할 것이다. 결국, 이 사례에서 한 부처 관계자가 말하였듯이 조달을 통해 공공 부문 체계에 의약품을 공급하였고, 그것은 정치적인 관점에서 정부의 가장 시급한 문제를 다루었다. 만약 그 약들이 그것이 초래할 수 있는 모든 건강상의 우려와 항생제 내성의 문제가 있는 표준 이하의 것이라도 누가 알겠는가?

해결책은 분명 시스템을 바꾸는 것이다. 전자 및 웹 기반 기술을 사용하여 시스템을 투명하게 만들어야 한다. 심의를 공개 보고하고, 의사결정의 정당성이 분명히 서면화되는 '합리성에 대한 책임(Accountability for reasonableness, A4R)'[2](제4장 참조)을 수반하는 절차가 수립되어야 한다. 그러나 그런 변화를 만드는 것은 정치적 압력이 있어야 가능할 것이다. 어떻게든 정부 지도자들이 그들이 현재 추구하는 후원 전략으로부터 탈피하여 더 나은 서비스를 통해 대중의 지지를 얻는 전략으로 전환하려는 노력이 동원되어야 한다. 이를 위해 시민사회단체, 정직한 제조업자, 국제 기부자들로 충분한 연합이 결성될 수 있을지는 상당히 열린 질문이다. 그리고 이 질문에 대한 대답은 나라마다 다를 것이다. 그것은 참여할 수 있는 이해관계자들의 집합과 그런 개혁을 성취하려는 사람들의 정치적 기술에 달려 있다.

2) 의사결정 과정은 공개적이고 투명해야 하며, 의사결정은 명시적인 기준에 따라 이루어져야 하고 공개적으로 가용한 추론으로 정당화되어야 한다는 것이 원칙(노먼 대니얼스 제안)이다. [옮긴이]

사례 연구 F.

탄자니아의 기초 의약품 판매소에서 공인 의약품 조제 판매소로의 전환

이 사례에서 고려해야 할 질문

이 사례는 제9장과 제10장에서 제시한 공공 부문 조직과 의약품 성능 개선을 위한 규제 사용에 관한 문제에 대한 것이다.

- 공인 의약품 조제 판매소(Accredited Drug Dispensing Outlet, ADDO) 프로그램에서 극복하고자 했던 문제는 무엇이었을까?
- ADDO는 대부분의 규제 시도와 얼마나 다를까?
- 초기 시범사업과 프로그램의 국가 시행 사이에 어떤 차이점이 있을까?
- ADDO 프로그램의 어떤 기능이 그것이 만들어내는 결과를 설명할까?
- ADDO가 문제를 어느 정도까지 해결했으며, 그 이유 또는 해결하지 못하는 이유는 무엇 때문일까?

탄자니아는 탕가니카(Tanganyika. 제1차 세계대전 후 영국이 점령한 옛 독일 식민지)와 영국의 보호령이었던 잔지바르(Zanzibar)섬이 합쳐진 곳이다. 탄자니아는 나이지리아와 비슷한 크기이지만, 인구는 3분의 1(약 4,100만 명)도 안 되며 주로 농촌이고 주요 산업은 농업이다.

이 사례는 토리 어빈(Tory Ervin)과 마크 J. 로버츠(Marc J. Roberts)가 준비했다. 행정적 상황에 대한 효과적/비효과적인 대처에 대한 예시가 아닌 수업 토론을 목적으로 만들어졌다.

1960년대 초 아프리카 사회주의의 지지자이자 탈식민지 운동의 저명한 인물인 줄리어스 니에레르(Julius Nyerere)는 탄자니아를 독립시키고 일당제 체제로 이끌었다. 탄자니아의 농업 집단화는 경제적으로 큰 어려움을 초래했다. 헌법 개혁은 1994년 첫 다당제 선거를 이끌었다. 그러나 오늘날에도 여당은 압도적인 인기를 유지하고 있다. 지난 20년 동안 경제 개혁과 대외 원조로 인해 일부 경제 성장(2003년 5.8%)이 이루어졌다(CIA World Factbook[1) 2009). 이 나라는 광물과 천연가스를 포함한 몇몇 천연자원과 킬리만자로산과 세렝게티 동물 보호구역(Serengeti game reserves)과 같은 유명한 관광지를 가지고 있다. 그러나 고용의 85%는 여전히 농업에 종사하고, 빈곤은 지속적인 도전 과제이다. 2003년 1인당 소득은 구매력 평가 기준으로 630달러에 불과했다(CIA World Factbook 2009).

정부의 제한된 경제적 능력 때문에 보건사회복지부(Ministry of Health and Social Welfare, MOHSW)가 운영하는 공중보건 부문은 건물 노후화, 장비와 물자 부족, 인력 부족 등으로 오랫동안 어려움을 겪어왔다. 이와 동시에, HIV/AIDS와 다제내성 말라리아의 비율이 높고 증가하고 있다. 농촌 지역에서는 27%의 임산부만이 보건시설에서 출산했지만, 도시 지역에서는 77%였다(United Republic of Tanzania 2006, 17).

의약품 접근 문제

2001년 탄자니아는 주요 의약품 접근 문제에 직면했다. 탄자니아 약국의 약 60%가 수도에 있었다. 농촌 지역에서는 4,000개 이상의 허가된 의약품 판매소에서 기초 의약품을 공급했다(스와힐리 지역의 Duka La Dawa Baridi, DLDBs, **그림 F1** 참조). 도시 약국과 달리 DLDB 의약품 판매소는 약사의 감독을 받지 않았고 승인된 의약품의 목록이 적었다. 2001년 DLDB 의약품 판매소의 70%는 거의 의약품

1) 월드 팩트북은 266개의 세계 실체를 대상으로 역사, 사람, 정부, 경제, 에너지, 지리, 환경, 통신, 교통, 군사, 테러, 초국가적 문제에 대한 기본적인 정보를 제공한다(https://www.cia.gov/the-world-factbook/). [옮긴이]

그림 F1 의약품 소매업자 계층

Duka La Dawa Baridi(DLDB)	Duka La Dawa Muhimu (DLDM/ADDO)	약국
• 한정된 수의 약만 판매 가능	• 54개 약제로 의약품 목록 확대	• 국가에 등록된 의약품만 판매 가능
• 항생제 판매 불가	• 항생제 판매 가능	• Coartem 보조금은 받지 않음
• 낮은 수준의 의료 종사 인력으로 구성	• 정부에서 보조하는 코아템(Coartem) 판매	• 근무자는 약사
	• 판매소 주인과 의약품 판매자 교육 - 의약품 판매자 교육 : 31일 - 소유자 교육 : 7일	
	• 판매소 주인과 노동자는 주로 임상 담당자(2년 교육) 또는 간호사 또는 간호 보조이다.	

자료: 저자 설명

* 코아템 = 말라리아 치료제

조제에 대한 공식적인 교육을 받지 않은 간호사 보조원 또는 기타 보조원으로 구성되어 있었다(CPM 2003, 30). 그러나 이런 판매소는 흔히 시골 환자들을 위한 건강 서비스의 첫 번째 접점이 되었다. 실제로 2008년에는 전국에서 620명의 약사만 일하고 있는 것으로 알려졌다(FIP 2009, 83).

또한 DLDB에서 판매하는 의약품의 품질은 종종 문제가 있었다. 2000년에 국립관리연구소(National Quality Control Lab)에서 품질 검사를 거친 모든 의약품 중 약 13%가 기준 이하였다. 공공 부문의 필수의약품 품절률은 31.5%였다(CPM 2003, 36). 부분적으로는 DLDB 의약품 판매소 덕분에 민간 부문의 공급이 더 많이 가능했지만, 의약품 가격은 흔히 많은 시민이 감당하기에 비쌌다. (다른 아프리카 국가들과 마찬가지로 노점상들과 다른 무면허 판매자들도 시민들에게 의약품을 제공했다) 게다가 DLDB 의약품 판매소의 수는 증가하고 있었고, 국가의 규제기관들은 관리하는 데 어려움을 겪고 있었다. 농촌에 소재해 있는 데다가 열악한 도로 체계 때문에 규제기관은 2001년 7월까지 18개월 동안 159개의 DLDB 의약품 판매소만 조사하였다(CPM 2003, 30). 이런 감독 부족으로, DLDB 의약품 판매소는 흔히 허가받지 않은 의약품이나 도난당한 정부의 재고 의약품들을 팔았다.

탄자니아에서 의약품 접근성 향상을 위한 전략

2000년 미국에 기반을 둔 비영리 국제 건강상담 기관인 Management Sciences for Health, MSH[2]는 민간 부문을 이용하여 필수의약품에 대한 접근성을 향상하는 방법을 개발하기 위해 빌 & 멜린다 게이츠 재단(Bill and Melinda Gates Foundation)으로부터 미화 3,000만 달러의 보조금을 받았다. 60개국 이상에 1300명의 직원이 있는 MSH는 오랫동안 의약품 문제에 관여해 왔다. 개발도상국의 필수의약품 관리 방법에 대한 선도적인 참고 자료인 『의약품 공급 관리(Managing Drug Supply)』(MSH와 WHO 1997)를 발행했다. 그 결과로 개발된 프로그램이 의약품 접근성 향상을 위한 전략(Strategies for Enhancing Access to Medicines, SEAM)이었다.

15개국, 세계은행, 세계보건기구를 대표하는 40명 이상의 전문가들이 의약품 접근 강화 전략의 접근방식을 만들기 위해 토론에 참여했다. 이들은 6개국을 잠재적 시범 장소로 정하였고, 그중 2, 3개국은 부분적으로 활동에 전념하는 정부와 가용 자금에 따라 장기 프로젝트에 선택되었다.

최종 결정에서 탄자니아는 엘살바도르, 가나와 함께 장기 프로젝트 후보지로 선정되었다. 후보지 선정은 부분적으로 보건부와 탄자니아 연방의약국(TFDA)의 강력한 지원 덕이었다. 이 두 기관은 개입 전략을 개발하고 시범 운영하는 데 앞장섰다.

그 아이디어는 농촌 지역에서 안전한 의약품 접근을 확대할 수 있는 민간 의약품 판매소 네트워크를 만드는 것이었다. 이 새로운 판매점은 '공인 의약품 조제

2) MSH는 임무 중심의 글로벌 건강 비영리 단체이다. 임무는 강력하고 탄력적이며 지속 가능한 의료체계를 구축하여 세계에서 가장 가난하고 취약한 사람들의 생명을 구하고 건강을 개선하는 것이다. https://msh.org/ [옮긴이]

판매소(ADDOs)'라고 불렀고 스와힐리어에서 'Duka La Dawa Muhimu(DLDMs)'라고 불렀다. 그들은 DLDB 의약품 판매소가 제공하지 않은 선별된 항생제와 피임 제품을 포함한 50개 이상의 추가 의약품을 합법적으로 판매할 수 있었다. ADDOs 프로그램 구조의 다이어그램은 **그림 F2**에 나타난다. ADDOs는 아동 질병 통합 관리(Integrated Management of Childhood Illness, IMCI)와 가족계획을 포함한 공중보건 프로그램의 수단으로도 사용할 예정이었다. 이 프로그램은 인구 120만 명의 인구가 거주하는 국가의 남서쪽 농촌 지역인 루부마(Ruvuma)라는 지역에서 시범적으로 시작되었다.

초기 탄자니아의 ADDOs 도입 과정에는 두 공로자가 있었다. 보건부의 최고 의료 책임자인 가브리엘 우푼다(Dr. Gabriel Upunda) 박사는 관리 수준을 높여 DLDB 의약품 판매소가 확장된 목록의 의약품을 판매하도록 허용할 수 있다고 일부 반대하는 동료들을 설득하였다. 탄자니아 연방 의약국의 마거릿 드몬도(Margaret Ndomondo)도 확고한 지지자였다. 그녀는 DLDB 의약품 판매소들이 불법적으로 의약품을 팔고 있어서 DLDB 의약품 판매소가 의약품을 더 안전하게 제공하도록 하는 것이 필요하다고 주장하였다.

MSH는 의약품 접근 강화 전략(SEAM)을 통해 기술 지원과 자금을 제공했으며, 메노나이트 경제개발협회(Mennonite Economic Development Associates)와 같은 다른 협력자들은 그들의 특정 전문 지식을 제공했다. ([2005년 사업 완료 후, 미국 국제원조청(U. S. Agency for International, USAID), 글로벌펀드(Global Fund) 등 다른 공여자들도 아래와 같이 지원을 제공하였다.]

SEAM의 도움으로 탄자니아 연방 의약품국은 다음을 포함하여 ADDO에 대해 법적으로 집행 가능한 다음과 같은 표준을 개발했다.

- 신청 및 승인 절차
- 건물 위치, 설계 및 배치
- 직원, 교육 및 지속적인 교육
- 위생 및 보건 증진

그림 F2 공인 의약품 조제 판매소(ADDOs) 프로그램 개요

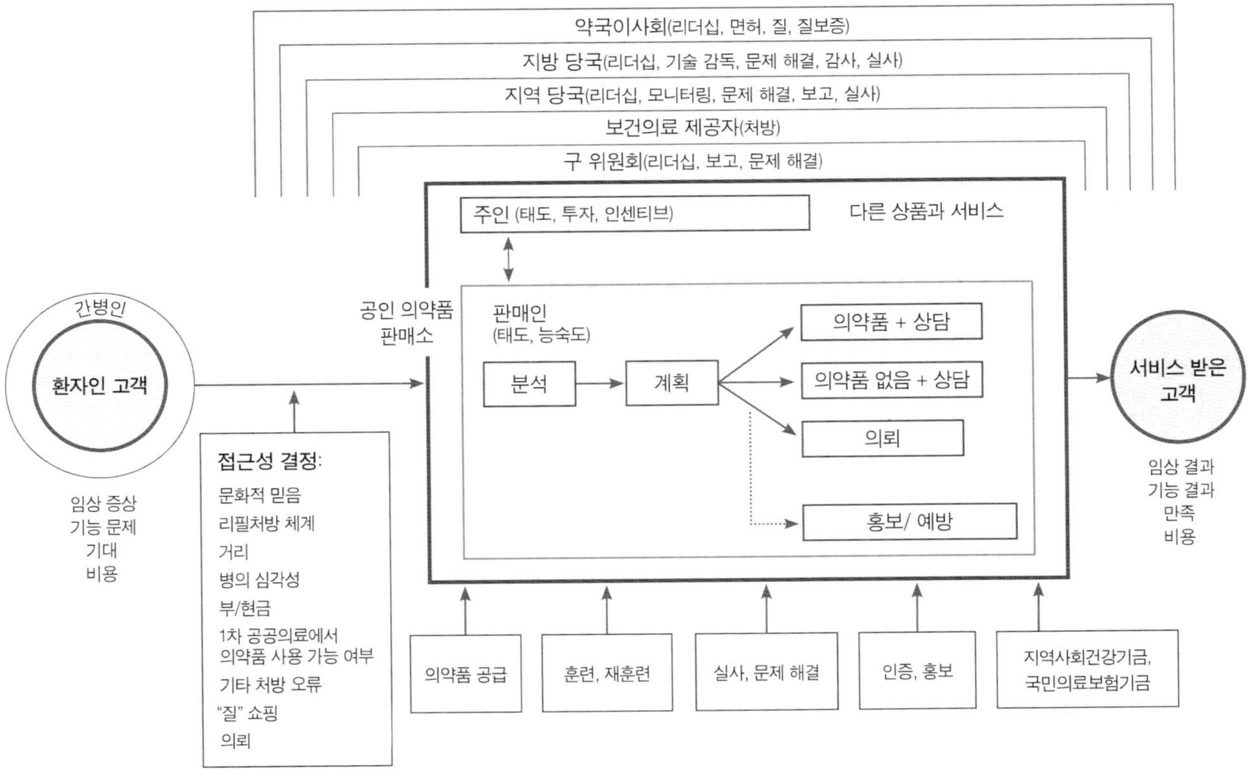

자료: CPM 2003, 74. 건강을 위한 관리과학의 허가를 받아 재구성함.

- 의약품 목록
- 의약품 질
- 재고관리 및 취급
- 기록 보관
- 점검 및 제재
- 허용 도매업자

첫해 말까지 루부마(Ruvuma)에서 150개의 DLDB 의약품 판매소가 ADDOs로 업그레이드되었다. 이 단계에서는 DLDB 의약품 판매소를 공인 의약품 판매소로 변환하는 것이 필요하지 않았지만(프로그램 매니저 Jafary Liana에 따르면 루부마의 DLDB 의약품 판매소의 90% 이상이 변환되었다고 한다) DLDB 의약품 판매소가 공인 의약품 판매소로 변환되기 위해서는 의약품을 조제하는 직원이 무힘빌리(Muhimbili) 약학대학이 개발한 약학위원회 승인 과정을 거쳐 인증받아야 했다. 간호조무사 이상만 자격이 주어졌고, 교육생들은 과정이 끝날 때 이해도 평가를 받았다.

이 과정은 다음 사항에 대한 교육을 제공했다.

- 공인 의약품 판매소 승인 의약품에 표시 기재된 일반적인 적응증 및 금기 사항
- 투여량과 부작용
- 치료 시점 대비 보건시설 전원 시점
- 환자 정보 수집 및 추적
- 대화 기술
- 건물 배치 요구사항
- 조제 행위를 관리하는 법률
- 관리 및 기록 관리
- 윤리 실천

또한 메노나이트 경제개발협회는 소유주들에게 4주간의 사업 능력과 경영에 대한 교육을 제공하고, 지역 소액금융 조직을 통해 시설 개선을 위한 대출을 받을 수 있도록 도왔다. 교육을 마친 후 수료자들은 인증서와 ADDO에서 판매되는 제품 자료를 받았다.

2004년 시범사업 종료 때 평가에 따르면, 루부마의 ADDOs에서 등록되지 않은 의약품의 비율이 26%에서 2%로 떨어졌다. 그러나 이 모든 것이 ADDOs 계획의 결과는 아니었다. 탄자니아 연방의약국(Federal Drug Administration)은 동시에 다양한 질 개선 노력을 기울였고, 예를 들어, 이웃한 싱기다(Singida) 지역에서도 등록되지 않은 의약품의 비율이 25%에서 10%로 감소했다. 그러나 루부마의 평균 의약품 이용 가능량은 싱기다의 거의 두 배였다. 게다가, 가상 손님(mystery shopper)으로 진행한 평가에서 2001년 전국 DLDB 의약품 판매소 참가자의 39%에 비해 루부마의 ADDOs 참가자의 14%만이 부적절하게 바이러스성 상기도 감염에 항생제를 권장했다. '열이 있는' 환자가 항말라리아제를 공급받지 않고 일차 진료소에 의뢰된 비율도 32%에서 52%로 크게 늘었다. 이는 ADDOs 훈련에서 강조된 부분으로, 의약품을 이용한 과잉 치료가 약물 내성을 매우 증가시켰기 때문이다(CPM 2008).

공인 의약품 조제 판매소(ADDOs) 프로그램 성장과 발전

시범사업의 평가를 바탕으로 ADDOs 프로그램을 탄자니아의 다른 지역으로 확대하기로 했다. 2008년 1월 모로고로(Morogoro), 음트와라(Mtwara), 루콰(Rukwa) 지역에서 탄자니아 정부의 자금 지원을 받아 시작하였다. 이 4개 지역에서 895개의 ADDOs가 인가되었다(Rutta 외, 2009, 151). 또한, 탄자니아의 보건사회복지부는 다른 공중보건 프로그램의 수단으로 ADDOs를 사용하기로 했다. 2009년, 정부는 2011년까지 모든 DLDB 의약품 판매소를 ADDOs로 전환할 것을 지시하기로 했다. 지정한 지역 내의 모든 ADDOs는 인가를 받을 때까지 3개월의 유예기간을 두어 사업을 전환하거나 중단할 수 있도록 하였다. 시범 단계에서는 교육과 개선 비용이 기부 기금으로 충당되었다. 그러나 그 후 단계에서는, DLDB 의약품 판매소 소유자와 의약품 판매자 모두 약 75달러의 자체 훈련비용을 지불해야 했다.

지방분권

탄자니아 연방의약국은 명목상 공인 의약품 판매소 규정의 조사와 집행에 대한 책임이 있었지만 제한된 직원 수로는 이 일들을 시행하는 것이 불가능했다. 따라서 ADDOs 전략의 핵심은 지역 정부 조사관을 모집하고 훈련하여 감작, 상점의 사전 조사, 인증 및 집행을 하게 하는 것이었다. 지역 조사관은 다음과 같은 구성원으로 구성된 지역 약물 기술 자문위원회(District Drug Technical Advisory Committee)에 조사 결과를 보고해야 했다.

- 의장을 맡은 지역위원
- 지역 집행 이사, 부의장
- 지역 의약품 검사관 또는 지역 의약품 검사관, 비서
- 지역 의료 담당관
- 기타 지방공무원 4명
- 지역 비정부기구에서 온 대표 1명
- 소비자 대표 1명

기술 자문위원회는 수도인 다레스 살람(Dares Salaam)에 있는 연방의약품 관리국에 위반 사항을 보고하도록 요청받았다. 기준을 위반한 ADDOs는 벌금을 부과받거나 심각한 경우 폐쇄할 예정이었다(실제로는 제재를 받은 적이 거의 없으며, 일반적인 벌금은 미화 115달러였다). 지역은 조사 수행에 드는 비용을 상쇄하기 위해 모든 수수료의 60%를 보유할 수 있다.

1990년대 말 지방분권 계획은 탄자니아 정부가 지방정부 개혁 프로그램을 개

발하기 위한 노력 일부였다. 그 노력의 하나로 다양한 분야의 관리를 분권화시킴으로써 지방정부 당국이 정치적·행정적·재정적으로 훨씬 더 강력한 통제를 가능하게 하였다.

탄자니아 연방의약국은 표준을 정하는 것 외에도 기술 지원과 일반적인 감독을 계속했다. MSH의 주요 역할은 기술 지원이었다. 2009년 9월 MSH 의약품 관리 센터의 프로그램 관리 책임자인 키스 존슨(Keith Johnson)은 "MSH의 역할은 현재 주로 프로그램을 확장하고 국가가 지역적으로 자체 프로그램을 용이하게 하는 것을 돕는 것이다"라고 인터뷰에서 말했다. 예를 들어 MSH는 소아 질환의 통합 관리를 위해 조제소나 지역 병원으로의 이관을 추적한다. 그것은 ADDOs에 보관된 의뢰서와 지역 시설에서 환자를 본 후 ADDOs로 돌려보내는 양식을 통해 이루어진다. 이것은 탄자니아에서 시행되고 있는 1차 복용자에 대한 피드백을 위한 몇 안 되는 공식 체계 중 하나이다.

2008년 7월에 열린 ADDOs 이해관계자 회의에서 특히 전국적으로 의약품 교육을 받은 사람들이 부족한 상황에서 해당 지역구가 필요한 모든 기능을 수행할 자금과 인력을 보유하고 있는지에 대한 우려가 표명되었다(Rutta et al. 2009). 보건부는 당연히 지방정부가 그들의 계획과 예산에 ADDOs 감독을 포함하기를 원했다. 이에 대해 지방정부는 ADDOs를 시행하는 데 드는 비용을 위해 부처가 더 많은 자금을 사용할 수 있도록 허가해 주기를 원했다. 그러나 전반적으로 지방정부는 ADDOs 구상이 인기가 있고 대중들에게 받아들여졌기 때문에 그것을 지지했다.

말라리아 치료제의 취급

ADDOs는 현재 승인된 의약품 목록의 일부로 탄자니아에서 권장되는 말라리아 치료제인 아르테미시닌 기반 병용요법(ACT)으로 코아템(Coartem)을 보조금을 받아 판매할 수 있다. 2007년부터 탄자니아는 미국 대통령의 말라리아 이니셔티브(U.S. President's Malaria Initiative)와 협력하여 루부마와 모로고로 지역의 민간 부문 유통업체로서 ADDOs를 사용하여 보조금을 지급하고 있다. 2009년 현재, ADDOs는 탄자니아에서 보조금을 받는 코아스템을 배포할 수 있는 유일한 민간 부문 통로이다. 보조금을 받지 못하는 코아템의 시장 가격은 1단위당 약 10달러이지만, ADDOs는 단위 당 약 1달러에 판매하기 시작했다. ADDOs는 모든 고객이 볼 수 있는 위치에 코아템 가격을 기재해야 한다. 탄자니아는 모든 5세 미만의 어린이들을 위한 코아템의 보조금을 지원하기 위해 세계 에이즈, 결핵, 말라리아 기금(Fund for AIDS, Tuberculosis and Malaria)으로부터 보조금을 받았다.

미래 발전

2009년 9월 이해관계자 회의에서 지금까지의 ADDOs의 진행 상황을 검토한 후, 참가자들은 몇 가지 문제를 확인했다. ADDOs나 교육 프로그램을 거친 사람들을 위한 면허 제도의 범주가 없었다. 또한 ADDOs 의약품 목록을 개정하기 위한 어떠한 장치도 마련되어 있지 않았다. 훈련 자격이 있는 지원자가 부족하므로 일부 참가자들은 입학 요건을 낮추고 훈련을 제공하는 데 민간 부문을 참여시킬 것을 촉구했다(특히 일부 졸업생들은 급여가 더 좋은 직장을 얻기 위해 ADDOs를 떠났기 때문이다). 어떤 방식으로든 ADDOs의 확장에 대한 열의가 표현되었으나 다른 측면으로는 확장에 대한 우려도 있었다. 가난한 도시 근교 지역의 의약품 접근성 문제 때문에 해당 지역 및 시골 지역에 적용되는 모델은 수정되어야 한다는 제안이 나왔다. 그러나 ADDOs에 추가되는 공중보건 기능의 수는 많은 회의 참가자들에게 우려의 원인이 되었으며 정부가 필수라고 간주하는 기능들로만 국한할 것을 촉구했다.

참고문헌

CPM(Center for Pharmaceutical Management). 2003. *Access to Essential Medicines:Tanzania 2001.* Prepared for the Strategies for Enhancing Access to Medicines Program. Arlington, VA:

Management Sciences for Health.
______. 2008. *Accredited Drug Dispensing Outlets in Tanzania Strategies for Enhancing Access to Medicines Program(SEAM)*. Prepared for the SEAM Program. Arlington, VA: Management Sciences for Health.
CIA World Factbook. 2009. "Tanzania 2009." https://www.cia.gov/library/publications/the-world-factbook/index.html. Accessed September 20, 2009.
FIP(International Pharmaceutical Federation). *2009 FIP Global Pharmacy Workforce Report*. The Hague: FIP. http://www.fip.org/files/fip/PharmacyEducation/FIP_workforce_web.pdf. Accessed May 7, 2011.
MSH(Management Sciences for Health) and WHO (World Health Organization). 1997. *Managing Drug Supply: The Selection, Procurement, Distribution and Use of Pharmaceuticals*. 2nd ed. West Hartford, CT: Kumarian Press.
Rutta, E., K. Senauer, K. Johnson, G. Adeya, R. Mbwasi, J. Liana, S Kimatta, M. Sigonda, and E. Alphonce. 2009. "Creating a New Class of Pharmaceutical Services Provider for Underserved Areas: The Tanzania Accredited Drug Dispensing Outlet Experience." *Progress in Community Health Partnerships: Research, Education, and Action* 3 (2): 145－52.
United Republic of Tanzania. 2006. *Millennium Development Goals Progress Report, 2006*. Dar es Salaam: Ministry of Planning, Economy and Empowerment.

공인 의약품 조제 판매소 프로그램에 대한 고찰

공인 의약품 조제 판매소(ADDO) 사례는 민간 의약품 부문의 구조와 성과에 영향을 미치기 위해 규제 조종손잡이를 사용한 흥미로운 사례이다. 탄자니아의 근본적인 문제는 많은 저소득 국가들이 직면하고 있는 전형적인 문제였다. 의약품 공급의 대부분은 민간 부문에서 이루어졌지만, 민간 상점의 가격은 종종 높았고 품질은 신뢰할 수 없었다. 특히 훈련된 인력이 부족하고 인구가 매우 분산되어 있어 대규모 소매 기업을 지원하기 어려운 농촌 지역의 경우 더욱 그러했다.

이 사례의 특징은 이니셔티브가 발전한 방식에 있다. 처음에는 참여를 유도하기 위해 '채찍'보다는 '당근'에 더 많이 의존했다. 이 프로그램은 대부분 자발적인 사회적 가맹점화 이니셔티브로 시작되었다. 특정 지침과 표준을 준수하는 대가로 점주들은 교육, 상품 자료, 신뢰할 수 있는 공급품을 제공받았으며 항생제를 포함한 다양한 의약품을 판매할 수 있었다. 전체 프로그램은 빌&멜린다 게이츠 재단(Bill and Melinda Gates Foundation)의 기금과 MSH의 관리 및 기술 지원을 포함한 광범위한 민관 파트너십의 지원을 받았다.

공인 의약품 조제 판매소(ADDO)가 국가적인 규제로 발전하게 된 이유와 과정은 무엇인가? 일부 지표에서 비교 대조군의 경험이 거의 비슷했지만, 시범 사업 지역에서 실질적인 개선이 이루어졌다는 평가가 있었다(이 결과는 이러한 연구에서 대조군 설정의 중요성을 잘 보여준다). 다른 요인은 기존 시스템의 품질 문제에 대해 매우 우려하고 있던 정부의 일부 주요 인사들의 강력한 지지를 받았다는 점이다.

이 프로그램이 전국적으로 시행되면서 규제 측면이 더욱 명확해졌다. 업주들은 프로그램에 참여하지 않으면 가게를 닫아야 했고, 교육비용도 스스로 부담해야 했다. 사실상 공인 의약품 조제 판매소(ADDO)는 완전히 새로운 종류의 공급자가 되었고, 정부는 더 이상 상품 정체성에 기반한 매출 증가만으로 자발적인 참여를 확보할 수 있다는 생각에 의존하지 않게 되었다.

공인 의약품 조제 판매소(ADDO) 시스템에 가입한 사람들은 글로벌 펀드를 보조받아 저렴한 가격에 아르테미시닌 기반 병용요법(ACTs)을 판매할 수 있었다. 하지만 이는 소유주들의 이익을 위한 것이라기보다는 새로운 인프라를 활용해 의약품을 유통하기 위한 방법이었다. 모든 규제 이니셔티브에서 가장 중요한 것은 검사 및 집행 역량이다. 공인 의약품 조제 판매 소(ADDO) 프로그램은 탄자니아에서 이미 시행되고 있는 분권화 아이디어(9장 참조)를 바탕으로 책임을 지역 수준까지 이양했다. 이러한 기능을 지원하기 위해 누가 비용을 지급할 것인지, 해당 지역이 필요한 기술적 역량을 갖추고 있는지에 대한 일반적인 질문이 제기되고 작고 외진 4,000개 지역을 방문하는 것보다 훨씬 더 합리적이었다.

공인 의약품 조제 판매소(ADDO) 이니셔티브가 발전하면서 약국의 기능과 취급 품목을 확대(예: 가족 계획 등)하고자 하는 많은 지지자가 생겨났다. 또한 이 모델을 의료서비스가 부족하고 의약품 접근성 문제를 겪고 있는 도시 주변 빈민가 지역으로 확장하자는 논의도 있었다. 이는 목표에 대한 광범위한 대중의 지지를 바탕으로 규제적 정당성을 확보할 수 있었던 프로그램의 분명한 예이다.

하지만 시행 과정에서 여러 가지 문제도 나타났다. 공인 의약품 조제 판매소

(ADDO) 시스템을 계속 운영할 수 있는 충분한 자격을 갖춘 인력을 찾는 것이 어려웠다.

특히 자격 요건을 충족하고 교육을 받은 사람들이 민간 부문의 다른 더 나은 일자리로 옮기는 경우가 있었기 때문이다. 이러한 위험은 저소득 국가의 보건 부문에서 인적 자원을 향상하기 위한 많은 노력에 직면해 있다. 더욱이, 공인 의약품 조제 판매소(ADDO) 제도는 아르테미시닌 기반 병용요법(ACTs) 및 해당 제품에 초점을 맞춘 특정 이니셔티브를 제외하고는 가격을 낮추는 데 거의 기여하지 못했다. 그 결과, 공인 의약품 조제 판매소(ADDO)가 너무 비싸서 무허가 공급업체에서 구입하는 경우가 많은 저소득층이 직면한 가격 및 품질 차이는 효과적으로 해결되지 않았다.

사례 연구 G.

나이지리아의 위조의약품

이 사례에서 고려해야 할 질문

이 사례는 제10장에서 논의된 의약품 부문 성과 개선을 위한 규제의 활용과 관련이 있다.

- 나이지리아 정부는 왜 이 시기에 위조의약품*에 대해서 공격적인 행동을 취하기로 했는가?
- 이 기관(국가식품의약품안전청)의 새로운 리더는 어떤 장점이 있었는가?
- 이 새로운 리더는 구체적으로 어떠한 어려움에 직면하였는가?
- 이 리더는 어떤 규제 전략을 수립해야 하는가? 이 리더는 무엇을 먼저 해야 하며 그 이유는 무엇인가?
- 이 리더는 다른 어디에 노력을 집중해야 하는가?
- 이 리더는 어떻게 기관의 '규제 적법성(regulatory legitimacy)'을 향상할 수 있을까?

* 용기, 포장, 라벨 또는 제품 자체에 출처나 내용물을 허위로 표시한 제품 [옮긴이]

많은 중·저소득국가들은 민간 부문에서 판매되는 (그리고 공공 부문에서 판매 허가되는) 의약품의 질과 관련된 다양한 문제에 직면하고 있다. 주요 문제에는 위조의약품, 불량의약품 및 불법의약품이 포함된다.

이 사례는 에릭 무어(Eric O. Moore), 마이클 라이히(Michael R. Reich), 마크 로버츠(Marc J. Roberts)가 준비하였다. 행정적 상황에 대한 효과적/비효과적인 대응의 예시보다는 강의 시간에 일어나는 토론을 위한 기초 자료로 작성되었다.

- 위조의약품(Counterfeit products)은 포장에 포함된 내용을 고의로 허위 기재한 것으로 정의된다. 이런 범주는 흔히 '가짜 약(fake drugs)'이라고 불리는데, 기존 제품과 유사한 형태로 생산된다.
- 불량의약품(Substandard medicines)은 제조공정이 불량하거나 제조 후 변질로 인해 원료의약품의 함량이 잘못되어 질 기준에 부합하지 않는 제품을 말한다.
- 불법의약품(Illegal products)은 법률 및 규제에 반하여 판매되는 제품이다. 여기에는 허가 없이 수입된 제품과 무면허의 판매자가 불법적인 가격 또는 처방 요구사항과 다르게 판매한 제품이 포함된다.

이런 문제들은 서로 다른 수준으로 존재하며 교차할 수 있다. 위조의약품의 공급은 흔히 심각한 범죄행위를 수반한다. 일부 위조의약품이 아닌 품목들도 규격에 미달하기도 한다. 그리고 많은 의약품의 거래, 특히 민간 시장에서의 거래는 법적 요구사항을 준수하지 않는 경우가 많다.

저소득국가에서는 약의 효능을 신봉하여 저렴한 의약품에 대한 수요가 대단히 많다. 이런 상황에서 위조의약품으로 얻는 이익은 엄청나다. 정치인들과 심지어 판사들도 가격 때문에 기꺼이 위반자들을 보호할지도 모른다. 광범위하고 통제되지 않는 국경과 정책을 시행하고 법을 집행하는 국가의 역할에 대해 국민들 사이에 널리 퍼진 불신은 이 문제를 복잡하게 만든다.

시장에 불량의약품이나 위조의약품이 성행하면 많은 문제가 발생한다. 성분이 부적절하거나 불충분한 의약품은 기대했던 건강상의 이득을 주지 못할 것이며 항생제 내성을 증가시킬 수 있다. 불법적인 소매거래, 특히 훈련되지 않았거나 면허가 없는 판매자에 의한 판매는 약의 오용과 나쁜 건강 결과를 초래할 수 있다. 더욱이, 사기를 당하는 (또는 사기를 당하고 있다고 의심하는) 소비자들은 상황에 불만을 품고 정부를 비난할 가능성이 크다. 역설적으로 소비자들은 규격 미달의 질을 피하려고 더 높은 가격의 의약품을 구입하고자 하며, 이런 문제는 결국 위조 브랜드 제품을 양산하게 된다.

다음은 2001년, 올루세군 오바산조(Olusegun Obasanjo) 대통령이 도라 아쿠닐리(Dora Akunyili) 교수를 나이지리아 식품의약국(Nigerian National Agency for Food and Drug Administration and Control) 국장으로 임명했을 때 그녀가 직면했던 상황이다.

나이지리아의 발전

약 1억 5,000만 명의 인구를 가진 나이지리아는 아프리카에서 가장 인구가 많은 나라이자 세계에서 여덟 번째로 큰 나라이다. 또한 동서로 약 1,287킬로미터(800마일), 남북으로 약 965킬로미터(600마일)에 걸쳐 있는 국가의 크기에서 예상할 수 있듯 문화, 언어 및 종교가 다양하다. 1960년 영국으로부터 독립한 이후, 나이지리아는 주로 보수적인 북부 이슬람 세력이 주력을 이루는 군사 정부에 의해 지배되어왔다. 계속되는 민족적 긴장과 경쟁은 1967년 3년간의 유혈 내전으로 이어졌다(아마도 이로 인해 백만 명의 나이지리아인들이 사망했을 것이다). 이런 분권화 세력에 대응하여 수년에 걸쳐 많은 권한이 하위 국가 수준으로 위임되었고, 나이지리아는 현재 35개 이상의 주(states)로 구성되어 있으며 모두 상당한 통치 권한을 가지고 있다.

1976년부터 1979년까지의 군 통치자는 올루세군 오바산조로, 영국에서 훈련을 받은 장군이었다. 내전의 사령관이자 독재자 무르탈라 모하메드(Murtala Mohammed) 장군의 대리인이었던 오바산조는 모하메드가 암살당하자 그 자리를 이어받았다. 오바산조는 모하메드가 발표했던 문민 통치로의 전환 일정을 지켰다. 이후 선출된 민간 대통령은 무능하고 부패한 인물로 널리 인식되어 1985년 또 다른 군사 쿠데타로 축출되었다.

연속적인 군사 정권은 국가의 자원, 특히 상당한 석유 수익을 낭비하고 도둑질하였으며 관리에 소홀했다. 세계 7위의 석유 생산국인 나이지리아는 국가 경제의 40%와 대부분의 정부 수입이 석유로부터 얻어진다. 나이지리아는 부패가 심각한 국가로 널리 알려져 있으며, 지역적·정치적·종교적 차이에서 비롯된 내부 혼란을 계속해서 겪고 있다.

1998년 6월, 오바산조는 1993년부터 집권했던 독재자 사니 아바차(Sani Abacha) 장군의 죽음으로 감옥에서 풀려났다. 오바산조는 인권침해에 반대하는 목소리를 낸 후 아바차에 의해 투옥되었었다. 아바차의 후계자들은 선거를 치르겠다는 그의 약속을 지켰고, 오바산조는 북부와 남동부에서는 이겼지만, 남서부에서는 낮은 지지를 얻어 총 63%의 득표율을 기록하였다.

오바산조는 많은 서방 국가들을 방문하며 임기를 시작했다. 그는 국제사회에서 나이지리아의 위상을 회복하기 위해서는 국제적 이미지를 개선할 필요가 있음을 인식하였다. 여러 사회 및 경제 분야의 개혁에 중점을 두게 되면서 위조의약품 문제 해결의 중요성을 알게 되었다. 주로 인도와 중국에서 수입되었지만, 현지에서도 생산되는 위조의약품과 불량의약품들이 나이지리아 시장에 넘쳐나고 있었다.

이 문제를 해결하기 위해 오바산조는 국가식품의약품안전청(National Agency for Food and Drug Administration and Control, NAFDAC) 운영의 주요 과제를 해결해야 했다. 국가식품의약품안전청은 부패한 것으로 널리 알려진 비교적 최근에 신설된 소규모 기관으로, 적절한 감독이나 인센티브가 없어 직원들에게 동기부여가 되지 않고 있었다. 오바산조는 이 문제를 개선하려면 국가식품의약품안전청을 이끌 정직하고 역동적인 지도자가 필요하다는 것을 알고 있었다. 일부에 따르면, 그는 또한 여성을 임명하는 것을 선호했다(Obioha 2009).

아쿠닐리(Akunyili)를 선택한 오바산조(Obasanjo)

2001년 초, 오바산조 대통령은 아쿠닐리에게 국가식품의약품안전청(NAFDAC)을 이끄는 것을 제안하였다. 아쿠닐리는 국가식품의약품안전청과 자국 내 의약품시장을 이끌 수 있을 정직성과 투명성을 갖춘 사람으로서 추천되었다. 아쿠닐리는 느슈카(Nsukka)에 있는 나이지리아 대학의 약학과 조교수였으며 기반시설 프로젝트를 위해 정부의 석유 수입을 분배하는 나이지리아의 석유신탁기금

(Petroleum Trust Fund)에서 일하기도 하였다.

석유신탁기금에서 근무하는 동안 아쿠닐리는 해외에서 수술을 받게 되어 고용주로부터 미화 23,000달러를 지원받았다. 수술이 필요하지 않다는 것을 알게 되었을 때 (유럽 주치의가 지출을 한 것으로 해주기로 했음에도 불구하고) 지원금을 반환하였는데, 이에 많은 나이지리아인들이 대단하다고 평가하였다.

아쿠닐리의 가족은 위조의약품의 피해를 직접적으로 경험했다. 당뇨병이 있던 그녀의 여동생은 1988년 가짜 인슐린을 투여받은 후 사망하였다.

2001년 초 어느 일요일 저녁, 아쿠닐리는 오바산조 대통령으로부터 전화를 받았다(Okoro 2005). 그녀는 그 주 화요일에 대통령을 만나러 갔고 국가식품의약품안전청의 사무총장직을 제안받았다. 대통령은 그녀가 나이지리아 시장에서 위조의약품을 정리하고 규제 기관이 효과적으로 작동하도록 하며, 나이지리아의 식품과 의약품 산업을 국제 표준으로 끌어올리기를 바란다고 하였다.

아쿠닐리가 직면한 문제

국가식품의약품안전청은 1993년 법령 제15호에 의해 설립되었으며, 다음과 같은 다양한 기능을 수행할 것으로 기대되었다(Erhun, Babalola, and Erhun 2001).

- 식품, 의약품, 화장품, 의료 기기, 생수 및 화학물질의 수입, 수출, 제조, 광고, 유통, 판매 및 사용을 규제하고 통제한다.
- 식품, 의약품 및 그 원료에 대한 적절한 시험을 시행하고 질 표준 준수 여부를 확인한다.
- 식품 및 의약품 생산시설에 대한 적절한 조사를 수행하고 생산시설 인증을 포함한 관련 질 보증 체계를 구축한다.

이런 기능을 수행하기 위해 국가식품의약품안전청에 광범위한 표준, 규격, 규정 및 지침을 작성할 수 있는 권한을 부여하였다. 또한 식품 및 의약품의 등록과 검사를 수행하고 실험실 및 기타 필요한 기관을 설립·유지할 수 있는 권한도 부여하였다.

2001년 기관은 매우 어려운 상황에 직면했다. 불공정 경쟁 및 부패의 만연으로 인해 많은 다국적 기업들은 시장규모가 크다는 이점에도 불구하고 나이지리아를 떠났다. 대부분의 정품 의약품은 매우 비쌌기 때문에 사람들은 위조의약품을 포함한 더 저렴한 의약품으로 몰렸다. 높은 가격과 높은 수요는 범죄 조직이 위조의약품을 생산하고 수입하도록 하는 데 큰 유인을 제공하게 되었다. 2001년 이전의 연구들은 나이지리아에서 유통되는 위조의약품의 규모가 48~80%에 이른다고 추정했다.

나이지리아의 혼란스러운 의약품 생산과 유통 체계는 규제 당국이 책임을 수행하는 것을 특히 어렵게 만들었다. 소매 체계에는 면허증을 소지한 약국뿐만 아니라 특허 및 독점 의약품 판매업자로서 면허를 보유한 비약사들도 포함되었다. 그 판매상들은 사실상 모든 종류의 의약품 판매에 관여했다. 더욱이 대도시 중 6~8곳에서는 의약품 시장이 번성하였고, 노점상과 판매자들의 모임이 혼돈 속에 있었는데 그들은 흔히 소수의 도매상(그들 중 일부는 범죄와 관련이 있다)에 의존했다. 개인 소비자뿐만 아니라 의사, 병원, 약국이 의약품과 의료용품을 구매하기 위해 이런 의약품 시장을 애용하였다. 이들을 통해 유입된 제품은 수천만 달러에 달했다. 진통제나 일부 항생제와 같이 흔하게 처방되는 의약품은 간이매점(kiosks), 버스 정거장(motor parks)이나 길가에서 행상하러 다니는 소상인에 의해 공공연하게 판매되었다. 의약품은 또한 여러 사립 및 공립진료소와 병원에서 판매되었다.

소매 수준 위로는 다양한 수입업자, 도매업자 및 지역 의약품회사들이 있었다. 나이지리아 의약품은 질에 대한 우려 때문에 흔히 다른 아프리카 국가들에서 환영받지 못했다. 세계 의약품 산업의 성장에도 불구하고, 나이지리아에 원료의약품 제조 공장을 세운 회사는 없었다(NAFDAC Nigeria 2002-5). 모든 원료는 (주로 인도와 중국에서) 수입되었기 때문에 나이지리아에서 생산되는 것은 수입된 원료의약품을 제형화하는 제품에 불과했다.

그렇다고 나이지리아로 수입되는 제품도 반드시 신뢰할 수 있는 것은 아니었으며, 수입은 그 나라 의약품 소비의 약 70%를 차지했다. 수입되는 제품 중 일부에는 '수출 전용'으로 표시되어 있었다. 이와 같은 표기는 수출국에서의 수출품질 기준 저하에 대한 의심을 일으켰다. 게다가, 나이지리아의 긴 국경과 많은 소규모 항구들 때문에 수입 통제가 매우 어려웠다. 주요 운송 장소에서는 위조의약품 수입업자들이 창의적인 은닉 방법을 일상적으로 사용했다.

나이지리아에서 위조의약품을 수입, 생산, 유통하는 것에 대한 처벌은 3개월에서 5년 사이의 징역이나 미화 3,600달러 이하의 벌금으로, 억제책이 되기에는 너무 가벼운 데다 법 집행이 느슨했다. 정부 직원들은 낮은 임금을 받고 느슨한 감독 아래에 있었으며, 의약품을 위조한 범죄자들은 규제 당국에 주기적인 뇌물 수수, 협박, 괴롭힘, 갈취, 위협, 물리적 공격을 가하였다. 위조의약품의 포장이 정교해짐에 따라 일반소비자, 정부 집행자, 약사를 포함한 모든 사람이 실제 상품과 위조 상품을 구별하는 것이 점점 더 어려워졌다.

당신이 아쿠닐리의 친구라고 상상해 보라. 국가식품의약품안전청의 새 감독자로서 어디서부터 시작해야 하며 어디에 노력을 집중해야 하는지에 대해 어떻게 조언하겠는가? 그녀가 나이지리아의 위조의약품 통제에 어떠한 변화를 가져올 수 있을까? 그녀는 어떤 전략을 따라야 할까? 그녀는 어떤 자산을 가지고 있고, 어떻게 그것들을 이용할 수 있을까?

참고문헌

Erhun, W. O., O. O. Babalola, and M. O. Erhun. 2001. "Drug Regulation and Control in Nigeria: The Challenge of Counterfeit Drugs." *Journal of Health and Population in Developing Countries* 4: 23-34.

NAFDAC Nigeria. 2002-05. "The Evolution of Drug Production in Nigeria." http://www.nafdacnigeria.org/drugproduction.html. Accessed July 16, 2009.

Obioha, R. 2009. "Akunyili and Her Critics." Sun Newspaper (Lagos), January 23. http://www.sunnewsonline.com/webpages/columnists/obioha/obiohajan-23-2009.htm. Accessed August 13, 2009.

Okoro, N. 2005. "Nigeria—A One Woman Army." *Probe News Magazine*(Dhaka), September 2−8. http://www.probenewsmagazine.com/index.php?index=2&contentId=269. Accessed August 13, 2009.

나이지리아의 위조의약품 사례에 대한 고찰

이 어려운 일을 맡게 된 아쿠닐리 교수의 가장 중요한 자산은 대통령의 지원과 손쉽게 대통령과 수시로 상의할 수 있는 높은 접근성이었다. 대통령은 새로 선출된 전직 장군이었고 국민에게 신뢰를 얻고자 노력하는 중이었다. 대통령에게 있어 위조의약품과 같은 중요한 문제에 대해 진전을 이루는 것은 신뢰를 확립하는 한 가지 방법이었다. 아쿠닐리의 기술적 전문성과 청렴성에 대한 평판은 그녀가 국가식품의약품안전청을 재편성하는 데 도움이 되었고, 그녀는 인지도가 높고 부패하지 않은 환경에서 일하는 것에 관심이 있는 직원들을 끌어들일 수 있었다. 또한 그녀는 홍보에 재능이 있었고 자신의 프로그램을 발전시키기 위해 미디어를 사용하는 것에 익숙했다.

국가식품의약품안전청(NAFDAC)은 광범위한 책임을 충족하기 위해 규칙을 단순화하고, 더 나은 시험 능력을 개발하고, 검사와 집행 노력을 강화하는 등 내부적으로 많은 변화를 겪어야 했다. 더욱이 늘어난 집행 활동을 보완하기 위해 "도라 교수(Professor Dora)"[1]는 대중의 지지를 모을 필요가 있었다. 경찰, 사법부, 지역 정치 엘리트들은 믿을 만한 협력자는 아니었다. (개혁을 원하는) 각성한 대중은 그들을 협조하도록 만드는 잠재적으로 중요한 압력의 원천이었다. 자기 제품을 위조 당해 피해를 본 합법적인 의약품 제조업체와 판매자도 지원 자원이 될 수 있었다.

언론의 관심으로 세간의 이목을 끄는 행동에 참여하는 것이 가능한 접근법 중 하나였다. 그러나 이득이 지속되려면 관심을 끄는 말과 행동(grandstanding)도[2]

1) 대중들이 아쿠닐리 교수를 부르는 이름 [옮긴이]

도 실질적인 개선을 수반해야 했다. 게다가, 위조의약품 소매상들과 사업의 많은 부분을 장악하고 있는 범죄 조직 모두 국가식품의약품안전청의 노력에 반대하기 위해 정치적 압력에서 뇌물, 폭력에 이르기까지 그들이 가진 모든 자원을 사용할 것으로 예상할 수 있었다.

이 사건이 몇 년 전에 발생했기 때문에, 우리는 아쿠닐리의 지도로 국가식품의약품안전청이 무엇을 했는지 상세히 검토할 수 있다.

위조의약품에 대한 국가식품의약품안전청(NAFDAC)의 정책들

아쿠닐리 교수가 국가식품의약품안전청을 이끄는 동안 기관은 다음과 같은 여러 정책을 시행했다(Akunyili 2006):

- **전국적인 대중 인식 캠페인.** NAFDAC는 수많은 신문과 라디오 광고에서 위조의약품 문제를 설명했다. 집중적인 미디어 캠페인은 모든 합법적인 제품(국내 생산품 및 수입품)에는 포장에 국가식품의약품안전청 등록 번호가 있어야 한다고 안내하였다.
- **위조의약품의 압수 및 파기.** 2001년부터 2005년 7월까지 마약 판매자, 유통업자, 운송업자 등을 대상으로 1,000건 이상의 압수수색이 실시되었다. 노점상들에게 그들의 출처인 공급자와 도매업자에 대한 정보를 요구하는 등, 위조 공급망을 추적하기 위한 노력이 이루어졌다. 몇 주에 한 번씩 국가식품의약품안전청은 대량의 위조의약품을 불태우며 수억 달러의 위조 공급품을 파기하는 것을 널리 홍보했다.
- **주요 의약품 시장의 폐쇄.** 위조의약품 공급 대부분을 차지하는 3대 의약품 소매시장에 대해 3~6개월 동안 문을 닫도록 했다. 여기에는 아남브라(Anambra)주에서 가장 큰 오니차(Onitsha) 의약품 시장이 포함되었다. 부정치료를 제공한 병원과 자재 보관 창고도 문을 닫게 했다.

---

2) 관심을 끌고 시청자의 의견에 영향을 미치도록 의도된 방식으로 행동하거나 말하는 것 [옮긴이]

- **원천 지점에서 수입 관리.** 국가식품의약품안전청 직원들은 우수 의약품 제조 및 품질관리기준(GMP) 준수를 확인하고 나이지리아로 수출되기 전에 의약품을 재인증하기 위해 인도, 중국, 이집트의 공장을 조사했다. 나이지리아 은행은 의약품 수입업체에 대한 재무 서류를 처리하기 전에 국가식품의약품안전청의 승인을 얻도록 하는 방식으로 협력했다.
- **입국항 감시체계 강화.** 정부는 의약품 수입을 2개의 지정된 공항과 2개의 항구로 제한하여 수입품에 대한 감시를 용이하게 했다. 규정 준수를 촉진하기 위해 국가식품의약품안전청 지침은 국가식품의약품안전청의 허가 없이 나이지리아로 의약품을 운송하는 항공기를 압수할 수 있다고 명시했다.
- **등록 지침의 간소화 및 시행.** 의약품이 등록되기 전에 실험실 표준과 검사 요구사항을 준수해야 한다는 요구사항이 더 일관적으로 시행되었다. 제조업체와 수입업체에 대한 제재는 2002년 2,226건에서 2005년 4,132건으로 꾸준히 증가했다.
- **국제적 인지도 개선 노력.** 수출국을 포함한 외국 정부의 협력 동원을 위해, 아쿠닐리는 나이지리아의 위조의약품 통제 노력에 관하여 많은 국제회의에서 발언함으로써 국제사회의 인식을 높이고자 하였다.

국가식품의약품안전청(NAFDAC) 구조조정

- **직원의 방향 전환 및 동기부여.** 부패하고 비효율적인 직원들을 찾아내서 제거하기 위해 대대적인 노력을 기울였으며, 직원 동기부여와 좋은 성과에 대한 보상을 위해 승진 관행을 변경하고 해외 연수 기회를 도입하였다.
- **구조조정.** 이러한 노력을 집중하기 위해 두 개의 새로운 부서인 항만검사부(Ports Inspection)와 집행부(Enforcement)가 만들어졌다. 위임을 촉진하고 관료주의적 병목 현상을 없애기 위해 절차와 관행이 바뀌었다.
- **증가한 역량.** 10개의 주 사무소가 신설되었고, 기존 27개의 사무소는 나이지리아의 36개 주와 연방 수도 준주를 포괄하도록 강화되었다. 3개의 특별검사 사무소가 큰 의약품 시장을 가지고 있는 3개 도시에 설립되었다.

- 실험실 현대화(Laboratory modernization). 실험실이 새로 단장되었고 두 개의 실험실이 추가로 지어졌다. 표준 운영 절차와 지침이 개발되었으며 과정이 자동화되었다.

과제들

이러한 변화와 정책 시도에도 불구하고 국가식품의약품안전청에는 많은 과제가 남아 있었다:

- 직원 채용. 국가식품의약품안전청은 많은 책임을 수행하는 데 필요한 자금과 인력을 확보하는 데 지속적인 어려움을 겪었다.
- 관료주의적 저항. 나이지리아 세관은 새로 창설된 항만검사부를 인정하지 않았으며, 자신의 운영 범위를 침해하는 것으로 간주했다.
- 부패. 의약품 위조범은 기소를 피하려고 세관원, 경찰, 사법부 구성원들에게 계속해서 뇌물을 제공했다. 2010년 현재, 1999년에 통과된 위조방지법에 따라 약 50건의 사례만이 기소되었다.
- 폭력적인 저항. 라고스(Lagos)에 있는 국가식품의약품안전청 실험실이 파괴되었고, 2004년 3월에는 전국의 국가식품의약품안전청 시설이 불탔다. 아쿠닐리에 대한 몇 번의 암살 시도가 있었고, 그중 한 번은 매우 위험했다.
- 밀수. 국가식품의약품안전청이 나이지리아로 들어오는 모든 작은 항구와 육로를 점검할 수는 없었기 때문에 밀수는 계속 증가하는 문제였다.
- 품질 문제(Quality problems). 2005년 현재, 국가식품의약품안전청은 위조의약품의 발생률이 2001년의 상황에 비해 80% 이상 감소했다고 주장했다. 그러나 라고스 지역 약국에서 구입한 144개의 필수의약품을 대상으로 한 2008년 연구에서 18%가 기본적인 의약품 품질 시험에 통과하지 못했다. 비록 표본 크기가 작고 더 신뢰할 수 있는 판매자에게 편향된 조사였기는 했지만, 이 연구는 나이지리아 의약품 시장에서 품질 문제가 여전히 남아 있음을 시사한다(Bate et al. 2009).

- 소비자의 태도. 나이지리아 사람들은 의약품의 품질에 대해 계속 우려했다. 일부 사람들은 위조의약품의 공개 소각이 문제를 근본적으로 해결했는지, 그리고 국가식품의약품안전청이 이루어낸 진전이 지속될 수 있는지에 대해 의문을 제기했다.
- 도시 의약품 시장 재개. 규제의 한계로 인하여 도시의 주요 의약품 시장은 재개장하였고 여전히 위조의약품 공급의 중심으로 남아 있었다.

최근 발전

- 이웃 서아프리카 국가들은 나이지리아에서 제조된 의약품에 대한 판매 금지를 해제하였으며 나이지리아에서 제조되거나 나이지리아를 통해 수입되는 약물은 이제 이 지역 전체에서 흔한 것이 되었다. 2002년에서 2005년 사이에 16개의 신약 제조회사가 설립되었다.
- 2008-2009년에 나이지리아에서 4개월~2세 사이의 어린이 84명 이상이 오염된 의약품으로 인해 사망했다. 라고스의 무면허 의약품 판매자가 마이피킨(My Pikin)[3] (Oghenerhoboke 2008)이라는 이름의 '잇몸약'을 제조업체에 판매하였는데, 이 의약품은 다이에틸렌 글리콜(diethylene glycol)[4]에 의해 오염되어 있었다(Polgreen 2009).
- 2008년 말, 아쿠닐리는 국가식품의약품안전청 사무총장으로서 그녀의 임기를 마쳤고 우마르 야르아두아 대통령의 내각에서 정보 장관으로 일하기 시작했다.
- 2009년 1월, 폴 B 오르히(Paul B. Orhii) 박사가 국가식품의약품안전청의 새로운 사무총장으로 임명되었다. 그는 미국에 기반을 둔 변호사, 의사, 약리학자로, 의약품 소송 전문가였다.
- 2009년 5월, 국가식품의약품안전청은 '인도 생산' 라벨이 붙어 있는 대량의

3) 나이지리아에서 잇몸약으로 판매한 의약품 [옮긴이]
4) 합성수지 혹은 자동차 냉각수의 원료이며 먹으면 독성이 있다. https://www.nocutnews.co.kr/news/4128417 [옮긴이]

중국산 위조 말라리아 의약품(antimalarials)을 압수했다. 포장은 매우 정교했지만, 실험실 분석 결과 활성 성분이 없었다(Sen 2009).

- 2009년 8월 국가식품의약품안전청은 의약품 수입에 대한 감시와 규제를 강화하기 위해 의약품 생산의 중심지인 인도 도시에 사무소를 개설할 것이라고 발표했다(ET Bureau 2009).

최종 고찰

아쿠닐리 교수는 자신이 능숙한 관료 전략가임을 증명했다. 대형 의약품 시장을 폐쇄하고 엄청난 양의 압수품을 소각하는 등, 널리 알려진 그녀의 노력은 국가식품의약품안전청에 많은 긍정적 관심을 불러일으켰다. 제품에 국가식품의약품안전청 등록 번호가 있어야 한다는 생각이 대중에게 효과적으로 전달되었고, 의약품 공급망에서 합법적인 참여자들이 국가식품의약품안전청의 노력을 지원하기 위해 동원되었다.

그러나 아쿠닐리의 노력은 일반적인 공적 활동보다 더 복합적이었는데, 이는 그가 다각적인 접근의 필요성을 잘 알고 있었기 때문이다. 접근 지점의 수를 제한하고 단속 능력을 높여 위조의약품의 수입을 통제하는 것은 현명했다. 또한 등록 번호 프로그램을 구현하기 위해서는 등록 절차를 지원하기 위한 더 많은 실험 점검 역량이 필요했다. 지역 관측통들은 국가식품의약품안전청의 역량과 전문성 수준이 실질적으로 향상되었다는 데 동의했다.

일이 항상 순조롭게 진행된 것은 아니다. 밀수는 여전히 중요한 문제로 남아 있다. 다른 경찰과 집행 기관(특히 세관)은 국가식품의약품안전청이 전개한 사건을 적극적으로 추적하지는 않았다. 게다가, 지역의 정치적 압력으로 주요 의약품 시장이 모두 재개되었고, 국내에서 위조의약품의 존재가 줄어들긴 했지만, 어느 정도인지는 불분명했다. 소비자들은 여전히 효과적으로 치안을 유지할 수 없는 수천 마일의 국경을 가진 국가의 의약품 품질에 대해 걱정하고 있었다.

긍정적인 측면으로, 나이지리아에서 만들어진 제품들은 현재 인근 서아프리카 국가들에서 더 널리 받아들여지고 있는데, 이는 국가식품의약품안전청이 국내 제조업체들을 감시하는 일을 잘 수행했기 때문이다. 그리고 역설적으로 아쿠닐리와 일부 국가식품의약품안전청 지역에 대한 공격은 역설적으로 기관의 집행 노력이 일부 범죄자들을 매우 불편하게 했다는 것을 시사한다. 아쿠닐리는 나이지리아 그리고 국제적으로 의약품 정책 분야에서 유명해졌으며, 다른 장관직으로까지 나아갔다. 그러나 더 많은 자원과 정치적 지원이 이 문제에 투입할 때까지 아무도 이 특별한 전쟁에서 승리를 선언할 수 없을 것이다.

참고문헌

Akunyili, D. 2006. "Women Leadership in Emerging Democracy—My NAFDAC Experience." Speech delivered at the Woodrow Wilson International Center for Scholars, Washington, DC, May 1. http://www.wilsoncenter.org/events/docs/Akunyili_speech.pdf. Accessed July 16, 2009.

Bate, R., T. Ayodele, R. Tren, K. Hess, and O. Sotola. 2009. "Drug Use in Nigeria: An Informal Survey of Doctors, Pharmacists, and Healthcare Workers in Lagos, Ondo, and Ogun, and a Pilot Quality Assessment of Essential Drugs from Lagos Pharmacies." Working Paper, Africa Fighting Malaria, American Enterprise Institute, and the Initiative for Public Policy Analysis, Washington, DC.

ET Bureau. 2009. "Nigerian Drug Regulator to Open Indian Offi ces." *Economic Times (India)*, August 5. http://economictimes.indiatimes.com/News/Economy/Nigerian-drug-regulator-to-open-Indian-offices/articleshow/4860464.cms. Accessed August 5, 2009.

Oghenerhaboke, A. 2008. "My Pikin, the Killer." *Newswatch Magazine*. December 8. http://www.newswatchngr.com/index.php?option=com_content&task=view&id=338&Itemid=48. Accessed September 13, 2009.

Polgreen, L. 2009. "84 Children Are Killed by Medicine in Nigeria." *New York Times*, February 7.

Sen, A. 2009. "China Owns up Nigeria Fake Drugs Cargo." *Economic Times (India)*, August 4. http://economictimes.indiatimes.com/News/Economy/Foreign-Trade/China-owns-up-Nigerian-fake-drugs-cargo/articleshow/4854410.cms. Accessed August 5, 2009.

사례 연구 H.

페루에서 항생제 사용의 변화

이 사례에서 고려해야 할 질문

이 사례는 의약품 사용에 영향을 주기 위해 설득을 사용하는 제11장에 제시된 문제들과 관련이 있다.

- 이 사례는 페루에서 항생제의 '합리적 사용'을 촉진하기 위해 고안된 사회적 마케팅 캠페인을 개발하는 과제의 기초를 마련한다.
- 이 사례 속 주요 관계자들의 행동이 '비합리적'인지 아닌지를 곰곰이 생각해 보라.
- 만약 당신이 이 주요 관계자들을 설득해서 그들의 행동을 바꾸려고 한다면, 어떻게 새로운 행동이 그들의 근본적인 동기부여에 맞도록 만들 수 있겠는가?
- 구체적으로 어떤 메시지를 작성하겠는가? 대상자에게 전달하려면 어디서, 어떻게 해야 하는가?

약물 내성은 미생물이 항생제와 만났을 때 살아남는 미생물의 능력이다. WHO의 한 보고서에서 다음과 같이 설명한다. "항생제를 사용하면 용량과 기간에 상관없이 미생물은 '선택적 압력'으로 알려진 현상에 적응하거나 죽는다. 적응하고 살아남는 미생물들은 저항 유전자를 가지고 있는데, 이는 유전될 수 있다"(WHO 2002). WHO는 의약품의 '합리적 사용'을 촉진하는 차원에서 항생제의

이 사례는 아냐 레비 귀어(Anya Levy Guyer)와 마크 로버츠(Marc J. Roberts)가 준비하였다. 행정 상황에 대한 효과적/비효과적인 대응의 예시보다는 강의 시간에 일어나는 토론을 위한 기초 자료로 작성되었다.

적절한 규제, 처방, 사용을 권고한다(WHO 2009). 약물 내성을 촉진하는 의약품 사용 문제의 핵심적인 부분은 "항생제의 효과를 경험한 환자들이, 심지어 공식적인 의료서비스를 이용할 수 있는 경우에도 자가 치료하려는 경향이 있다"라는 것이다(Yeager et al. 2006).

2003년 페루의 보건부는 약물 내성이 증가하는 문제에 대해 매우 우려하게 되었다. 페루에 대한 범아메리카 보건기구(Pan American Health Organization, PAHO)의 한 보고서에서는 이 문제를 강조했다. "우리가 치료에 아무리 많은 돈을 쓰더라도. 시판되는 항생제가 질이 좋고, 기대하는 치료 효과를 낼 수 있다는 점을 보장하지 못하면 아무 소용이 없다"(PAHO/SAIDI 2009, 174). 이 상황을 평가하기 위해 보건부는 폐렴과 대상포진, 요로감염을 포함한 다양한 세균에 감염이 된 5세 미만 어린이들로부터 생체시료를 채취했다(INS 2003). 실험 결과 미생물에 따라서 샘플의 30%에서 80%는 표준적인 1차 항생제 치료에 내성을 가진 것으로 나타났다.

페루의 상황

2,700만 명이 넘는 중·저소득국가인 페루는 1980년대에 마오쩌둥주의 반군(Shining Path: 빛나는 길이라 불림)과 치열한 무장투쟁을 벌였다. 1990년대 초반에 알베르토 후지모리(Alberto Fujimori) 대통령 집권 기에 폭동이 진압되고 경제가 성장하기 시작했다. 그러나 10년이 지난 말미에는 국제 경제 혼란의 영향을 일부 받아 페루의 내부 정치적, 경제적 위기가 형성되고 있었다. 그래서 결국 2001년에 후지모리 대통령과 그의 정권이 퇴진하였다. 2002년 새로운 선거를 준비하기 위해 과도 정부가 수립되었다. 이후 선출된 두 정부는 '부패와의 싸움과 투명성을 정치적 입장의 핵심'으로 내세웠다(Ramis 2007).

페루의 공중보건 시설은 보건 서비스의 대부분을 제공한다. 페루는 세 개의 정부 운영 체계를 가지고 있다. 보건부에 의해 운영되는 체계, 공공 부문 직원들을 위한 사회보장 제도, 군과 경찰을 위한 별도의 건강 서비스이다. 이 세 가지

체계는 전체 국가 병원의 절반 이상과 보건소(health center)의 3분의 2 이상을 차지한다. 2004년 페루는 국내총생산(GDP)의 4%를 의료비로 지출했는데, 이 수치는 10년 동안 꾸준히 유지되었다.

2004년 보건부는 예산 중 약 10%, 약 5,000만 미국 달러를 의약품 구입에 사용하였는데 이는 1인당 미화 2달러에 조금 못 미치는 금액이다. 1994년 공공 부문에 도입된 의약품 비용 회복 정책으로 많은 사람이 의약품에 재정적으로 접근하기 어려워졌다. 2004-2005년 20개의 보건부 시설(병원, 보건소, 보건 분소 포함)의 외래환자 600명을 대상으로 조사한 결과 33%의 환자가 직접 약값을 지불했다. 다른 환자들의 약값은 다양한 보조금 프로그램으로 충당되었다. 그러나 환자의 15%는 돈이 없어서 약을 구하지 못했다. 한편, 페루에는 11,000개 이상의 민간 약국과 의약품 판매소가 있는 것으로 추정되며, 2004년 민간 의약품 판매는 1인당 평균 미화 13.23달러로 전체 의약품 지출의 약 85%에 달하였다(Ministry of Health 2006).

2005년 이전 수십 년 동안 페루는 적절한 의약품 사용이 자리 잡도록 노력해 왔다. 1990년대 동안 흔히 대중 매체 캠페인을 벌여 지사제 사용에 집중하고 경구수분보충제 사용을 장려했다(Homedes and Ugalde 2001). 다른 프로그램들을 고안하여 약사와 지역 보건 종사자들이 비용 절감을 촉진하고 항생제의 오남용을 방지하도록 장려하였다. 1990년대 중반에는 가난한 도시 지역에서의 약물 내성 결핵의 증가를 막기 위해 공급자에 대한 노력에 집중하였다(Mitnick et al. 2003).

1990년대에 페루는 또한 병원에서의 항생제 사용 문제를 해결하는 활동을 시행했다. 실험실을 구축하여 사용 가능한 의약품의 질을 보장하고 내성을 일으키는 질병을 유발하는 유기체를 관찰하도록 하였다. 임상 환경에서 약물 내성 감염의 발생과 전염을 방지하기 위해 병원 내 의약품 사용을 변경하는 행정적인 노력을 기울였다.

2001년에 보건부는 처방에 관한 규정을 강화하기 시작했다. 대부분의 처방은 의사만 할 수 있게 되었다. 치과의사와 조산사는 그들의 특정 시술에 사용하는 약만 처방하도록 제한받았다. 처방약이든 일반약이든 상관없이 모든 의약품은 공식적이지 않은 부분에서가 아닌 공인된 판매점에서만 팔 수 있게 되었다(Decreto Supremo No. O21-2001-SA에 따름).

의약품의 사용을 개선하기 위해 의사와 약사 모두 환자에게 다양한 정보를 제공해야 했다. 여기에는 적절한 용량, 투여 기간, 의약품의 부작용과 상호작용, 정확하고 안전한 사용을 보장하기 위해 권고되는 예방조치 등이 포함되었다(Ministry of Health 2006).

지속적인 정책과제

페루에서 약물 내성을 초래한 의약품의 오용은 공급의 측면과 수요의 측면 요소, 즉 환자와 보건 전문가 모두의 행동이 반영되었다. 보건부 연구에서는 페루에서 약물 내성 증가에 이바지한 의약품 부문의 여러 행동 양상과 상황을 확인했는데, 다음과 같은 것들을 포함한다.

- 잘못된 처방(의약품이 잘못되었거나 투여용량이 잘못됨)
- 약국과 판매소에서 항생제의 쉬운 접근성
- 환자의 부적절한 자가 투약
- 병원 환경에서 의약품의 세균 접촉
- 바이러스 또는 기타 질병에 대한 일반적인 항생제 남용(INS 2003)

2006년의 보건부 간행물에서 이런 유형의 몇 가지 원인을 밝혀냈다. 첫째로 의사들이 과잉 처방을 하고 약사들이 조제 제한을 간과하도록 하는 경제적 인센티브였다. 동시에 약값이 높아서 가난한 환자들은 처방된 약 중 일부분만 구입하게 되었다. 또한, 항생제를 잘못 사용해서 나타나는 인구 전체에 미치는 영향이 개인 사용자들에게 즉시 드러나지 않았다. 또한 보건부는 처방인과 일반 대중들 사이에 오용의 위험에 대한 정보와 교육이 부족하다는 것을 알아냈다. 보건부는 의약품 사용이 '보건의료 사슬(chain of health care)'을 타고 문화적 태도에 의해 영향을 받았다고 밝혔다(Ministry of Health 2006).

수도 리마(Lima) 근처의 해안 지역인 칼라오(Callao)를 시범 지역으로 선정하여 그곳에서 처방 관행에 대한 몇 가지 연구를 하였다. 조사 결과는 다음과 같다.

(1) 상담으로 항생제 처방을 받은 비율은 64%로, 한 상담당 평균 2.38개의 의약품을 받았고, 상담의 53%는 5세 미만의 어린이를 위한 것이었다.
(2) 상기도 감염으로 진단받은 환자 중 71%가 항생제 처방을 받았다.
(3) 처방전 없이 항생제를 판매한 업소는 79%였고, 민간 업소 중 92%가 처방전 없이 항생제를 판매했다.
(4) 칼라오의 대표적인 성인 표본에서 75%는 자가 투약을 했고, 그중 49.8%는 부분적으로만 치료제를 구입할 것이라고 응답했다.
(5) 공공 부문과 민간 부문 모두에서 조제자는 독립적인 의약품 정보원에 접근할 수 없었다(PAHO/SAIDI 2009:63).

페루 정부와 비정부기구(NGO) 협력사들은 이를 바탕으로 남미 감염병 이니셔티브 파트너(미국 국제원조청, PAHO와 주변국)의 지원을 받아 5세 미만 아동의 호흡기 및 설사 질환을 치료하기 위해 지역사회 구성원에게 의약품 사용 방식을 바꾸도록 설득하기 위한 시범 사업의 설계를 시작했다.

- 당신이 대책 위원회의 일원이었다고 상상해 보라. 어린이들의 항생제 사용을 바꿀 수 있는 주요 대상 청중과 그들이 선택해야 하는 행동을 파악하라.
- 항생제 내성 발생에 이바지하는 행동의 근본적인 결정 요인을 평가하라.
- 새로운 행동을 받아들이도록 대상 독자를 설득하는 방법을 제안하라.
- 운영위원회가 캠페인의 주요 구성 요소로 추천해야 한다고 생각하는 네 가지 P[제품, 장소, 가격, 프로모션(product, place, price, and promotion)]를 식별하라.

참고문헌

Homedes, N., and A. Ugalde. 2001. "Improving the Use of Pharmaceuticals through Patient and Community Level Interventions." *Social Science and Medicine* 52: 99–134.

INS (Instituto Nacional de Salud). 2003. *Vigilancia de la Resistencia Antimicrobiana en el Perú.* Informe Perú. Lima: INS.

Ministry of Health (Peru). 2006. "Evaluación de la Situación de los Medicamentos en el Perú." Ministry of Health, Department of Medicines, Consumables, and Drugs(MINSA/DIGEMID), Lima. http://www.digemid.minsa.gob.pe/daum/urm/evasitmedicamentos.pdf.

Mitnick, C., J. Bayona, E. Palacios, S. Shin, J. Furin, F. Alcantara, E. Sanchez, M. Sarria, M. Becerra, M. C. Smith, S. Fawzi, D. Kapiga, D. Neuberg, J. H. Maguire, J. Y. Kim, and P. Farmer. 2003. "Community-Based Therapy for Multidrug-Resistant Tuberculosis in Lima, Peru." *New England Journal of Medicine* 348 (2): 119–28.

PAHO/SAIDI(Pan American Health Organization and South American Infectious Disease Initiative). 2009. *Perfil de País Perú—Resistencia Antimicrobiana.* Washington, DC: PAHO.

Ramis, O. 2007. "Medicines Transparency Alliance—Peru Scoping Study." DFID Health Resource Centre, London.

WHO(World Health Organization). 2002. "Antimicrobial Resistance." Fact sheet No.194, WHO, Geneva. http://www.who.int/mediacentre/factsheets/fs194/en/.

______. 2009. "Rational Use of Medicines." http://www.who.int/medicines/areas/rational_use/en/. Accessed September 24, 2009.

Yeager, B., E. Barillas, A. Sosa, and A. Barojas. 2006. "Workshop with SAIDI National and International Partners to Prioritize the Objectives and Activities of a Plan to Contain and Prevent Antimicrobial Resistance in Paraguay" and SAIDI Steering Committee Meeting, June 20–30. Submitted to United States Agency for International Development by the Rational Pharmaceutical Management Plus Program. Management Sciences for Health, Arlington, VA. http://pdf.usaid.gov/pdf_docs/PDACI133.pdf.

페루에서의 항생제 사용에 대한 고찰

칼라오에서 이 캠페인을 개발한 단체는 어린아이들의 어머니들을 가장 중요한 목표 인구집단으로 지목했다. 왜냐하면 그들이 약을 구입하고 그 사용을 관리하기 때문이다. 어머니들은 바빠서 연락이 닿기가 쉽지 않았다. 그들은 분명히 아이들의 건강에 대해 염려하고 있었지만, 경제적으로나 시간적으로도 제약이 있었다. 그리고 중재안의 입안자들은 어머니들과 소통하면서 항생제 사용을 반대하는 인식이 생기는 것을 원하지 않았다. 대신 공중보건단체는 어머니들이 항생제를 계속 사용하되 좀 더 절제되고 적절한 방법으로 사용하기를 원했다.

두 번째로 중요한 사람들은 의사와 약사였다. 사례에서 언급한 바와 같이, 그들은 만연한 다제약물복용을 하게 하는 명백한 경제적 동기가 있었다. 의사들은 환자들을 만족시키는 동시에 공공 진료 환경에서 환자들을 빠르게 치료하기를 원했다. 그런 상황에서 의사들은 환자가 기대하는 처방전을 신속하게 제공해야 할 충분한 이유가 있었다. 그러나 보건 전문가나 대부분의 어머니들은 그 누구도 앞으로 몇 년 동안 중요한 문제를 일으킬 항생제 내성 증가를 원하지 않았다.

위원회는 이런 요소들을 고려한 후, 대중의 관심을 끌고 지역사회가 항생제를 합리적으로 사용하는 데 초점을 두는 '건강한 문화'로 전환하기 위한 집중적인 1주일간의 캠페인이 필요하다고 결정했다. 이 캠페인은 위에서 검토된 고려 사항인 "항생제는 필요하지만 우리는 그것들을 책임감 있게 사용해야 한다"에 따라 고안되었다.

기자회견으로 한 주가 시작되었고, 도시 전체에 거대한 포스터가 게시되고 캠페인이 선언되었다. 한 주 동안 행진, 축제, 다른 공공 행사들이 모두 언론 보도와 함께 열렸다. 캠페인 자료는 학교, 약국, 거리에서 배포되었다. 캠페인 상징과 구호가 들어간 자료를 제작하여 배포했다.

- 펜 10,000개
- 스프링 노트 5,500권
- 자석 미니 전화번호부 10,000개
- 포스터 15,000장
- 소책자 50,000개
- 비닐봉지 5,000개
- 폴더 5,000개

캠페인 주최자는 대상 청중 대부분이 그 주 동안 자신이 살아온 인생을 되돌아보며 '(항생제의) 책임감 있는 사용'에 대한 메시지에 반복적으로 노출되기를 희망했다.

소비자를 위한 보다 자세한 메시지로 일반적인 구호의 의미를 설명하려고 시도하였으며, 어머니들의 책임감에 호소했다. 메시지는 자가 투약과 비공식 부문의 의약품 구매에서 벗어나 합리적인 의약품 사용으로 이끌기 위해 설계된 여러 주제를 포함하였다.

- 의사의 처방 없이 항생제를 사용하는 것은 당신과 가족의 건강에 해롭다.
- 암시장에서 사는 항생제는 당신의 생명을 위태롭게 한다.
- 건강을 돌보는 것은 본인의 책임이다. 몸이 안 좋으면 보건 시설에 가라.
- 보건부에 등록된 약국이나 의약품 판매처에서 항생제를 사라.
- 약을 처방받으면 전체 치료를 끝까지 완료하여라.
- 바이러스가 있을 때 항생제를 먹는다고 해서 감염이 낫지 않는다.

의사들과 다른 의료 종사자들을 위한 보완적인 메시지 세트가 제작되었다. 이 전문가들에게 항생제 사용을 개선할 책임이 있다는 점을 설득하기 위해 병원과 지역 대학에서 소규모 회의를 개최했다. 전문적 책임을 행사할 때는 정교하고 전문적이어야 한다는 점을 강조하여 대상 청중의 고유한 동기에 호소하였다.

- 항생제를 적절히 사용하면 심각한 감염을 치료할 수 있다.
- 항생제를 무책임하게 사용하면 국민건강에 부정적인 영향을 미친다.
- 브랜드명이 아닌 국제적으로 사용하는 성분명으로 항생제를 처방하여라.
- 독립적이고 근거에 기반을 둔 정보와 치료 지침 및 치료 프로토콜을 기반으로 항생제를 처방하라.
- 항생제 홍보 및 광고에 영향을 받지 말라. 환자 개개인에게 맞는 치료가 필요하다.

페루에서의 합리적인 항생제 사용에 대한 이 캠페인을 보면 행동의 변화가 일어나기 쉽지 않다는 것을 알 수 있다. 공격적이고 정교한 노력이 필요하며, 그렇다고 해도 성공이 보장되기는 어렵다. 유감스럽게도 칼라우에서의 캠페인이 미친 영향에 대한 상세한 평가는 하지 못했다.

사례 연구 I.

남아프리카공화국에서 마이크로비사이드[1)] 도입을 위한 준비[2)]

이 사례에서 고려해야 할 질문

이 사례는 제11장 의약품 사용에 영향을 미치는 설득 사용에 대한 것이다. 사례 마지막에 여러분은 마이크로비사이드 도입을 위한 홍보 계획을 개발할 것이다. 사례를 읽을 때 다음을 고려하도록 한다.

- 캠페인의 대안적인 대상 청중들은 누구이며, 여러분은 그들이 어떤 구체적인 행동을 취할 것을 원하는가?
- 다양한 집단을 고려해 볼 때 여러분은 그들이 우리의 관심 행동을 선택하도록 영향을 주기 위해 어떤 동기를 이용할 것인가?
- 다양한 대상 독자들의 신념이나 상황에서 그들이 그런 행동을 선택하지 않도록 이끌 수 있는 것은 무엇일까?
- 이런 질문에 대한 답변이 대상 고객의 선택과 특정 마케팅 계획(제품, 장소, 가격, 홍보)에 어떤 영향을 미칠까?
- 계획 개발을 더 잘하는 데 필요한 추가 연구는 무엇일까?

1) 후술하는 바와 같이, 이 장에서 '마이크로비사이드'는 미생물을 죽이는 일반적인 화합물을 의미하지 않는다. 이 책에서는 HIV의 전염을 막기 위해 개발되고 있는 국소 제품을 가리킨다. 따라서 이 책에서는 '항균제' 대신 '마이크로비사이드'란 표현을 사용하였다. [옮긴이]

2) 이 사건은 아냐 레비 귀어(Anya Levy Guyer), 마이클 라이히(Michael R. Reich), 마르 코버츠(Marc J. Roberts)가 준비하였고 패멀라 노릭이 최근 사건에 대한 소식을 추가했다. 이 사례의 일부는 벡커 등(J. Becker et al.)의 '경로 개척: 마이크로비사이드 도입을 위한 준비, 남아프리카공화국의 질적 연구 보고서' (뉴욕: Engender Health, 마이크로비사이드 국제 파트너십, University of Cape Town and Population Council, 2004)에 기초한다. 이 사례 연구는 행정 상황의 효과적/비효과적인 대응에 대한 예시라기보다는 학급 토론의 기초로 의도되었다.

남아프리카공화국은 세계에서 경제와 문화가 가장 다양한 국가 중 하나이다. 대략 5,000만 명의 시민들은 그 나라가 '무지개 국가(the Rainbow Nation)'라고 부르는 많은 방식으로 나뉘어 있다. 80%의 아프리카 출신 인구는 공식적으로 인정하는 9개의 언어를 사용한다. 20%의 백인 인구는 영국과 네덜란드 출신이고 문화적으로 매우 구별되어 있다. 인도와 기타 아시아 소수민족 집단뿐만 아니라 상당한 규모의 혼혈 사회도 존재한다.

경제적, 사회적 조건은 인구 통계만큼이나 다양하다. 아프리카 인구의 평균 소득은 백인 소득의 약 15%이고, 인도인의 소득은 60%이다. 소득분배의 상위 10%는 국민 소득의 거의 60%를 차지하며, 본질적으로 모든 빈곤층은 흑인이거나 혼혈이며, 다수가 도시에 살고 있다(Liebbrandt et al. 2010). 2001년 도시 거주 젊은 아프리카 남성들의 실업률은 40~50%로 추정된다(Kingdon and Knight 2001).

저소득 도시 근교 마을에서는 사회적 조건이 이런 경제적 어려움을 반영한다. 주택들은 질이 좋지 않고, 공공 서비스에 대한 접근성이 낮다. 범죄, 폭력, 특히 성폭력 발생이 높다. 일부 분석가들은 강간율이 세계에서 가장 높고 강간 경험을 보고한 여성의 비율이 30%에 이른다고 하였다. 혼혈인과 흑인 공동체의 한 조사에서 남성의 25%가 성폭력을 저질렀다고 응답했다(Jewkes et al. 2009).

이런 경향으로 인해 남아프리카공화국의 HIV 비율은 세계에서 가장 높다. 그리고 HIV는 주로 이성애자 행위(heterosexual activity)로 전염된다. HIV의 높은 비율로 인해 야기된 문제들은 수년 동안 정부의 정책적 무시로 인해 악화했다. 효과적인 공교육의 부재 속에서 처녀와의 성관계로 에이즈를 치료한다는 등의 신화 – 이는 어린 소녀들에 대한 광범위한 성폭력의 원인이 되었다 – 가 지역사회에 퍼졌다. 남아프리카공화국의 산전 클리닉에 다니는 모든 여성의 약 30%가 HIV 양성인 것으로 추정되지만, 25세에서 35세 사이의 여성들 사이에서는 그 수가 40%에 육박한다. 남성의 유병률은 나이에 따라 15~25%로 다소 낮다.[1] (지방마

---

1) www.avert.org/safricastats [옮긴이]

다 HIV 유병률은 크게 다르다).

마이크로비사이드의 잠재적 역할

이 논의의 맥락에서 '마이크로비사이드'는 미생물을 죽이는 화합물을 의미하지 않는다. 이 책에서는 HIV의 전염을 막기 위해 개발되고 있는 국소 제품을 가리킨다. 마이크로비사이드는 다양한 형태로 존재하는데, 매일 사용하는 질(vaginal) 젤(gels), 필름, 정제, 또는 인간면역결핍바이러스에 대한 보호를 제공하는 성분을 최대 한 달 동안 방출하는 질 고리(vaginal ring) 등이 그것이다. 마이크로비사이드는 콘돔, 성 감염 치료, 안전한 혈액 공급 등 다른 인간면역결핍바이러스 예방조치들에 대한 중요한 보완 방식이 될 것이다. 또한 직장(rectum)에 사용할 수 있는 마이크로비사이드가 개발될 가능성도 있다.

전 세계적인 에이즈 감염병의 긴급성 때문에 인간면역결핍바이러스 전염을 막기 위해 마이크로비사이드 개발의 가속화를 지원하기 위한 주요 노력이 현재 진행 중이다. 2002년과 그 이후 몇 년 동안, 마이크로비사이드 개발에 관련된 다양한 집단들은 일단 안전하고 효과적인 것으로 확인되고 사용이 승인된 제품이 개발되면, 마이크로비사이드를 도입하기 위한 전략을 구상하기 위해 모였다. 그들은 작업하면서, 기술 혁신이 더 세심한 준비를 하였더라면 피할 수 있었던 큰 장애물에 부딪혔다는 것을 깨달았다. (무엇보다) 마이크로비사이드와 같은 신제품의 도입을 준비하기 위해서는 성별, 사회, 경제, 문화, 구조와 관련한 맥락을 이해하는 것이 중요하다.

연구의 수행

마이크로비사이드와 관련한 주제와 문제를 더 잘 이해하기 위해 지역과 국제 비정부기구와 지역 연구자로 구성된 연합체가 남아프리카공화국의 웨스턴케이프주(Western Cape Province)에 있는 근교 지역인 랑가(Langa)에서 개별 인터뷰와 초점집단토론을 포함하는 연구를 수행했다. 이 연구는 2002년 9월부터 2003년 9월까지 이루어졌다. 조사 대상은 지역사회 구성원, 보건의료 제공자와 관리자, 지역과 국가 공무원, 국가와 지역 비정부기구, 보건 전문기관 대표 등이었다. 지역사회에서 나온 이해관계자, 공중보건 실무자, 정책입안자 등이 참여한 지역 자문단이 연구 설계와 시행을 지원하였다.

남아프리카공화국은 HIV 유병률이 높고 많은 임상시험과 마이크로비사이드의 수용 가능성이 있는 장소이며 잠재적으로 상당한 규모의 시장을 가지고 있었기 때문에 이 연구를 위해 선택되었다. 상대적으로 광범위한 마이크로비사이드 임상경험과 감염병의 시급성을 고려할 때 남아프리카공화국은 앞으로 안전과 효과가 확인될 경우, 마이크로비사이드를 가장 먼저 도입하는 나라 중 하나가 될 가능성이 크다.

연구결과

이 연구결과에서 확인된 마이크로비사이드 관련 가장 강력한 사실은 에이즈 유행이 사람들의 일상생활에 미치는 심각한 영향과 질병의 확산을 줄이는 데 도움이 되는 새로운 접근법의 절실한 필요성이었다. 응답자들은 HIV 감염에 대한 여성의 사회적 취약성과 자신을 보호하는 능력의 제한에 대해 분명히 이해했다. 많은 사람이 성관계에서 여성이 주도성을 갖기 어려운 데 영향을 미치는 근본적인 사회, 경제, 정치 요인에 대해 공개적, 자발적으로 언급하였다. 참가자들은 마이크로비사이드를 대부분 여성이 주도하고 통제할 것으로 예상하였기 때문에 남성들이 콘돔 사용에 대해 광범위하게 저항하는 것을 생각할 때 여성들이 자신을 보호할 수 있는 중요한 방법을 제공할 수 있다고 생각했다.

많은 응답자는 효과적인 마이크로비사이드 이용이 가능하게 되기까지 상당히 오랜 시간 동안 좌절감을 느꼈다. 남아프리카공화국에서 HIV/AIDS 감염병의 파괴적인 영향 때문에 지역사회 참여자, 제공자, 정책입안자 사이에 HIV 감염을 예방하는 데 도움이 될 수 있는 것에 대한 갈망이 상당했다(상담 이후 2010년에 발표한 연구는 특정 마이크로비사이드 겔이 여성의 HIV 감염률을 감소시키는 데 효과적이라는 것을 보여주었다. 겔에 관한 확인 연구는 현재 진행 중이며, 2013년에 제품이 출시될 수 있다).

부분적으로 효과적인 제품 도입의 시사점

응답자들은 40%~70% 사이로 나타나는 마이크로비사이드 1세대의 부분적인 효과에 대해 우려했다. 일부 공급자와 정책입안자들은 부분적으로 효과 있는 방법에 대해 홍보하는 것을 우려하였으나 대부분 사람은 그것을 절충안으로 보았고 전형적으로 사용하는 콘돔을 포함하여, 어떤 방법도 100% 효과적이지 않다고 지적했다. 그 상황의 심각성은 많은 여성이 비록 마이크로비사이드가 100% 효과적이지 않더라도 아무것도 하지 않는 것보다 어떤 조치라도 취하는 것이 더 낫다고 느끼도록 했다. 처음에 모든 응답자는 마이크로비사이드가 콘돔보다 덜 효과적일 것이라는 점에서 마이크로비사이드를 단독 제품으로 사용하는 것에 대해 약간의 불안감을 나타냈다. 많은 사람은 사람들이 선택할 수 있는 여러 가지 방법의 일부로서 기존의 예방을 보완하거나 추가하는 것으로 마이크로비사이드에 더 익숙했다. 특히 일부에서는 마이크로비사이드를 남녀 콘돔과 함께 배치해야 한다고 생각하였다.

정책입안자들과 제공자들은 콘돔을 '최적기준(gold standard)'로 보았고, 마이크로비사이드를 도입하는 것이 콘돔에서 마이크로비사이드로 전환하게 만들어 콘돔 사용을 저해할 수 있다는 우려를 표명했다. 일부 지역사회 구성원들도 이런 가능성을 확인하였고 이는 마이크로비사이드의 주된 매력이 콘돔의 대안으로 제시됨을 시사하였다. 더 자세히 살펴본 결과 대부분 응답자는 콘돔의 한계를 인정했는데 특히 많은 취약 계층에서 실제 사용이 상당히 낮았다. 이는 이론적이고 이상적인 상황보다는 실제로 HIV의 위험을 감소시킬 가능성이 있는 마이크로비사이드를 도입하기 위한 접근법과 메시지 개발의 중요성을 시사한다.

초점집단면접 토론에서 참가자들은 HIV 위험 감소에 대한 복잡한 메시지와 부분적으로 효과가 있는 제품에 의해 제시된 선택을 정확하게 전달해야 하는 과제에 대해 논의했다. 인터뷰에서 나타난 두드러진 소견은 마이크로비사이드의 부분적 효과에 대한 제공자와 정책입안자들이 가지는 우려의 변화였다. 많은 사람이 마이크로비사이드 사용의 실용적이고 윤리적인 의미에 대해 약간의 우려를 표명하는 것으로 시작했지만, 그들은 인터뷰가 진행될수록 마이크로비사이드 사용에 대해 더 긍정적인 시각을 갖게 되었다. 그것은 일반 대중들의 일부 초기 우려와 생각도 신중하게 설계된 사회적 마케팅 캠페인에 의해 바뀔 수 있다는 것을 보여준다.

공개 또는 비공개적 사용

여성의 성적 관계에서 권력 열세는 마이크로비사이드 사용에 대한 장벽이자 동기부여로 언급되었다. 일부 참가자는 여성과 남성 모두 파트너의 참여와 마이크로비사이드 사용에 대한 공개 대화를 강력히 권고했으며 많은 사람은 그런 대화가 실현 가능할 것이라고 믿었다. 그러나 다른 참가자들은 파트너 간 신뢰가 부족한 일부 관계 상황에서는 은밀한 사용이 필요할 것이라고 느꼈다. 이들은 여성들이 이 방법의 사용에 대해 협상할 힘이 부족하거나 폭력을 포함한 파장을 두려워하는 상황을 예로 들었다. 지역사회 구성원, 서비스 제공자, 정책입안자들은 모두 그런 상황에서 마이크로비사이드 사용을 설득하는 여성의 능력에 의문을 제기했고, 심지어 은밀한 사용조차도 어려울 수 있거나 발견되면 부정적인 영향을 초래할 수 있다고 말했다.

주요 예상치 못한 결과 중 하나는 응답자, 특히 지역사회 구성원들이 마이크로비사이드에 대한 중요한 적용 대상은 강간 시 여성이 자신을 보호하는 것이라고 가정하는 정도였다. 여성들은 또한 계획하지 않은, 합의된 성관계에서 마이크로비사이드의 유용성에 대해 논의했다. 이 두 가지 용도 모두 여성들이 일상생활의 일부로서 마이크로비사이드를 적용할 수 있다고 가정한다. 그것은 마이크로비사이드가 상대적으로 긴 약효 기간을 가지고 있고 매일 사용될 수 있을 만큼 저렴하고 편리해야 가능할 것이다. 이는 마이크로비사이드 개발과 마이크로비사이드가 어떻게 도입되거나 판매되는지에 큰 영향을 미친다.

습도, 윤활성, 수용성[2)]

여러 응답자는 첨가된 윤활제가 마이크로비사이드의 수용성과 사용을 강화하거나 방해하는 데 얼마나 중요한지에 대해 서로 다르게 인식하고 있었다. 그 문제에 대한 최근의 검토와 일관되게 윤활성에 대한 광범위한 논의와 다양한 관점이 존재하는 것은 관행과 선호에 대한 가정들(assumptions)에 의존하기보다는 여러 사회집단에서 습기와 윤활성과 관련된 실제 의미를 조사할 필요가 있음을 보여준다. 마찬가지로 질 제품(vaginal product) 사용에 대한 여성의 편안함과 관련하여 정책입안자와 지역사회 구성원이 보이는 서로 다른 인식은 가정들(assumptions)보다 실제 경험을 조사하는 것이 중요함을 나타낸다. 정책입안자나 의약품 제공자는 마이크로비사이드가 여성의 질로 삽입되기 때문에 '여성들이 그것들을 사용하지 않을 것'이라고 믿거나 주장한다. 이런 믿음은 심지어 질 제품을 종종 사용하는 여성들에게조차 마이크로비사이드 사용 시도를 억제할 수 있다.

유통, 마케팅, 공급, 비용

대부분 연구 참여자들은 광범위한 장소에서 마이크로비사이드를 제공해야 한다고 생각하였다. 그것은 가족계획이나 모자 건강을 전담하는 보건소 같은 장소를 넘어서는 것을 의미했다. 대신 참여자들은 여성들이 모이기 쉽고 지역사회에서 쉽게 접근할 수 있는 장소로, 약국, 슈퍼마켓, 상점과 같이 약초로 만든 약을 구할 수 있는 곳, 지역 비공식 상점, 술집, 지역사회 기반 단체 등에 초점을 맞추라고 권했다. 그러나 광범위한 접근에 대한 열망에도 불구하고, 모든 수준의 많은 응답자는 개인 상담을 받을 수 없거나 질 관리를 보장하기 어려운 장소에서 제품 유통을 하도록 승인하는 데 주저했다.

지역사회 초점집단에서는 모든 나이와 사회경제 집단의 남녀가 미디어 캠페인과 교회, 학교, 도서관, 기타 지역사회 조직과 같은 장소에서 정보원을 이용할

2) 마이크로비사이드는 보통 여성의 질 내에 주입하는 젤 형태인 경우가 대부분이므로, 습도, 윤활성이 그 사용을 결정하는 데(수용성)에 중요하다. [옮긴이]

수 있어야 한다고 강조했다. 이와 함께 정책에 관여하는 여러 응답자는 공급이 지속되기 전에 지역사회 차원에서 제품에 대한 수요가 창출될 때 문제가 발생할 수 있다고 경고했다. 그들은 여성 콘돔에 대한 일부 경험을 예를 들면서, 마이크로비사이드의 광범위한 마케팅이 시작되기 전에 신뢰할 수 있고 저렴하게 공급해야 한다고 강조했다. 이런 우려를 해소하고 사용자가 제품에 친숙해지도록 일부는 점진적인 도입 전략을 제안하기도 했다.

국가와 지방의 정책입안자, 주요 정책정보원, 제공자 모두 마이크로비사이드는 고객이 접근할 수 있어야 하며 저비용 또는 무료로 제공해야 한다고 강조했다. 일부 커뮤니티 응답자와 정책에 관여하는 응답자들은 공공 부문에서 유통되는 제품, 즉 무료로 유통되는 제품이 다른 제품보다 열등하다고 보는 사회적 마케팅 담당자의 주장을 지지했다. 마지막으로 많은 정책입안자는 의료체계에 대한 비용, 의료체계의 모든 수준에 걸친 자원 부족, 경쟁적인 우선순위 과제들 사이에서 이루어져야 하는 어려운 결정에 대해 우려를 표명했다.

적용과 배포 전략

연구 결과는 마이크로비사이드가 광범위한 잠재적 사용자를 위해 사용될 수 있음을 시사한다. 다른 환경에서 사람들은 흔히 '고위험 집단, 특히 성 노동자'가 가장 가능성이 크고 적절한 사용자일 것으로 추정하지만, 이 연구의 응답자들은 (강간을 당한) 어린이와 '나이 든' 기혼 여성을 포함하여 훨씬 더 넓은 범위를 제안했다. 제공자와 지역사회 구성원은 청소년을 포함한 더 젊은 미혼 여성들이 마이크로비사이드의 중요한 사용자일 것이라고 보았다. 그러나 일부 정책입안자들은 최근 증가하고 있는 콘돔 사용 추세가 줄어들 가능성을 우려하여 청소년들을 대상으로 하는 것을 덜 지지했다. 결국 마이크로비사이드 또는 이것을 사용할 수 있는 사람들과 관련이 있는 낙인은 거의 없었으며, 마이크로비사이드가 '주류' 제품이 될 것이라는 인식이 지배적이었다.

정보의 필요성

정책입안자, 제공자, 지역사회 참여자들은 모두 고객에게 마이크로비사이드를 권장하거나 도입을 지원하기 전에 효과, 유효성, 안전성, 부작용, 금기사항에 대한 정보가 필요하다고 언급했다. 처음 개발된 마이크로비사이드는 완벽한 보호를 제공하지 못하기 때문에 국가와 지방 정책입안자들은 고객들이 부분적인 효과의 함의를 완전히 인식해야 한다고 지적했다. 그들은 이 약이 실제로 안전하고 효과적인지를 결정하기 위해 동물과 인간의 임상 연구를 통한 증거가 필요하다고 강조했다. 논의를 통해 또한 많은 참가자가 안전, 효능, 부분 효과와 같은 기본적인 개념을 완전히 이해하지 못했다는 것을 밝혔다. 이에 대응하여 일부 정책입안자는 이런 개념을 잠재적 사용자에게 전달하는 방법을 알아내야 할 필요성을 강조하면서 정보에 입각한 선택을 쉽게 할 수 있도록 간단하지만, 포괄적인 정보의 필요성을 강조했다.

여러 관계의 형태와 다른 환경이 콘돔 사용에 어떻게 영향을 미치는지에 대한 이해가 증가하고 있어서 그런 힘이 마이크로비사이드와 관련하여 어떻게 작용하는지 명시적으로 탐색하는 것이 유용할 것이다. 콘돔 대체에 대한 우려는 콘돔 사용의 변화에 따라 달라질 수 있다. 만약 콘돔 사용이 마이크로비사이드가 도입되기 전에 증가한다면, 콘돔 대체는 더 많은 관심사가 될 수 있다. 마이크로비사이드 개발과 도입에 오랜 시간이 필요하므로 콘돔 사용 양상의 변화를 살피면서 해당 문제를 지속해서 재검토해야 할 것이다.

2010년 현재 상황

2010년, 진행 중인 연구들은 마침내 국소적인 살균제가 HIV의 이성애자 전염을 막을 수 있다는 증거를 만들어냈다. 2010년 7월에 발표된 'CAPRISA[3] 004' 실험

3) CAPRISA는 남아프리카에 위치한 에이즈 연구소로 CENTRE FOR THE AIDS PROGRAMME OF RESEARCH IN SOUTH AFRICA 의 약자이다(https://www.caprisa.org/). [옮긴이]

으로 알려진 연구 결과는 특정 질 마이크로비사이드(vaginal microbicide)인 1% 테노포비르(Tenofovir) 겔에 대한 '개념의 증거'를 제공했다. 테노포비르는 HIV의 모체 간 전염을 막기 위해 성공적으로 사용된 항레트로바이러스이다. 새로운 시험은 테노포비르를 질 점막에 국소적으로 투여하면 (질 점막을) HIV와 단순포진 바이러스(HSV-2)로부터 보호할 수 있다는 것을 보여주었다.

이 연구는 889명의 남아프리카공화국 여성들을 대상으로 하였다. 전반적으로, 위약 젤(placebo gel)을 사용하는 여성에 비해, 테노포바이러스를 30개월 사용한 여성에서 HIV 감염률이 통계적으로 유의미하게 39% 낮으며, HSV-2에 대한 보호 효과가 51%임을 발견했다. 테노포비르 겔은 성관계 전 12시간 동안, 그리고 성관계 후 12시간 이내에 다시 사용할 때, 24시간 동안 최대 2회 복용 테스트 결과 안전한 것으로 나타났다. 이것은 12번째 마이크로비사이드 효능 연구였고 HIV 감염의 통계적으로 유의미한 감소세를 보인 첫 번째 연구였다. 또한 질에 적용된 항레트로바이러스의 효능을 테스트한 최초의 연구이기도 하다. '초기 마이크로비사이드'로 알려진 이전 시험 제품들은 HIV에 대해 특별히 작용하지 않았고, 어떤 것도 HIV 감염의 위험을 줄이는 데 효과적이라고 증명되지 않았었다.

2010년 8월, 유엔 HIV/AIDS 프로그램, 세계보건기구, 남아프리카공화국 정부는 요하네스버그에서 80명 이상의 연구자, 규제자, 자금 제공자, 시민사회 대표, 정책입안자들이 모이는 회의를 소집하여 테노포비어 겔 사용의 다음 단계를 논의하였다. 대부분의 논의는 안전성과 효능에 대해 어떤 추가 검사를 시행해야 하는지, 미국 식품의약국을 포함한 여러 규제 당국이 제품을 받아들이도록 설득하기 위해 어떤 자료가 필요할지에 집중됐다.

이 회의에 사회적 마케팅 실무단이 포함되어 있다고 상상해 보자. 실무단은 2002~2003년 조사에서 수집된 정보를 사용하여 새로운 마이크로비사이드를 도입하기 위한 계획을 수립해야 할 의무가 있다. 현재 잠재적인 제품이 존재하기 때문에 실무단은 그 제품이 어떤 것이 될 것인지, 즉 어떤 사용 양상을 추천할 것인지에 대해 생각하도록 요청받았다. 대상 시장은 누구인가? 주요 메시지(홍보)는 무엇인가? 어디에서 어떻게 전달해야 하는가? 마지막으로, 제품은 어디에서 어떤 가격에 제공되어야 할까? 설득력을 얻으려면, 그런 계획은 대상 집단의 잠재적 동기와 촉진된 행동을 채택할 때 직면할 수 있는 어려움을 다루어야 하며, 그 집단이 선택된 이유에 관해 설명할 수 있어야 할 것이다.

참고문헌

Becker, J., R. Dabash, D. Cooper, J. Harries, M. Hoff man, P. Orner, J. Moodley, E. McGrory, and H. Bracken. 2004. *Paving the Path: Preparing for Microbicide Introduction, Report of a Qualitative Study in South Africa*. New York: EngenderHealth, International Partnership for Microbicides, University of Cape Town, and Population Council.

Jewkes, R., Y. Sikweyiya, R. Morrell, and K. Dunkle. 2009. "Understanding Men's Health and Use of Violence: Interface of Rape and HIV in South Africa." MRC Policy Brief, Medical Research Council, Pretoria.

Kingdon, G., and J. Knight. 2001. "Race and the Incidence of Unemployment in South Africa." Working Paper for the Center for the Study of African Economies, Department of Economics, University of Oxford, United Kingdom.

Leibbrandt, M., I. Woolard, A. Finn, and J. Argent. 2010. "Trends in South African Income Distribution and Poverty since the Fall of Apartheid." Social, Employment and Migration Working Papers 101, Organisation for Economic Co-operation and Development, Paris.

남아프리카공화국의 마이크로비사이드 도입에 대한 고찰

이 사례는 여성이 생명을 위협하는 HIV 감염 예방에 잠재력을 가진 기존에 없던 새로운 기술을 채택하도록 설득하는 도전과 관련이 있다. 즉, 그들은 기존 모델을 이용하여 마이크로비사이드가 무엇인지, 무엇을 하는지, 어떻게 사용하는지를 이해할 수 없었다. 실제 "마이크로비사이드(microbicide)"란 단어 뜻이 직관적으로 이해되지 않는데, 이것이 미생물이나 세균을 죽이는 것을 의미하지 않기 때문이다. 마이크로비사이드는 HIV를 죽이거나 비활성화하도록 특별히 개발되었으며, 단순포진바이러스 혹은 헤르페스 바이러스와 같은 다른 바이러스를 예방할 수도 있다. 마이크로비사이드는 성관계 중 HIV 감염의 위험을 줄이기 위해 사용하는 외용제이다. 마이크로비사이드가 여러 형태(젤, 고리, 필름)로 만들어졌다는 것은 적용방법, 사용횟수, 작용기간 이 다양하다는 것을 뜻한다. (아직 최종 결정되지 않은) 제품의 이러한 특징은 사용자의 선택과 사회적 마케팅 노력에 많은 영향을 미칠 것이다.

이 사례에서 알 수 있듯이, '제품'이 무엇인지, 특히 콘돔 사용과 어떻게 관련되어야 하는지에 중요한 질문이 있다. 대부분의 정책 입안자와 의료서비스 제공자들은 마이크로비사이드를 콘돔의 대체품이 아닌 보완품으로 사용하여 완전한 보호 효과를 얻는 것을 선호한다. 그리고 그들은 콘돔 사용으로 어렵게 얻은 소폭의 성과를 훼손하는 어떤 조치도 꺼린다. 그러나 여성의 높은 취약성과 남아프리카공화국 및 기타 지역의 만연한 성폭력, 합의된 남성 파트너가 콘돔 사용에 반대할 가능성을 고려할 때, 신중한 살균제 사용이 많이 일어날 것임은 분명하다. 따라서 사용을 장려하기 위한 캠페인은 특히 장기적인 관계에 있는 커플과 같은 그룹을 위해 지속적인 남성 콘돔 사용을 위한 캠페인을 지원하는 방식으로 설계되어야 한다.

이 제품과 관련하여 다른 선택사항도 고려해야 한다. 사용자는 처방전을 받아야 하는가? 제품을 제공하기 전에 HIV 감염에 대한 상담을 받아야 하나? 아니면 제공하지 않아도 되는가? 그들은 HIV 검사를 받아야 할까? 그렇다면 얼마나 자주 해야 할까? 요점은 '제품'은 단지 상자 안에 있는 것이 아니다. 해당 기술에 대한 접근 조건과 사용 행태의 복잡한 조합이라는 것을 제대로 이해해야 한다는 것이다.

다음 질문은 대상 고객은 누구인가이다. HIV 음성인 모든 여성이 대상인가? 아니면 위험 수준과 성행위에 따라 HIV 음성 여성 중 특정 그룹을 대상으로 해야 할까? 가장 위험도가 높은 하위 그룹을 선택한다면 상업적 성 노동자를 의미할 수 있다. 또는 파트너가 여러 명이거나 성생활에 대한 권한이 거의 없는 성적으로 활동적인 젊은 여성일 수 도 있다. 이 사건에서 제기된 우려에 비추어볼 때, 강제 성관계에 취약한 여성을 식별하고 대상으로 하는 방법이 있는지 질문할 수 있다. 즉, 이 선택은 콘돔 사용 문제와 교차하는데, 대상에 따라 보호되지 않은 성관계의 위험에 노출될 가능성이 다르기 때문이다.

메시지는 부분적으로 대상 그룹에 따라 달라진다. 대상 그룹의 선택은 메시지가 두려움, 감정, 권한 부여 욕구와 어떻게 관련되는지에 영향을 미친다. "미래의 자녀를 보호하 세요"의 훈계는 어떤 사람들에게는 효과가 있지만 다른 사람들에게는 효과가 없을 수 있 다. "여성이 통제하는 위험 감소" 또는 "자기 몸과 미래를 통제하세요"와 같이 여성의 역량 강화에 호소하는 것은 농촌보다 도시에서 더 효과적일 수 있다. 아동을 보호하는 것은 다른 메시지의 캠페인을 의미하게 될 것이다.

비용도 문제이다. 거의 모든 사람이 첫 번째 마이크로비사이드는 아프리카에서 많은 보조금을 받아야 할 것으로 생각한다. 최초 사용자에게는 매우 저렴한 비용으로 제공되거나 무료로 제공되어야 할 것이다. 커뮤니티 구성원들이 접근의 용이성과 광범위한 가용성을 위해 표명한 우려는 이 방법이 저렴하고 위험성이 낮은 것을 암시하고 가정한다. 그러나 이것이 유일한 시나리오는 아니다. 예를 들어, HIV 검사에 동의하는 젊은 여성과 상업적 성 노동자에게는 마이크로비사이드가 무료로 제공될 수 있다. 이러한 모든 결정은 제품, 장소, 가격, 판매촉진 활동과 관련된 사회적 마케팅 캠페인의 설계에 영향을 미친다.

가나 국민의료보험제도의 의약품 보장

이 사례에서 고려해야 할 질문

이 사례는 제7장과 제8장에서 언급한 의약품에 대한 재정 및 지불방식 이슈와 관련이 있다. 이 사례는 중·저소득국가들이 직면한 의약품 재정 방식 문제를 잘 보여준다.

- 만약 가나가 의약품에 대한 접근성을 확대하고자 했다면, 국민의료보험제도(NHIS)와 같은 제도를 만드는 것 외에 어떤 다른 선택이 있었을까?
- 국민의료보험제도의 의약품 보험급여가 극복하고자 하는 구체적인 문제는 무엇이었는가?
- 2008년 현재 어느 정도까지 목표를 달성하였는가?
- 누가 실제로 그 보험급여에 대한 비용을 지불하게 되었는가?
- 이 제도의 새로운 문제에서 분권화는 어떤 역할을 했는가?
- 만약 당신이 정부에 조언한다면 이 제도의 어떤 변화를 제안하겠는가? 수익과 지출을 어떻게 일치시킬 수 있을까?

2009년 1월 가나의 전 부통령인 국가민주회의(National Democratic Congress) 소속 존 아타 밀스(John Atta Mills)가 대통령 선거 결선투표에서 0.5% 정도의 근소한 차이로, 그것도 의회 과반수 의석을 차지하며 승리하였다. 그것은 지난 2000년과 2004년 두 번의 선거에서 모두 패했던 그에게는 큰 승리였다. 차기 정

이 사례는 네이선 블란쳇, 마크 로버츠, 마이클 라이히가 준비하였다. 행정적 상황에 대한 효과적/비효과적인 대응의 예시보다는 강의 시간에 일어나는 토론을 위한 기초로 작성되었다.

부가 직면한 중대한 결정 사항은 특히 의약품 보험급여와 관련하여 국가가 최근 도입한 국민의료보험제도(National Health Insurance Scheme, NHIS)에서 발생하고 있는 재정위기 대처 방법이었다. 이 제도는 2000년 초 경쟁 당인 신애국당(New Patriotic Party) 계획의 핵심이었다. 그러나 2008년까지 의약품비는 연간 국민의료보험제도 지출의 거의 절반(46%)을 차지했고, 이 제도를 지원하기 위한 자금이 부족했다.

2008년 기준으로 가나의 보건의료체계는 다른 비슷한 아프리카 국가보다 비교적 잘 작동하고 있었다. 20년간의 개혁 이후 인구의 60%는 의료 시설에서 도보로 한 시간 이내에 살고 있었다. 가나의 보건의료 인적 자원은 인구 만 명당 2명의 의사와 9명의 간호사 또는 조산사가 근무하여 이웃 국가들의 약 두 배 수준이었다. 전체 어린이의 약 70%가 12개월까지 결핵백신(bacille Calmette-Guerin, BCG), 홍역, 디프테리아·백일해·파상풍(DPT), 소아마비 예방접종을 받았다. 게다가 몇몇 개별 예방접종의 접종률은 90% 중반에 달하였다. 여성 1인당 합계 출산율 또한 1998년 6.4명에서 2008년 4.0명으로 현저히 감소했다(GSS 2009). 출생 시 기대 수명은 60세였으며, WHO의 자료에 따르면 5세 미만 사망률은 1,000명당 115명으로 나타났다.

이 모든 것은 1인당 소득 미화 약 590달러에 불과한, 그리고 인구의 29%가 빈곤선 이하에 사는 상황에서 달성된 것이다(World Bank 2009). 가나는 공공 지출의 15%를 보건의료에 할당한다는 아부자 선언(Abuja Declaration)[1] 목표를 달성했지만 총의료비 지출은 여전히 낮았다(World Bank 2009).[2] 비록 인구의 약 60%가 여전히 시골 지역에 거주하고 농업이 국가 경제의 약 3분의 1을 차지했지만 가나의 도시화는 빠르게 진행되었다.

가나의 보건의료 전달체계는 공공(48%) 및 민간 부문(9%) 시설로 구성되어 있다(Segre and Tran 2008). 비영리시설, 특히 가나의 기독교 보건의료협회(Christian

1) 2001년 나이지리아 아부자에서 열린 회의에서 아프리카 연합 회원들이 선언한 말라리아 퇴치에 대한 서약 [옮긴이]

2) 중·저소득국가의 평균 1인당 지출이 75달러인 것에 비해 가나는 33달러였다.

Health Association)에서 운영하는 시설은 정부로부터 상당한 재정적 지원을 받았고 흔히 (더 큰) 공공 가나 보건 서비스(Ghana Health Service)와 함께 '사업시행자(implementer)'로 여겨졌다. 그러나 이런 시설들의 빈번한 품절, 심지어 필수의약품의 품절로 인해 환자들이 자주 민간 부문으로 몰렸다. 민간 약국의 90%가 도시 지역에 위치하였기 때문에 시골 지역에서는 허가받은 '의약품 판매자'가 사람들에게 의약품을 공급하는 데 중요한 역할을 했으며, 이들은 흔히 치료를 원하는 환자들의 첫 번째 접촉지점이 되었다.

의료체계가 직면한 질병 부담(disease burden)은 꾸준히 변화해 왔다. 감염성 질환은 여전히 외래 의료서비스에서 큰 비중을 차지했으며 최근에는 말라리아만 40%를 차지했다. 결핵에 대한 단기 복약확인치료법(Directly Observed Treatment Short-course)[3]의 보급은 기술적으로 100%에 달했지만 이 치료법의 질은 많은 곳에서 여전히 낮았다(USAID 2009). 가나의 HIV 유병률(2.2%~3.6%)은 이 지역의 다른 많은 국가의 유병률보다 낮았다(Ballou-Ares et al. 2008). 최근의 경제성장은 비감염성 질환의 증가로 이어졌다. 세계보건기구는 고혈압, 당뇨병, 만성 신장질환, 암뿐만 아니라 알코올 및 담배 사용, 약물 남용이 증가하고 있다고 보고하였다.

국민의료보험제도

2000년 야당인 신애국당(New Patriotic Party, NPP)은 1980년대 극심한 경제 혼란기에 도입되었던 현금 판매 의약품 정책과 외래환자 행위별 수가제를 폐지하겠다는 선거 공약에 일부 힘을 얻어 집권에 성공했다.[4] 국가민주회의(NDC)가 연맹 연합과 협력하여 항의 파업을 조직하고 심지어 개혁의 통과를 저지하기 위해

3) WHO가 권장하는 결핵관리전략을 말하며, 결핵에 대한 최상의 치료법을 의미한다. [옮긴이]

4) 이전 1992년과 1996년의 선거에서 집권 여당인 국가민주회의(National Democratic Congress, NDC)가 승리하였다. 이 정당은 원래 1981년 군사 쿠데타로 집권한 공군 중위 제리 롤링스(Jerry Rawlings)가 창당하였다.

의회를 퇴장하기까지 하면서 격렬하게 반대했음에도 불구하고, 2003년 신애국당(NPP)은 국민의료보험법을 통과시킴으로써 선거 공약을 이행하였다.

이 격앙된 분위기 속에서 신애국당의 영향력 있는 지도자들은 새로운 계획이 다음 세 가지 기준을 충족해야 한다고 결정했다.

- 정책은 국민 대다수를 포함할 수 있도록 신속하게 확장될 수 있는 국가체계의 수립으로 귀결되어야 한다.
- 정책은 이전 정부 활동의 연속이 아니라 신애국당의 계획으로 공개적으로 인식되어야 한다.
- 정책은 2004년 선거 전에 공식화되어 의회를 통과해야 한다.

2004년에 국민의료보험제도가 설립되어 2005년 말부터 실질적인 보험급여가 제공되기 시작했다(Witter and Garshong 2009). (2004년 선거에서 신애국당은 다시 정권을 잡았다) 국민의료보험제도는 지역 단위 의료보험제도를 통해 시행되는 보편적이고 의무적인 제도이다. 아래에서 더 논의되는 바와 같이, 저소득 가정이 많은 국가에서 보편성에 대한 약속은 광범위한 보험급여 패키지뿐만 아니라 낮은 보험료 책정 및 이에 대한 관대한 면제 정책으로 이어졌다.

가나 질병 부담의 95%를 충당하기 위해 중앙집중식으로 수립된 이 보험 패키지는 가나의 의료비 부담을 줄이기 위한 것이었다. 진단 검사를 포함한 외래환자 서비스, 전문 치료 및 대부분 수술을 포함한 대부분의 입원 환자 서비스, 치과 진료, 제왕절개 분만을 포함한 산부인과 진료, 응급 치료, 마지막으로 중앙에서 설립된 국민의료보험청(National Health Insurance Authority, NHIA) 의약품 목록에 있는 모든 의약품이 보험급여 패키지에 포함되었다(NHIS 2009). 요약하면 국민의료보험제도는 비용이 매우 많이 드는 수술, 암 치료, 장기 이식, 그리고 성형수술과 같은 비필수적인 서비스와 다른 프로그램에서 보장하는 일부 고가의 항목들을 제외한 모든 서비스를 기본적으로 보장하였다.

NHIS의 급여 패키지가 지나치게 관대하다고 평가한 운영위원회 기술전문가들의 반대를 무릅쓰고 합의가 이루어졌다. 의약품에 대한 지불보상률을 설정하는 조항은 의약품회사의 영향을 많이 받은 것으로 알려졌다(Rajkotia 2007).

국민의료보험제도의 구조

국민의료보험기금(NHIF)은 지역 단위의 제도에 보조금을 제공하고, 지역 단위 제도에서는 제출된 청구서에 따라 제공자에게 환급금을 제공한다. 1992년부터 가나는 교회 단체, 유니세프 및 이전 정부의 지원을 받는 지역 단위 지역사회 재정제도(district-level community financing schemes)를 실험해 왔다. 정치적으로 인기가 많았던 제도들은 항상 잘 집행되지는 않았으며 소수의 인구만 혜택을 받았다. 이들 중 상당수를 지역 단위 NHIS 제도로 전환하는 것은 정치적으로 편리했고, 또한 새로운 제도의 도입을 용이하게 했다.

국민의료보험기금(NHIF)은 다음과 같은 여러 출처에서 자금을 조달한다.

- 상품과 서비스에 대해 기존 부가가치세(value added tax, VAT)에 추가된 2.5%의 전용 부가가치세인 국민의료보험징수(National Health Insurance Levy, NHIL)
- 공식 부문 직원으로부터의 비자발적 급여 공제(2.5%로, 17.5% 사회보장세로부터 전용)
- 비공식 부문 노동자가 납부하는 보험료(국민의료보험청에서 성인 1인당 미화 약 8달러로 책정)
- 의회가 일반 세입으로부터 의결하고 면제 인구의 비용을 충당하도록 지정된 기타 기금
- 투자, 대출, 기부로부터의 추가 수입

전용 부가가치세는 세입의 70~75%를 차지하는 가장 중요한 재정원이다. 다음으로 공식 부문 사회보장기여금이 20~25%를 구성하고, 비공식 부문 보험료가

5%로 가장 작은 비중을 차지한다. 그러나 18세 미만의 모든 미성년자, 70세 이상의 모든 성인, 연금 수급자와 빈곤층을 포함하는 인구의 많은 부분이 납부 대상에서 제외된다. 보건부는 면제 집단이 인구의 70%를 차지할 수도 있다고 계산했다(Back and Graymore 2007).

국민의료보험청에 따르면 2008년까지 가나 인구의 48%가 국민의료보험제도의 회원증을 소지하고 있었다. 추가적인 10%가 국민의료보험제도에 등록했지만 아직 회원증을 받지 못했다. 보장률은 13%에서 70%까지 지역별로 크게 달랐다. 2007년 기준, 최하위 소득 5분위의 약 40%가 등록되어 있으며, 이는 최상위 소득 5분위에서 70%가 등록된 것과 비교된다(Ballou-Aares et al. 2008).

국민의료보험에서 의약품 급여

의약품 보험급여는 별도의 자금 흐름이 아니라 위에서 설명한 일반적인 재정운용 메커니즘을 통해 조달되었다. 다양한 기부자로부터 조달된 별도의 자금은 HIV/AIDS 및 결핵 의약품, 정신과 의약품과 같은 일부 특정 의약품에 적용된다. 이런 약의 공급은 국민의료보험의 의약품 보장체계 밖에서 이루어진다. 예를 들어, 항레트로바이러스제는 가나의 국가 에이즈 통제 프로그램에 따라 별도로 제공된다.

국민의료보험제도 보험급여 패키지는 국민의료보험청의 의약품 목록[5)]에 있는 모든 의약품을 보장했다. 지역 단위 제도는 28개의 치료 계열과 수백 개의 다양한 의약품 및 제제를 보장함으로써 보험급여 패키지를 준수해야 한다(Ghana NHIA 2009). 국민의료보험청의 의약품 목록에서는 각 의약품에 대한 최대 가격을 시중의 중위값에 근거하여 설정하게 되어 있다(Seiter and Gyansa-Lutterodt 2009). 그러나 일부 보고서들은 의약품회사들이 처음에 정해진 가격에 큰 영향을

5) 가나 국립 의약품 프로그램(Ghana National Drugs Program)으로 확립된 별도의 필수의약품목록보다 더 광범위하다.

미쳤다고 한다(Rajkotia 2007).[6)]

국민의료보험제도의 의약품 보험급여를 받으려면 카드를 소지한 국민의료보험제도 가입자(환자)가 의사로부터 처방전을 받아 국민의료보험제도에 참여하는 의약품 판매자, 약국, 의원 또는 병원에서 약을 조제 받아야 한다. 이때 본인부담금(co-payment)은 필요 없다. 그런 다음 제공자는 해당 환자의 지역 보험제도에 청구서를 제출하고, 표준치료지침에 따라 청구서를 검토한 후 승인이 이루어지면 국민의료보험청의 의약품 목록에 설정된 가격에 따라 의료서비스 제공자에게 환급한다. 이 절차는 입원 환경에서 사용되는 모든 의약품에도 적용된다.

일부 제공자는 목록에 있는 제네릭을 사용할 수 없을 때 국민의료보험공단의 목록에 없는 브랜드 의약품에 대해 환자에게 비용을 지불하게 함으로써 본인부담금에 관한 규정을 회피하려고 했다. 다른 형태의 위반 및 비준수 행위도 발생하여 이로 인해 환자가 비용을 부담하는 사례가 있었다(Seiter and Gyansa-Lutterodt 2009).

국민의료보험제도는 명백히 보건의료 및 의약품에 대한 접근성을 높였다. 1인당 외래환자 방문 횟수는 2005년 0.55회에서 2008년 0.75회로 증가했다. 약물 사용률도 증가했다. 한 보고서에 따르면, 처방전 당 의약품 수가 2004년 4.5개에서 2008년 6.0개로 증가했다(Ballou-Ares et al. 2008). 적어도 한 지역에서 공식 진료에 대한 접근성 증가와 본인부담금의 감소가 입증되었다(Witter and Garshong 2009). 신약에 대한 보험급여가 가나인(Ghanaians)들에게 있어 비공식(그러나 매우 접근하기 쉬운) 의약품 판매자를 통한 자가 치료 선호를 공식 치료 및 처방에 대한 선호로 변화시키고 있는 것으로 나타났다. 실제로 일부 관측통들은 의료서비스 이용 증가가 수요를 '의학적으로 필요한 것 이상으로' 높일 수 있다고 우려했다(Witter and Garshong 2009). 그러나 국민의료보험제도의 비용과 사용량 기준 상위 100대 약물(청구 데이터의 10% 기준)을 예비 분석한 결과, 국가의 질병 부담과 일치하지 않는 사용 양상을 보였다(**표 J1** 참조). 주요 건강 수준 지표는 2005년

6) 가나의 일반적인 의약품 시장에 대한 개요는 부록 J1을 참조할 것

표 J1 비용 및 사용량 기준 국민의료보험제도 100대 의약품

의약품 범주	비용(%)	사용량(%)
항말라리아제	21.4	14.80
항생제(항말라리아제 제외)	18.4	20.30
심혈관계질환 약	13.3	3.40
당뇨병 약	10.3	0.59
진통제(통증 조절)	7.9	23.40
제산제 및 항궤양제	7.7	1.30
비타민 및 미네랄	6.6	19.30

그림 J1 전체 국민의료보험 청구액에서 약품비의 비율

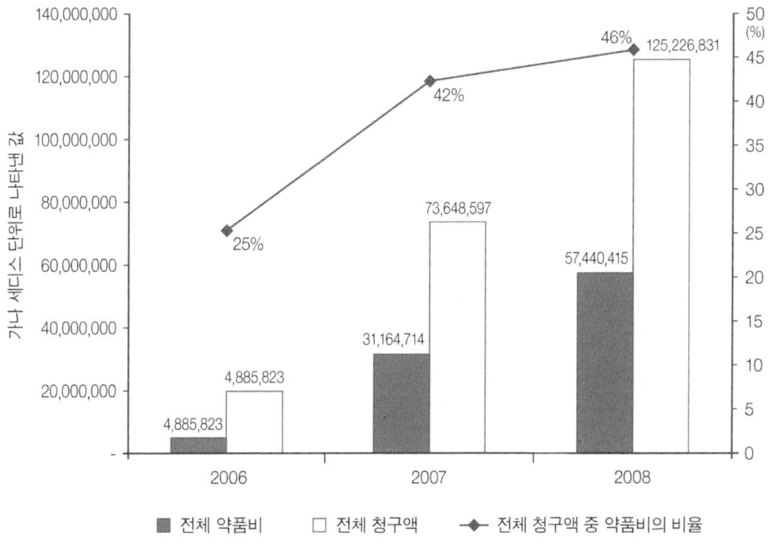

자료: Mensah and Achearmpong, 2009b

이후 대부분 안정적이었지만, 2008년은 이 프로그램의 영향을 크게 기대하기에는 너무 이른 시기였다.

이런 모든 요인을 고려할 때, 의약품 보험급여는 연간 국민의료보험제도 지출의 거의 절반을 차지할 정도로 성장했다(**그림 J1** 참조). 이런 증가는 지역 단위 회전의약품기금(revolving drug funds)의 회전율 증가에도 반영되었다(Seiter and

그림 J2 국민의료보험 인당 비용 및 가입률의 지역별 분석

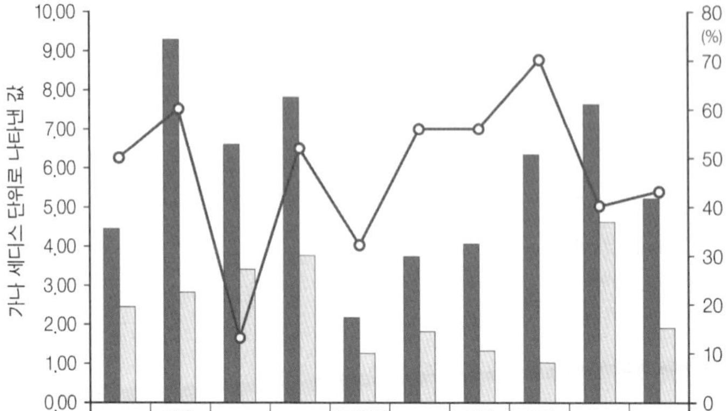

	아샨티	브롱 아하포	센트럴	이스턴	그레이터 아크라	노던	어퍼 이스트	어퍼 웨스트	볼타	웨스턴
■ 인당 전체 청구액	4.44	9.26	6.61	7.80	2.16	3.74	4.06	6.30	7.62	5.21
□ 인당 전체약품비	2.43	2.77	3.41	3.79	1.21	1.81	1.30	1.05	4.63	1.88
-O- 2008년 NHIS 가입률	50	60	13	52	32	56	56	70	40	43

자료: Mensah and Achearmpong, 2009b

주: 1인당 수치는 국민의료보험청의 전체 비용을 보건부의 지역별 최신 인구 추정치로 나누어 계산하였다.

Gyansa-Lutterodt 2009). 청구 건당 평균 약품비도 2006년 1.32 가나 세디스(₵, 미화 약 0.90달러)에서 2007년 3.8세디스(약 2.62달러), 2008년 5.21세디스(약 3.60달러)로 증가했다.

보험급여 이용의 일부 지역적 차이도 발생했다. 2008년 가나의 10개 지역에 걸친 국민의료보험제도의 등록률은 중앙(Central) 지역의 13%에서 북서부(Upper West) 지역의 70%까지 다양했다. 그러나 의약품 지출 양상이 등록률과 반드시 일치하지는 않았다. 예를 들어, 북서부는 등록률이 가장 높았지만 1인당 약품 청구 비용은 가장 낮았다. 청구 건당 평균 약품비도 북서부 지역의 1.76세디스부터 볼타(Volta) 지역의 9.31세디스까지 다양했다(전체 데이터는 **그림 J2** 참조).

현재의 과제

국민의료보험제도는 제도 시작 전 사회보장세를 적립한 덕분에 현금 부족 없이 2년 동안 잘 시행되었다. 그러나 2008년에는 의료 시설에 미화 3,400만 달러의 미지급금이 발생하였다. "재정적으로 매우 어려운" 지역의 수도 증가하였다. 그리고 국민의료보험청은 그들을 지원하기 위해 832만 세디스(575만 달러)를 지불했다(Witter and Garshong 2009). 이 문제는 (보험료 납부가) 면제된 가입자 1인당 국민의료보험으로부터 받는 연간 보조금 비율이 14세디스(9.67달러)로 낮은 것에 일부 기인했다. 이 수치는 기존에 존재했던 상호 보건의료 조직들(mutual health organizations)[7]의 평균 보험료를 토대로 책정된 것으로 알려졌다. 그러나 이런 조직들은 국민의료보험제도보다 훨씬 더 제한적인 혜택을 제공했었다(Witter and Garshong 2009).

재정 부족 문제는 이후 의약품 공급망에 문제를 일으키기 시작했다. 공급 체계는 각 수준에서 회전기금에 의존한다. 지불 연체는 제도 전체에 걸쳐 여러 저자가 '엄청난 수준의 부채'라고 부르는 상황으로 이어질 수 있다. 시설 수준에서의 현금 관리 부실, 소매업자들이 비용을 감당하기에 너무 낮게 설정된 환급률, 수요 증가를 충족하는데 필요한 자본의 증가 등이 운용 자본의 부족을 초래했다(Ballou-Ares et al. 2008).

이런 어려움 일부는 타이밍의 문제였다. 2008년, 국민의료보험제도 청구에 대한 평균 환급 기간은 3개월이었고, 이는 만성적으로 자금난에 시달리는 의료 시설에 큰 부담을 주었다(Ballou-Ares et al. 2008). 그 결과 일부 사례에서 국민의료보험제도 환자는 본인부담금을 지불하지 않으면 치료를 거부당했다(Seiter and Gyansa-Lutterodt 2009). 또한, 일부 소매업자들은 이 제도에서 탈퇴했다. 모든 지역 제도 중 약 절반에서 제공자에 대한 상당한 액수의 체납이 있었으며, 대부분 지역 보험자는 청구를 받는 즉시 자동으로 청구액의 40%를 지불하는 관행을 중

7) 상호협동조합과 같은 자조모임형식으로 운영되던 보험조직을 말하는 것으로 보인다. [옮긴이]

단했다(Ballou-Aares et al. 2008; Seiter and Gyansa-Lutterodt 2009). (40% 선불은 제공자의 유동성 문제를 완화하기 위한 국민의료보험청의 지침이었다. 이를 80%나 90%로 늘리는 방안이 제시됐지만, 40% 수준도 준수되지 않는다면 더 높은 비율이 작동할 가능성은 더 낮을 것이다)

전반적인 재정 불균형 외에도 정부가 2009년 초에 직면했던 도전 중 일부는 이 제도의 분권화 구조에서 비롯되었다. 모든 구역이 현금 관리와 청구처리 업무를 효과적으로 처리하지는 않았다. 더욱이 일부 지역에서는 청구 건당 개별 의약품 수가 많음에 따라 높은 지출을 보였는데, 이는 해당 지역의 부패 가능성에 대한 의문으로 이어졌다. 정부가 직면한 주요 문제는 계획의 실행 가능성을 유지하면서도 정치적 인기를 유지하기 위해 어떤 변화를 어떻게 만들 것인가 하는 것이었다.

참고문헌

Back, E., and D. Graymore. 2007. "Towards a Medicines Transparency Alliance (META) in Ghana: Preliminary Scoping Study Report." Unpublished draft, U.K. Department for International Development Health Resource Centre, London.

Ballou-Aares, D., A. Freitas, L. R. Kopczak, S. Kraiselburd, M. Laverty, E. Macharia, and P. Yadav. 2008. *Private Sector Role in Health Supply Chains.* New York: Rockefeller Foundation, Dalberg Global Development Advisors, and Massachusetts Institute of Technology–Zarazoga International Logistics Program.

Ghana NHIA (National Health Insurance Authority). 2009. *NHIS Medicines* List. Accra: Ghana NHIA http://www.nhis.gov.gh/_Uploads/dbsAttachedFiles/MedicinesFinal.pdf. [For the list with prices for some drugs, see http://www.chagghana.org/chag/assets/files/Medicines%20List.pdf.]

GSS(Ghana Statistical Service, Ghana Health Service, and Macro International). 2009. *Ghana Demographic and Health Survey 2008: Preliminary Report.* Accra: Ghana Statistical Service, Ghana Health Service and Macro International.

Mensah, S. A., and O. B. Acheampong. 2009a. "Analysis of Top 100 Drugs by Cost and Utilization: *First Quarter* 2009." National Health Insurance Authority, Accra.

______. 2009b. "National Claims Expenditures and Cost of Drugs: 2006–2008." *National Health Insurance Authority*, Accra.

NHIS (National Health Insurance Scheme). 2009. "NHIS Benefi ts Package." *NHIS,* Accra. http://www.nhis.gov.gh/?CategoryID=158&ArticleID=120&print=1.

Segre, J., and J. Tran. 2008. "What Works: CareShop Ghana—Improving Access to Essential Drugs through Conversion Franchising." World Resources Institute, Washington, DC. http://www.nextbillion.net/archive/fi les/CareShop%20Ghana.pdf.

Seiter, A., and M. Gyansa-Lutterodt. 2009. "Policy Note: The Pharmaceutical Sector in Ghana." World Bank, Washington, DC.

Rajkotia, Y. 2007. "The Political Development of the Ghanaian National Health Insurance System: Lessons in Health Governance.", *Health Systems* 20/20 Project, Abt Associates Inc. Bethesda, MD.

USAID(U.S. Agency for International Development). 2009. "Tuberculosis Country Profi le: Ghana." USAID, Washington, DC. http://www.usaid.gov/our_work/global_health/id/tuberculosis/countries/africa/ghana_profi le.html.

World Bank. 2009. *World Development Indicators*. Washington, DC: World Bank. http://econ.worldbank.org.

WHO(World Health Organization). 2006. "Country Cooperation Strategy: At a Glance —Ghana." WHO, Accra. http://www.who.int/countryfocus/cooperation_strategy/ccsbrief_gha_en.pdf.

Witter, S., and B. Garshong. 2009. "Something Old or Something New? Social Health Insurance in Ghana." BMC International Health and Human Rights 9: 20.

부록 J1: 의약품 시장과 공급 및 구매의 개괄[8)]

시장의 몇 가지 배경과 관련하여, 가나의 전체 의약품 시장은 2005년 소매가 기준으로 2억 5,000만 달러로 추산되었으며 2008년에는 약 3억 달러로 성장할 것으로 예상한다. 몇몇 주요 제조사들은 멀리 떨어진 지역으로 약품을 배달하는 화물차를 포함하여 국내 유통 사업을 통합하고 있다. 200-300개의 기업이 의약품의 수입과 도매 유통에 관여하고 있으며, 1,600개의 약국 및 10,000개의 허가된 의약품 소매업자들이 존재한다. 일부 개인 의사와 조산사는 환자에게 직접 약을 판매하기도 한다.

의약품 시장의 약 70%는 처방 의약품이고, 30%는 처방전 없이 구입할 수 있다. 의약품 공급망은 민간이 장악하고 있는 것으로 알려졌는데, 외진 지역의 공공 구매자들조차 중앙과 지역 의료매장(Central and Regional Medical Stores, CMS and RMS)의 공공 체계를 우회하고 민간 공급업체로부터 직접 조달하는 경우가

8) 이 부록의 자료는 별도의 언급이 없는 한 Seiter and Gyansa-Lutterodt(2009)에 근거한다.

표 J2 2008년 처방의약품 구매 자금 출처

지급인	지출 (백만 달러)
보건부(공동 기부 기금 포함)	31
미국 대통령의 말라리아 계획(President's Malaria Initiative, PMI) ACT 조달	2
국민의료보험제도	120
의약품 구입을 위한 가나의 기독교 보건 협회로의 기부(가정 값)	1
환자본인부담금	80
합계	234

자료: Seiter and Gyansa-Lutterodt 2009.

Note: ACT = 아르테미신 기반 병용요법. 수치는 보건부와 PMI를 제외한 대략적인 추정치이며, 모기장, 주사기 등과 같은 비약물 품목을 포함한다.

늘고 있다. 지역 의료매장 및 서비스 제공 지점 수준에서 의약품의 80% 정도가 공공 중앙 의료매장이 아닌 민간 부문에서 구매되는데, 이는 부분적으로 민간 공급업체가 구매 및 유통에 있어 더 큰 유연성을 제공하기 때문이다.

민간 부문이 공급망을 장악하고 있지만, 공공 부문과 민간 부문에서의 의약품 구매 지출액이 각각 어느 정도인지는 명확하지 않다. 그러나 전체 지출에 관한 일부 정보는 이용 가능한데, 이에 근거하면 처방의약품에 대한 구매 자금 출처의 65%를 공공 부문에서 차지한다(세부 내용은 **표 J2** 참조).

그 밖에 민관균형(public-private balance)과 관련된 사실은 다음과 같다.

- 2007년 가나 최고의 반자치적 교육병원인 코를 부(Korle Bu)는 약 200만 달러 상당의 의약품 조달에 참여했으며, 그중 70%는 민간 공급업체에서 조달하였다. 코를 부 병원(Korle Bu Hospital)[9]의 제공자들은 하루에 약 2,000개의 처방전을 작성하는데, 이는 아마도 가나에서 가장 많은 양일 것이다.
- 가나의 기독교 보건의료협회(Christian Health Association of Ghana, CHAG)는 가나 인구의 약 35%에서 40%를 대상으로 하는 144개의 병원과 보건소를 운

9) 가나 아크라의 남 아블레쿠마(Ablekuma South) 지역에 있는 공립 교육 병원으로 가나 유일의 공립 상급종합병원 [옮긴이]

영하고 있으며 이들은 대부분 시골 지역에 있다. 기독교 보건의료협회는 비록 민간이지만 가나 정부로부터 자금의 45%~60%를 지원받고 있으며 가나 보건의료서비스와 긴밀히 협력하고 있다. 기독교 보건의료협회와 정부의 독특한 관계 때문에 기독교 보건의료협회 시설의 의약품 구매를 공공 또는 민간으로 분류하는 것은 어렵다.

- 중앙 의료매장 매출의 최대 5분의 1은 민간병원, 선교병원, 비정부기구 등 민간 기구에 의한 것이다(Ballou-Aares et al. 2008).

가나 사례에 대한 고찰

가나 사례는 저소득국가가 약품비에 대한 시민들의 불만에 대응하고자 할 때 직면하는 딜레마를 생생하게 보여준다. 제2장에서 논의한 바와 같이 정치 지도자들은 특히 의약품 체계의 이런 측면에 민감하다. 실제로 가나에서 의약품 및 의료서비스의 현금지불판매(cash-and-carry) 시스템에 대한 대중의 불만은 2000년 선거에서 신애국당(NPP)이 집권당(NDP)을 이기는 데 결정적인 역할을 하였다.

그러나 정부의 주요 과제는 이런 혜택을 제공하기 위한 자금을 어떻게 조달할 것인가 하는 것이다. 가나가 만든 국민의료보험제도 체계는 흔히 '사회의료보험'으로 불리지만 이상적인 형태와는 거리가 멀다. 특히, 적용대상자들의 보험료는 수익에 거의 도움이 되지 못한다. 대신 가나 국민의료보험제도의 주요 자금원은 전용 부가가치세이다. 이 때문에 시민들은 관련 요금 인상을 비교적 기꺼이 받아들였다. 비록 기술적 분석으로 입증할 수는 없으나, 이런 세금 부담방식(부가가치세)은 일반적으로 산업화된 경제를 가진 나라에서는 역진적인 것과는 달리, 가나와 같이 시골 지역과 비공식 부문이 경제에 미치는 영향이 큰 국가에서는 다소 누진적인 성격을 가질 가능성이 있다. 그러나 가나에는 새로운 법을 통과시키기가 쉽지만, 시간이 지남에 따라 법이 기능하도록 하는 것이 더 어려운 것으로 드러났다.

새 제도는 일부 목표를 달성한 것으로 보인다. (의료비로부터) 재정적 보호가 개선되고 만족도가 높아졌으며 유효 접근에 대한 가격 장벽이 충분히 낮아져 활용도가 높아졌다. 이는 기대했던 결과이지만 장기적으로는 문제가 될 수 있다. 초기에 국민의료보험제도는 연금제도의 잉여금을 이용하여 자금을 부분적으로 조달했으나 그 자금은 현재 고갈되었다. 게다가 국민의료보험제도가 정착되면서 약품비가 가파르게 증가하기 시작하여 연간 총제도 지출의 46%에 달하였다. 그러나 부가가치세 수입은 일반적인 경제 성장 속도와 동일한 속도로 증가할 것이다. (하지만) 의약품에 대한 수요는 훨씬 더 빠르게 증가할 것으로 보이며, 더는 본인부담금을 지불할 필요가 없어진다면 더욱 그러할 것이다. 따라서 가나 국민의료보험제도의 장기적인 재정위기는 다소 불가피하였다.

분권화는 상황을 더 악화시킬 뿐이었다. 분권화를 수행하기 위한 기술의 전문지식을 찾기 어려운 상황에서 수많은 청구처리부서를 만들어야 했기 때문이다. 제10장에서 논의했듯이, 규모가 크고 획일성이 중요한 청구처리와 같은 활동은 국가가 지방분권화를 통해 얻을 수 있는 것이 아니다.

가나에서 분권화가 설계에 포함된 것은 분권화를 통해 두 주요 정당이 지방정부 관할지역에서 체계의 운영을 통제할 수 있었기 때문이다. 그러나 이런 사실은 '부패의 분권화'의 다른 예와 동일하게, 일부 판매자의 청구 지불 금액 수준이 높은 것이 몇몇 제보자들의 주장대로 지역 정당 지도자에 지급한 뇌물 때문이었는지에 대한 의문을 제기한다.

가나 국민의료보험제도에 대한 재정 압박이 커짐에 따라 청구서에 대한 지불이 늦어지면서 제도 내 운용자금이 고갈돼 운영이 어려워졌다. 이 사례의 마지막에 제기되는 질문은 새롭게 집권한 NDP 정부가 이 사태에 어떻게 대처해야 하는가이다.

사용 가능한 쉽고 간단한 답은 없다. 명확한 선거 권한이 없다면 국민의료보험제도를 해체하는 선택은 바람직하지 않다. 부패와 남용을 줄이기 위해 청구처리 중 일부를 중앙집중화하는 것이 한 가지 가능한 선택이다. 가나는 시골 인구가 많고 다수의 의약품 판매자가 최소한의 판매량을 유지하고 있는 국가이므로, 처방 양상의 모니터링 또는 임상 지침 시행을 통해 더욱 적절한 의약품 사용을 유도하려는 시도는 매우 어려울 것으로 보인다. 정부가 의약품 산업과 일부 환자

단체에서 발생할 수 있는 정치적 반대를 견딜 수 있다면, 보험 적용 의약품 목록을 좁히는 것은 잠재적으로 유용한 단계가 될 수 있을 것으로 보인다. 한편, 현재 가나 정부는 새로 발견된 석유 매장량에서 나오는 수익이 적어도 중기적으로는 (재정) 문제를 해결할 수 있기를 기대하고 있다. 그렇지 않으면 현재의 보험급여 제도와 재정체계가 큰 개선 없이 장기적으로 살아남기는 쉽지 않을 것이다.

용어사전

가격 결정자(Price maker). 특허 보호 등으로 인해 경쟁이 제한되어 다른 판매자의 가격 결정에 관계없이 자체 제품의 가격을 독립적으로 책정할 수 있는 시장의 판매자

가격 수용자(Price taker). 경쟁이 치열한 시장에서 자신의 제품을 일반적인 시장 가격으로 제품을 판매할 수밖에 없는 판매자

가격 침식(Price erosion). 특허가 만료된 의약품이 미투의약품과의 경쟁이 심화되고 결국 특허가 만료됨에 따라 시간이 지남에 따라 가격이 하락하는 현상

거래 비용(Transaction costs). 선택 식별, 정보 획득, 협상 참여 비용을 포함하여 구매자와 판매자가 의사결정과 합의에 도달하기 위해 투입하는 시간과 노력

공급망(Supply chain). 의약품(및 기타) 제품을 제조업체에서 고객에게 전달하는 데 관여하는 조직, 인력, 기술, 활동 및 정보 시스템.

구조 의약품(Rescue medicine). 사망 위험이 큰 급성 질환 환자의 치료에 막대한 비용을 지출하는 관행

구조의 규칙(Rule of rescue). 구조 의학을 정당화하는 도덕적 원칙, 즉 인간은 자신의 능력 범위 내에서 죽음의 위험에 처한 다른 사람을 구하기 위해 할 수 있는 모든 것을 해야 할 의무가 있다는 원칙을 말한다.

기술적 효율성(Technical efficiency). 최소한의 비용으로 상품과 서비스를 생산하는 상황. 공공 의약품 부문에서 이는 가능한 가장 낮은 가격으로 의약품을 구매하고 공공 공급망의 운영 비용을 가능한 한 낮게 유지하여 배송 목표를 달성하는 것을 의미한다.

내부 벤치마킹(Internal benchmarking). 시스템 내에서 가장 성과가 좋은 조직 또는 하위 지역 단위의 성과를 기반으로 성과목표를 설정한다.

누출(Leakage). 재판매 또는 개인이나 가족 사용 목적의 도난으로 인해 공공 부문 공급망에서 의약품이 사라지는 것을 뜻한다.

다제약물복용(Polypharmacy). 개별 환자가 경험하는 특정 질환을 치료하기 위해 환자가 요청하거나 의사가 처방하거나, 약국이 다양한 약을 판매하는 상황

단계별 본인 부담금(Tiered co-payment). 일부 보험 회사에서 사용하는 인센티브 시스템으로 어떤 제품이 가장 적절하고 비용 효율적인지에 대한 보험계획의 결정에 따라 의약품 구매에 대한 개인별 지

불액이 달라진다. 보험계획에서 사용을 억제하고자 하는 의약품은 더 높은 단계에 배정되므로 환자의 본인 부담금이 더 높아진다.

도덕적 해이(Moral hazard). 개인이나 기관이 자신의 행동이 초래할 결과를 충분히 고려하지 않아 다른 경우보다 덜 신중하게 행동하는 경향을 보이는 것. 예를 들어, 건강보험에서 의약품 비용을 보조받는 개인은 보험이 적용되는 의약품을 남용하기 쉽다.

독점적 관계(Exclusive relationships). 특정 시장의 판매자(주로 도매상)가 제조업체 및 소매업체와 해당 회사에만 판매하거나 해당 회사로부터만 구매하도록 계약함으로써 신규 진입자를 억제하고 경쟁을 제한하기 위해 사용하는 전술

만족(Satisficing). 경제학자 허버트 사이먼이 만든 용어로, 특히 정보를 얻고 의사결정을 내리는 데 큰 비용이 드는 실제 인간의 의사결정 과정을 설명하기 위해 사용되었다. 이 모델에서 개인은 단순화된 행동 계획(의사결정 규칙)을 따르다가 만족스럽지 않은 결과가 나올 때만 해당 규칙을 재조정한다. 이러한 규칙과 자신의 행동을 변경하여 '충분히 좋은'(만족스러운) 결과가 나오면 사람들은 더 이상 상황을 개선하려는 노력을 중단한다.

물리적 가용성(Physical availability). 적절한 장소에서 상품이나 서비스가 실제로 존재하는지 여부(예: 특정 의약품의 재고 여부)를 고려하는 접근성의 한 측면. 그러나 이것이 효과적인 가용성을 보장하지는 않는다.

미투의약품(Me-too drug). 동급 최초의 의약품이 출시된 지 몇 년 후, 일반적으로 후자가 아직 특허를 보유하고 있을 때 출시되는 의약품으로, 주요 활성 성분이 오리지널 의약품과 화학적으로 유사하지만 동일하지는 않은 의약품.

배분 효율성(Allocative efficiency). 경제 체제에서 시스템 전체의 성과를 극대화하기 위해 적절한 제품 세트를 생산하고 이를 적절한 사용자에게 전달하는 것

벤치마킹(Benchmarking). 인정받는 선두업체의 품질 수준이나 다른 유사한 국가가 달성한 건강 상태 결과와 같은 외부 표준과 자신의 성과를 비교하는 과정이다.

병행 수입(Parallel imports). 특허가 만료된 의약품을 가격이 더 낮은 시장에서 구매한 후 원래 제조업체 및 유통업체의 동의 없이 가격이 더 높은 시장으로 수입하여 재판매하는 차별적인 가격 책정으로 인해 발생하는 상황이다.

부문 간 행동(Intersectoral action). 농촌 지역의 도로 접근성 개선과 같은 보건 분야 외부의 노력을 통해(의약품 분야의) 성과를 개선하는 과정이다.

브랜드 의약품(Brand-name drug). 특정 제조업체가 생산한 의약품으로 소비자가 해당 의약품이 판매되는 상호(보호 상표일 수 있음)를 인식할 수 있도록 충분히 광고되고 홍보된 의약품

브랜드 제네릭(Branded generic). 더는 특허로 보호받지 않거나 보호받은 적이 없지만, 시장에서 여

전히 인지도가 있는 브랜드 의약품

블록버스터 의약품(Blockbuster drug). 특허 기간에 연간 10억 달러 이상의 글로벌 매출(일반적으로 고소득국가 시장에서)을 달성하고 오리지널 제품을 개발한 회사에 상당한 수익을 창출하는 의약품이다.

사회적 가맹점화(Social franchising). 양질의 의약품에 대한 접근성 향상과 같은 특정 사회적 목표를 달성하기 위해 중앙 조직(상표 소유자)과 특정 상품 또는 서비스를 제공하는 소매 사업자 그룹 간 일련의 관계를 형성하는 개혁 전략. 운영자는 특정 제품을 사용하고 특정 비즈니스 관행을 따르는 데 동의하고, 그 대가로 가맹점, 즉 상표 이름을 사용할 수 있는 권리와 제한된 유통 시스템의 일부임을 광고할 수 있는 권리를 부여받는다.

사회적 마케팅(Social marketing). 상업 광고 및 마케팅 기법을 적용하여 개인이 사회적 목표를 발전시키는 방식으로 행동을 바꾸도록 영향을 미치는 것

선도자 이점(First mover advantage). 특정 전략을 가장 먼저 따르거나, 특정 사업 부문을 개발하거나, 신제품을 출시하는 경쟁자가 시장에서 얻는 이점(인맥, 경험, 평판 등)을 말한다. 이러한 이점은 일반적으로 최초의 의약품을 도입하는 회사에서 발생한다.

성과 모니터링(Performance monitoring). 고위 관리자가 조직의 여러 하위 단위가 효과적으로 기능하고 있는지 여부를 판단할 수 있도록 일련의 지표와 측정값을 기록하고 보고하는 시스템이다.

역사적 벤치마킹(Historic benchmarking). 성과목표를 설정하기 위해 국가(또는 조직) 자체의 이전 성과를 사용한다.

역학적 전환(Epidemiological transition). 일부 저소득국가와 대부분의 중산층 국가에서 일어나고 있는 것처럼, 감염에 의한 질병 부담에서 비감염성 질환에 의한 질병 부담으로 전환하는 것을 말한다.

오리지널 브랜드(Originator brand). 일반적으로 많은 국가에서 광범위하게 유통 및 판매되고 있는 특허를 받은 동급 최초 의약품의 브랜드 이름 버전이다(국가마다 다를 수 있음).

외부 벤치마킹(External benchmarking). 다른 국가 또는 회사의 성과를 자신의 성과를 판단하는 기준으로 사용하는 행위.

우선 구매(Preferential purchasing). 비용이나 품질에 부정적인 영향을 미치더라도 수입에 의존하지 않고 현지 제조업체로부터 의약품 구매를 극대화하는 일부 국가 정부의 정책

위조의약품(Counterfeit medicines). 용기, 포장, 라벨 또는 제품 자체에 출처나 내용물을 허위로 표시한 제품

위험 보호(Risk protection). 개인이 중병에 걸렸을 때 고가의 치료비를 부담하지 않아도 되는 상황. 이는 다음과 같은 방법으로 달성할 수 있다. 보험 원리를 통해 또는 환자에게 저렴한 비용으로 치료를 제공하는 효과적인 세금 보조 공공 의료 시스템을 구축함으로써 달성할 수 있다.

위험 분산(Risk pooling). 특정 위험에 노출된 개인 또는 조직 그룹이 모두 공동 기금(보험)에 보험료를 납부하는 보험 시스템을 만드는 데 사용되는 기본 원리이다. 불리한 사건을 겪은 사람들은 기금에서 지정된 금액을 인출하여 손실이나 비용을 충당할 수 있다.

위험 분산(Risk spreading). 보험 시스템의 효과를 특징짓는 한 가지 방법. 부작용으로 인한 비용은 특정 보험 기금에 기여하는 모든 보험 가입자에게 '분산', 즉 나누어진다. 위험보호 참조.

의사결정 공간(Decision space). 구매, 예산, 가격 책정, 인사 등 조직의 활동에 대해 관리자가 갖는 다양한 차원의 권한이다. 토마스 보서트가 제안한 이 개념은 특히 더 큰 규모의 시스템에서 분권화 정도를 설명하는 데 적합하다.

이상적인 벤치마킹(Ideal benchmarking). 야심 찬 목표 또는 기술적으로 실현 가능한 최고에 대한 분석에 기반한 목표를 조직 또는 국가의 성과를 판단하는 기준으로 사용하는 것이다.

이윤(Markups). 판매자 원가와 판매 가격의 차이로, 판매자 원가의 백분율로 표시된다. 최종 고객에게 부과되는 총이윤은 수입업체, 도매업체, 소매업체 등이 공급망을 따라 취하는 모든 이윤에 따라 달라진다.

이해관계자 분석(Stakeholder analysis). 정책 입안자가 직면한 정치적 상황을 분석하는 접근방식으로 주요 개인 및 조직 행위자, 그들의 정치적 자원, 입장, 특정 이슈에 대한 그들의 헌신 정도를 파악하는 데 기반한다.

장애보정생존년수(Disability Adjusted Life Years, DALY). 실제 삶의 질과 양을 모든 사람이 질병과 장애 없이 고령까지 사는 이상적인 상황과 비교하여 인구의 질병 부담을 측정하는 지표이다.

재고 부족(Stock out). 특정 의약품이 특정 위치에서 물리적으로 구할 수 없는 것

재정 보호(Financial protection). 일반적으로 의료서비스, 특히 의약품에 대한 자금 조달 및 지불을 위한 국가 시스템의 특징. 해당 시스템이 건강 관련 상품과 서비스에 대해 총소득의 상당 부분을 본인부담으로 지불하지 않아도 되도록 시민을 보호하는 정도이다.

제네릭 의약품(Generic drug). 활성 성분이 동일하고 약리학적으로 브랜드 의약품과 동등하지만 해당 상표로 판매되지 않는 의약품이다. 대신, 주 활성 성분의 (일반) 화학명의 일부 형태 또는 브랜드 제네릭으로서 자체 브랜드 이름으로 판매된다.

조종손잡이(Control knobs). 일반적으로 정부가 보건 시스템과 특히 의약품 부문의 기능을 개선하기 위해 개입할 수 있는 분야를 지정한다. 다섯 가지 조종손잡이는 재정, 지불방식, 조직, 규제, 설득이다.

지불 의사(Willingness to pay). 특정 재화나 서비스를 받기 위해 가상으로 포기할 의향이 있는 금액을 나타내는 경제학 개념

지역사회 재정(Community financing). 일반적으로 한 마을 또는 인접한 마을의 집합을 기반으로

하는 저소득국가의 지역적으로 통제되는 소규모 사회의료보험. 일부 모델에서는 빈곤한 지역에 대해서 상위 지방/정부로부터 지원금을 받기도 한다.

진단 나무(Diagnostic tree). 보건 또는 의약품 시스템의 성능에서 확인된 약점의 원인과 그 원인을 체계적으로 설명하는 데 사용되는 분석 장치

진입 장벽(Barriers to entry). 특정 시장에서 추가 판매자가 경쟁할 수 있는 능력을 제한하는 조건. 이는 정부의 조치(예: 특허 보호), 기존 판매자의 영향력(예: 브랜드 제품의 과도한 광고) 또는 기반 기술(예: 매우 대규모의 고가 생산시설만이 최저 비용에 도달할 수 있음)로 인한 것일 수 있다.

질보정생존년(Quality Adjusted Life Years, QALY). 정책 변화가 개인 또는 인구의 건강 상태에 미치는 영향을 측정하는 지표로 이러한 결정이 삶의 질(이환율)과 양(사망률) 모두에 미치는 영향을 결합한 것

차등적 가격 책정(Discriminatory pricing). 판매자가 구매자마다 다른 가격을 책정하는 관행으로, 수요가 가격에 덜 민감한 시장에서는 더 높은 가격을 책정한다. 제약 시장에서는 고소득국가에서 특허가 만료된 의약품에 대해 더 높은 가격을 책정하는 관행

참조가격제(Reference pricing). 사회보험 시스템에서 의약품에 대해 지불하는 가격을 설정하는 방법. 의약품은 치료군으로 나뉘며, 정부는 해당 군에 속한 모든 의약품의 가격을 기준으로 해당 군에 속한 모든 화합물에 대한 가격(참조가격)을 설정한다. 그러면 소비자는 참조가격과 소매가격의 차액을 본인부담으로 지불해야 한다.

최초신약(First-in-class) 의약품. 특정 질환을 치료하기 위한 특정 종류 또는 계열의 첫 번째 의약품. 이 첫 번째 의약품은 모방품이 나오기 전에 환자와 의사가 익숙해지기 때문에 시장에서 많은 이점을 누릴 수 있다.

특허 영구화(Patent evergreening). 특허가 만료된 의약품의 제조업체가 새로운 제형 또는 다른 성분과의 조합을 제공하는 등 오리지널 화합물의 변형을 개발하여 특허를 획득하고 판매함으로써 특허 보호를 연장하고자 하는 경우

특허 존속 의약품(On-patent medicine). 공인된 국가 정부로부터 시장에 대한 독점적 접근 기간을 부여받았으며 해당 보호 기간 내에 있는 의약품이다.

특허가 만료된 의약품(Off-patent medicine). 특허 기간이 만료되어 더 이상 국가적으로 인정된 특허로 보호되지 않는 의약품

파머징 시장(Pharmerging markets). 전 세계적으로 유의미할 만큼 규모가 크고 최근 몇 년간 빠른(두 자릿수) 속도로 성장하고 있는 국가 제약 시장. 브라질, 중국, 인도, 멕시코, 러시아, 한국, 튀르키예가 이 목록에 포함된다(IMS Health 제공).

폐기율(Wastage rates). 제품(예: 의약품)의 전체 재고 중 품질이 저하되거나 보관 중 유통기한이 만

료되어 배송되지 않은 재고의 비율

표준 이하의 의약품(Substandard medicines). 관련 품질 기준 및 사양을 충족하지 않는 의약품

필수의약품목록(Essential medicines list). 조달, 보험 환급, 의료진 처방 또는 민간 제약 부문의 규제와 같은 하나 이상의 의사결정 분야를 안내하기 위해 국가 정부(및 기타 기관)가 작성한 의약품 목록이다.

합리성에 대한 책임(Accountability for reasonableness, A4R). 의사결정 과정은 공개적이고 투명해야 하며, 의사결정은 명시적인 기준에 따라 이루어져야 하고 공개적으로 가용한 추론으로 정당화되어야 한다는 것이 원칙(노먼 대니얼스 제안)이다.

합리적 사용(Rational use). 환자가 임상적으로 적절한 가장 비용이 적게 드는 대체 의약품을 올바른 용량으로 적절한 기간 사용하는 것

현금지불판매(Cash-and-carry). 고객이 현금을 지불하고 제품을 직접 운반하는 소매 또는 도매 거래. 민간 부문 소매 거래에서 일반적으로 사용되는 현금 및 운반은 역사적으로 일부 공공 부문 의약품 공급 시스템에서도 사용되었다.

효과적 가용성(Effective availability). 가격, 운영 시간, 문화적 장벽과 같은 장애물이 환자가 물리적으로 이용할 수 있는 상품이나 서비스를 조달하는 데 어려움이 있는지를 고려하는 접근성이다.

효용(Utility). 19세기 영국 철학자 제러미 벤담이 만든 고전 경제학의 개념으로, 개인이 의사결정의 결과로 경험하는 주관적인 행복, 만족 또는 웰빙 수준을 의미한다. 경제학자들은 일반적으로 개인이 자신의 효용 수준을 최대한 높이도록 설계된 방식으로 행동한다고 효용 수준을 최대한 높이도록 설계된 방식으로 행동한다고 가정한다.

찾아보기

바

사

아

역자 후기

더 나은 미래를 꿈꾸는 의약품 부문 개혁가들에게

들어가는 말
의약품 부문, 전 지구적으로 다양한 이해관계자들의 각축장

안압지 목간

1975년부터 이루어진 신라 안압지 일대 발굴에서 751~774년 사이 제작된 한국 최초의 목간(木簡)들[1]이 발견되었다. 이 중 흥미로운 것은 198번 목간이다. 최근 적외선 판독 등을 통해 확인된 것은 이것이 약 처방전이며, 목간에 쓰여 있는 약제는 대황이나 청대, 승마 등 한국에서 자생하는 것도 있지만, 호동률이나 남정처럼 수입약제도 있었다는 것이다. 이 목간과 당시 쓰인 의학서들은 한반도에서 아주 오래 전부터, 동아시아뿐만 아니라 서역의 약재까지 광범위하게 사용되고 있었다는 것을 보여준다. 신라는 중국과 일본에 사절단을 파견하면서 공무역을 했는데, 약물은 값이 비싸면서 가벼워 고수익을 창출하는 품목이었기 때문에 각광을 받았다고 한다(여인석 등, 2012). 이는 이 책이 다루고 있는 의약품의 처방과 국제적 유통 등 관련 주제의 시간적 범위가 결코 짧지 않으며, 그 공간 역시 일찍

1) 종이가 없던 시대에 문서나 편지 등 글을 적은 나무 조각

부터 글로벌했음을 보여준다.

의약분업, 글리벡 싸움, 건강/의료 정치의 작동

한국 사회에서 의약품의 생산, 유통, 판매 등은 일찍부터 보건의료정책보다는 영리를 목적으로 하는 산업정책의 일환으로 간주되어 왔다. 하지만 2000년에 약에 대한 처방과 조제, 판매를 분리하는, 이른바 의약분업 정책이 가동되면서 큰 사회적 파동을 야기했다. 정부는 불필요한 항생제 처방을 줄이는 등 적절한 약의 사용을 통한 국민건강의 증진을 그 시행 이유로 들었지만, 실제로 이를 추진한 이들은 소위 약처방 관련 리베이트의 규모가 너무 커지고, 이것이 의료체계가 작동하는 방식을 결정하는 상황이 비정상적이라고 보고 이 블랙마켓을 줄이고자 의약분업을 추진했다. 한편 의사들은 오랫동안 낮은 수가를 보상해 주는 기능을 수행하고 있다고 여기던 처방관련 리베이트 수입을 빼앗기는 것을 참을 수 없어 했다.[2] 당시 의약분업을 둘러싼 갈등은 특정인들에게 린치가 가해질 만큼 격렬한 것이었고, 정치적으로 미숙했던 의사협회가 본격적으로 정치적 이익집단으로 조직화되는 계기가 되었다. 사회학자 송호근 교수는 의약분업을 계기로 의료정치(politics of health care)가 탄생했다고 주장하기도 했다(송호근, 2006).[3]

또한 2001년 다국적 제약회사인 노바티스가 생산한 만성 골수성 백혈병 치료제 글리벡(Glivec)의 시판을 한국 식품의약품안전청(현 식약처)이 허가하고, 캡슐당 24,000원(월 300만~600만 원)에 판매를 시작하자 높은 약값을 감당하기 어려운 환자단체와 시민단체들이 연대하여 공동대책위원회를 꾸리고 글리벡의 보험약제 등재, 약가 인하 등을 요구하며 보건복지부와 노바티스사를 상대로 한 항의집회 등 연대투쟁을 진행했다. 이 '글리벡 투쟁'[4]은 환자단체와 시민단체가 연대하

---

2) 한국 의약분업에 대한 내용은 이 책 296쪽 사례연구 C에서 다루어진다.

3) 하지만 가깝게는 1982년 또는 1988년부터 이루어진 의료보험통합운동, 1993년 한·약분쟁에서 볼 수 있듯이 의료 정치는 이미 오래 전부터 존재해 왔다(신영전 등, 2010).

4) 당시 시민단체 연대체는 이 활동을 '글리벡 투쟁'이라 부르고, 이때부터 보건의료부문 시민운동에서

여 의약품 관련 지적재산권의 문제점을 포함한 공공성 문제를 제기하고 정부뿐만 아니라 다국적 제약회사를 상대로 싸움을 진행했다는 점에서 우리나라 의약품 정책사에서 특별한 의미를 가진 정치적 활동이었다.

코로나19 팬데믹과 코백스 퍼실리티의 실패

2019년 말부터 시작된 코로나19 유행은 2023년 5월 5일 세계보건기구가 국제 공중보건 비상상태 해제를 선언한 이후에도 현재까지 수많은 감염자와 사망자를 낳고 있다. 2023년 8월 5일 현재 감염사례가 약 6억 9,000만 건을 넘었고, 사망자 수도 690만 명을 넘어서고 있다.

국제사회는 저소득 국가들이 재정적 이유 등으로 백신을 확보하지 못하는 문제를 해결하고자 코백스 퍼실리티(COVAX Facility)[5]를 만들어 저소득 국가들에게도 최소한 국민의 20%에 해당하는 수의 백신을 지원하기로 결정하였다. 그러나 이 계획은 실패했다. 애초 의사결정 과정에 저소득 국가의 참여가 이루어지지 않은 등의 문제도 있었지만, 가장 큰 이유는 강대국들이 재원조달에 소극적이었고 무엇보다 자국 인구의 5~10배나 되는 백신을 독점했기 때문이다. '백신 민족주의(vaccine apartheid)'라는 말이 등장하기도 했다. 백신의 지적재산권 문제도 획기적인 진전을 보지 못했다. 결국 저소득 국가의 백신접종률은 1.1%에 불과했다(2021년 7월 기준).[6] 결과적으로 빈곤 국가의 국민들은 적절한 백신의 분배가 이루어졌을 경우 피할 수 있었던 고통을 더 많이 받고 죽어야 했다.

신라 시대 처방전, 의약분업, 글리벡 투쟁, 코백스 퍼실리티의 실패가 보여주

"이윤보다 생명을!"이라는 슬로건이 등장하는 계기가 되기도 했다.

5) 감염병혁신연합(Coalition for Epidemic Preparedness Innovations, CEPI), 세계백신면역연합(Global Alliance for Vaccines and Immunization, GAVI), 세계보건기구 및 유니세프를 주축으로 한 코로나19 백신 세계 공동 분배 프로젝트

6) 이후 오미크론 변이의 발생과 백신의 유효성이 급격히 감소한 상태에서 이루어진 백신 통계는 의미가 없어, 신속한 백신접종이 꼭 필요했던 2021년 7월 시점의 수치를 제시했다.

는 것은 분명하다. 첫째, 의약품의 생산, 유통, 판매 등이 이루어지는 공간은 전지구적으로 다양한 이해관계자들의 각축장이라는 것이다. 둘째, 의약품 부문에 대한 보다 합리적인 운영과 관리가 이루어지지 않을 경우 많은 이들의 고통으로 이어질 수 있다는 것이다.

이런 상황을 다루기 위해 필요한 실천적인 지식과 경험을 체계적으로 습득할 수 있는 책을 찾을 수 있을까? 독자들은 이쯤에서 눈치 챘을 것이다. 그런 책을 찾기는 쉽지 않지만, 바로 이 책이 그런 책이다.

이 책과 저자들에 대한 간략한 설명

이 책은 2011년 『Pharmaceutical Reform: A Guide to Improving Performance and Equity』이라는 제목으로 세계은행에서 발간하였다. 이 책의 제작 경위는 이 책의 저자 서문과 추천사에서 구체적으로 밝히고 있기에 여기서 다시 언급하지는 않겠다. 요약하면, 이 책의 부제가 설명하듯 의약품 부문의 성과와 형평성을 개선시키기 위해 필요한 지식, 경험을 나누는 실용적 안내서이다.

저자들

책을 읽기 전 이 책을 제대로 이해하기 위해서는 저자들에 대해 정확히 아는 것이 중요하다. 특별히 이 책은 의약품 정책을 21세기 공공 정책의 보다 광범위한 윤리적, 정치적 맥락하에 두기를 원하기에 저자들의 윤리적, 정치적 입장을 이해하는 것이 필요하다.

우선 이들은 정치이념적으로 자유와 형평을 중요하게 여기는 형평주의적 자유주의자(egalitarian liberals)이다.[7] 또한 이들은 모든 개혁 과정이 전적으로 정치

7) 이는 이 책의 저자들이 집필하고 이 책에서 사용하는 분석의 틀을 제공하는 책, 『보건의료 개혁의 정

적 과정이며, 의약품 정책에서 우선순위와 목적에 대한 중요한 철학적·정치적 선택이 이루어지며 오직 시민과 그들의 지도자들만이 합법적으로 그런 결정을 내릴 수 있다고 믿는다. 저자들은 의약품과 관련한 부정적인 이슈들이 존재함에도 불구하고, 의약품을 적절히 사용하면 건강에 큰 도움을 얻을 수 있다고 믿는다. 또한 의약품 부문은 영리를 목적으로 하는 시장과 민간 영역의 활동일 뿐만 아니라 주요한 공공정책 영역으로 간주한다. 그렇기에 정부, 제약회사, 소비자 등 다양한 이해관계자들이 이 책이 제시하는 대로, 보다 합리적이고 노련하게 행동한다면 의약품 부문의 성과와 형평성을 개선시켜 궁극적으로 국민과 국가의 안녕에 바람직한 결과를 만들어낼 수 있다고 확신한다.

이 책의 제1저자인 마크 J. 로버츠(Marc J. Roberts)는 경제학을 전공하고 여러 나라의 보건의료현장에서 자문과 연구를 진행한 학자이다. 2002년 내가 그를 처음 만났을 때, 그는 웃으면서 "나는 경제학자에서 은퇴했다"고 했다. 실제로 그는 인생의 후반을 보다 폭넓은 실천적 정치·경제학자이자 사상가, 윤리학자로 강의, 연구, 자문 활동을 계속하다 2014년 7월 갑작스럽게 세상을 떠났다.

이 책의 공저자이자 이른바 '라이히 사단'을 이끌고 있는 마이클 R. 라이히(Michael R. Reich)는 오랫동안 하버드 공중보건대학원의 국제보건 영역에서 활동하고 있다. 전 세계 보건의료 부문 전문가들이 방문 연구자 및 학자로 참여하고 있는 다케미 국제보건 프로그램(Takemi Program in International Health)의 책임자이기도 한데, 이 프로그램을 거쳐 간 이의 수는 수백 명에 이른다.[8] 윌리엄 샤오(Willian Hsiao), 피터 버만(Peter Berman) 등, 그를 중심으로 이루어진 하버드 공중보건대학원 내 학자군의 활약 역시 보건의료정책 영역에서는 독보적이라 할 것이다.

그에 대해 이해하기 위해서는 나와 그의 개인적인 인연을 소개하는 것이 도움이 될 듯하다. 2002년 나는 2년간의 안식년을 보낼 곳을 찾고 있었다. 당시 부족

치학(Getting Health Reform Right)』(한울아카데미, 2004)에서 밝히고 있다. 형평주의적 자유주의자(egalitarian liberals)에 대해서는 위의 책을 참조하기 바란다.

8) 나 역시, 2002~2004년 2년간, 다케미 국제보건 프로그램의 방문연구원 자격으로 보스턴에 머물렀다.

한 공부를 보충하고 새로운 아이디어를 얻기 위해 내게 도움을 줄 두 가지 조건을 갖춘 학자가 필요했다. 첫째, 건강정책을 정치학적으로 접근할 것. 둘째, 건강정책을 글로벌한 관점에서 바라볼 것. 당시나 지금이나 이런 학자를 만나는 것은 쉬운 일이 아니다. 그러나 나는 그런 조건을 완벽하게 갖춘 학자들을 만났는데 바로 라이히 교수와 그의 동료들이었다.

번역 경과

모든 책에는 사연이 있다. 나는 이 책이 발간된 것을 알고 있었지만 내가 이 책을 번역하게 되리라고는 생각하지 않았다. 그러나 1년 전 이 책 번역과정에서 중요한 역할을 한 약학전공의 김진이 학생이 내 박사과정에 들어왔다. 마땅히 권할 만한 의약품 부문 정책관련 책을 찾지 못하다가 발견한 책이 이 책이었다.

이 책은 2005년 내가 번역했던 『보건의료 개혁의 정치학(Getting Health Reform Right)』의 저자들이 집필했을 뿐만 아니라, 이 책의 분석 틀을 그대로 사용하고 있었다. 내가 번역한 『보건의료 개혁의 정치학』은 내가 보스턴에 머물 때 그곳에서 진행되었던 플래그십 프로그램(Flagship Program)의 교재였다. 나는 그 프로그램에 참여해 저자 직강을 들을 수 있는 행운을 누렸고 2004년 『Getting Health Reform Right』라는 제목의 책으로 정식 출간되기 전부터 나는 이 교재의 번역을 시작했었다. 이만한 건강정치학 교과서가 없다고 생각했기 때문이다.

이런 저런 인연과 이유가 겹치면서, 결국 이 주제에 관심이 있는 젊은 학자, 학생들과 함께 이 책을 번역하기로 결정했다. 하지만 번역을 시작하면서 몇 가지 문제에 봉착했다.

첫째, 이 책이 발간된 것이 2011년이어서 책에서 제시하는 수치들이 다소 오래되었다는 것이다. 이 문제를 해결하기 위해 우리는 각주에 최신 수치를 추가하는 작업을 진행했다. 다행한 것은 최종 번역본을 몇 차례 읽어보아도 이 책이 제시하는 본질적인 문제의식과 경험, 조언은 시간의 경과에도 불구하고 여전히 충분히 유효하다고 확신하게 되었다.

둘째, 책의 번역자들이 다양한 영역의 젊은 학자, 학생으로 구성되었고 나 역시 의약품 부문 정책이 주 전공이 아닌 까닭에 가장 기본적인 내용을 잘못 번역할지도 모른다는 두려움이 지속적으로 우리를 압박했다. 이 문제를 해결하기 위해 삼고초려 끝에 의약품 정책 분야 권위자인 박실비아 박사에게 감수를 받는 데 성공하였다.

마지막으로, 이 책의 제목은 최종적으로 『사회약학: 의약품 부문 성과와 형평성 개선을 위한 개혁 안내서』로 정했다. '사회약학'이란 의약품 및 약사 서비스(약료), 환자 등과 관련된 사회 현상과 영향에 대하여 경제학·경영학·사회학 등 사회과학적 이론과 방법론을 적용하여 관련 현상을 체계적으로 설명, 예측하고 문제 해결을 위한 다양한 수준의 개입 방안을 제시함으로써, 궁극적으로는 사회적 차원에서의 약품 치료성과를 최적화하고자 하는 학문 분야다(성균관대학교 사회약학 연구실). 이 정의에 따르면, 이 책의 내용은 그 정의를 충분히 충족할 뿐만 아니라 그 정의를 전 지구적 공간으로 확장시킨다. 또한 이 책이 제공하는 다양한 나라의 사례들은 사회약학의 소중한 역사일 뿐만 아니라 구체적인 사례를 통해 사회약학과 의약품 정책을 실천적으로 이해하고 학습하는 교과서로서의 역할을 수행하기에 부족함이 없다. 사회약학과 관련 전공자들에 대한 존경과 향후 더 큰 역할을 고대하는 마음을 담았으니 부디 관련 전문가들이 혜량하여 주시기 바란다.

이 책이 가지는 많은 장점에도 불구하고 분량 등 여러 가지 이유로 인해 가지는 한계도 존재한다. 저자들이 수차례 언급하였듯이, 이 책은 세계 여러 나라들, 특히 중·저소득 국가 의약품 부문의 공공 정책을 비중 있게 다룬다. 이는 선진국의 민간, 영리 의약품 마케팅 정책에 대해서는 상대적으로 적은 분량만을 할애하고 있음을 의미한다. 그러나 한국의 의약품 부문은 선진국이 당면한 문제뿐만 아니라 중·저소득 국가에서의 문제를 모두 가진 이중 부담(double burden)을 가지고 있는 상태이기도 하기에 이 책이 다루고 있는 많은 내용들이 여전히 유용하게 활용될 수 있을 것이다.

또한, 이 책은 코로나 팬데믹 시기 이래 중요한 이슈가 되고 있는 백신과 그 밖에 특정 의약품에 대해서도 그 분야의 특수성과 전문성을 이유로 본격적으로 다루지 않는다. 이런 주제에 대해서는 추가적인 전문 서적의 도움을 받아야 할 것이다.

마지막으로, 이 책에 대해 가지는 개인적인 아쉬움은 이 책이 의약품 부문 실무자들을 위한 정책 안내서라는 성격 때문에 현장과 학술 영역의 보다 래디컬한 비판과 전망에 대한 내용을 포함시키지 못했다는 것이다. 그러나 이런 한계가 이 책의 유용성과 가치를 훼손한다고 생각하지는 않는다.

이 책의 특징과 가치

이 책은 일반적인 의약품 부문 관련 서적에 대한 통상적인 기대를 넘어서 다음과 같은 특징과 가치를 가진다.

첫째, 이 책은 기본적으로 이론서, 학술서라기보다 '의약품 부문 성과와 형평성을 개선하기 위한 안내서'라는 부제가 보여주듯 철저하게 실천적, 실용서이다. 이러한 성격은 이 책의 출간 배경에서도 잘 드러나지만, 이 책이 다루고 있는 기술(craft)을 "불완전한 지식의 맥락에서 실질적인 개선에 대한 '**헌신**'(역자 강조)을 특징으로 하는 인간 활동 영역"으로 정의하는 저자들의 입장에서 잘 드러난다.

둘째, 이 책은 의약품 부문 개혁을 전적으로 정치적 과정으로 간주하는 접근방식을 채택하고 있다. 이는 대부분의 정책 관련 교재가 평면적, 당위적 정보의 나열에 그치는 경우가 많은 반면, 이 책은 정책을 매우 역동적으로 기술하고 분석하고 있으며 성과와 형평성 개선을 위한 전략 수립과 시행에 많은 지면을 할애한다. 무엇보다도 매력적인 것은 '정치'에 대한 저자들의 태도이다. 라이히가 가장 자주 사용하고, 나 역시 가장 좋아하는 그의 정치에 대한 입장은 다음의 말로 요약될 수 있다.

"정치적 실현가능성은 주어지는 것이 아니라 만들어가는 것이다(Political feasibility is created, not given)."

셋째, 이 책은 의약품 영역이 민간 부문이 주도하고, 상업적 성격이 강한 영역임에도 불구하고 지역, 국가, 전 지구적 차원에서 시민, 민주적 정부, 국제조직이 참여하고 관리하고 민주적으로 운영되어야 하는 공공정책이기도 하다는 사실을 강조한다.

넷째, 이 책은 개별 국가의 의약품 정책 관련 상황의 특수성을 강조한다. "한국은 미국이 아니라는 것이다." 그만큼 의약품 부문을 둘러싸고 있는 맥락과 상황을 정확히 파악·분석하고 이것에 기반을 둔 효과적인 개혁 전략을 수립할 것을 주문한다. 그렇지만 한편으로 그런 특수성의 근간에 자리한 의약품 부문의 보편적인 윤리적, 정책적 특성에도 주목한다.

다섯째, 이 책은 의약품 부문 정책이 자칫 한 나라에 머무르는 오류를 극복하는 데 도움을 줌과 동시에 국제 사회에서 한국의 역할을 상기시킨다. 지난 2021년 7월, 유엔무역개발회의(운크타드, UNCTAD)는 스위스 제네바 본부에서 열린 제68차 무역개발이사회에서 195개 회원국 만장일치로 한국의 지위를 기존 '개발도상국 그룹'에서 '선진국 그룹'으로 변경했다.[9] 객관적인 지표를 보더라도, 한국은 국내총생산(GDP) 규모가 2022년 기준 세계 13위를 차지하고 있다. 이는 한국 사회가 국제사회, 특히 중·저소득 국가에 대해 더 큰 책임을 가져야 한다는 의미이기도 하다. 이런 상황에서 전 지구적 관점에서 의약품 부문 정책을 다루는 이 책의 발간은 시의적절하다 할 것이다.

마지막으로, 책의 후반부에 실린 여러 나라들의 의약품 부문 개혁 사례들의 가치는 단순히 교육적 목적으로 사용되는 자료의 수준을 넘어선다. 이들 사례는 의약품 부문 개혁이 얼마나 많은 변수와 이해관계자들이 관여하는 복잡한 정치적인 과정이며, 성공적인 개혁이 얼마나 어려운 과정인지 실증적으로 보여준다. 나

9) 1964년 운크타드 창설 이래 개도국에서 선진국으로 지위가 변경된 나라는 한국이 처음이다.

이지리아의 위조의약품을 줄이기 위한 개혁 과정(사례 G)에서 볼 수 있듯이, 개혁은 빈번하게 인력 부족, 관료들의 저항, 부패, 폭력에 부딪친다. 스리랑카의 미소프로스톨의 등록(사례 B), 남아프리카공화국에서 마이크로비사이드의 도입(사례 I) 사례에서 볼 수 있듯이, 의약품 개혁 과정은 자기 몸의 결정권과 성적 관계에서 여성의 권력 열세를 극복하는 문제 등에 당면하기도 한다. 다양한 사례들이 보여주는 의약품 개혁의 성공과 실패, 그런 개혁 과정 속에서 관련 정책가, 현장 활동가들의 헌신의 기록은 의약품 정책사의 소중한 기록으로 남을 것이다.

감사

소설가 황순원은 책 한 권을 내기까지 수많은 나무들이 베어져 죽어간다는 사실을 늘 명심하라고 했다. 이 책도 예외가 아니다. 이 책의 저자들뿐만 아니라 이 한국어판 책이 나오기까지 수고해 준 윤순현 님을 포함한 한울 출판사 관계자 여러분들과 특히 무더운 날씨 속에서 꼼꼼히 교정을 진행해 준 조수임 님께 깊은 감사의 마음을 전한다. 여러 가지 공사다망한 중에 감수 요청을 끝까지 뿌리치지 못한 것을 후회하면서도, 무더운 날씨 속에서 한 줄 한 줄 밑줄을 그어가며 책의 내용을 검토해 준 박실비아 박사에게 큰 신세를 졌다.

인생에서 가장 바쁜 시기를 살고 있으면서도 없는 시간을 쪼개어 함께 번역을 진행해 준 김진이(한양대학교 보건학과, 박사과정생), 김양희(노보노디스크제약 약물감시팀, 팀장), 김소희(위스콘신대학교 약학대학, 박사과정생), 박연진(전 고려대학교 병원 약제팀, 약사), 이주하(한국병원정책연구원, 연구원), 정승연(한국제약바이오협회, 프로젝트 리더), 정윤(의약품정책연구소, 부연구위원), 홍지윤(국민건강보험공단 건강보험연구원, 부연구위원)께 고마운 마음을 전한다. 특히 번역 과정에서 총무역할을 맡아준 김진이 님의 수고가 각별했다.

마무리

의약품 부문은 보건의료 부문에서 가장 먼저 상업화가 이루어진 영역이기도 하고 가장 일찍 글로벌화(시장 개방)된 영역이다. 더욱이 최근 바이오 헬스를 새로운 미래 시대의 먹거리라 보고 국가 차원에서 적극적으로 지원정책을 펴고 있는 영역이기도 하다. 의약품 부문 전문가와 학생들에게는 반가울 수 있는 부분도 있지만, 의약품 정책이 지나치게 국가의 상업적 틀에 갇힐 우려도 있다. 이 책을 번역하고 나니 의약품 정책은 그보다 훨씬 풍성한 영역이며 특히 형평성, 공공성이란 가치가 중요한 키워드로 존재하고 따라서 공공정책의 주요한 영역일 뿐만 아니라 한 나라의 정책을 넘어서는 국제적 지식과 협력을 필요로 하는 전 지구적 정책 영역임을 확인할 수 있었다.

아울러 세계 여러 나라 국민들의 안녕을 증진시키기 위해서는 의약품 부문이 가지는 특징과 해당 국가/지역의 윤리적, 정치적 맥락을 잘 이해하고 이에 근거한 효과적인 전략을 개발 시행하는 능력을 겸비한 개혁의 열정과 헌신이 필요한 영역임을 확인시켜 준다. 그와 관련하여 저자들은 『보건의료개혁의 정치학』에서 다음과 같이 말한다.

> 현 상태를 고수하려는 세력들은 언제나 잘 조직되어 있고, 활동적이며, 신념에 차 행동한다. 하지만 개혁은 일어난다. 콜롬비아는 새로운 보험 체계를 가졌다. 한국은 의약분업을 시행했다. 헝가리는 병원에 대한 지불방식을 변화시켰다. 이러한 성공들은 정치적 과정들을 그들의 정책들을 진전시키는 데 적절하게 사용하고자 하는 개혁가들에 의해 이루어져왔다.

이 책은 의약품을 필요로 하는 환자와 가족들, 의약품 부문 정책 결정자, 행정관료, 관련 학자와 연구자, 국제보건 활동가, 보건의료 부문 시민단체와 환자단체 활동가, 특별히 의약품 부문의 성과와 형평성의 개선에 관심이 있는 학생들에게 유용할 것이다.

마지막으로, 이 책의 저자인 라이히 교수는 이 한국어판 책을 공저자이자 동료, 멘토이자 오랫동안 절친한 친구였던 마크 J. 로버츠(Marc J. Roberts) 교수에게 바치고 싶다고 했다. 그는 내게도 중요한 학문의 선배였다. 아마도 하늘에서도 이 책의 발간을 기뻐하리라 믿는다. 아울러 나는 이 책의 발간을 함께 고생한 역자들과 자축하고 동시에 이 책을 의약품 부문의 성과와 형평성 개선을 위해 이 시간에도 현장에서 고군분투하고 있을 의약품 부문 현장 활동가, 전문가들, 그리고 더 나은 미래를 꿈꾸는 학생들에게 바친다.

2023년 8월

몇십 년 만의 폭염 속 심정풍헌(深靜風軒)에서

역자들을 대표하여 신영전

참고문헌

여인석 외. 2012.『한국의학사』. 대한의사협회 의료정책연구소.

송호근. 2006.『한국의 의료체제』. 서울대학교출판부.

신영전 외. 2010.『국민건강보장쟁취사』. 비판과대안을 위한 건강정책학회/전국사회보험지부.

지은이

마크 J. 로버츠(Marc J. Roberts)(1943~2014)
하버드 공중보건대학원 정치경제 및 보건정책 교수이다. 1969년부터 하버드 대학교 경제학과, 케네디 행정대학원, 법률대학원, 등에서 경제학, 통계, 윤리 및 보건의료정책을 가르쳤다. 미국 환경 보호국과 매사추세츠 공중보건부 자문가로 활동하기도 했다. 그는 세계 여러 나라의 보건의료체계 개혁을 위한 세계은행의 훈련 프로그램에서 핵심적인 역할을 수행했다. 말년에는 안전, 의약품 정책, 보건의료 개혁의 윤리관련 연구와 집필활동을 했다.
주요 저서로는, 『보건의료 개혁의 정치학(Getting Health Reform Right), 2004』, 『돈이냐 생명이냐(Your Money or Your Life: The Health Care Crisis Explained), 1993』 등이 있다.

마이클 R. 라이히(Michael R. Reich)(1950~)
하버드 공중보건대학원 국제보건 및 인구학과의 다로 다케미(Taro Takemi) 명예교수이다. 그는 분자생물학 및 생화학 학사, 동아시아학 석사학위를 받고 예일대학교에서 정치학 박사학위를 받았다. 그는 세계 여러 나라들의 보건의료체계 강화 및 개혁, 의약품 부문 개혁 등에 관한 연구, 자문, 교육훈련과 관련 집필활동을 하고 있다.
주요 저서로는, 『보건의료 개혁의 정치학(Getting Health Reform Right), 2004』, 『의료 접근성(Access: How Do Good Health Technologies Get to Poor People in Poor Countries?), 2009』 등이 있다.

감수

박실비아(한국보건사회연구원 연구위원/식품의약품정책연구센터장)

옮긴이

신영전(한양대학교 의과대학/보건대학원, 교수)
김진이(한양대학교 보건학과, 박사과정생)
김양희(노보노디스크제약 약물감시팀, 팀장)
김소희(위스콘신대학교 약학대학, 박사과정생)
박연진(전 고려대학교병원 약제팀, 약사)
이주하(한국병원정책연구원, 연구원)
정승연(한국제약바이오협회, 프로젝트 리더)
정　윤(의약품정책연구소, 부연구위원)
홍지윤(국민건강보험공단 건강보험연구원, 부연구위원)

한울아카데미 2474

사회약학 의약품 부문 성과와 형평성 개선을 위한 개혁 안내서

지은이 **마크 로버츠(Marc J. Roberts)·마이클 라이히(Michael R. Reich)**
옮긴이 **신영전·김진이·김양희·김소희·박연진·이주하·정승연·정윤·홍지윤**
펴낸이 **김종수**
펴낸곳 **한울엠플러스(주)**
편집 **조수임**

초판 1쇄 인쇄 **2023년 8월 30일**
초판 1쇄 발행 **2023년 10월 5일**

주소 **10881 경기도 파주시 광인사길 153 한울시소빌딩 3층**
전화 **031-955-0655** | 팩스 **031-955-0656**
홈페이지 **www.hanulmplus.kr**
등록번호 **제406-2015-000143호**

Printed in Korea.
ISBN 978-89-460-7475-0 93510 (양장)
978-89-460-8270-0 93510 (무선)